本草观察手账

主编
黄泽豪 徐惠龙 林巧贤

海峡出版发行集团 THE STRAITS PUBLISHING & DISTRIBUTING GROUP | 福建科学技术出版社 FUJIAN SCIENCE & TECHNOLOGY PUBLISHING HOUSE

图书在版编目（CIP）数据

本草观察手账 / 黄泽豪，徐惠龙，林巧贤主编. —福州：福建科学技术出版社，2024.2

ISBN 978-7-5335-7101-6

Ⅰ. ①本… Ⅱ. ①黄… ②徐… ③林… Ⅲ. ①本草－图集 Ⅳ. ①R281-64

中国国家版本馆CIP数据核字（2023）第218916号

书　　名　**本草观察手账**
主　　编　黄泽豪　徐惠龙　林巧贤
出版发行　福建科学技术出版社
社　　址　福州市东水路76号（邮编350001）
网　　址　www.fjstp.com
经　　销　福建新华发行（集团）有限责任公司
印　　刷　福建新华联合印务集团有限公司
开　　本　889毫米×1194毫米　1/32
印　　张　14.25
字　　数　351千字
版　　次　2024年2月第1版
印　　次　2024年2月第1次印刷
书　　号　ISBN 978-7-5335-7101-6
定　　价　68.00元

前言

Preface

《本草图经》是宋代闽籍医药学家苏颂（1020—1101）编撰的中药学著作，该书“图以载其形色，经以释其异同”，将药物鉴别与功用结合起来，合辨药与用药于一体，做到了“叙物真滥，使人易知；原诊处方，有所依据”。按苏颂云，其在编撰《本草图经》时，深入民间，广搜博采，在内容中引用了大量的医书、经书、游记、方志等其他著作，开创了本草博物先河。李时珍评价道：“苏颂此书，考证详明，颇有发挥。”《本草图经》不仅重视民间用药经验的整理，还增设了“本经外类”以专门记载民间草药。在内容上，《本草图经》不仅记录药物的来源、产地、形态特征、性状、鉴别、主治、功用、附方等内容，还侧重记载用药禁忌；同时，书中的药图注重对植物的根、叶、果实等特征进行详细呈现，有的品种还一药多图，做到图文并茂。《本草图经》具有图文并茂、博物强识、方药并举、重视民间药物、安全用药等鲜明特点，其影响深远，至今依然是中医药界重要的本草典籍。

福建中医药大学创建于1958年，是我国创办较早的高等中医药院校之一，共2次入选福建省重点建设高校，是福建省“一流大学”建设高校。学校拥有2个校区，共占地1030亩（1亩≈666.67m^2），其中时珍园占地100多亩。

时珍园是以种植药用植物为主的植物园区，有机地融合了教学、科研、科普、旅游、休闲于一体，是福建省众多院校中最具特色的多功能园区之一。时珍园一共分为 5 个园区，分别是立体中药学园区、草药园区、文化长廊、闽台道地与主产药材展示区、种质资源保护与繁育区。时珍园每年为药用植物学教学及科研提供大量的实验材料，是药用植物学及其相关学科的教学实践基地；同时，时珍园常年对外开放，向广大市民尤其是青少年普及中草药知识，传播中医药文化，是福建中医药大学对外交流的特色窗口。

为了更直观地展示福建中医药大学校园中常见的药用植物资源，学习传承苏颂《本草图经》的学术思想精华，福建中医药大学的师生对校园中的药用植物进行了探索和梳理，于 2017 年编印了《校园本草》一册，供学校特色学生社团——本草社的成员交流学习。这几年经过福建中医药大学的师生对《校园本草》中的物种及其识别特征、药用价值、本草文化等的不断整理、更新、补充，并配以实地拍摄的彩图，编成《本草观察手账》一书，以期杏林学子可以在阅读本书的过程中，了解校园中的一草一木及其背后的本草文化，养成对身边本草进行观察、记录的习惯。本书可为中医药学子学习中草药知识提供帮助，也可为广大中医药爱好者提供参考。

本书的编写，得到福建中医药大学各级领导的关照，也离不开众多学生的辛劳付出；本书的出版，得到 2022 年福建省优秀科普教育基地建设——福建中医药大学时珍园药用植物科普教育基地项目、2019 年医疗服务与保障能力提升补助资金“全国中药资源普查项目”（财社〔2019〕39 号）的资助，在此一并致谢！

限于作者水平和时间有限，收集的资料不尽完善，错漏之处在所难免，我们将在今后的工作中继续补充和完善，敬请专家、读者批评指正。

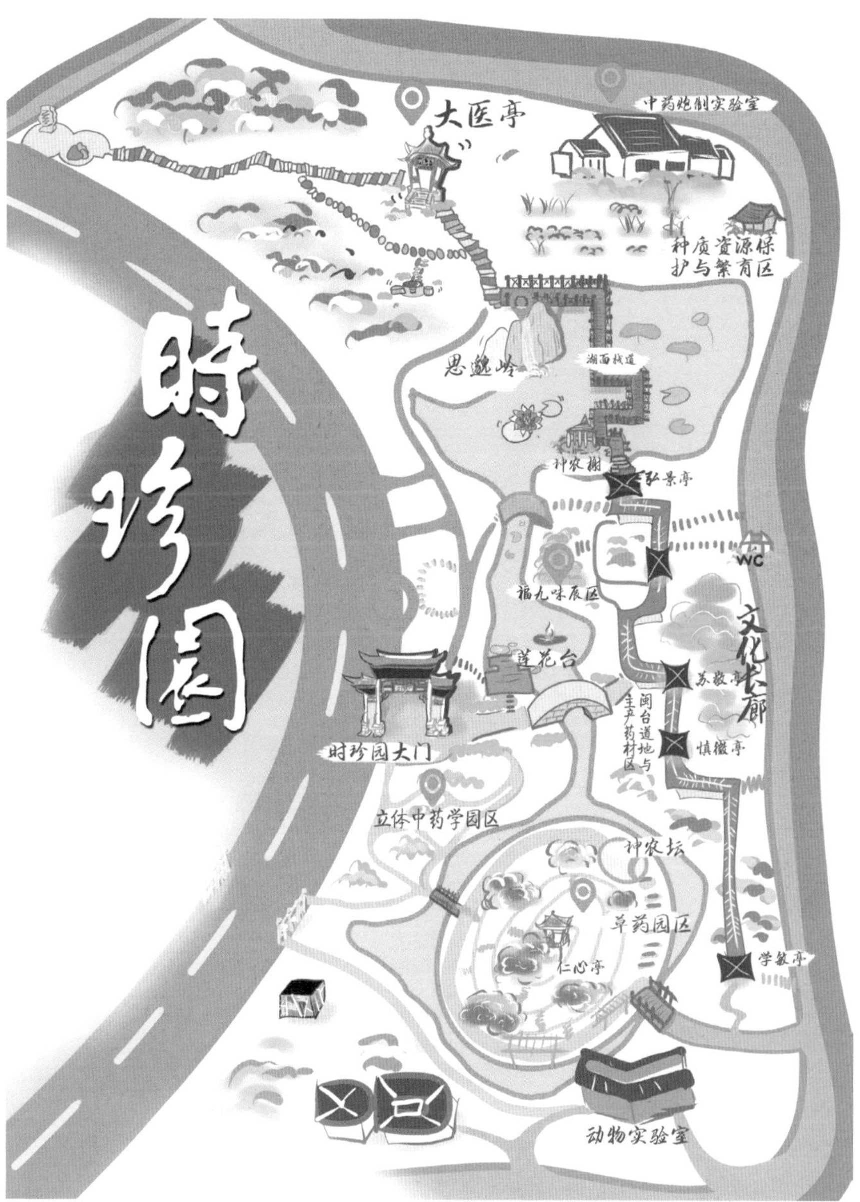
時珍園
大医亭
中药炮制实验室
种质资源保护与繁育区
思邈岭
湖面栈道
神农榭
弘景亭
WC
福九味展区
文化长廊
莲花台
苏敬亭
闽台道地与生产药材区
慎微亭
时珍园大门
立体中药学园区
神农坛
草药园区
学敏亭
仁心亭
动物实验室

时珍园地图

编写说明

Introduction

《本草观察手账》以福建中医药大学时珍园中的药用植物为首要对象，并选择校园内定植时间较长的植物进行实地调查，通过相机获取植物的整体和细部图像，并记录其种类和生长区域，最后查阅《中国植物志》、植物智（iPlant——植物物种信息系统）、药智网和中国植物图像库 PPBC 等相关平台的文献资料，对所调查记录到的植物品种进行分类鉴定，整理出植物名录，并进行相关文献资料的整合。书中不仅对常用中药进行了详细整理，而且包括一些地方的民间用药及用药经验；同时，又因科普校园本草之初心，故校园之中的一些行道树、路旁小草也收录其中。

本书共分为上篇、下篇两个部分，上篇为本草观察名词图解，主要解析根、茎、叶、花、果实与种子的观察基本名词，以便于后期阅读理解；下篇为本草观察图谱，共记载了近 200 种本草，分为草本、藤蔓、灌木及乔木四个大类。每一味草药一般都有以下各项记述。

名称：原植物经过鉴定之后，选取《中国植物志》中所记载的通用植物名称与拉丁学名，并对有毒植物予以“#”标识、对有刺植物予以“*”标识，以作警示。此外，还收录药材名或民间俗名作为别名，最多 3 个。

本草考证：为了明确本草历史记载、继承前人经验，参考《中华本草》的“本草考证”内容，在书中标注植物首次出现的本草典籍。其中，文中提到的《常用中草药手册》为1969年广州部队后勤部卫生部所编写的版本，《四川中药志》为1979年《四川中药志》协作编写组编写的版本，《草药手册》为1970年江西药科学校革命委员会编写的版本。

识别特征：即介绍本草的形态特征，主要参考相关植物文献资料，简明扼要地描述植物器官鉴别特征，并附上实地考察拍摄所获得的植物图像，包括植物的全株、叶、花、果实等。针对部分较为特殊的植物，还会着重突出其特点，比如绒毛、刺。

校园分布：指出本草在福建中医药大学校园内的定植位置。

入药部位：综合各文献的记载，给予归纳，大抵分为全草、根茎、根、叶、花、果实、种子、皮以及树脂或乳汁等，并指出不同部位入药的药材名。

功效主治：综合各文献的记载，详细记录各本草的功效及用途。

附方：为更加突出本草的治疗作用，选录包含该本草的中药方剂或民间药方并注明出处。

本草文化：记载与本草有关的民间故事、相关诗句、名称来源等一些相关信息，增加校园本草的科普趣味性，便于了解记忆。

其他用途：多数本草不仅具有临床价值，还常出现在日常生活中的应用、食用，因此增加植物的食用、观赏、工业等领域的应用价值。

附：以图文并茂的形式介绍该种的易混淆或近缘种的相关鉴别信息。

目录

Contents

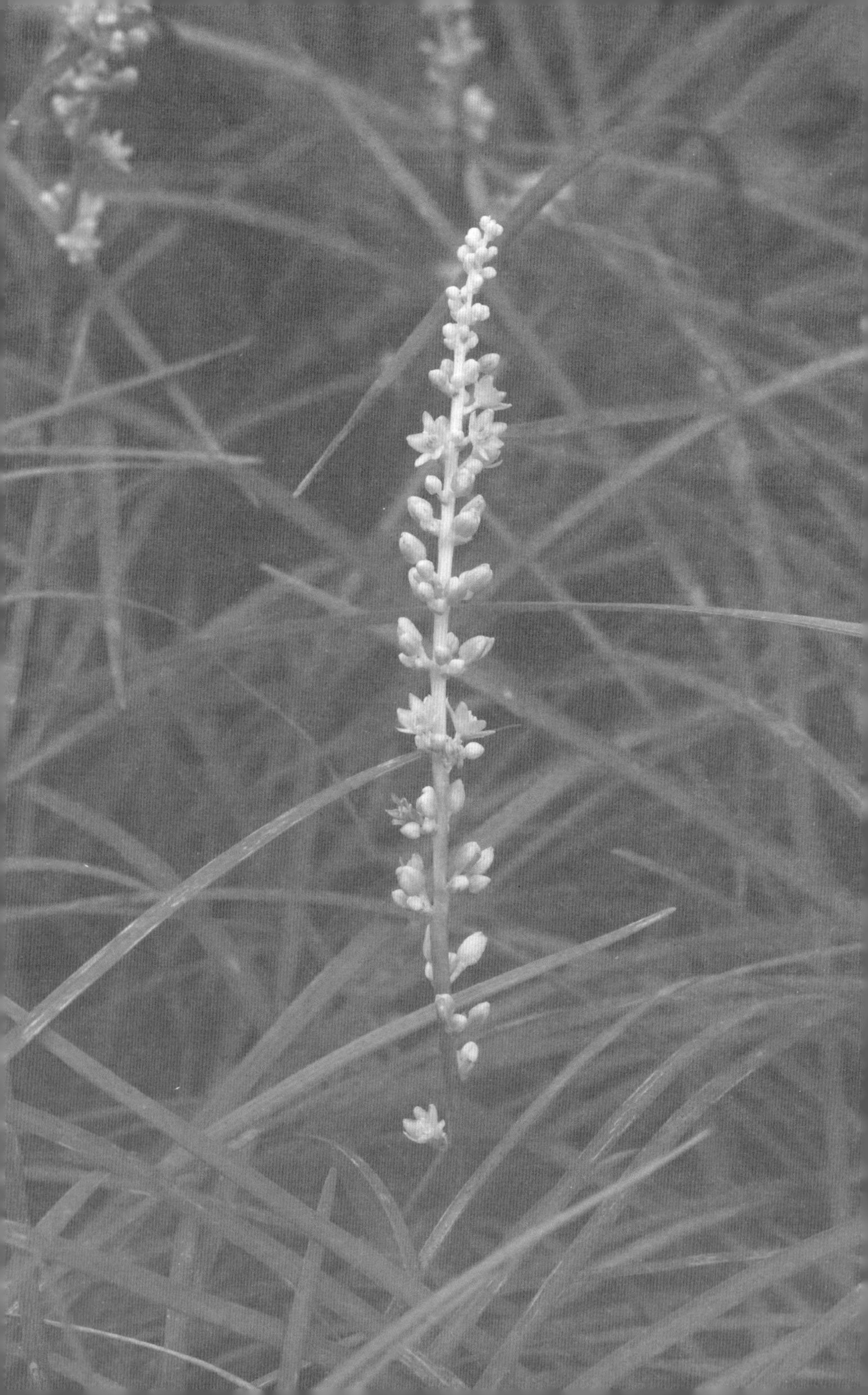

上篇

SHANG PIAN

本草观察名词图解

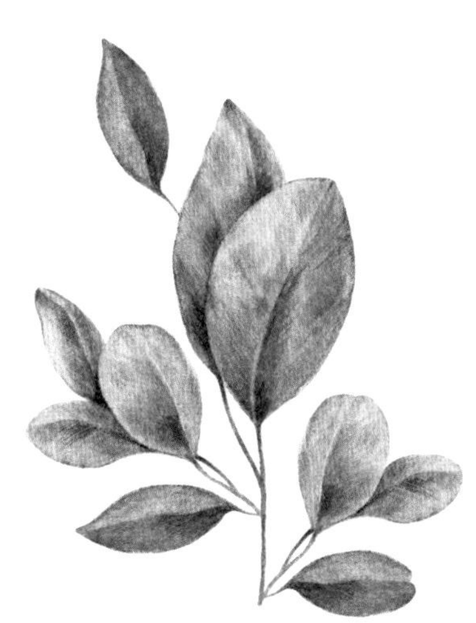

第一章 — 根的观察

根（root）是维管植物为适应陆地生活而逐渐进化，通常生长在土壤中的营养器官，具有向地性、向湿性、背光性等生长特点，有吸收、固着、贮藏等功能。根从土壤中吸收水分、无机盐等，输送到植物体其他部分以满足其生长需要。根的顶端不断向下生长，形成庞大的根系，将植物体固着于土壤中。根能合成植物激素等，对植物体生长、发育有重要作用。根中贮存着丰富的营养物质和次生代谢产物，是药用植物重要的入药部位，中药材人参、三七、地骨皮、牡丹皮等均是以根或根皮入药。

一、正常根的形态和类型

1. 直根系（tap root system） 主根发达，主根与侧根界限明显的根系称直根系。外形可见粗壮的主根和逐渐变细的各级侧根。直根系是裸子植物和大多数双子叶植物的主要根系类型，如党参、蒲公英等的根系。

2. 须根系（fibrous root system） 主根不发达或早期死亡，在胚轴或茎基部的节上生出许多粗细长短相仿的不定根，形成没有主次之分的根系，是单子叶植物的主要根系类型。

3. 主根（main root） 植物种子的胚根直接发育形成的根。

4. 侧根（lateral root） 当主根生长到一定长度时，侧向生出的支根。侧根可逐级发生。

5. 纤维根（fibrous root） 主根和侧根上形成的小分枝。

6. 定根（normal root） 由胚根直接或间接发育而来的主根、侧根和纤维根，有着固定的生长部位。

7. 不定根（adventitious root） 由胚轴、茎、叶或其他部位发生的根，生长部位不固定。

二、变态根的类型

1. 贮藏根（storage root） 根的一部分或全部因贮藏营养物质而呈肉质肥大。依据其形态又可分为肉质直根和块根。

（1）肉质直根（fleshy tap root）： 由主根发育而成，其上部具有胚轴和节间很短的茎。外形上有的肥大而呈圆锥状，如白芷、桔梗等；有的肥大而呈圆柱状，如丹参、菘蓝、甘草等；有的肥大而呈圆球状，如芜菁。

（2）块根（root tuber）： 由侧根或不定根膨大发育而成，在其膨大部分上端没有茎和胚轴。外形上往往不规则，一株植物可形成多个块根，如何首乌、天门冬、百部等。

2. 支持根（prop root） 植物自茎节上产生一些不定根伸入土

中，能从土壤中吸收水分和无机盐，显著增强对植物体的支持作用，如薏苡、露兜树、玉米、甘蔗等在接近地面茎节上生出并扎入地下的不定根。

3. 气生根（aerial root） 由茎产生并暴露在空气中的不定根，具有在潮湿空气中吸收和贮藏水分的能力，如石斛、榕树、吊兰等植物的气生根。

4. 攀缘根（climbing root） 攀缘植物在其地上茎干上生出不定根，以使植物能攀附于树干、石壁、墙垣或其他物体，如常春藤、凌霄、薜荔等植物的攀缘根。

5. 水生根（waterroot） 水生植物的根，一般呈须状，垂直漂浮在水中，纤细柔软并常带绿色，如满江红、睡莲、菱等植物的水生根。

6. 呼吸根（respiratory root） 生长在湖沼或热带海滩地带的一些植物，部分根垂直向上生长，暴露于空气中进行呼吸的根，如红树、木榄、水杉等植物具有呼吸根。

7. 寄生根（parasitic root） 一些寄生植物产生的不定根，能伸入寄主植物体内吸取水分和营养物质，以维持自身的生活，如菟丝子、列当、桑寄生、槲寄生等。其中，菟丝子、列当等植物体内不含叶绿体，不能自制养料而完全依靠吸收寄主体内的养分维持生活的，称全寄生植物或非绿色寄生植物；桑寄生、槲寄生等植物含叶绿体，既能自制部分养料，又依靠寄生根吸收寄主体内的养分，称为半寄生植物或绿色寄生植物。

8. 根瘤（root nodule） 土壤中的根瘤细菌、放线菌和某些线虫侵入植物根部，形成的瘤状共生结构，在根的表面呈现很多的畸形小突起。自然界中的根瘤常见于豆科植物。

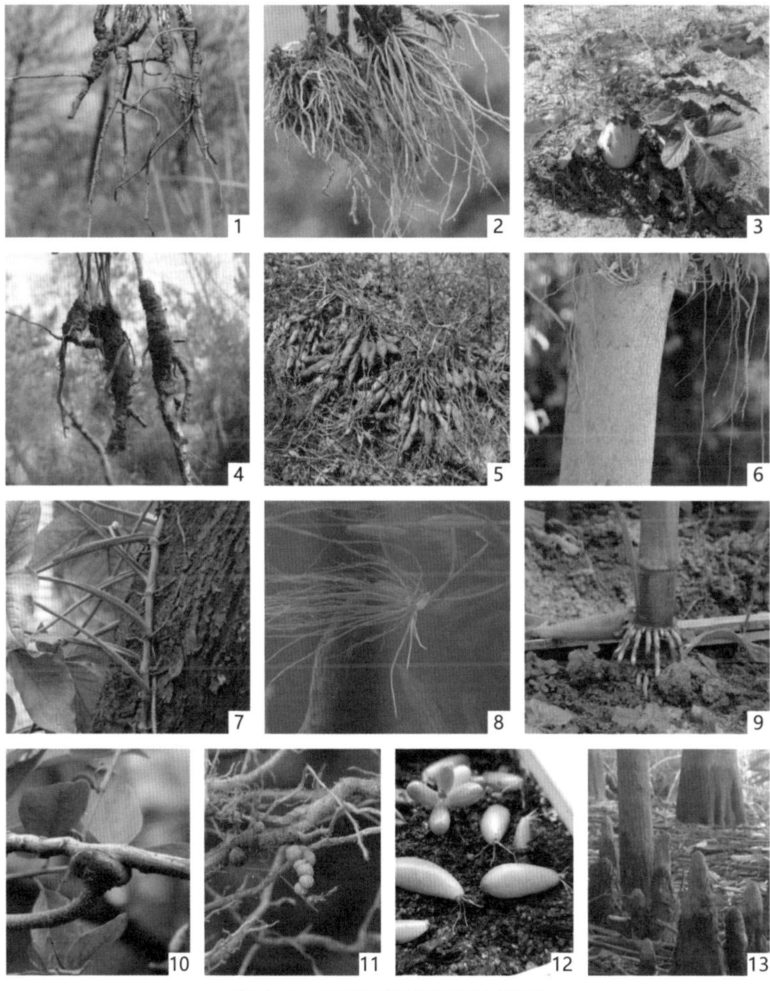

图 1-1　正常根和变态根的类型

1. 直根系（红柴胡）；2. 须根系（一枝黄花）；3. 肉质直根（萝卜）；4. 肉质直根（桔梗）；5. 块根（天门冬）；6. 气生根（垂叶榕）；7. 攀缘根（合果芋）；8. 水生根（小荇菜）；9. 支持根（玉米）；10. 寄生根（桑寄生）；11. 根瘤（鸡眼草）；12. 叶上不定根；13. 呼吸根。

第二章 茎的观察

茎（stem）是种子植物的重要营养器官，连接根和叶、花、果实，通常生长在地面以上，也有些植物的茎生长在地下。当种子萌发成幼苗时，由胚芽连同胚轴开始发育形成主茎，经过顶芽和腋芽的背地生长，重复分枝，形成植物体地上部分的茎。茎有输导、支持、贮藏和繁殖功能。茎将根部吸收的水分和无机盐以及叶制造的有机物质，输送到叶、花、果实中并支持其正常生长。许多植物的茎贮藏有水分和营养物质，如仙人掌的茎贮存水分，甘蔗的茎贮存蔗糖，半夏的块茎贮存淀粉等。有些植物的茎上能产生不定根和不定芽，可作为繁殖材料。许多植物茎的全部或部分可以药用，如木通、密花豆的藤茎，钩藤的带钩茎枝，沉香、降香的心材，通草的茎髓，杜仲、黄柏的茎皮，黄连、半夏、川贝母等的地下茎。

一、茎的外形

1. 节（node） 茎上着生叶和腋芽的部位。

2. 节间（internode） 节与节之间的部位，是茎在外形上与根最主要的区别。

3. 芽（bud） 在茎的顶端和节处叶腋都有。

4. 枝条（shoot） 木本植物上着生叶和芽的茎。节间较长的称长枝（long shoot），其上叶螺旋状排列；节间很短的称短枝（spur shoot），其上叶多簇生。

5. 皮孔（lenticel） 植物气体交换的通道。由茎表皮气孔下方木栓形成层分生大量的薄壁细胞，突破表皮，形成的圆形或椭圆形裂口。

6. 皮刺（prickle，aculeus） 由表皮细胞突起形成，倒钩状，无固定的生长位置，易脱落，可与枝刺相区别。如月季、花椒枝上的刺。

7. 托叶痕（stipule scar） 茎上托叶脱落后留下的痕迹。

8. 秆（straw） 一般特指禾本科植物具有的中空且有明显节的茎。

9. 方茎（square-stem） 指植物的茎外观呈方形或近方形，一般在 4 个突起的棱角内部填充有厚角组织细胞，如益母草、薄荷等唇形科植物。

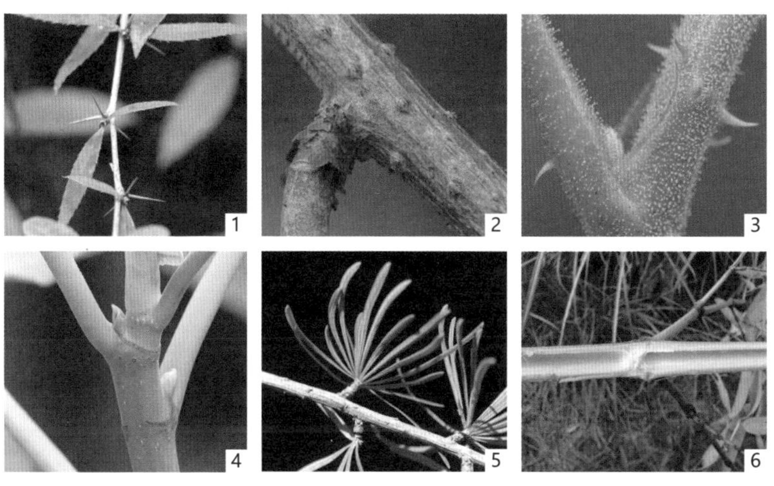

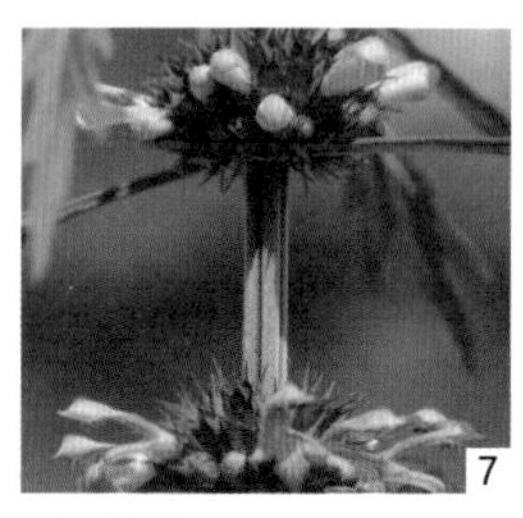
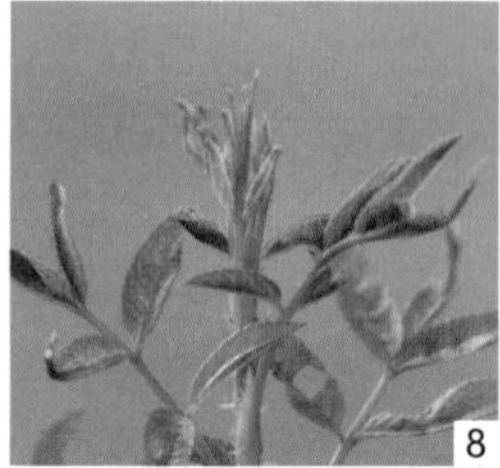
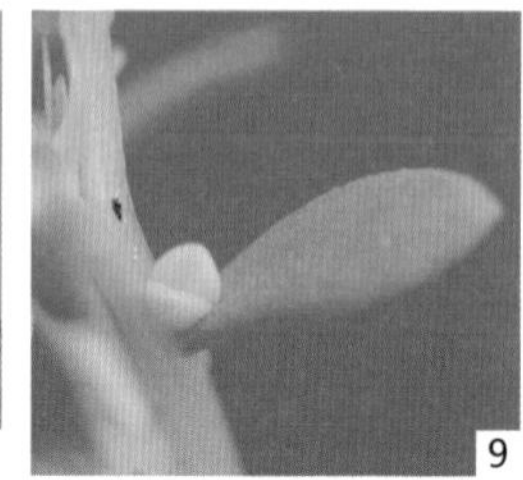
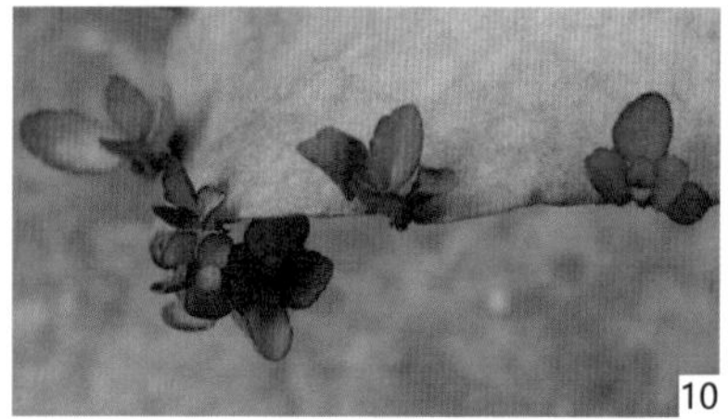
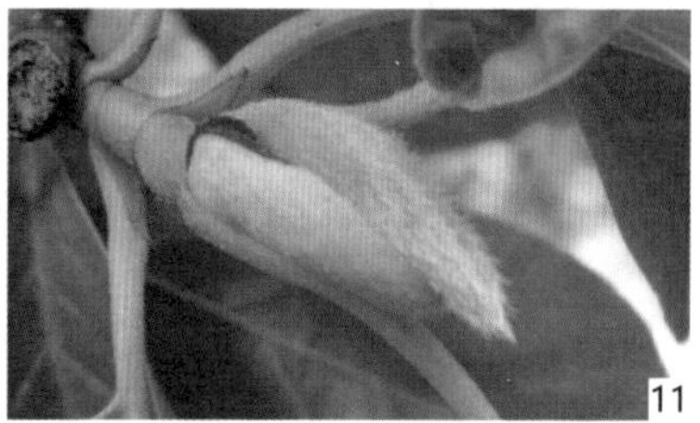

图 2-1　茎的外形

1. 节-节间（豪猪刺）；2. 皮孔（冷饭藤）；3. 皮刺（腺毛莓）；4. 托叶环痕（无花果）；5. 长、短枝（金钱松）；6. 秆（竹）；7. 方茎（益母草）；8. 顶芽（月季）；9. 腋芽（珠芽景天）；10. 不定芽（落地生根）；11. 鳞芽（玉兰）。

二、茎的类型

（一）按茎的质地分类

1. 木质茎（wood stem）　茎的质地坚硬，木质部发达，具木质茎的植物称木本植物。

（1）乔木（tree）： 植物体高大，主干明显，上部分枝。如银杏、杜仲、樟树等。

（2）灌木（shrub）： 主干不明显，在基部同时发出若干丛生植株的为灌木，如连翘、夹竹桃、枸杞等。

（3）亚灌木（subshrub）： 仅在基部木质化，上部草质的为亚灌木，如草麻黄。

（4）木质藤本（woody vine）： 植物体细长，不能直立，常缠绕或攀附他物而向上生长的木本植物。

2. 草质茎（herbaceous stem）　茎的质地柔软，木质部不发达，具草质茎的植物称草本植物。

（1）一年生草本（annual herb）： 生命周期一年以内的草本植物，如叶下珠等。

（2）二年生草本（biennial herb）： 生命周期在两个自然年以内完成的草本植物，如萝卜等。

（3）多年生草本（perennial herb）： 生命周期在三年以上的草本植物，如麦冬等，包括常绿草本和宿根草本。

（4）草质藤本（herbaceous vine）： 植物体细长、缠绕或攀缘他物向上生长或平卧地面生长的草本植物。

3. 肉质茎（succulent stem） 茎的质地柔软多汁，肉质肥厚，如仙人掌科、景天科植物。

（二）按茎的生长习性分类

1. 直立茎（erect stem） 茎直立生长于地面，不依附他物，如银杏、杜仲、紫苏、决明等。

2. 缠绕茎（twining stem） 茎细长，自身不能直立生长，常缠绕他物作螺旋式上升，如五味子、何首乌、牵牛、马兜铃等。

3. 攀缘茎（climbing stem） 茎细长，自身不能直立生长，常依靠攀缘结构依附他物上升，常见的攀缘结构有茎卷须（如栝楼、葡萄等）、叶卷须（如豌豆等）、吸盘（如爬山虎）、钩或刺（如钩藤、葎草等）、不定根（如络石、薜荔等）等。

4. 匍匐茎（stolon） 茎细长，平卧地面，沿地面蔓延生长，节上生有不定根，如连钱草、番薯等；节上不产生不定根的称平卧茎（prostrate stem），如地锦草等。

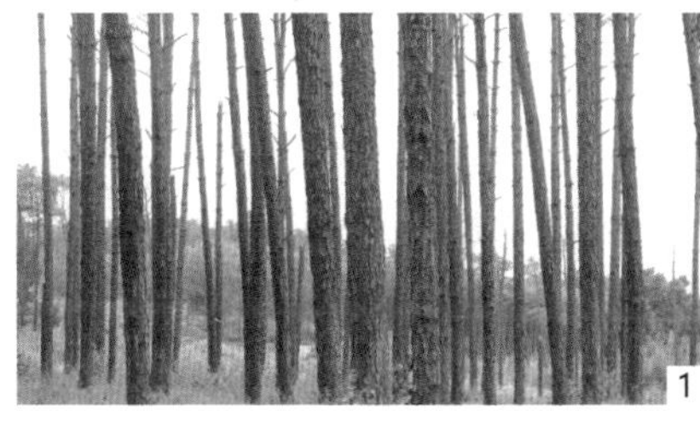
1

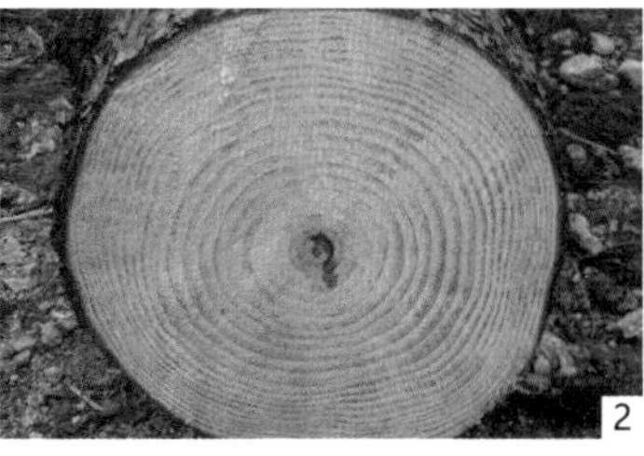
2

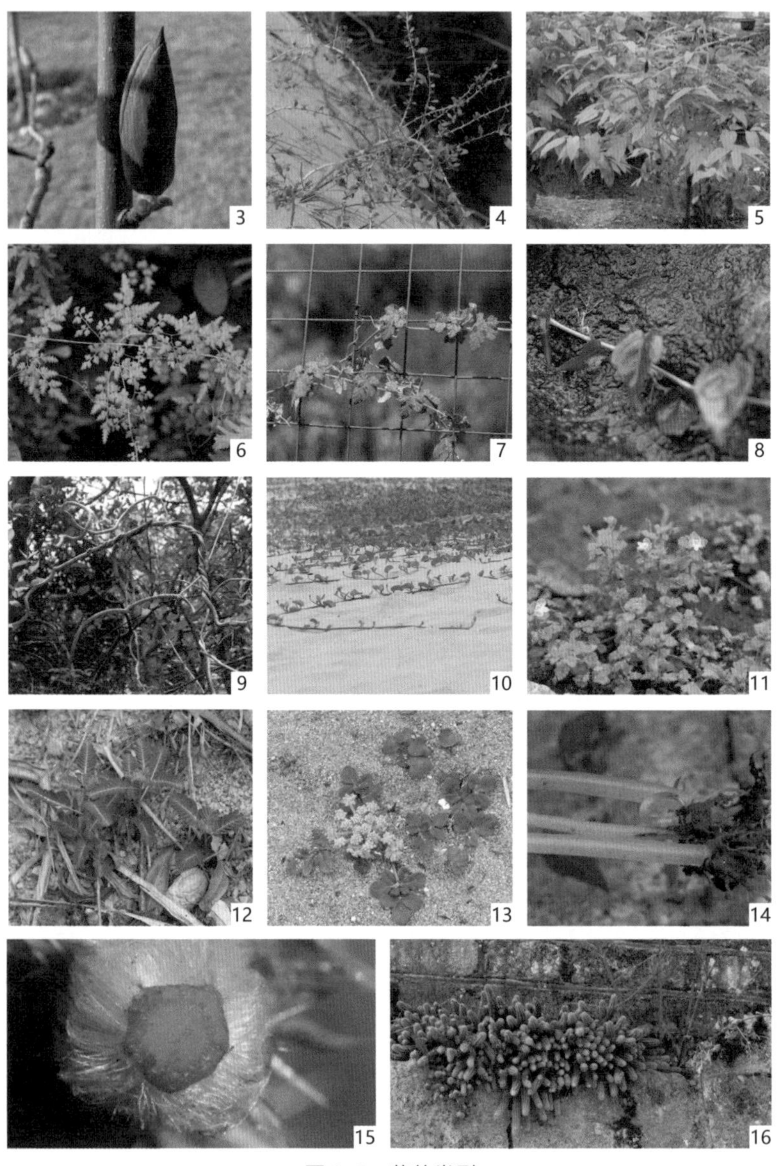

图 2-2 茎的类型

1、2. 木质茎（马尾松）；3. 直立茎（紫玉兰）；4. 灌木（枸杞）；5 亚灌木（牡丹）；6. 藤本（海金沙）；7. 攀缘茎（蘡薁）；8. 攀缘茎（异叶地锦）；9. 缠绕茎（忍冬）；10. 匍匐茎（厚藤）；11. 草本（阿拉伯婆婆纳）；12. 草本（叶下珠）；13. 宿根草本（珊瑚菜）；14. 草质茎（凤仙花）；15. 草质茎（蓟）；16. 肉质茎（仙人指）。

三、变态茎的类型

1. 叶状茎（phylloclade） 茎变为绿色的扁平状或针叶状，茎上的叶小而不明显，多为鳞片状、线状或刺状，如仙人掌、竹节蓼、天门冬等。

2. 刺状茎（shoot thorn） 茎变为刺状。山楂、酸橙等的刺状茎不分枝；皂荚、枸橘等的刺状茎有分枝。

3. 钩状茎(hook-like stem） 茎的一部分(常为侧枝)变为钩状，粗短、坚硬不分枝，如钩藤。

4. 茎卷须（stem tendril） 茎的一部分变为卷须状，柔软卷曲，如栝楼、丝瓜等葫芦科植物的腋芽变为卷须，位于叶腋；葡萄的顶芽变成茎卷须，腋芽代替顶芽继续发育，使茎成为合轴式生长，而茎卷须被挤到叶柄对侧。

5. 小块茎（tubercle） 有些植物的腋芽、叶柄上的不定芽变态形成块状物，如山药的零余子、半夏的珠芽。

6. 小鳞茎（bulblet） 有些植物在叶腋或花序处由腋芽或花芽形成有鳞片覆盖的块状物，如卷丹腋芽形成的小鳞茎，洋葱、大蒜花序中花芽形成的小鳞茎。

7. 假鳞茎（false bulb） 附生的兰科植物茎的基部肉质膨大，呈块状或球状部分。

8. 根茎（rhizome） 常横卧地下，节和节间明显，节上有退化的鳞片叶，具顶芽和腋芽。人参的根茎短而直立，称芦头；姜、白术的根茎呈团块状；白茅、芦苇的根茎细长；黄精、玉竹等的根茎上具有明显的圆形疤痕，是地上茎脱落后留下的茎痕。

9. 块茎（tuber） 肉质肥大，呈不规则块状，节间极短，节上具芽及退化或早期枯萎脱落的鳞片叶，如天麻、半夏、马铃薯等。

10. 球茎（corm） 肉质肥大，呈球形或扁球形，具明显的节和缩短的节间，节上有较大的膜质鳞片，顶芽发达，腋芽常生于其上半部，基部生不定根，如慈菇、荸荠等。

11. 鳞茎（bulb） 呈球形或扁球形，茎极度缩短为鳞茎盘，被肉质肥厚的鳞叶包围，顶端有顶芽，叶腋有腋芽，基部生不定根。百合鳞叶狭，外面无被覆盖的称无被鳞茎；洋葱鳞叶阔，内层被外层完全覆盖，称有被鳞茎。

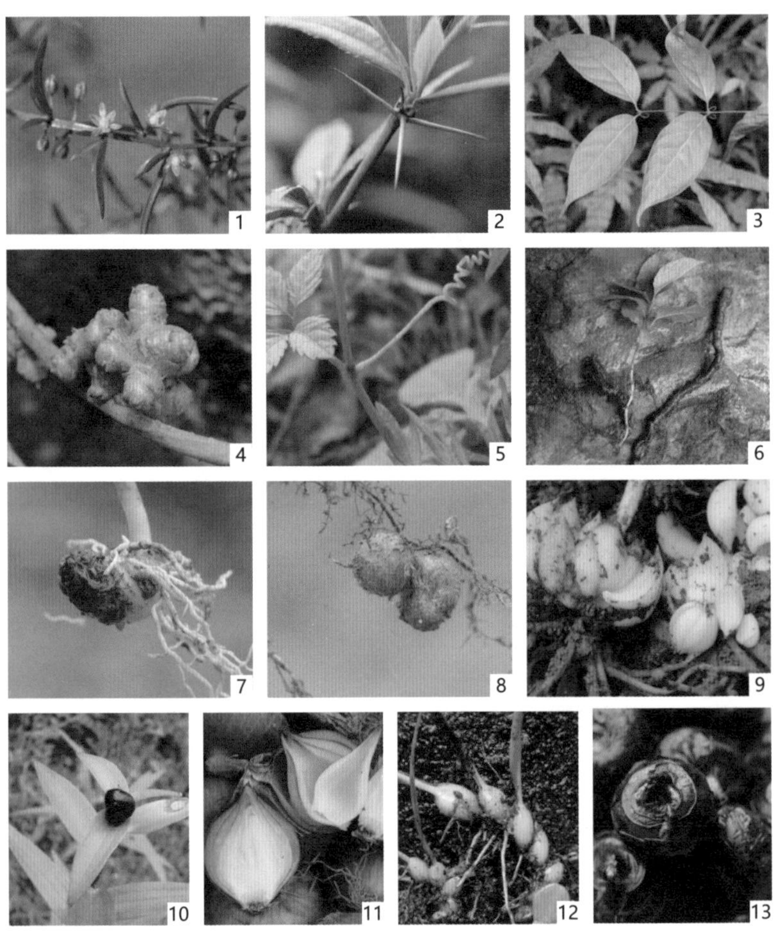

图 2-3　变态茎的类型

1. 叶状茎（天门冬）；2. 刺状茎（豪猪刺）；3. 钩状茎（钩藤）；4. 块茎（落葵薯）；5. 茎卷须（乌蔹莓）；6. 根茎（虎杖）；7. 小块茎（天南星）；8. 小块茎（肾蕨）；9. 无被鳞茎（野百合）；10. 小鳞茎（卷丹）；11. 有被鳞茎（洋葱）；12. 假鳞茎（三裂羊耳蒜）；13. 球茎（荸荠）。

第三章

叶的观察

叶（leaf）一般为绿色扁平体，含有大量叶绿体，具有向光性。叶是植物进行光合作用、气体交换和蒸腾作用的重要器官。有的植物叶具有贮藏作用，如贝母、百合的肉质鳞片叶等；尚有少数植物的叶具有繁殖作用，如秋海棠、落地生根的叶。药用的叶有大青叶、番泻叶、枇杷叶、侧柏叶、紫苏叶、艾叶等。凡具备叶片、叶柄和托叶三部分的叶称完全叶（complete leaf），如桃、桑、天竺葵的叶。缺少任何一部分或两部分的叶称不完全叶（incomplete leaf），如女贞、樟树的叶无托叶，烟草、荠菜无叶柄，莴苣的茎生叶无叶柄及托叶等。

一、叶的组成与形态

（一）叶片（blade）

叶片是叶的主要部分，一般为绿色而薄的扁平体，有上表面（腹面）和下表面（背面）之分。

1. 叶形（phylliform） 叶片的全形，主要是根据叶片长度和宽度的比例以及最宽部分的位置来确定，常见的叶形有多种，如针形、披针形、椭圆形等。

2. 叶端（leaf apex） 叶片的尖端，或称叶尖，如尾尖、渐尖等。

3. 叶基（leaf base） 叶片的基部，如钝形、楔形等。

4. 叶缘（leaf margin） 叶片的边缘，如全缘、锯齿状等。

5. 叶脉（veins） 叶片中的维管束，有输导和支持作用，其中最大的叶脉称为主脉或中脉（midrib），主脉的分枝称为侧脉（lateral vein），侧脉的分枝称为细脉（veinlet）。

（1）脉序（venation）： 叶脉在叶片中的分布及排列形式，可分为分叉脉序、平行脉序和网状脉序三种主要类型。

（2）二叉脉序（dichotomous venation）： 每条叶脉均呈多级二叉状分枝，是比较原始的一种脉序，蕨类植物中普遍存在，裸子植物中的银杏叶亦具有这种脉序。

（3）网状脉序（netted venation）： 具有明显的主脉，经主级分枝后，最小细脉相互连接形成网状，为大多数双子叶植物所具有，又分为羽状网脉和掌状网脉。

（4）羽状网脉（pinnate venation）： 有一条明显的主脉，两侧分出许多侧脉，侧脉间又多次分出细脉交织成网状，如桂花、桃、萝藦等。

（5）掌状网脉（palmate venation）： 由叶基分出多条较相似的叶脉，呈辐射状伸向叶缘，再多级分枝形成网状，如南瓜、大麻等。

（6）平行脉序（parallel venation）： 叶脉多不分枝，各条叶

脉近似于平行分布，又分为直出平行脉、横出平行脉、射出平行脉、弧形脉等，为大多数单子叶植物所具有。

（7）直出平行脉（straight parallel venation）： 主脉和侧脉自叶片基部平行伸出，直到尖端，如淡竹叶、麦冬等。

（8）横出平行脉（pinnately parallel venation）： 主脉明显，其两侧有许多平行排列的侧脉与主脉垂直，如芭蕉等。

（9）射出平行脉（radiate parallel venation）： 各条叶脉均自基部以辐射状态伸出，如棕榈。

（10）弧形脉（arc venation）： 叶脉从叶片基部直达叶尖，中部弯曲呈弧形，如车前、黄精、紫萼等。

6. 叶的分裂

（1）浅裂（lobed）： 叶裂深度不超过或接近叶片宽度的1/4，如药用大黄、南瓜等。

（2）深裂（parted）： 叶裂深度一般超过叶片宽度的1/4，但不超过叶片宽度的1/2，如唐古特大黄、荆芥等。

（3）全裂（divided）： 叶裂几乎达到叶的主脉基部或两侧，形成数个全裂片，如大麻、白头翁等。

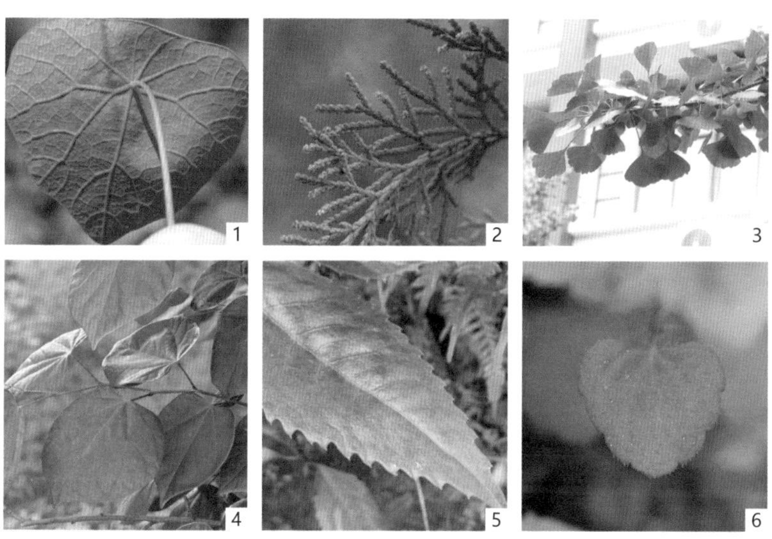

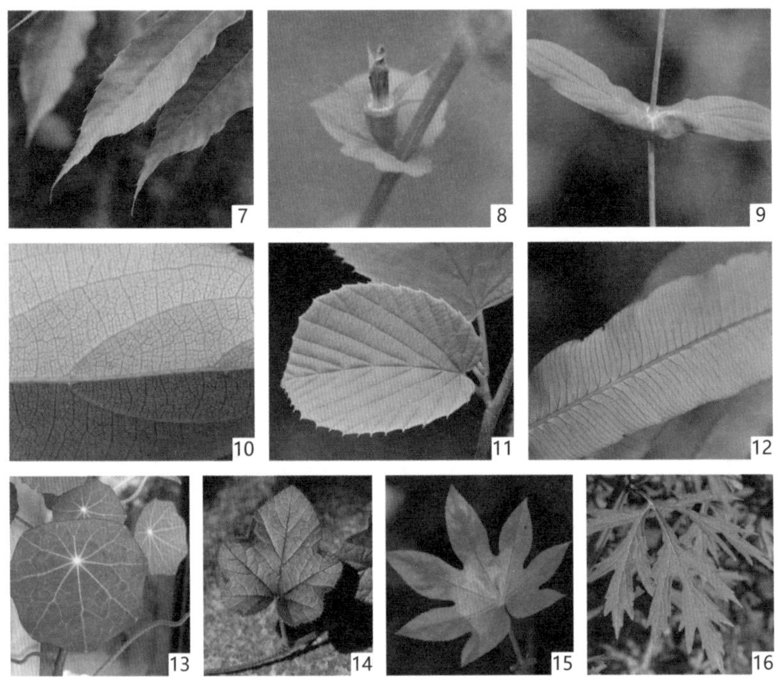

图 3-1　叶的形态

1. 盾形（金线吊乌龟）；2. 鳞形（侧柏）；3. 扇形（银杏）；4. 全缘（紫荆）；5. 锯齿状（草珊瑚）；6. 钝锯齿状（阿拉伯婆婆纳）；7. 长尾尖（锥栗）；8. 抱茎（穿叶异檐花）；9. 合生穿茎（元宝草）；10. 网状脉序（大芽南蛇藤）；11. 羽状脉序（蜡瓣花）；12. 二叉脉序（福建观音座莲）；13. 掌状网脉（旱金莲）；14. 浅裂（寒梅）；15. 掌状深裂（八角金盘）；16. 羽状深裂（益母草）。

（二）叶柄（petiole）

叶柄是茎与叶片的连接部位。一般为圆柱形、半圆柱形或稍扁平，上表面（腹面）多有沟槽。

1. 叶枕（leaf cushion, pulvinus）　植物叶柄基部膨大的关节，能调节叶片的位置和休眠运动，如含羞草。

2. 叶状柄（phyllode）　植物叶片退化，叶柄变成绿色叶片状，以代替叶片的功能，如台湾相思树、柴胡等。

3. 叶鞘（leafsheath）　有些植物的叶柄基部或全部扩大成鞘状，部分或全部包裹着茎秆，如白芷、小茴香等伞形科植物，小麦、水稻等禾本科植物。

4. 叶舌（ligulate） 禾本科植物的叶鞘与叶片连接处还有膜状的突起物，能够使叶片向外弯曲，使叶片更多地接受阳光，同时可以防止水分、病虫害进入叶鞘。

5. 叶耳（auricle） 有些禾本科植物的叶鞘与叶片连接处的边缘部分形成的突起。

（三）托叶（stipules）

托叶是叶柄基部的附属物，常成对生于叶柄基部的两侧。

1. 托叶宿存（stipular survival） 植物叶生长时，托叶伴随存在，如桃、枫香等植物的托叶。

2. 托叶早落（stipular caducity） 如桑科、木兰科、豆科、蔷薇科、茜草科等具有托叶，其中有的植物早期具有托叶，叶长成后脱落，如桑、玉兰等托叶早落后，留下托叶环。

3. 托叶卷须（stipular tendril） 植物的托叶也常发生变态，有的变成卷须，如小果菝葜。

4. 托叶刺（stipular prickle） 有的呈刺状，如刺槐。

5. 托叶鞘（ocrea） 托叶联合成鞘状，包围在茎节的基部，如大黄、野荞麦等蓼科植物。

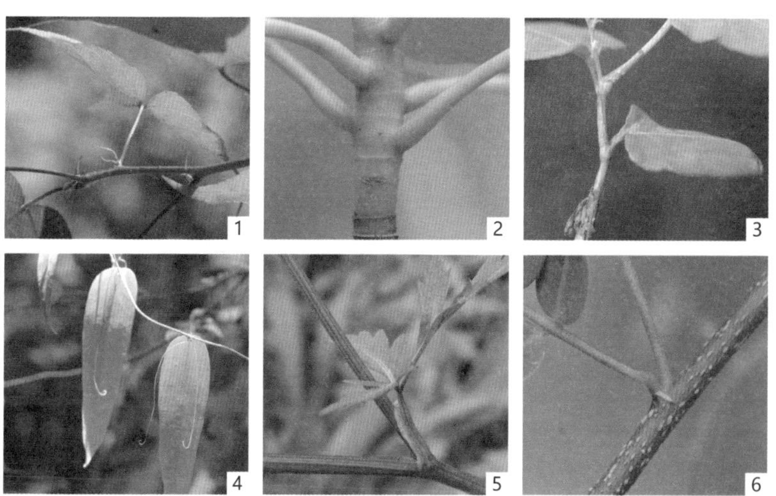

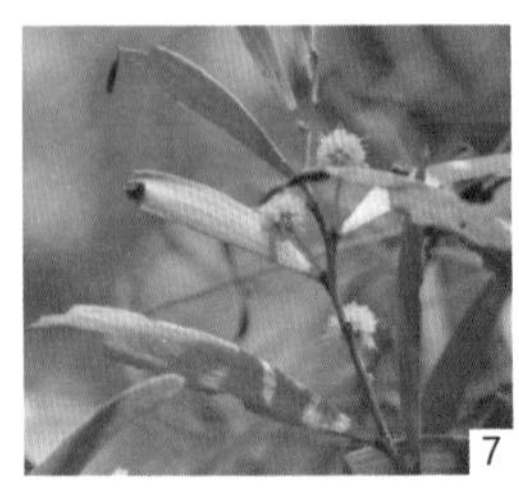

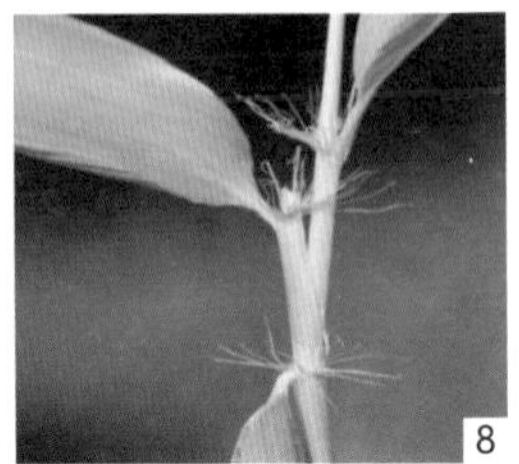

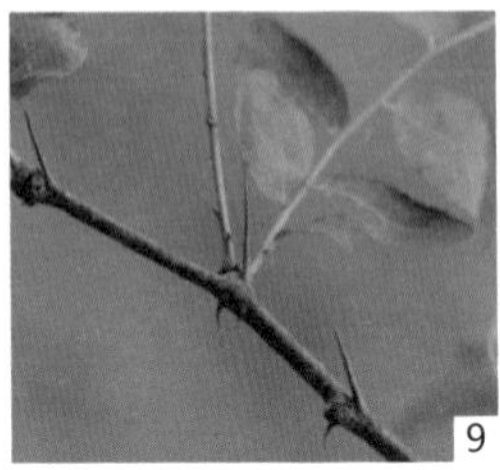

图 3-2　各种形态的托叶和特殊形态的叶柄

1. 托叶（枫香树）；2. 托叶环（木莲）；3. 托叶鞘（火炭母）；4. 托叶卷须（土茯苓）；5. 叶鞘（窃衣）；6. 叶枕（象鼻藤）；7. 叶状柄（台湾相思树）；8. 叶鞘、叶舌、叶耳（竹亚科）；9. 托叶刺（枣）。

二、单叶与复叶

1. 单叶（simpleleaf）　1 个叶柄上只生 1 枚叶片，如厚朴、女贞、樟树等。

2. 复叶（compound leaf）　1 个叶柄上生有 2 枚或以上叶片，如五加、白扁豆等。复叶的叶柄称总叶柄（common petiole），总叶柄上着生叶片的轴状部分称叶轴（rachis），复叶上的每片叶称小叶（leaflet），其叶柄称小叶柄（petiolule）。

（1）三出复叶（ternately compound leaf）：叶轴上生有 3 片小叶的复叶。若顶生小叶有柄的，称为羽状三出复叶（pinnately ternately compound leaf），如大豆、胡枝子等；若顶生小叶无柄的，称为掌状三出复叶（palmately ternately compound leaf），如酢浆草、半夏等。

（2）掌状复叶（palmately compound leaf）：叶轴缩短，顶端集生 3 片以上小叶，呈掌状展开，如五加、人参等。

（3）羽状复叶（pinnately compound leaf）：叶轴长，小叶片在叶轴两侧排成羽毛状。若羽状复叶的叶轴顶端生有 1 片小叶，称为单（奇）数羽状复叶（odd-pinnately compound leaf），如苦参。若羽状复叶的叶轴顶端生有 2 片小叶，称为双（偶）数羽状复叶（even-pinnately compound leaf），如决明。若叶轴作一次羽状分枝，形成许多侧生小叶轴（rachilla），在小叶轴上又形成羽状复叶，称为二回羽状复叶（bipinnate leaf），如合欢；若叶轴作二次羽状分枝，第二级分枝上又形成羽状复叶的，称三回羽状复叶（tripinnate leaf），如楝。

（4）单身复叶（unifoliate compound leaf）： 叶轴上只具有1枚叶片，顶生小叶与叶轴连接处具一明显关节，总叶柄扁平翅状，如柑橘等芸香科柑橘属植物的叶。

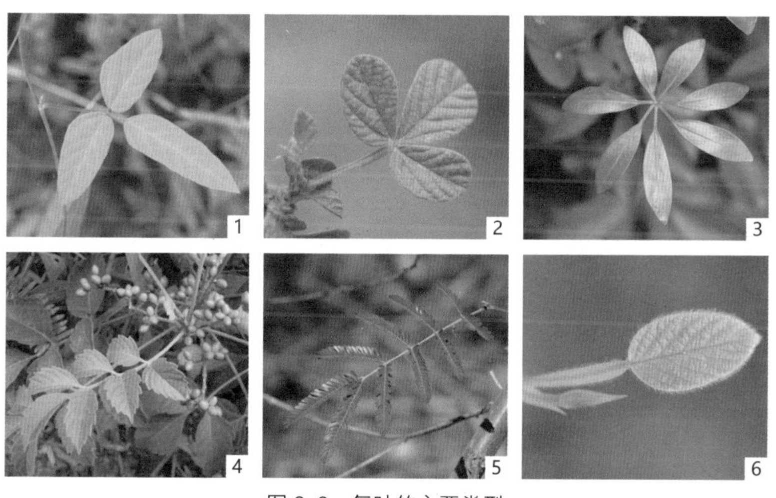

图 3-3　复叶的主要类型

1. 羽状三出复叶（野大豆）； 2. 掌状三出复叶（千斤拔）； 3. 掌状复叶（鹅掌柴）； 4. 一回奇数羽状复叶（鸦胆子）； 5. 二回羽状复叶（光荚含羞草）； 6. 单身复叶（葫芦茶）。

三、叶序

叶序（phyllotaxy）是叶在茎枝上排列的次序或方式。常见的叶序有互生、对生、轮生、簇生等4种。

1. 互生（alternate）　在茎枝的每个节上只生1枚叶，各叶交互而生，常沿茎枝作螺旋状排列，如桑、桃等的叶序。

2. 对生（opposite）　在茎枝的每个节上相对着生2枚叶，有的与相邻的两叶成十字排列成交互对生，如忍冬、龙胆等的叶序；

有的对生叶排列于茎的两侧成二列状对生，如红豆杉的叶序。

3. 轮生（whorled, verticillate） 在每个节上轮生 3 枚或 3 枚以上的叶，如轮叶沙参的叶序。

4. 簇生（fascicled） 2 枚或 2 枚以上的叶着生在短枝上成簇状，如银杏的叶序。有些植物的茎极为缩短，节间不明显，其叶似从根上长出，称基生叶（basal leaf），基生叶常集生而成莲座状，称莲座状叶序（rosette），如蒲公英、车前等。

5. 叶镶嵌（leaf mosaic） 叶在茎枝上无论以哪一种方式排列，相邻两节的叶片都不重叠，总是以相当的角度彼此镶嵌着生的现象。叶镶嵌使叶片不致相互遮盖，有利于进行光合作用。叶镶嵌现象比较明显的有爬山虎、常春藤等。

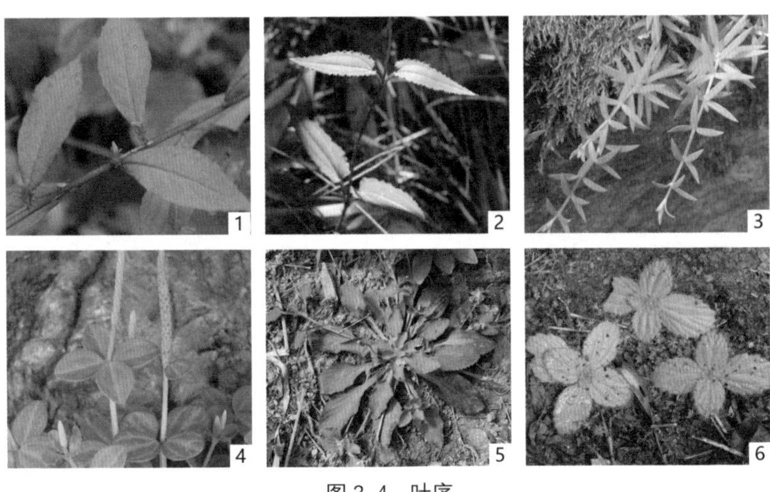

图 3-4　叶序

1. 互生（江南山梗菜）；2. 对生（香港双蝴蝶）；3. 三叶轮生（佛甲草）；4. 四叶轮生（豆瓣绿）；5. 莲座状（七星莲）；6. 叶镶嵌（猫耳朵）。

四、变态叶的类型

1. 苞片（bract） 生于花或花序基部的变态叶。

2. 总苞（involucre） 围于花序基部一至多层的苞片合称为总

苞。总苞中的各个苞片称总苞片；花序中每朵小花的花柄上或花的花萼下较小的苞片称小苞片（bract-let），如菊科植物的头状花序基部由多数绿色总苞片组成总苞。天南星科植物花序外面的一片形大的总苞片称佛焰苞（spathe）。

3. 鳞叶（scale leaf） 叶特化或退化成鳞片状，或称鳞片。有膜质和肉质两种。膜质鳞叶菲薄，一般不显绿色，如姜的根茎上的鳞叶；肉质鳞叶肥厚，能贮藏营养物质，如百合、洋葱等鳞茎上的肥厚鳞叶。

4. 刺状叶（acicular leaf） 又叫叶刺，由叶片或托叶变态成坚硬的刺，如小檗的叶变成三刺，称为“三棵针”。

5. 叶卷须（leaf tendril） 叶的全部或一部分变为卷须，借以攀缘其他物体，如炮仗花的卷须由三出复叶先端的小叶片变成，菝葜的卷须由托叶变成。据卷须的生长部位可与茎卷须区别。

6. 捕虫叶（insectivorous leaf） 指食虫植物的叶，叶片一般形成囊状、盘状或瓶状等捕虫结构，当昆虫触及时立即自动闭合将昆虫捕获，后用腺毛或腺体内的消化液消化，如捕蝇草、猪笼草等。

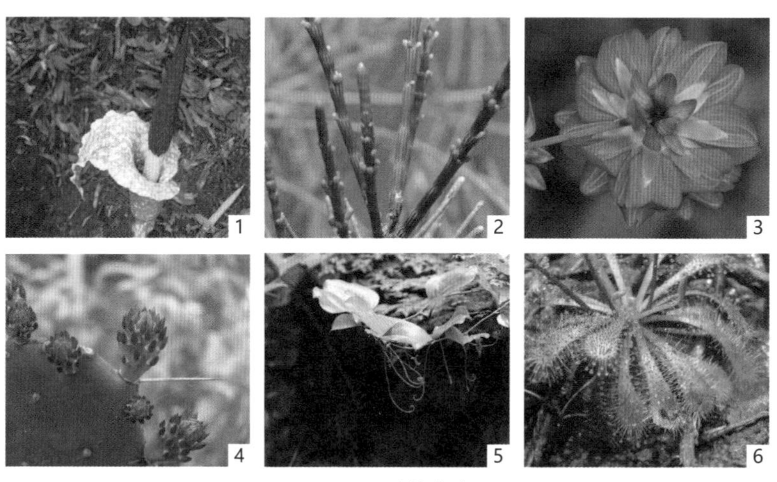

图 3-5　叶的变态

1. 佛焰苞（疏毛魔芋）；2. 膜质鳞片叶（木麻黄）；3. 总苞（大丽花）；4. 叶刺（仙人掌）；5. 叶卷须（菝葜）；6. 捕虫叶（茅膏菜）。

第四章

花的观察

花(flower)是由花芽发育而成的适应生殖、节间极度缩短、不分枝的变态枝。花是种子植物特有的繁殖器官，通过传粉和受精，可以形成果实或种子，起着繁衍后代延续种族的作用。裸子植物的花构造较简单，无花被，单性，形成球花。被子植物的花高度进化，构造复杂，形式多样，一般所说的花是指被子植物的花。很多植物的花可供药用。花类药材中有花蕾，如辛夷、金银花、丁香、槐米等；有已开放的花，如洋金花、木棉花、金莲花等；有花的一部分，如莲须是雄蕊，玉米须是花柱，番红花是柱头，松花粉、蒲黄是花粉粒，莲房是花托；有花序，如菊花、旋覆花、款冬花等。

一、花的组成与形态

（一）花梗

花梗（pedicel）又称花柄，通常绿色、圆柱形，是花与茎的连接部分，使花处于一定的空间位置。花梗的有无、长短、粗细、形状等因植物的种类而异。果实形成时，花梗成为果梗。

（二）花托

花托（receptacle）是花梗顶端膨大的部分。花托的形状随植物种类而异。大多数植物的花托呈平坦或稍凸起的圆盘状；呈圆柱状的，如木兰、厚朴；呈圆锥状的，如草莓；呈倒圆锥状的，如莲；凹陷呈杯状的，如金樱子。有些植物的花托在雌蕊基部或在雄蕊与花冠之间形成肉质增厚，扁平垫状、杯状或裂瓣状结构，常可分泌蜜汁，称为花盘（flower disc），如柑橘、卫矛、枣等。

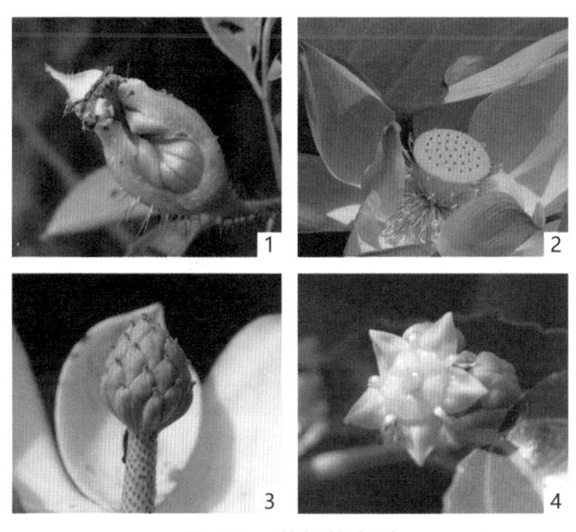

图 4-1　花托的类型

1. 凹陷花托（金樱子）；2. 倒圆锥状花托（莲）；3. 柱状花托（木莲）；4. 花盘（枣）。

（三）花被

花被（perianth）指着生在花托的外围或边缘部位的扁平状瓣

片状结构，是花萼和花冠的总称。不同植物的花萼或花冠在形态、大小和颜色等方面区别较大，是中药基原植物和花类药材鉴定的重要特征。

1. 花萼（calyx） 是一朵花中所有萼片（sepals）的总称，位于花的最外层。萼片一般呈绿色的叶片状，其形态和构造与叶片相似。一朵花的萼片彼此联合的，称合生萼，如金铃花、木油桐。萼片各自分离的，称离生萼，如毛茛、过路黄。有的植物花萼与花瓣形态相似，称瓣状萼，如木莲。有的植物花萼之外还有一轮绿色瓣片，称副萼，如蜀葵。通常在花开放后萼片脱落，但有些植物花开过后萼片不脱落，直存到果实成熟，称宿存萼，如苦蘵、长萼轮钟草等。有的植物花萼的一边引伸成短小管状突起，称距，如旱金莲。有些植物萼片变成毛状，名为冠毛（pappus），如花叶滇苦菜等菊科植物。

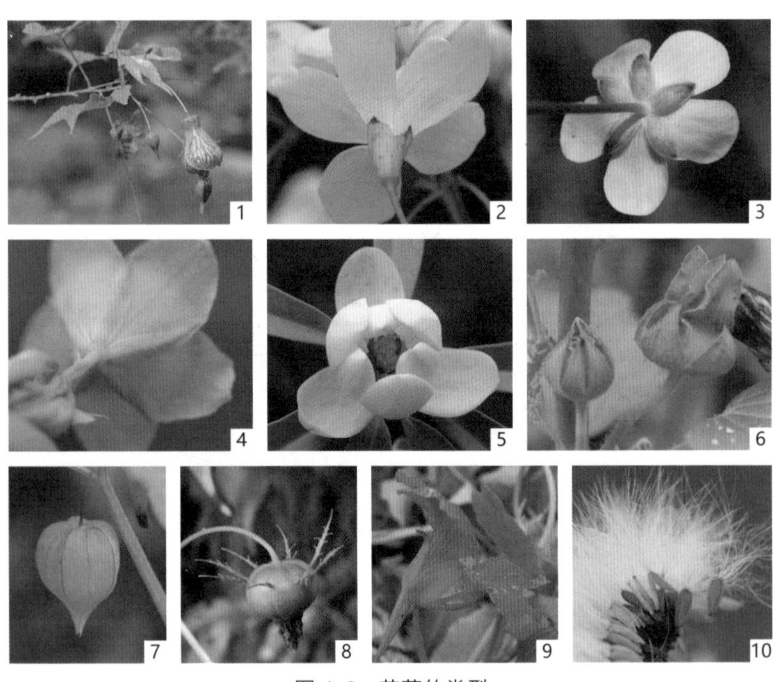

图 4-2　花萼的类型

1. 合生萼（金铃花）；2. 合生萼（木油桐）；3. 离生萼（毛茛）；4. 离生萼（过路黄）；5. 瓣状萼（木莲）；6. 副萼（蜀葵）；7. 宿存萼（苦蘵）；8. 宿存萼（长萼轮钟草）；9. 萼距（旱金莲）；10. 冠毛（花叶滇苦菜）。

2. 花冠（corolla） 是一朵花中所有花瓣（petals）的总称，位于花萼的内侧，常具各种鲜艳的颜色。花瓣基部或具有能分泌蜜汁的腺体。一朵花中花瓣彼此分离的，称离瓣花冠（choripetalous corolla），如甘草、仙鹤草等。花瓣彼此联合的，称合瓣花冠（synpetalous corolla），其中下部联合的部分称花冠筒或花筒，上部分离的部分称花冠裂片，如丹参、桔梗等。

（1）十字形花冠（cruciform corolla）： 花瓣 4 枚，分离，上部外展，呈十字形排列，如菘蓝、油菜等十字花科植物的花冠。

（2）蝶形花冠（papilionaceous corolla）： 花瓣 5 枚，分离，上方 1 枚位于最外侧且最大，称旗瓣；侧方 2 枚较小，称翼瓣；最下方 2 枚最小且位于最内侧，瓣片前端常联合并向上弯曲，称龙骨瓣，如甘草、槐花等蝶形花亚科植物的花冠。若上方旗瓣最小且位于最内侧，侧方 2 枚翼瓣次之，迭压旗瓣，最下方 2 枚龙骨瓣最大，迭压翼瓣，称假蝶形花冠（false papilionaceous），如决明、苏木等云实亚科植物的花冠。

（3）唇形花冠（labiatecorolla）： 花冠下部联合成筒状，前端二裂，上下排列为二唇形，上唇中部常凹陷，再分裂为 2 枚裂片，下唇常再分裂为 3 枚裂片，如益母草、丹参等唇形科植物的花冠。

（4）管状花冠（tubular corolla）： 花冠合生，花冠筒细长管状，前端 5 齿裂，辐射状排列，如菊科植物红花的花冠、紫菀中央盘花的花冠等。

（5）舌状花冠（liguliform corolla）： 花冠基部联合成一短筒，上部向一侧延伸成扁平舌状，前端 5 齿裂，如菊科植物蒲公英的花冠、向日葵缘花的花冠等。

（6）漏斗状花冠（funnelform corolla）： 花冠筒较长，自下向上逐渐扩大，上部外展而呈漏斗状，如牵牛等旋花科植物、曼陀罗等部分茄科植物的花冠。

（7）高脚碟状花冠（salverform corolla）： 花冠下部细长，呈管状，上部分裂并水平展开，呈碟状，如水仙、长春花等植物的花冠。

（8）钟状花冠（companulate corolla）：花冠筒阔而短，上部裂片扩大平缓，外展似钟形，如沙参、桔梗等桔梗科植物的花冠。

（9）辐状或轮状花冠（wheel-shaped corolla）：花冠筒甚短而广展，裂片由基部向四周扩展，形如车轮状，如龙葵、枸杞等部分茄科植物的花冠。

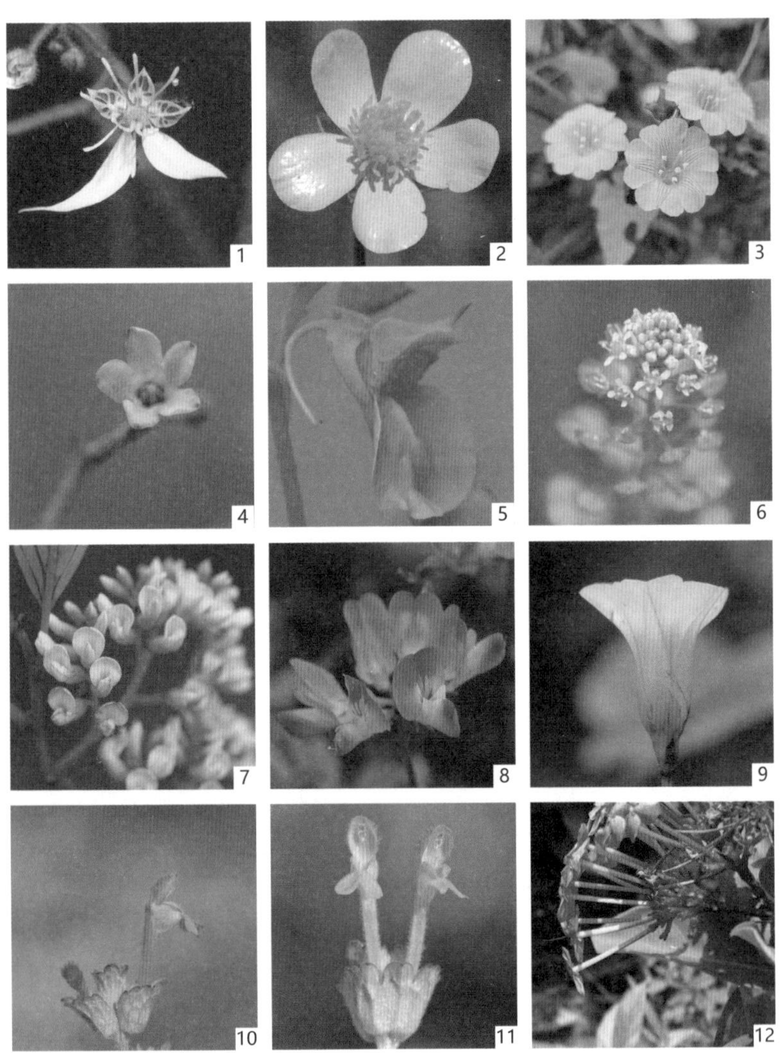

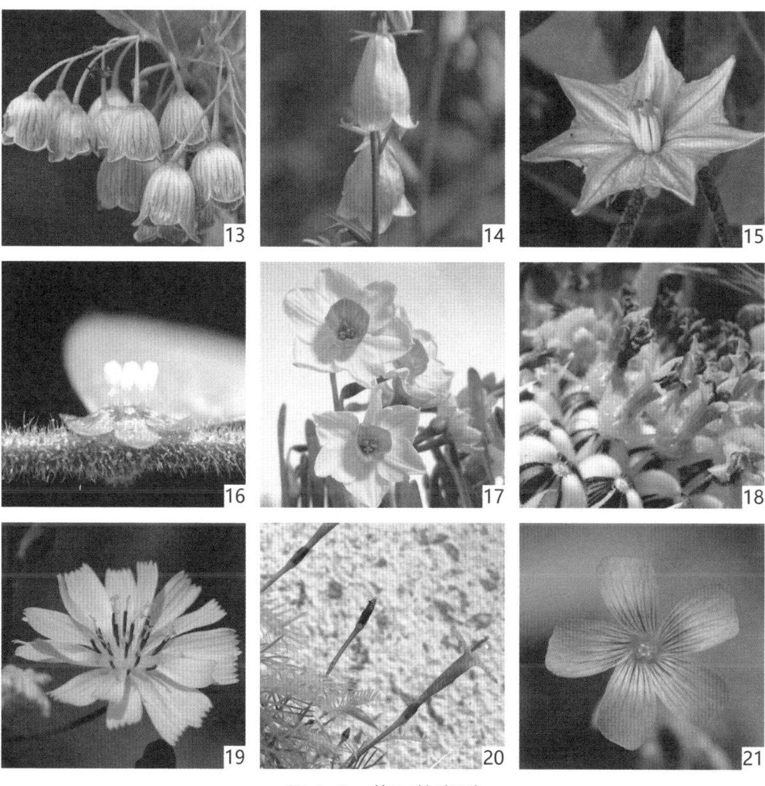

图 4-3 花冠的类型

1. 离瓣花（虎耳草）；2. 离瓣花（毛茛）；3. 合瓣花（篱栏网）；4. 合瓣花（酸叶胶藤）；5. 花冠距（凤仙花）；6. 十字形花冠（北美独行菜）；7. 蝶形花冠（象鼻藤）；8. 蝶形花冠（紫云英）；9. 漏斗状花冠（番薯）；10. 唇形花冠侧面（宝盖草）；11. 唇形花冠正面（宝盖草）；12. 高脚碟状花冠（龙船花）；13. 钟形花冠（灯笼树）；14. 钟形花冠（轮叶沙参）；15. 辐状花冠（茄）；16. 辐状花冠（毛冬青）；17. 副花冠（水仙）；18. 管状花冠（向日葵）；19. 舌状花冠（黄鹌菜）；20. 高脚碟状花冠（茑萝）；21. 辐射对称花冠（红花酢浆草）。

3. 花被卷叠式（aestivation） 花被各片之间的排列形式及关系称花被卷叠式，其在花蕾即将绽开时比较明显，不同的植物种类具有不一样的花被卷叠式。

（1）镊合状（valvate）： 花被各片边缘彼此接触而不覆盖，如桔梗。若镊合状花被的边缘微向内弯称内向镊合，如沙参；若各片边缘微向外弯称外向镊合，如蜀葵。

（2）旋转状（contorted）： 花被各片边缘依次相互压覆，呈回旋状，如夹竹桃、黄栀子。

（3）覆瓦状（imbricate）： 花被各片边缘彼此覆盖，但有一片完全在外，一片完全在内，如三色堇、山茶。

（4）重覆瓦状（quincuncial）： 与覆瓦状相似，但有两片完全在外，两片完全在内，如桃、杏。

（四）雄蕊群

雄蕊群（androecium）是1朵花中所有雄蕊（stamen）的总称。雄蕊位于花被的内侧，常直接着生在花托上或贴生在花冠上。

1. 雄蕊的组成

（1）花丝（filament）： 雄蕊下部细长的柄状部分，其基部着生于花托上，上部承托花药。

（2）花药（anther）： 花丝顶部膨大的囊状体，常分成左右两瓣，中间借药隔相连。每瓣各由1~2个药室（anther cell）或花粉囊（pollen sac）组成，排列成蝴蝶状，药室内含花粉粒。雄蕊成熟时，花药自行裂开，花粉粒散出。花药与花丝的位置关系有丁字着药、个字着药、广歧着药、全着药、基着药、背着药等。

2. 雄蕊的类型

（1）离生雄蕊（distinct stamen）： 花中所有雄蕊分离，大小形态相似，雄蕊数量10枚及以下的称为定数离生雄蕊，雄蕊数量10枚以上的称为多数离生雄蕊。

（2）单体雄蕊（monadelphous stamen）： 花中所有雄蕊的花丝联合成1束，呈筒状，花药分离，如锦葵科植物。

（3）二体雄蕊（diadelphous stamen）： 花中雄蕊的花丝分别联合成2束，如延胡索、紫堇等罂粟科植物有6枚雄蕊，分为2束，每束3枚；甘草、野葛等豆科植物有10枚雄蕊，9枚联合，1枚分离。

（4）二强雄蕊（didynamous stamen）： 花中共有4枚雄蕊，分离，其中2枚花丝较长，2枚花丝较短，如益母草、薄荷等唇形科植物，马鞭草、牡荆等马鞭草科植物和玄参、地黄等玄参科植物的雄蕊。

（5）**四强雄蕊**（tetradynamous stamen）：花中共有 6 枚雄蕊，分离，其中 4 枚花丝较长，2 枚较短，如菘蓝、独行菜等十字花科植物的雄蕊。

（6）**多体雄蕊**（ polyadelphous stamen）：花中雄蕊多数，花丝联合成多束，花药分离，如贯叶金丝桃、地耳草等藤黄科植物和橘、酸橙等部分芸香科植物的雄蕊。

（7）**聚药雄蕊**（synantherous stamen）：花中雄蕊的花药联合成筒状，花丝分离，如蒲公英、白术等菊科植物的雄蕊。

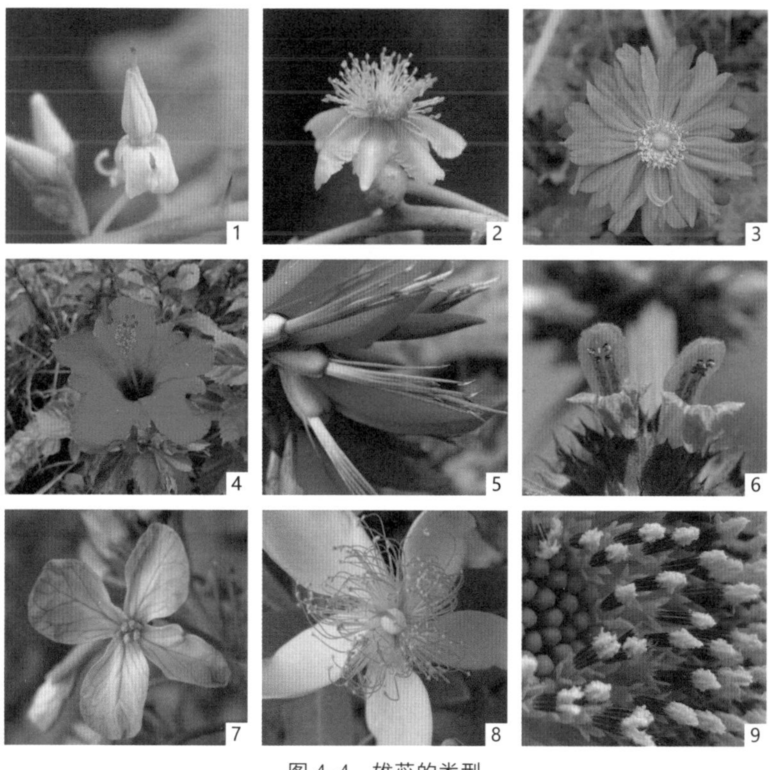

图 4-4　雄蕊的类型

1. 雄蕊群（茄）；2. 多数离生雄蕊（毛花猕猴桃）；3. 多数离生雄蕊（秋牡丹）；4. 单体雄蕊（朱槿）；5. 二体雄蕊（刺桐）；6. 二强雄蕊（益母草）；7. 四强雄蕊（萝卜）；8. 多体雄蕊（金丝桃）；9. 聚药雄蕊（向日葵）。

（五）雌蕊群

雌蕊群（gynoecium）是1朵花中所有雌蕊（pistil）的总称，位于花的中心部分。

1. 雌蕊的组成

（1）子房（ovary）：是雌蕊基部膨大的球状部分，常呈椭圆形、卵形等形状，其底部着生在花托上。

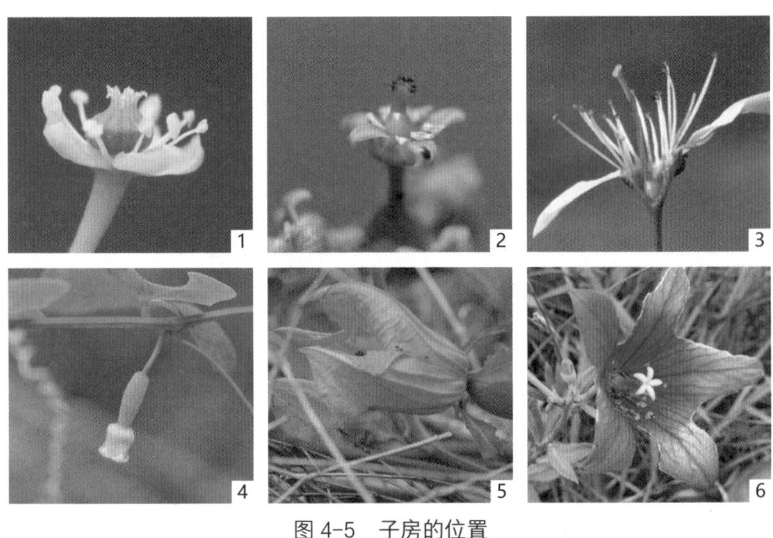

图4-5　子房的位置

1. 子房上位－下位花（垂序商陆）；2. 子房上位－下位花（木腊树）；3. 子房上位－周位花（日本晚樱）；4. 子房下位－上位花（茅瓜）；5. 子房下位－上位花（南瓜）；6. 子房半下位（桔梗）。

（2）花柱（style）：是子房上端收缩变细并上延的颈状部位，也是花粉管进入子房的通道。

（3）柱头（stigma）：是花柱顶部稍膨大的部分，为承受花粉的部位。

2. 雌蕊的类型

（1）单雌蕊（simple pistil）：由1个心皮构成的雌蕊，如豆科植物的雌蕊。有的还具有发达的雌蕊柄，如花生。

（2）复雌蕊（syncarpous pistil）： 由1朵花内的2个或2个以上心皮彼此联合构成的复合雌蕊，如大戟科的三心皮复雌蕊。

（3）离生雌蕊（apocarpous pistil）： 1朵花内有2至多数单雌蕊，彼此分离，聚集在花托上的雌蕊类型，如悬钩子等蔷薇科植物、毛茛等毛茛科植物、厚朴等木兰科植物的雌蕊。

（4）合蕊柱（gynostemium）： 有的植物的花柱与雄蕊合生成的柱状体，如白及等兰科植物。

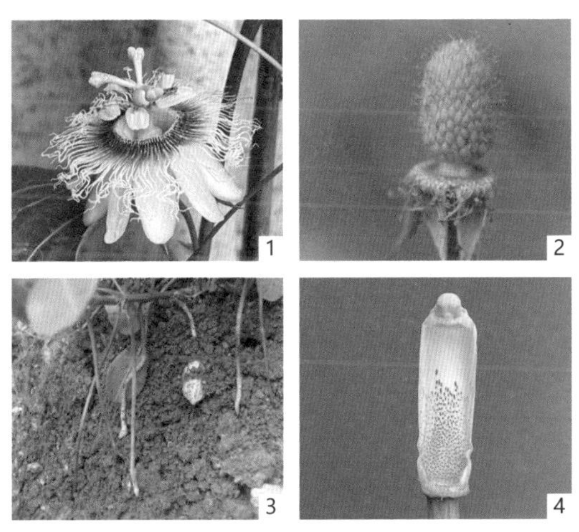

图4-6　雌蕊的类型

1.单雌蕊及其雌蕊柄（鸡蛋果）；2.多数离生雌蕊（红腺悬钩子）；3.单雌蕊及其雌蕊柄（落花生）；4.合蕊柱（大花蕙兰）。

二、花的类型

1.完全花（complete flower）　指1朵同时具有花萼、花冠、雄蕊群、雌蕊群的花。

2.不完全花（incomplete flower）　指缺少花萼、花冠、雄蕊群、雌蕊群其中一部分或几部分的花。

3.无被花（achlamydeous flower）　指既没有花萼也没有花冠的花，无被花在花梗下部或基部常具有显著的苞片，如杨、胡椒、杜仲等的花。

4. 单被花(simple perianth flower) 指仅有花萼而无花冠的花，这种花萼称花被。单被花的花被片常呈一轮或多轮排列，多具鲜艳的颜色，如玉兰的花被片为白色，白头翁的花被片为紫色等。

5. 重被花（double perianth flower） 指同时具有花萼和花冠的花，如桃、甘草等的花。

6. 重瓣花（double flower） 指花瓣常呈数轮排列且数目较多的花，常见于栽培植物的花。

7. 两性花（bisexual flower） 指同时具有雄蕊和雌蕊的花，如桔梗、油菜等的花。

8. 单性花（unisexual flower） 指仅有雄蕊或仅有雌蕊的花，其中仅有雄蕊的花，称雄花（male flower），仅有雌蕊的花，称雌花（female flower）。同株植物既有雄花又有雌花，称单性同株或雌雄同株（monoecism），如南瓜、半夏等；若同种植物的雌花和雄花分别生于不同植株上，称单性异株或雌雄异株（dioecism），如银杏、天南星等。同种植物既有两性花又有单性花称花杂性，两者生于同一植株上，称杂性同株（polygamo-homologous），如朴树；若两者分别生于不同植株上，称杂性异株（polygamo-daoecious），如葡萄、臭椿等。

9. 无性花（asexual flower） 指花中雄蕊和雌蕊均退化或发育不全，也称中性花，如绣球花序周围的花。

10. 辐射对称花（actinomorphic flower） 指花被各片的形状、大小、排列方式相似，通过花的中心可作2个或2个以上对称面的花，也称整齐花，如具有十字形、辐状、管状、钟状、漏斗状等花冠的花。

11. 两侧对称花（zygomorphic flower） 指花被各片的形状、大小不一，通过其中心只可作一个对称面，也称不整齐花，如具有蝶形、唇形、舌状花冠的花。

12. 不对称花（asymmetric flower） 指通过花的中心不能作出对称面的花，如美人蕉、缬草等极少数植物的花。

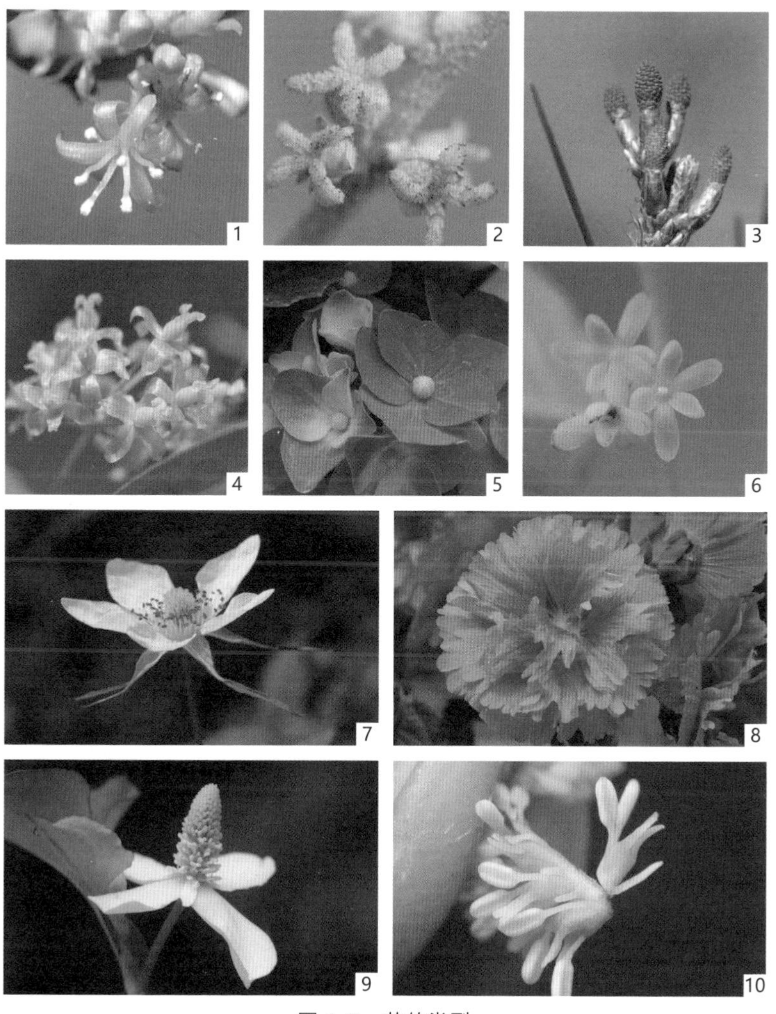

图 4-7 花的类型

1. 雄花（小果菝葜）；2. 雌花（白背叶）；3. 雄花（黑松）；4、5. 无性花（绣球）；6. 单被花（算盘子）；7. 重被花（蓬蘽）；8. 重瓣花（蜀葵）；9、10. 无被花（蕺菜）。

三、花序

花序（inflorescence）是花在花枝或花轴上排列的方式和开放

的顺序。花序中的花称小花，着生小花的部分称花序轴或花轴，花序轴可有分枝或不分枝。支持整个花序的茎轴称总花梗（柄），小花的花梗称小花梗，无叶的总花梗称花葶。

（一）无限花序

无限花序（indefinite inflorescence）是总状花序类，花由花序轴的基部向顶端依次开放，或由缩短膨大的花序轴边缘向中心依次开放。

1. 总状花序（raceme） 花序轴细长，其上着生许多花梗近等长的小花，如十字花科植物的花序。

2. 复总状花序（compound raceme） 花序轴产生许多分枝，每一分枝各成一总状花序，整个花序似圆锥状，又称圆锥花序（panicle），如槐树、女贞等的花序。

3. 穗状花序（spike） 花序轴细长，其上着生许多花梗极短或无花梗的小花，如车前、马鞭草等的花序。

4. 复穗状花序（compound spike） 花序轴产生分枝，每一分枝各成一穗状花序，如小麦、香附等禾本科、莎草科植物的花序。

5. 柔荑花序（catkin） 似穗状花序，但花序轴下垂，其上着生许多无梗的单性或两性小花，如柳、枫杨等杨柳科、胡桃科植物的花序。

6. 肉穗花序（spadix） 似穗状花序，但花序轴肉质肥大成棒状，其上着生许多无梗的单性小花；若花序外面有1片佛焰苞（spathe），如天南星、半夏等天南星科植物的花序，称为佛焰花序（spadix）。

7. 伞房花序（corymb） 花轴下部的花梗较长，上部的花梗依次渐短，整个花序的花几乎排列在1个平面上，如山楂、苹果等蔷薇科部分植物的花序。

8. 伞形花序（umbel） 花序轴缩短，在总花梗顶端集生许多花梗近等长的小花，放射状排列如伞，如五加、人参等五加科植物的花序以及石蒜科一些植物的花序。

9. 复伞形花序（compound umbel） 花序轴顶端集生许多近等长的伞形分枝，每一分枝又形成伞形花序，如前胡、野胡萝卜等伞形科植物的花序。

10. 头状花序（capitulum） 花序轴顶端缩短膨大成头状或盘状的花序托，其上集生许多无梗小花，下方常有1至数层总苞片组成的总苞，如向日葵、旋覆花等菊科植物的花序。

11. 隐头花序（hypanthodium） 花序轴肉质膨大而下凹成中空的球状体，内壁上着生无梗的单性小花，顶端仅有1个小孔与外面相通，如无花果、薜荔等桑科部分植物的花序。

（二）有限花序

有限花序（definite inflorescence）是花的开花顺序由上而下或由内而外依次进行的花序。

1. 单歧聚伞花序（monochasium） 花序轴顶端生1朵花，而后在其下方依次产生1个侧轴，侧轴顶端同样生1朵花，如此连续分枝形成。若花序轴的分枝均在同一侧产生，花序呈螺旋状卷曲，称螺旋状聚伞花序（hericoid cyme），如紫草、附地菜等的花序。若分枝在左右两侧交互产生而呈蝎尾状的，称蝎尾状聚伞花序（scorpioid cyme），如射干、姜等的花序。

2. 二歧聚伞花序（dichasium） 花序轴顶端生1朵花，而后在其下方两侧同时各产生1个等长侧轴，每个侧轴再以同样方式开花并分枝，如卫矛科、石竹科植物。

3. 多歧聚伞花序（pleiochasium） 花序轴顶端生1朵花，而后在其下方同时产生数个侧轴，侧轴常比主轴长，各侧轴又形成小的聚伞花序。大戟、甘遂等大戟属的多歧聚伞花序下面常有杯状总苞，也称杯状聚伞花序或大戟花序。

（三）轮伞花序

轮伞花序（verticillaster）是聚伞花序生于对生叶的叶腋成轮状排列，如益母草、丹参等唇形科植物的花序。

（四）混合花序

混合花序（mixed inflorescence）是花轴上同时生有两种不同类型的花序形成混合花序，如紫丁香、葡萄为聚伞花序排成圆锥状，丹参、紫苏为轮伞花序排成假总状，楤木为伞形花序排成圆锥状，茵陈蒿、豨莶为头状花序排成圆锥状等。

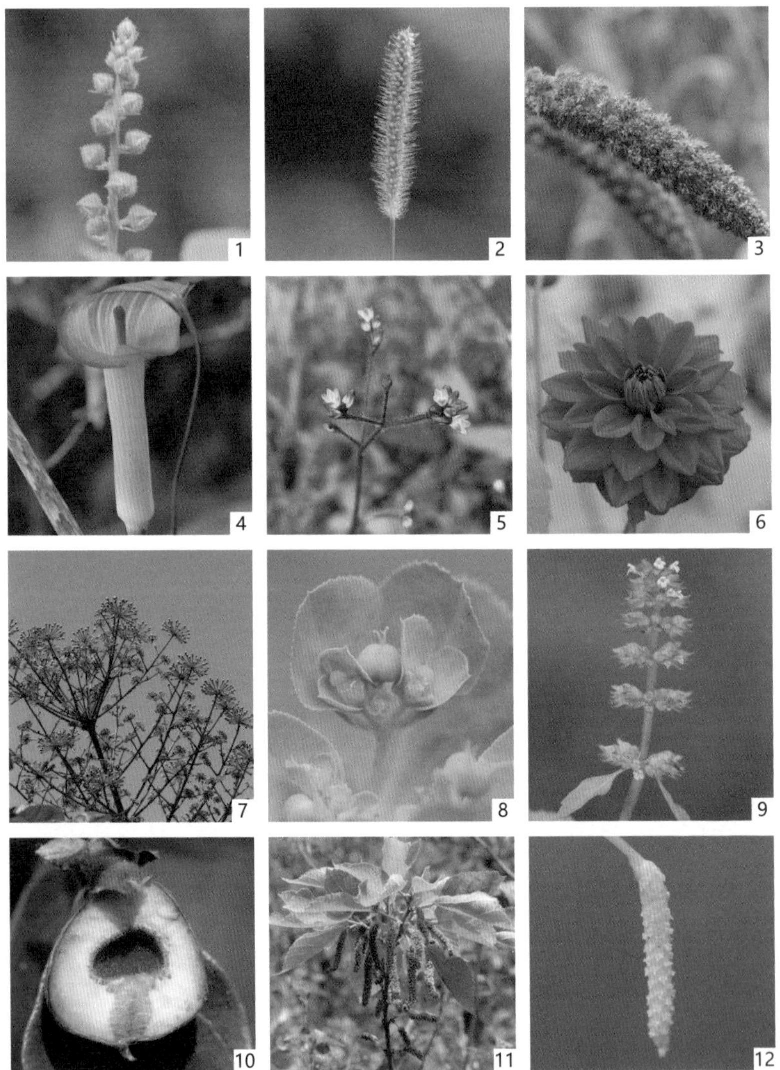

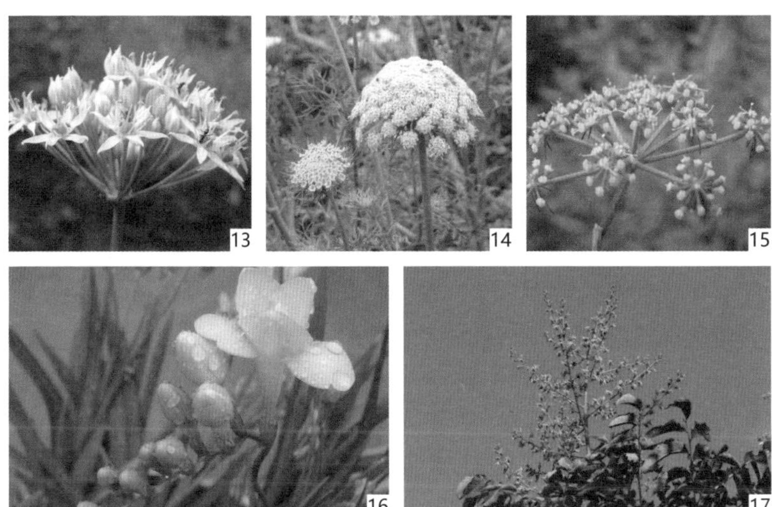

图 4-8　花序的类型

1. 总状花序（腺毛莓）；2. 穗状花序（金色狗尾草）；3. 复穗状花序（粱）；4. 佛焰花序（一把伞南星）；5. 二歧聚伞花序（二歧蓼）；6. 头状花序（大丽菊）；7. 混合花序（棘茎楤木）；8. 大戟花序（泽漆）；9. 轮伞花序（细风轮菜）；10. 隐头花序（薜荔）；11. 柔荑花序（构树）；12. 肉穗花序（山蒟）；13. 伞形花序（蒜）；14. 复伞形花序（胡萝卜）；15. 复伞形花序（异叶茴芹）；16. 蝎尾状聚伞花序（香雪兰）；17. 复总状花序（栾树）。

第五章

果实与种子的观察

果实（fruit）是被子植物特有的繁殖器官，一般由受精后雌蕊的子房或子房连同花的其他部分共同发育而成。果实外被果皮，内含种子（seed），具有保护和散布种子的作用。果种类药材中，有整个果实入药的，如山楂、枳实、木瓜、苍耳等；有果皮入药的，如化橘红、陈皮等；有种子入药的，如苦杏仁、决明子等。

一、果实的形成

1. 真果（true fruit） 仅由子房发育形成的果实，如桃、杏、柑橘、柿等。

2. 假果（spurious fruit，false fruit） 除子房外，花的其他部分如花被、花托及花序轴等也参与果实的形成，如苹果、栝楼、无花果、凤梨等。

二、果实的构造

1. 外果皮（exocarp） 是果皮的最外层，通常较薄，外面常有角质层、蜡被、毛茸、气孔、刺、瘤突、翅等附属物。

2. 中果皮（mesocarp） 是果皮的中层，占果皮的大部分，多由薄壁细胞组成，具有多数细小维管束，中间可含石细胞、纤维、油细胞、油室及油管等。

3. 内果皮（endocarp） 是果皮的最内层，多由1层薄壁细胞组成，呈膜质。有的具1至多层石细胞，核果的内果皮（即果核）由多层石细胞组成，如杏、桃、梅等。

三、果实的类型

（一）单果

单果（simple fruit）即1朵花具1个果实，由单雌蕊或复雌蕊形成。依据果皮质地的不同，分为肉质果和干果。

1. 肉质果（fleshy fruit） 成熟时果皮肉质多浆，不开裂。包括浆果、柑果、核果、瓠果、梨果等5种类型。

（1）浆果（berry）： 由单雌蕊或复雌蕊的上位或下位子房发育形成的果实，外果皮薄，中果皮和内果皮肥厚、肉质多浆，内有1至多粒种子，如葡萄、枸杞、番茄等。

（2）柑果（hesperidium）： 由复雌蕊的上位子房发育形成的

果实，外果皮较厚，革质，内含多数油室；中果皮与外果皮结合，界限不明显，常疏松而呈白色海绵状，内具多数分支的维管束（橘络）；内果皮膜质，分隔成多室，内壁上生有许多肉质多汁的囊状毛。柑果是芸香科柑橘属所特有的果实类型。

（3）核果（drupe）：由单雌蕊的上位子房发育而成，外果皮薄，中果皮肉质肥厚，内果皮坚硬，肉含1粒种子，如桃、杏、梅、李等。核果有时泛指具有坚硬果核的果实，如人参、三七、胡桃、苦楝等。

（4）瓠果（pepo）：由三心皮复雌蕊、具侧膜胎座的下位子房与花托一起发育而成的假果，花托与外果皮形成坚硬的果实外层，中、内果皮及胎座肉质，成为果实的可食部分，为葫芦科特有的果实，如葫芦、西瓜、栝楼、黄瓜等。

（5）梨果（pome）：由2~5个心皮复雌蕊的下位子房与花筒一起发育而成的假果，肉质可食部分是由花筒与外、中果皮一起发育而成，彼此界限不明显，内果皮坚韧，革质或木质，常分隔成2~5室，每室常含2粒种子，为蔷薇科苹果亚科特有的果实，如苹果、梨、山楂等。

2. 干果（dry fruit）　果实成熟时果皮干燥，根据开裂与否，可分为裂果和不裂果。裂果（dehiscent fruit）是果实成熟后果皮自行开裂，依据开裂方式不同分为蓇葖果、荚果、角果、蒴果4种。不裂果（indehiscent fruit）是果实成熟后，果皮不开裂或分离成几部分，但种子仍包被于果皮中，常分为瘦果、颖果、坚果、翅果、胞果、双悬果6种。

（1）蓇葖果（follicle）：由单雌蕊或离生心皮雌蕊发育形成的果实，成熟时沿腹缝线或背缝线一侧开裂，如络石。

（2）荚果（legume）：由单雌蕊发育形成的果实，成熟时沿腹缝线和背缝线同时开裂，果皮裂成2片，是豆科植物特有的果实。少数荚果成熟时不开裂，如落花生。

（3）角果：由2心皮复雌蕊发育而成，子房1室，2心皮边缘合生处具假隔膜，将子房分隔成2室。果实成熟时果皮沿两侧腹缝线开裂，成2片脱落，假隔膜仍留在果柄上。角果是十字花科特有的果实。角果分为长角果（silique）和短角果（silicle），长角果细长，如萝卜、油菜等；短角果宽短，如菘蓝、荠菜、独行菜等。

（4）蒴果（capsule）： 由复雌蕊发育而成的果实，子房1至多室，每室含多数种子。果实成熟后开裂的方式有纵裂（室间开裂、室背开裂、室轴开裂）、孔裂、盖裂、齿裂等。

（5）瘦果（achene）： 含单粒种子的果实，成熟时果皮与种皮易分离，如何首乌、白头翁、毛茛等；菊科植物的瘦果是由下位子房与萼筒共同形成的，称连萼瘦果（cypsela），又称菊果，如蒲公英、红花、向日葵等。

（6）颖果（caryopsis）： 内含1粒种子，果实成熟时果皮与种皮愈合不易分离，是禾本科植物特有的果实，如小麦、玉米、薏苡等。农业生产中常把颖果称“种子”。

（7）坚果（nut）： 果皮坚硬，内含1粒种子，成熟时果皮和种皮分离，如壳斗科植物坚果果皮外有壳斗，唇形科果实为4枚小坚果。

（8）翅果（samara）： 果皮一端或周边向外延伸成翅状，果实内含1粒种子，如杜仲、榆、臭椿等。

（9）胞果（utricle）： 也称囊果，由复雌蕊上位子房形成的果实，果皮薄，膨松地包围种子，而与种皮极易分离，如青葙、地肤子、藜等。

（10）双悬果（cremocarp）： 由2心皮复雌蕊发育而成，果实成熟后心皮分离成2个分果（schizocarp），双双悬挂在心皮柄（carpophorum）上端，心皮柄的基部与果柄相连，每个分果内各含1粒种子，为伞形科特有的果实，如当归、白芷、前胡、小茴香、蛇床子等。

（二）聚合果

聚合果（aggregate fruit）是由1朵花中许多离生雌蕊形成的果实，每个雌蕊形成1个单果，聚生于同一花托上。据单果类型不同，常分为聚合浆果、聚合核果、聚合蓇葖果、聚合瘦果、聚合坚果等。

（三）聚花果

聚花果（collective fruit, multiple fruit）由整个花序发育而成的果实。其中每朵花发育成 1 个小果，聚生在花序轴上，成熟后从花轴基部整体脱落。如凤梨（菠萝）是由多数不育的花着生在肥大肉质的花序轴上所形成的果实，其肉质多汁的花序轴成为果实的可食部分；桑椹由花序发育所成，每朵花的子房各发育成个小单果，包埋于肥厚多汁的肉质花序内；无花果是由隐头花序发育而成，成为隐头果（syconium），其花序轴肉质化并内陷成囊状，囊的内壁上着生许多小瘦果，其肉质化的花序轴是可食部分。

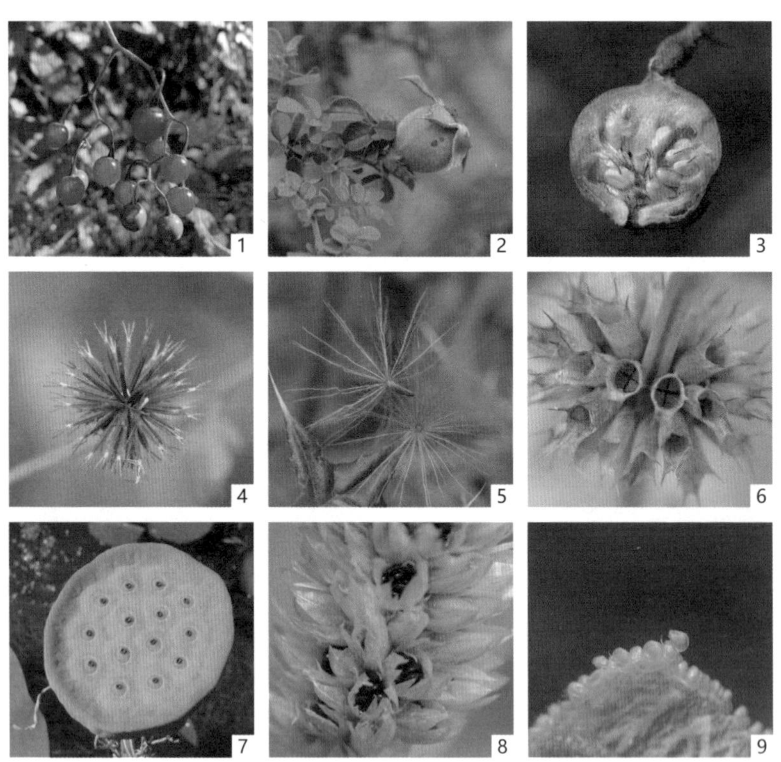

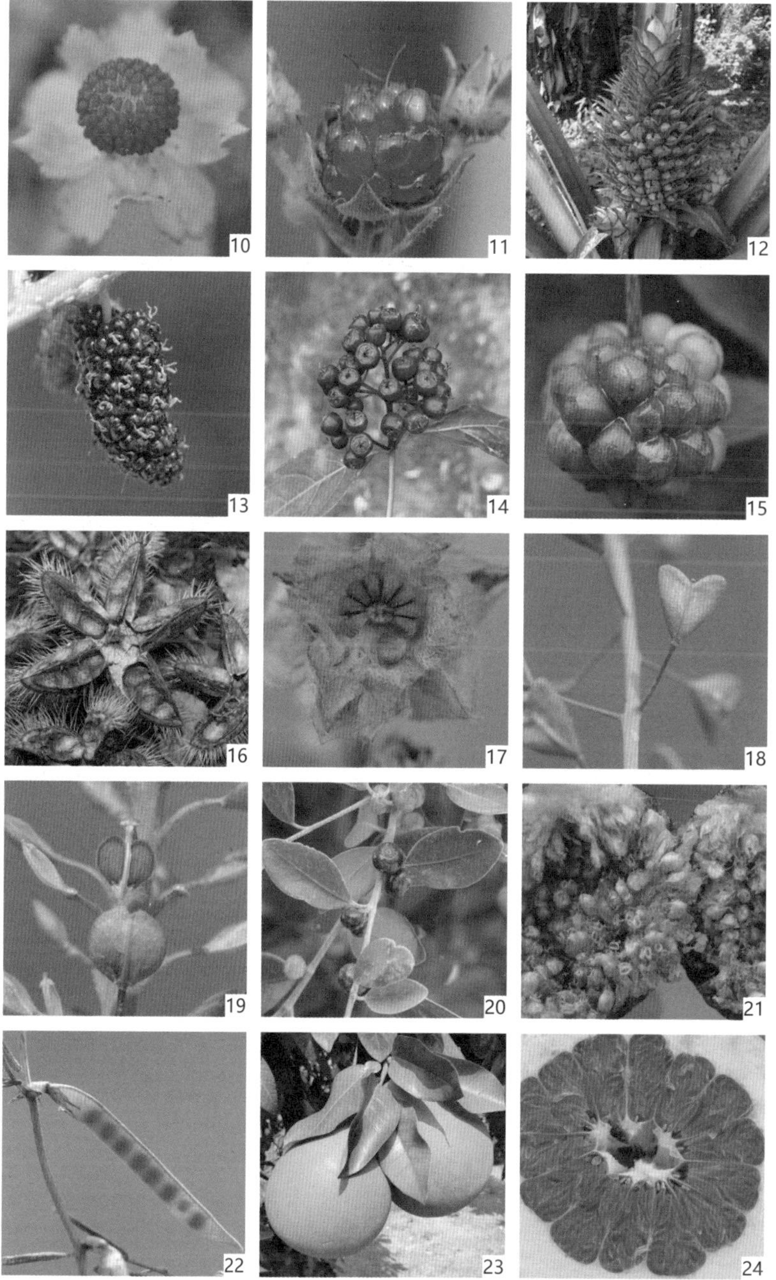
10
11
12
13
14
15
16
17
18
19
20
21
22
23
24

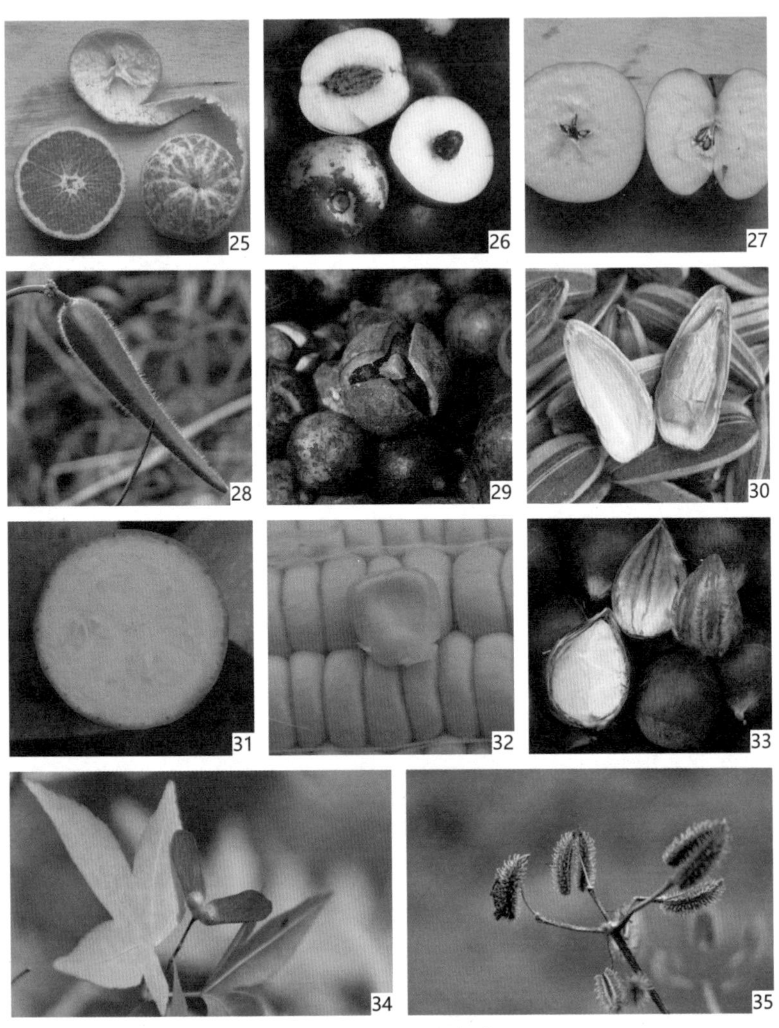

图 5-1　果实的类型

1. 浆果（白英）；2、3. 聚合瘦果（硕苞蔷薇）；4. 聚合瘦果（鬼针草）；5. 连萼瘦果（蓟）；6. 小坚果（唇形科植物）；7. 聚合坚果（莲）；8. 胞果（青葙）；9. 聚合核果（红腺悬钩子）；10. 聚合果（皱果蛇莓）；11. 聚合核果（茅莓）；12. 聚花果（凤梨）；13. 聚花果（桑椹）；14. 浆果（常山）；15. 聚合浆果（日本南五味子）；16. 蒴果（薄果猴欢喜）；17. 蒴果（冬葵）；18. 短角果（荠）；19. 短角果（北美独行菜）；20、21. 隐头果（榕树）；22. 角果（救荒野豌豆）；23、24. 柑果（柚）；25. 柑果（橘）；26. 核果（枣）；27. 梨果（苹果）；28. 蓇葖果（帘子藤）；29. 蒴果室间开裂（油茶）；30. 瘦果（向日葵）；31. 瓠果（丝瓜）；32. 颖果（玉蜀黍）；33. 坚果（锥栗）；34. 翅果（鸡爪槭）；35. 双悬果（窃衣）。

四、种子的组成

1. 种皮（seed coat） 由珠被发育而来，常分为内种皮和外种皮两层，外种皮较坚韧，内种皮一般较薄。有的种子在种皮外尚有假种皮（aril），是由珠柄或胎座部位延伸而成的组织。有的种皮外还有附属的茸毛，称为种缨（coma）。

（1）种脐（hilum）： 为种子成熟后从种柄或胎座上脱落后留下的疤痕，通常为圆形或椭圆形。

（2）种孔（micropyle）： 来源于珠孔，为种子萌发时吸收水分和胚根伸出的部位。

（3）合点（chalaza）： 亦即原来胚珠的合点，为种皮上维管束的会合点。

（4）种脊（raphe）： 来源于珠脊，是种脐到合点之间的隆起线。

（5）种阜（caruncle）： 有些植物的种皮在珠孔处有一个由珠被扩展成的海绵状突起物，有吸收水分帮助种子萌发的作用，如蓖麻、巴豆。

2. 胚（embryo） 由卵细胞和一个精子受精后发育而成，是种子中尚未发育的幼小植物体。胚由胚根（radicle）、胚轴（embryonal axis）、胚芽（plumule）和子叶（cotyledon）4 部分组成。

3. 胚乳（endosperm） 是极核细胞和一个精子受精后发育而来的，位于胚的周围，呈白色，含淀粉、蛋白质或脂肪等营养物质，供胚发育时所需要的养料。

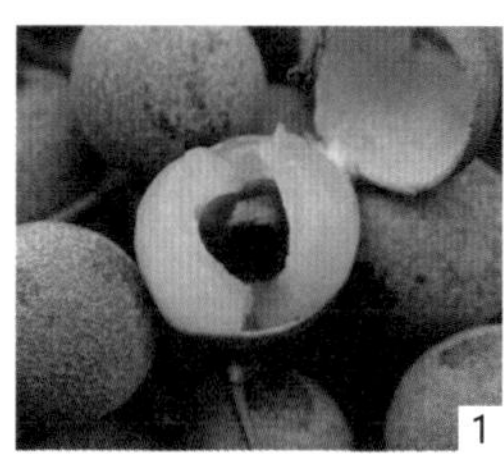
1

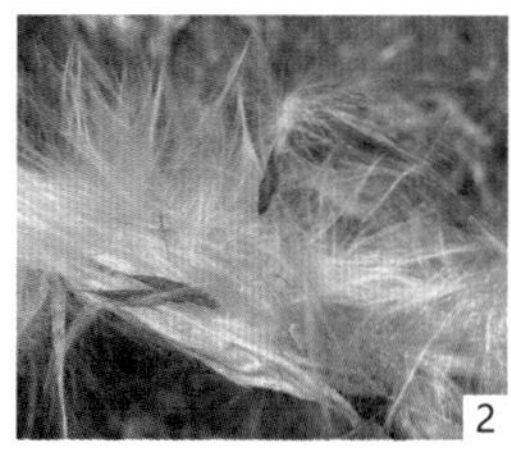
2

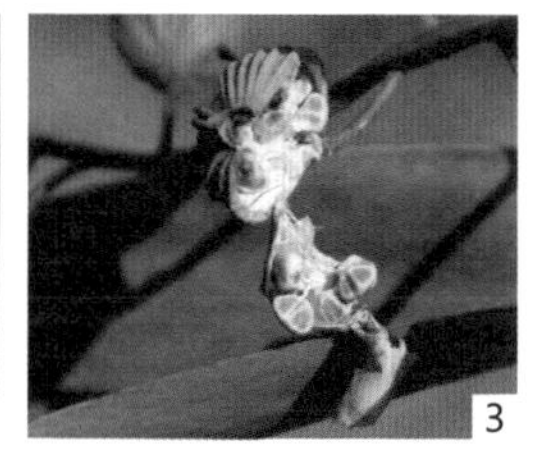
3

图 5-2　种皮的附属结构

1. 肉质假种皮（龙眼）；2. 种缨（羊角拗）；3. 膜质假种皮（艳山姜）。

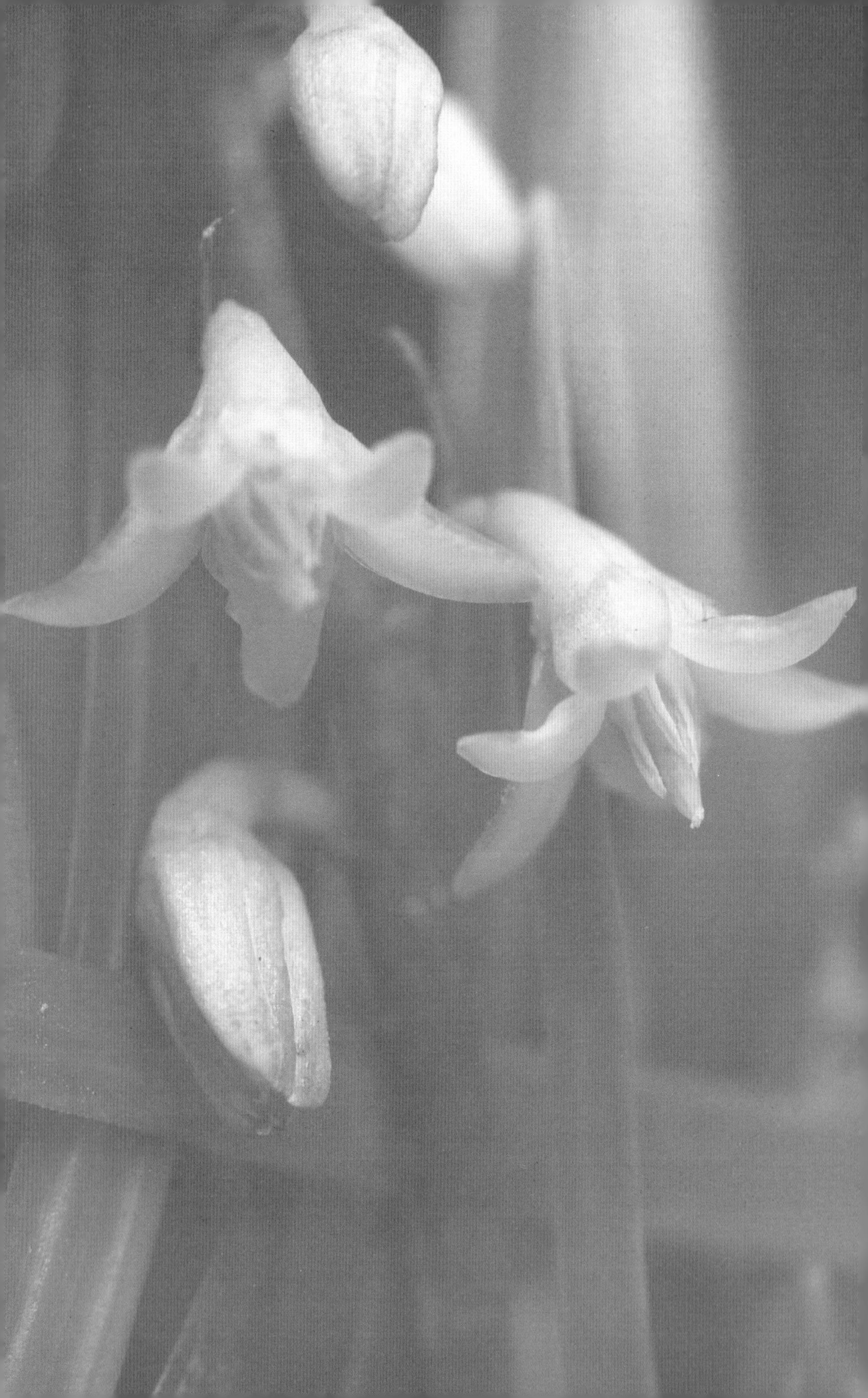

下篇

XIA PIAN

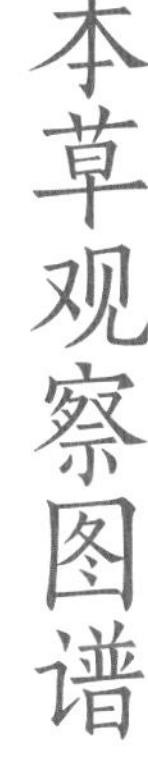

本草观察图谱

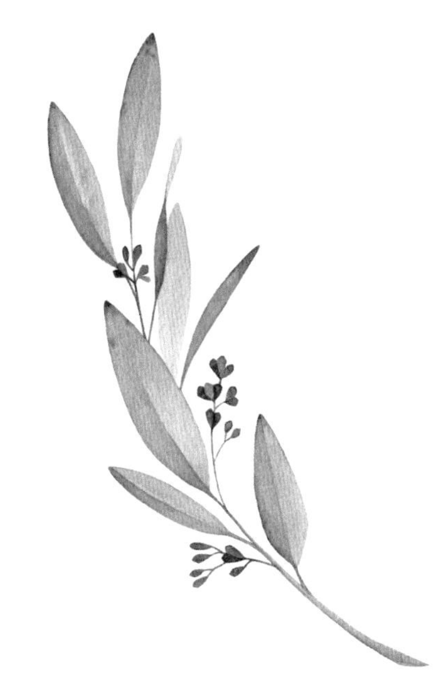

第六章

草本类本草

草本植物的茎质地柔软、多汁，木质部不发达，具有草质茎，其地上部分大都于当年枯萎。按草本植物生活周期的长短，一般可分为一年生、二年生或多年生植物。草本植物多数在生长季节终了时，其整体部分死亡，包括一年生和二年生的草本植物，如芸薹、紫云英等。多年生草本植物的地上部分每年枯死（或不枯死），而地下部分的根、根状茎及鳞茎等能生活多年，如半边莲、蓝花参、益智、麦冬等。

蓝花参

桔梗科 Campanulaceae

Wahlenbergia marginata

《滇南本草》

【别名】牛奶草、娃儿菜、拐棒参。

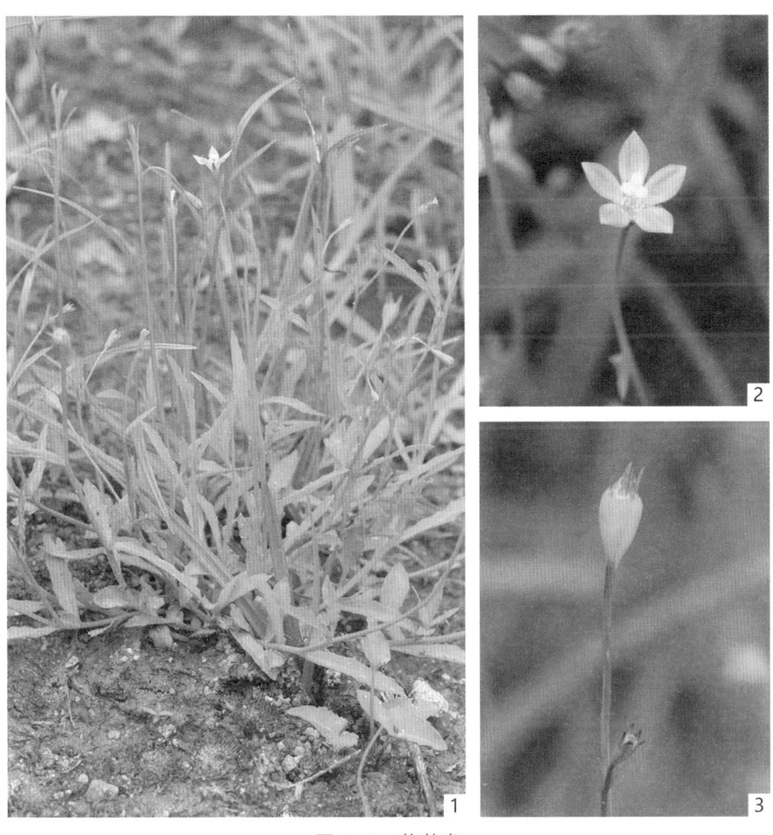

图 6-1 蓝花参

1. 植株；2. 花；3. 果实。

·【识别特征】全株有白色乳汁。根细长，外面白色，细胡萝卜状。茎自基部多分枝，直立或上升，无毛或下部疏生长硬毛。叶互生，常在茎下部密集，下部的匙形、倒披针形或椭圆形，上部的条状披针形或椭圆形，边缘波状或具疏锯齿，或全缘，无毛或疏生长硬毛。花梗极长，细而伸直；花萼筒倒卵状圆锥形，裂片三角状钻形；花冠钟状，蓝色，裂片倒卵状长圆形。蒴果倒圆锥状或倒卵状圆锥形。种子矩圆状，光滑，黄棕色。花、果期 2~5 月。

· 【校园分布】闽台道地药材展示区。

· 【入药部位】根或全草（蓝花参）。

· 【功效主治】**蓝花参：**祛风解表，宣肺化痰。主治感冒，慢性支气管炎，腹泻，痢疾，百日咳，劳倦乏力，颈部淋巴结结核，急性结膜炎。

· 【附　　方】**（1）治百日咳：**蓝花参 30g，石胡荽 6g，百合 15g，水煎服。（**《福建药物志》**）

（2）治小儿惊风：蓝花参全草 12g，开水炖服。（**《闽东本草》**）

（3）治跌打损伤：鲜蓝花参根 30~60g，水煎，冲黄酒服。（**《浙江药用植物志》**）

· 【本草文化】《滇南本草图谱》云：“兰花参当作蓝花参，兰、蓝音同致误，蓝花盖指其花色，参则指其功效耳。”

我的本草观察笔记

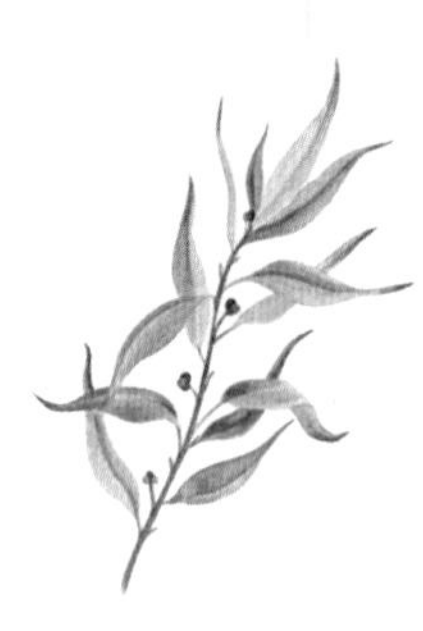

山菅兰

Dianella ensifolia

《生草药性备要》

【别名】山菅、桔梗兰、假射干。

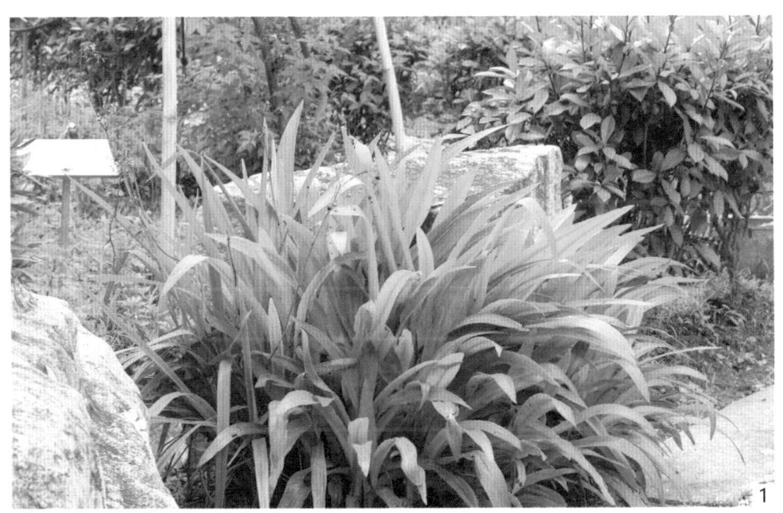

1

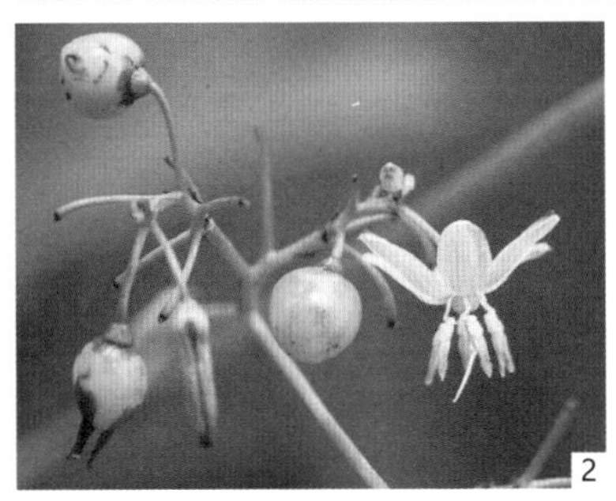

2

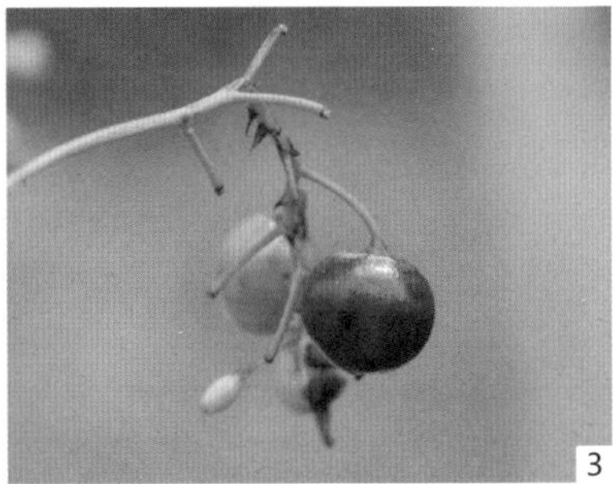

3

图 6-2　山菅兰

1. 植株；2. 花；3. 浆果。

·【识别特征】根茎横走，圆柱状，黄白色，节上生纤细而硬的须根。茎挺直、坚韧，近圆柱状。叶 2 列互生，条状披针形，基部鞘状，向内折而合生，边缘有时具疏粗糙的小锯齿。圆锥花序顶生，分枝疏散；小花梗短；苞片匙形；花被片 6，条状披针形，花绿白色、淡黄色至青紫色；雄蕊 6 枚。浆果近球形，蓝紫色。花、果期 3~8 月。

· 【校园分布】时珍园大门附近。

· 【入药部位】根茎或全草（山猫儿）。

· 【功效主治】**山猫儿：**解毒消肿，散瘀止痛。主治瘰疬，痈疽疮癣，跌打损伤。

· 【附　　方】**（1）治胸膈闷塞，中气郁结或兼咳嗽：**鲜山猫儿全草 60g，合牛肠或猪肠炖服，连服 2~3 次。（《泉州本草》）

（2）治瘰疬：鲜山猫儿全草捣烂敷患处。（《泉州本草》）

（3）用作毒鼠剂：鲜山猫儿全草捣烂绞汁，和食米炒香，或将汁浸米晒干，诱鼠食之中毒死。（《泉州本草》）

· 【本草文化】山菅兰全草有毒，早年环境欠佳，老鼠横行，闽南先民利用山菅兰的毒性，取其茎和叶捣汁与米炒香，或用汁液浸米晒干后诱杀老鼠，因而山菅兰又有“老鼠砒”或“老鼠怕”之称。此外，早期的马祖人在没有塑料袋以前，用山菅兰的叶子编织成草囊，把米塞进草囊里蒸熟，再用绳子串起来，就变成了一种便于携带的小饭团，类似于今天的粽子。前人的智慧由此可见一斑。

· 【其他用途】山菅兰可作地被植物或林下布置，也可作盆栽观赏。

我的本草观察笔记

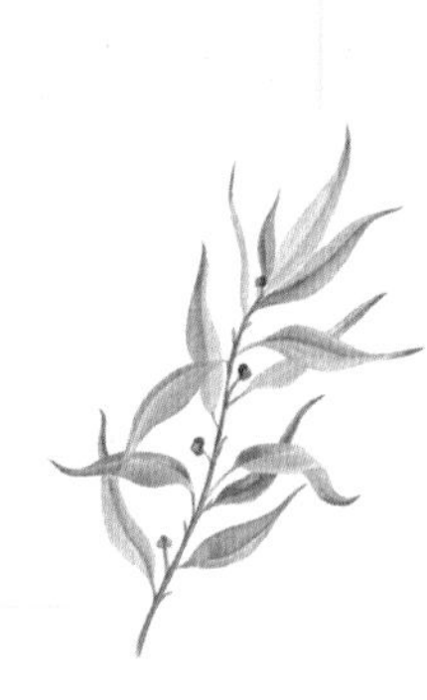

益 智

姜科 Zingiberaceae

Alpinia oxyphylla

《南方草木状》

【别名】益智仁、益智子。

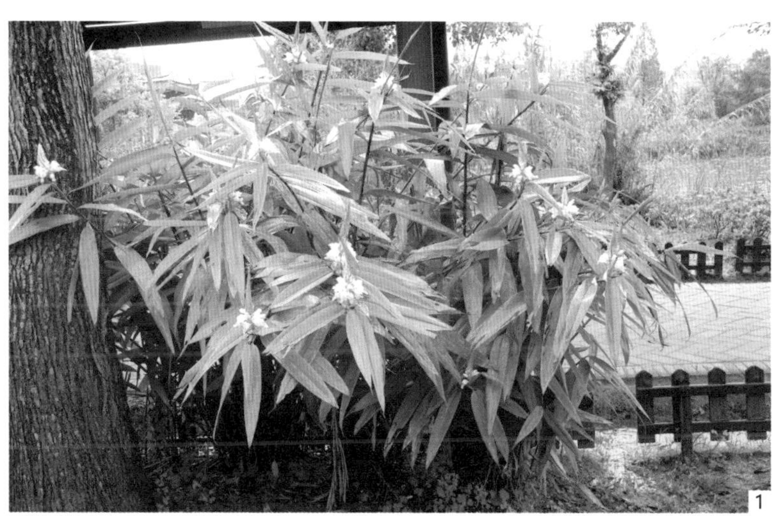

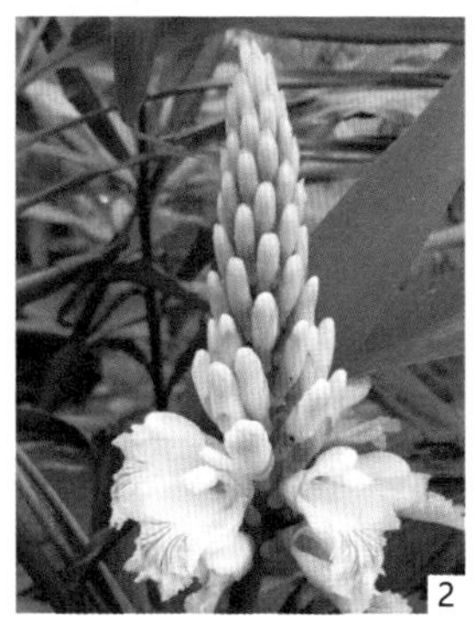

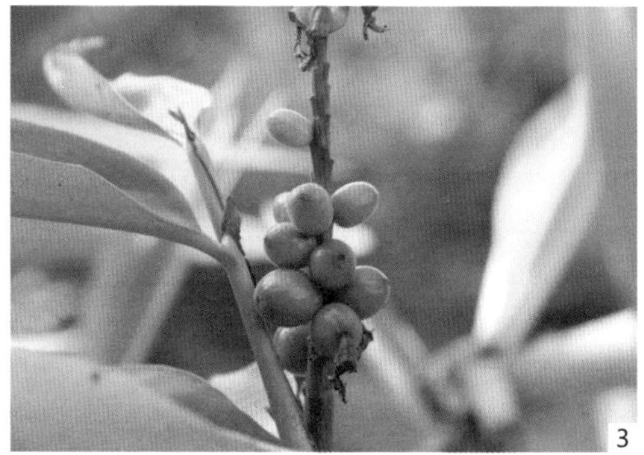

图 6-3 益智

1. 植株；2. 花序；3. 果序。

· 【识别特征】叶片披针形，顶端渐狭，具尾尖，基部近圆形，边缘具脱落性小刚毛；叶舌膜质，2 裂，被淡棕色疏柔毛。总状花序在花蕾时全部包藏于一帽状总苞片中，花序轴被极短的柔毛；大苞片极短，膜质，棕色；花萼筒状，一侧开裂至中部，先端具3齿裂，外被短柔毛；花冠裂片长圆形，后方的1枚稍大，白色，外被疏柔毛。蒴果鲜时球形，干时纺锤形，被短柔毛。种子不规则扁圆形，被淡黄色假种皮。花期3~5月，果期4~9月。

· 【校园分布】立体中药学园区。

· 【入药部位】果实（益智仁）。

· 【功效主治】**益智仁：**暖肾固精缩尿，温脾止泻摄唾。主治脾胃虚寒，呕吐，泄泻，腹中冷痛，口多唾涎，肾虚遗尿，尿频，遗精，白浊。

· 【附　　方】**（1）治妊娠小便利，少腹急痛：**艾叶丸。（《圣济总录》）

（2）治下焦虚寒、小便频数及小儿遗尿症：缩泉丸。（《魏氏家藏方》）

（3）治下焦虚寒之膏淋、白浊：萆薢分清散。（《丹溪心法》）

· 【本草文化】传说秀川有个进士名叫陆迈，有一日忽然发病，症见吐血不止，气蹶惊颤，狂躁不安，双目直视，一到深夜就想要破门而出。这样一直持续了两个晚上，用了各种各样的药都不见效。有一天晚上，他在睡梦中遇见了观世音菩萨，菩萨传授了一个方剂给他，并告诉他：只需要服1剂药，便可以永久消除此病。他记住了这个药方，睡醒后依方抓药，服后果然病愈。这个方子中的首味药便是益智。

· 【其他用途】本品可制成益智果脯、益智粉或益智固体饮料。

芸　薹

十字花科 Brassicaceae

Brassica rapa var. *oleifera*

《名医别录》

【别名】胡菜、寒菜、芸苔。

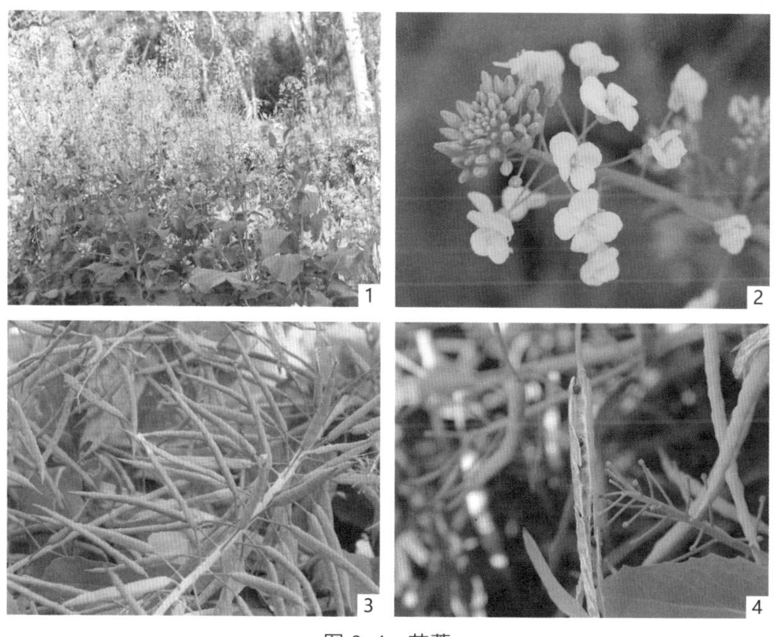

图 6-4　芸薹

1. 植株；2. 花序；3. 荚果；4. 荚果开裂（示种子）。

·【识别特征】茎直立，分枝或不分枝，无毛或近无毛，略带粉霜。基生叶大头羽裂，顶裂片圆形或卵形，边缘有不整齐弯缺牙齿，侧裂片 1 至数对，卵形；叶柄宽，基部抱茎；下部茎生叶羽状半裂，抱茎，两面有毛；上部茎生叶长圆状倒卵形或长圆形，基部心形，抱茎，全缘或有波状细齿。总状花序在花期排成伞房状，以后伸长；花冠十字形，花瓣黄色，四强雄蕊。长角果线形。种子球形，紫褐色。花期 3~4 月，果期 5 月。

- 【校园分布】立体中药学园区。
- 【入药部位】根、茎和叶（芸薹），种子（芸薹子），种子榨取的油（芸薹子油）。
- 【功效主治】**（1）芸薹：**凉血散血，解毒消肿。主治血痢，丹毒，热毒疮肿，乳痈，风疹，吐血。

  （2）芸薹子：活血化瘀，消肿散结，润肠通便。主治产后恶露不净，瘀血腹痛，痛经，肠风下血，血痢，风湿关节肿痛，痈肿丹毒，乳痈，便秘，粘连性肠梗阻。

  （3）芸薹子油：解毒消肿，润肠。主治风疮，痈肿，汤火灼伤，便秘。
- 【附　　方】**（1）治产后恶露不下，血结冲心刺痛，并治产后心腹诸疾：**芸薹散。（《产乳集验》）

  （2）治大肠风毒，下血不止：止痢散。（《太平圣惠方》）

  （3）治妇人小腹刺痛不可忍：追气丸。（《证治准绳》）
- 【本草文化】《本草纲目》曰："此菜易起薹，须采其薹食，则分枝必多，故名芸薹。而淮人谓之薹芥，即今油菜，为其子可榨油也。"最初，种植油菜并非为了取油与观赏。薹者，蔬菜中间抽出的嫩芯，能开花。早期种植油菜，就是取其菜芯处嫩芽食用，称之为"芸薹菜"。
- 【其他用途】油菜花为主要油料植物之一，种子含油量约40%，油供食用。此外，油菜花还是中国最重要的蜜源植物，所制成的蜂蜜制品不但味道诱人，还有较好的保健功效。

阿拉伯婆婆纳

玄参科 Scrophulariaceae

Veronica persica

《贵州民间药物》

【别名】肾子草、灯笼草、波斯婆婆纳。

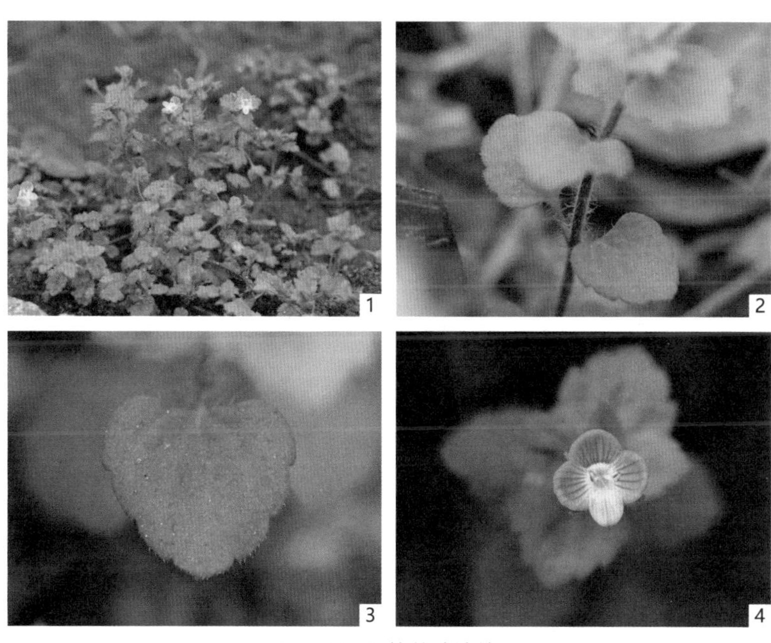

图 6-5　阿拉伯婆婆纳

1. 植株；2. 茎（示毛被）；3. 叶；4. 花。

· 【识别特征】铺散多分枝，茎密生柔毛。叶 2~4 对，具短柄，卵形或圆形，基部浅心形，平截或浑圆，边缘具钝齿，两面疏生柔毛。总状花序；苞片互生，与叶同形且几乎等大；花萼裂片 4，卵状披针形，有睫毛，三出脉；花冠蓝色、紫色或蓝紫色，裂片卵形至圆形，喉部疏被毛；雄蕊短于花冠。蒴果肾形，被腺毛，成熟后几乎无毛，网脉明显。种子背面具深的横纹。花期 3~5 月。

· 【校园分布】五行楼草坪。

·【入药部位】全草（肾子草）。

·【功效主治】**肾子草：**祛风湿，解热毒，壮腰，截疟。主治风湿痹痛，肾虚腰痛，疟疾，小儿阴囊肿大，疥疮。

·【附　　方】**（1）治久疟：**肾子草30g，臭常山3g，煎水服。（《贵州民间药物》）

（2）治风湿疼痛：肾子草30g，煮酒温服。（《贵州民间药物》）

（3）治肾虚腰痛：肾子草30g，炖肉吃。（《贵州民间药物》）

·【本草文化】由于该植物的蒴果外形扁平，中间凹陷成心形，整个果实看起来犹如古时妇女收纳的针线包，故名“婆婆纳”。此外还有另一个说法，明代徐光启所撰写的《农政全书·荒政》曾提及“破破衲”，称其“不堪补”，亦提及“寒且饥，聊作脯。饱暖时，不忘汝”，即又冷又饿，可当救命的野菜。古代植物名在流传过程中，总随着时间、空间而产生误差，所以“破破衲”逐渐被谐音“婆婆纳”替代。

·【其他用途】阿拉伯婆婆纳的茎叶可做蔬菜食用，味甜；其还可作为冬季和早春草地绿花植物，冬季保持深绿色，早春绽放蓝紫色花。

我的本草观察笔记

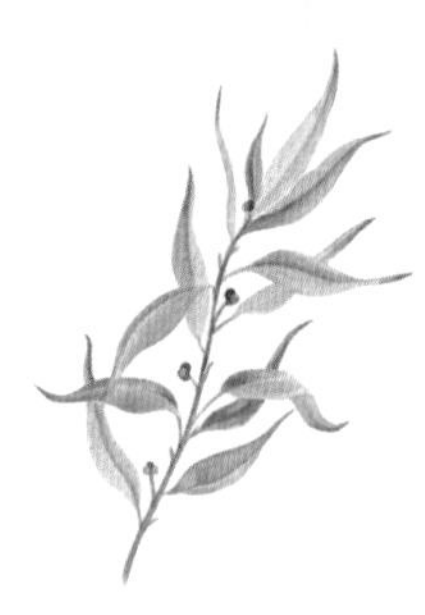

紫云英

豆科 Fabaceae

Astragalus sinicus

《救荒本草》

【别名】红花草籽。

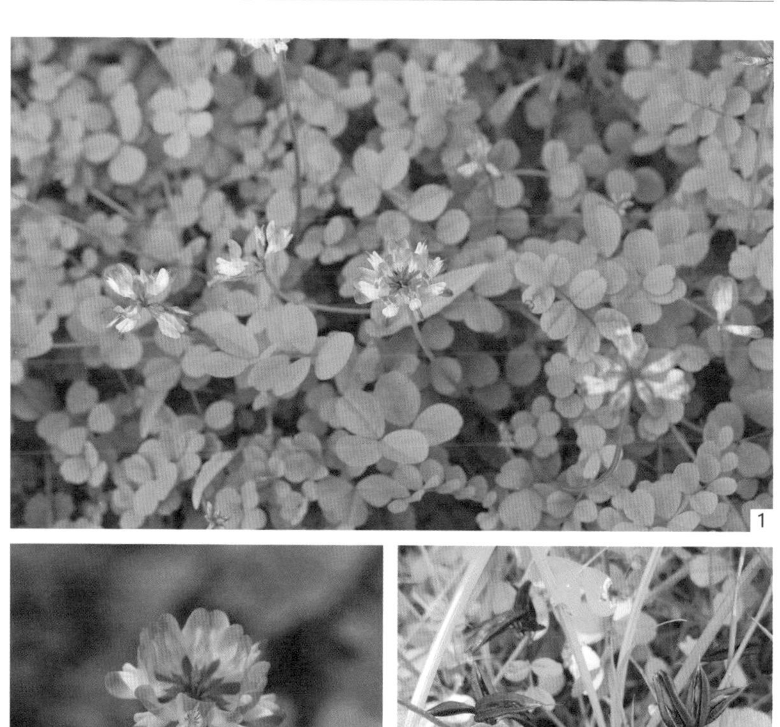

图 6-6　紫云英

1. 植株；2. 花序；3. 荚果。

· 【识别特征】主根细长，多枝根，小根多根瘤。茎纤细，基部匍匐，多分枝，被白色疏柔毛。奇数羽状复叶，互生；小叶 7~13 枚，宽椭圆形或倒卵形，先端圆或凹入，基部楔形，两面有白色长柔毛；托叶离生。总状花序，呈伞形；花萼钟状，萼齿三角形，有长毛；花冠蝶形，紫红色，稀白色；二体雄蕊。荚果，线状长圆形，黑色。种子肾形，栗褐色。花期 3~5 月，果期 4~6 月。

·【校园分布】球场草坪。

·【入药部位】全草（红花菜）。

·【功效主治】**红花菜：**清热利湿，消肿解毒。主治黄疸性肝炎，血小板减少性紫癜，淋病，神经痛，带下病，小儿支气管炎，脓肿，外伤出血。

·【附　　方】**（1）治小儿支气管炎：**鲜红花菜 30~60g，捣烂绞汁，加冰糖适量，分 2~3 次服。（《福建药物志》）

（2）治喉痛：红花菜、白果叶晒干，研成细末。用时取等分，加冰片少许，用纸筒吹入喉内，吐出唾涎。（《贵州民间药物》）

（3）治疟疾：红花菜、鹅不食草各 30g。水煎服。（《草药手册》）

·【本草文化】紫云英另有别名“翘摇”，因其花“翘起摇动”。李时珍称，紫云英“茎叶柔婉，有翘然飘摇之状”，故而得名。

·【其他用途】紫云英是一种重要的绿肥和蜜源植物，也是良好的地面覆盖材料，可用于花坛。

我的本草观察笔记

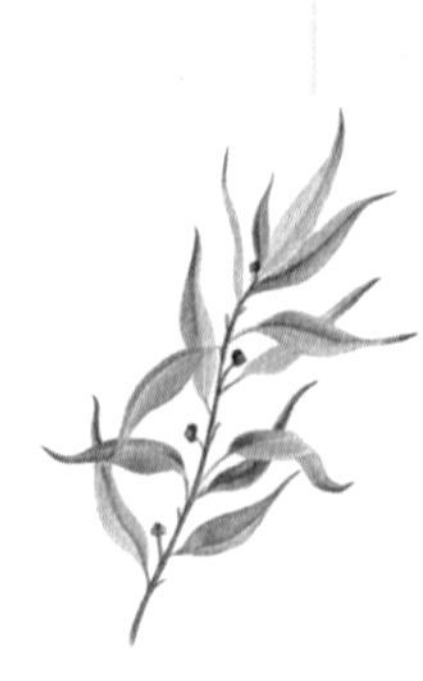

美人蕉

美人蕉科 Cannaceae

Canna indica

《本草纲目拾遗》

【别名】红艳蕉、水蕉、虎头蕉。

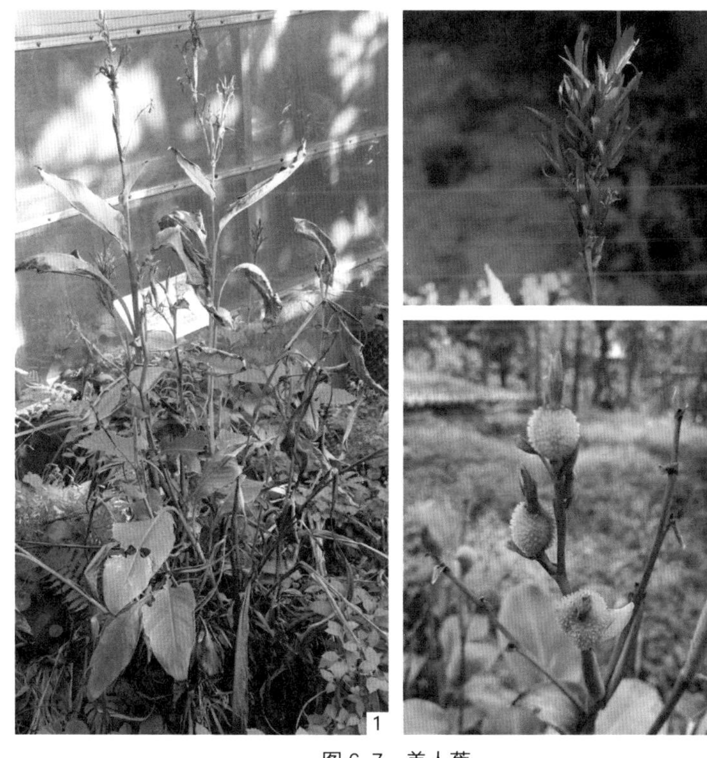

图 6-7　美人蕉

1. 植株；2. 花序；3. 蒴果。

·【识别特征】全株绿色，无毛，被蜡质白粉。具块状根茎。地上枝丛生。单叶互生，卵状长圆形，先端尖，基部阔楔形至圆形，全缘或微波状，抱茎；具鞘状的叶柄。总状花序；花单生或对生；苞片卵形，绿色；萼片 3，披针形，绿白色，有时染红；花冠裂片披针形，绿色或红色；唇瓣披针形，弯曲。蒴果绿色，长卵形，有软刺。花、果期 3~12 月。

- 【校园分布】草药园区。
- 【入药部位】根或茎（美人蕉根）、花（美人蕉花）。
- 【功效主治】**（1）美人蕉根：**清热解毒，调经，利水。主治月经不调，带下病，黄疸，痢疾，疮疡肿毒。

  （2）美人蕉花：凉血止血。主治吐血，衄血，外伤出血。
- 【附　　方】**（1）治痢疾：**鲜美人蕉根 6g，煎服。（**《安徽中草药》**）

  （2）治湿热白带：美人蕉根 15g，炒贯众 9g，煎服。（**《安徽中草药》**）

  （3）治外伤出血：美人蕉花 10~15g，煎服。（**《常用中草药手册》**）
- 【本草文化】美人蕉的花语是美好的未来，坚持到底。在唐以前美人蕉的花只有红色，故称红蕉。如柳宗元的《红蕉》中写到："晚英值穷节，绿润含朱光。以兹正阳色，窈窕凌清霜。远物世所重，旅人心独伤。回晖眺林际，槭槭无遗芳。"
- 【其他用途】美人蕉株型较高，可直接栽培在庭院中；此外还能监测二氧化硫及氯气。

我的本草观察笔记

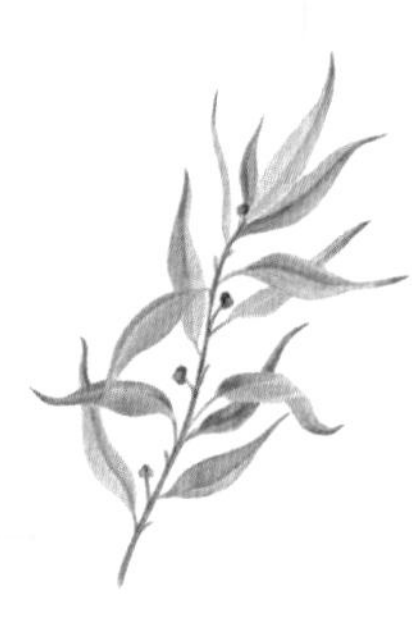

红花酢浆草

酢浆草科 Oxalidaceae

Oxalis corymbosa

《广州植物志》

【别名】多花酢浆草、紫花酢浆草、南天七。

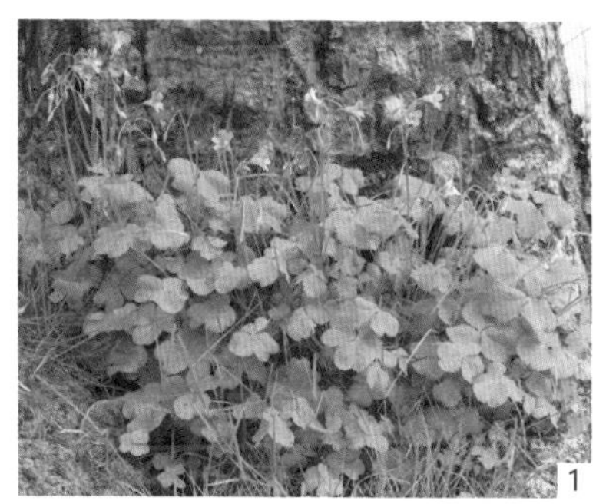

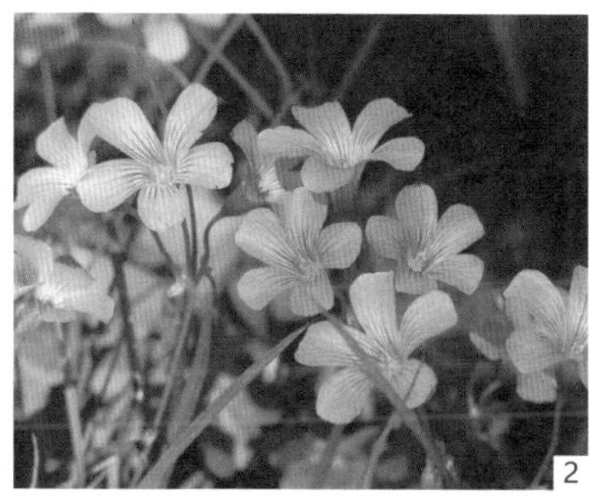

图 6-8　红花酢浆草

1. 植株；2. 花。

· 【识别特征】无地上茎；鳞茎球状。叶基生，三出掌状复叶，扁圆状倒心形，顶端倒心形，基部宽楔形；叶面被毛或近无毛，通常两面或有时仅边缘有干后呈棕黑色的小腺体，叶背尤甚并被疏毛；托叶长圆形，与叶柄基部合生。二歧聚伞花序，排列成伞形花序式；花梗、苞片、萼片均被毛；苞片披针形；萼片 5，披针形，顶部腹面被疏柔毛；花瓣 5，倒心形，淡紫色至紫红色，基部颜色较深；雄蕊 10 枚。花、果期 3~12 月。

· 【校园分布】校园草坪常见。

· 【入药部位】全草（铜锤草）、根（铜锤草根）。

· 【功效主治】**（1）铜锤草：**散瘀消肿，清热利湿，解毒。主治跌打损伤，月经不调，咽喉肿痛，水泻，痢疾，水肿，白带异常，淋浊，痔疮，痈肿，疮疖，烧烫伤。

（2）铜锤草根：清热，平肝，定惊。主治小儿肝热，惊风。

· 【附　　方】**（1）治扁桃体炎：**鲜铜锤草 30~60g，米泔水洗净，

捣烂绞汁，调蜜服。（《福建药物志》）

（2）治咽喉肿痛，牙痛： 鲜铜锤草全草 60~90g，水煎，慢慢咽服。（《浙江药用植物志》）

（3）治小儿急惊风： 铜锤草根 15g，鱼鳅串、铁灯草各 9g，水煎服。（《贵州民间药物》）

· **【本草文化】** 本品为酢浆草属植物，叶大，味酸似醋，花红，聚生鳞茎形似铜锣之锤，故有大酸味草、大老鸦酸、红花酢浆草、铜锤草之称。

· **【其他用途】** 红花酢浆草可盆栽用来布置广场、室内阳台，还是庭院绿化及路缘镶边的极佳材料。

我的本草观察笔记

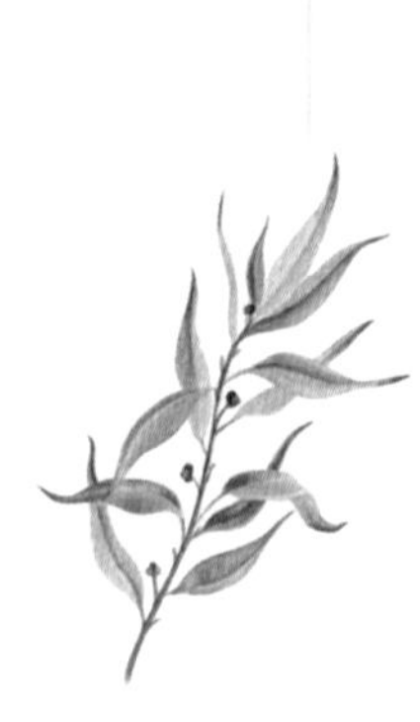

蓝花琉璃繁缕

报春花科 Primulaceae

Anagallis arvensis f. *coerulea*

《全国中草药汇编》

【别名】海绿、四念癀、龙吐珠。

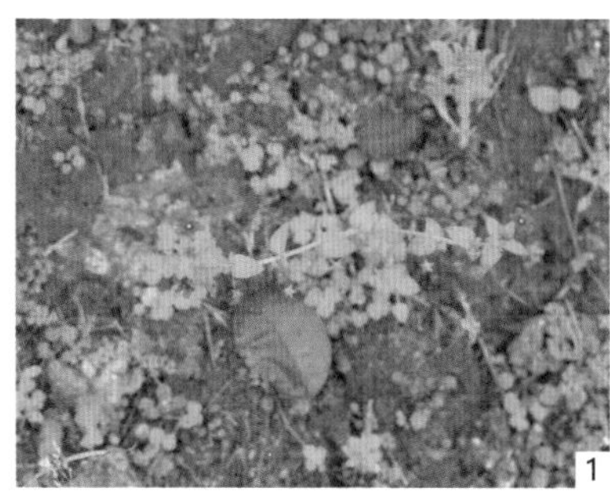
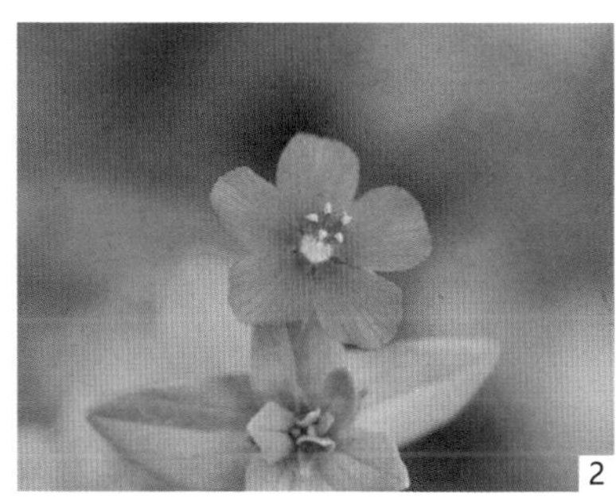

图 6-9　蓝花琉璃繁缕

1. 植株；2. 花。

- 【识别特征】茎丛生，分枝，具 4 棱，棱边狭翅状，稍淡绿白色。单叶对生或有时 3 枚轮生，纸质，叶片卵圆形至狭卵形，先端尖或稍钝，基部浑圆，抱茎，全缘；叶背具多数黑色腺点；无叶柄。花生于叶腋；花梗纤细；花萼裂片 5，线状披针形；花冠辐状，浅蓝色，裂片 5，倒卵形，基部紫红色；雄蕊 5 枚。蒴果球形。种子暗棕色，密生瘤状突起。花期 3~5 月。
- 【校园分布】草药园区。
- 【入药部位】全草（四念癀）。
- 【功效主治】**四念癀：** 祛风散寒，活血解毒。主治鹤膝风，阴证疮疡，毒蛇、狂犬咬伤。
- 【附　　方】**治鹤膝风：** 鲜四念癀 30g，青壳鸡蛋 1 枚，酒水各半，炖服。（《全国中草药汇编》）
- 【本草文化】本种是琉璃繁缕的 *Anagallis arvensis* 的变型，产地与原变型相同，并常与原变型混生一处。
- 【其他用途】蓝花琉璃繁缕花色、花型皆美，极适合作为盆栽欣赏。

南丹参

Salvia bowleyana

《全国中草药汇编》

【别名】奔马草、紫丹参、赤参。

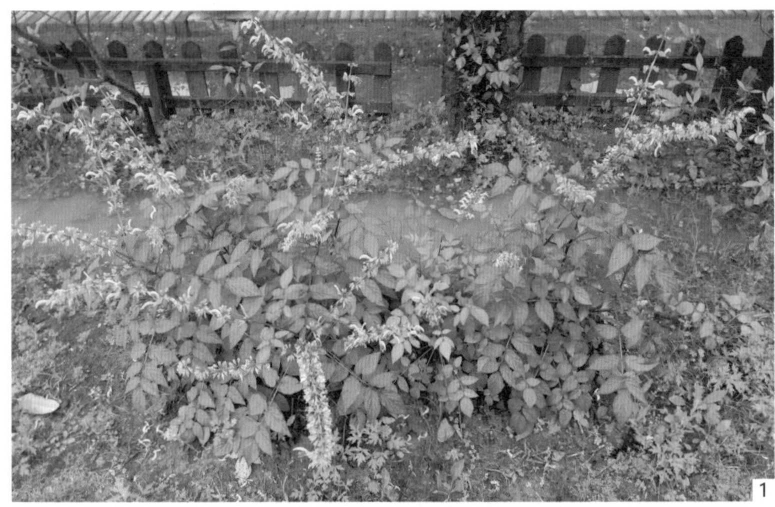

1

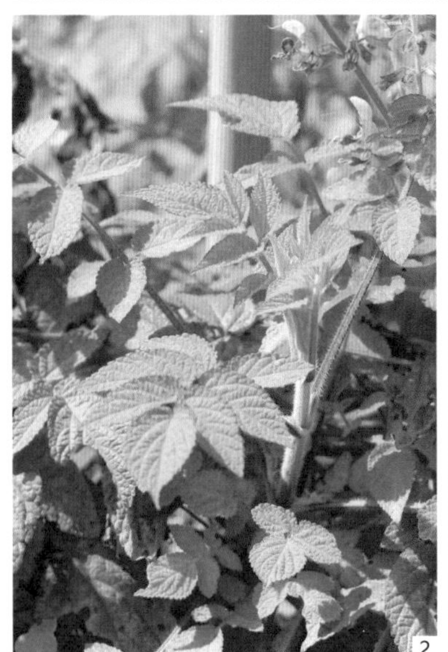

2

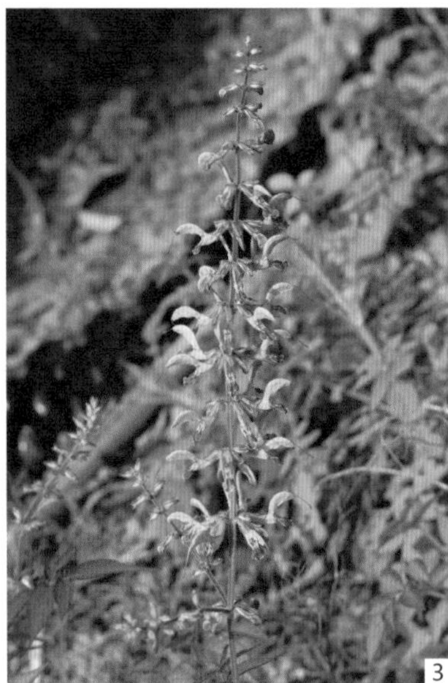

3

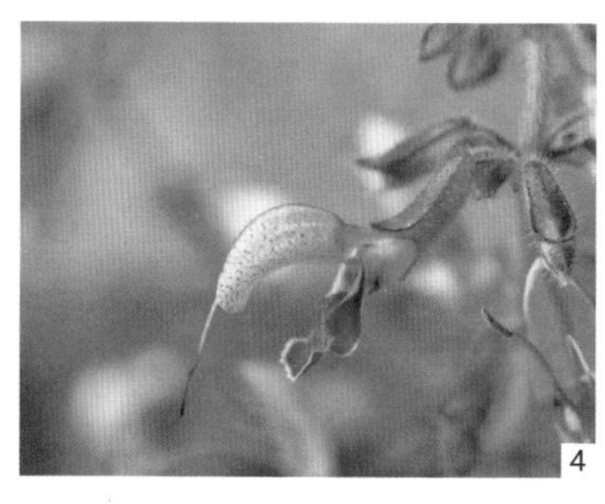

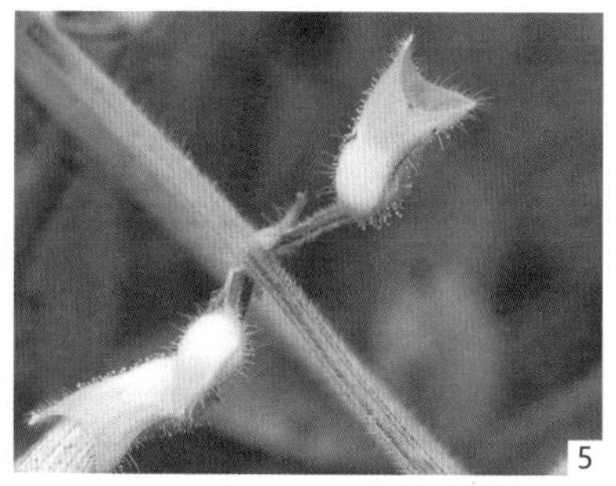

图 6-10　南丹参

1. 植株；2. 叶；3. 轮伞花序；4. 花；5. 果实。

- 【识别特征】根肥厚，外表红赤色，切面淡黄色。茎粗壮，钝四棱形，具四槽，被下向长柔毛。羽状复叶，对生，顶生小叶卵状披针形，先端渐尖或尾尖，基部圆或浅心形，具圆齿状锯齿或锯齿，两面无毛，仅脉稍被柔毛；侧生小叶较小，基部偏斜。轮伞花序，组成总状或总状圆锥花序；苞片披针形；花萼筒形，外面被具腺疏柔毛及短柔毛；花冠二唇形，紫色或蓝紫色。小坚果褐色，椭圆形。花期 3~7 月。
- 【校园分布】立体中药学园区。
- 【入药部位】根（南丹参）。
- 【功效主治】**南丹参：**活血祛瘀，调经止痛。主治冠状动脉性心脏病（冠心病），头痛，失眠，关节痛，疝痛，肝炎，子宫出血，痛经，闭经，乳汁稀少等。
- 【附　　方】**治痛经：**南丹参 15g，乌豆 30g，水煎服。（**《福建药物志》**）
- 【本草文化】本种的根在福建、浙江等地区作为丹参药材使用。
- 【其他用途】南丹参的肉质主根可煲汤做药膳食用。

蓬蘽 *

Rubus hirsutus

《名医别录》

【别名】割田藨、三月泡、泼盘。

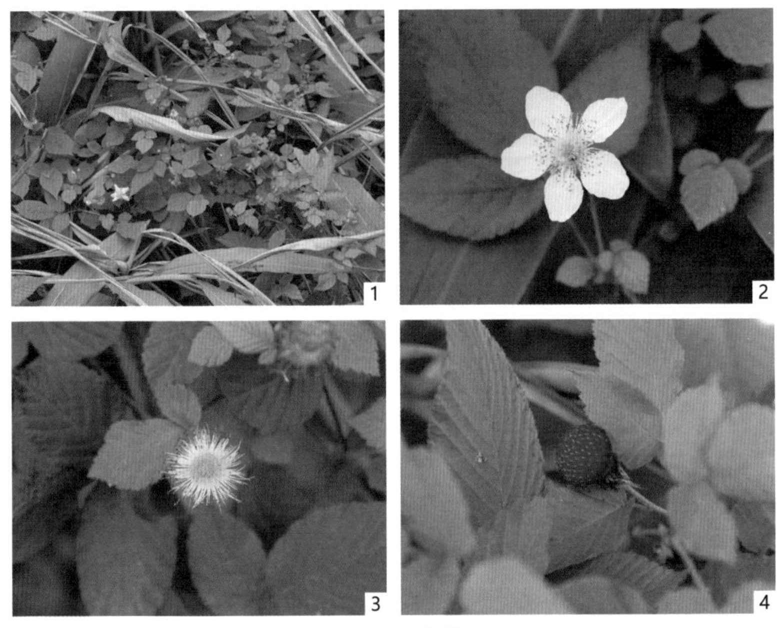

图 6-11 蓬蘽

1. 植株；2. 花；3. 花萼；4. 聚合果。

·【识别特征】枝红褐色或褐色，被柔毛和腺毛，疏生皮刺。单数羽状复叶，互生，小叶 3~5，卵形或宽卵形，先端急尖，顶生小叶顶端常渐尖，基部宽楔形或圆形，两面疏生柔毛，边缘具不整齐尖锐重锯齿；叶柄具柔毛和腺毛，并疏生皮刺。花单生于侧枝顶端或腋生，具柔毛和腺毛；苞片具柔毛；花萼密被柔毛和腺毛，萼片卵状披针形或三角状披针形；花瓣 5，倒卵形或近圆形，白色。聚合核果，近球形。花期 4 月，果期 5~6 月。

·【校园分布】草药园区。

·【入药部位】果实（药名同蓬蘽）。

·【功效主治】**蓬蘽：**清热止血，祛风除湿。主治急性黄疸性病毒性肝炎，风湿性关节痛，小儿暑疖。

·【附　　方】**（1）治心肾不足之眼目昏暗：**四物五子汤。（《审视瑶函》）

（2）治精滑不痛：草仙丸。（《医钞类编》）

（3）治虚劳腰痛，不能运动，及男子五劳七伤，下元虚损：覆盆子丸。（《圣济总录》）

·【本草文化】《本草经集注》《新修本草》《开宝本草》《本草图经》等皆认为覆盆与蓬蘽是同物异名。《食疗本草》指出覆盆子与悬钩子相似，陈士良《食性本草》则云："蓬蘽似蚕莓，大；覆盆，小；其苗各别。"《本草蒙筌》谓："道傍田侧，处处有生。苗长七八寸余，实结四五颗止。大若半弹而有蒂，微生黑毛而中虚，赤熟夏初，小儿竞采。江南咸谓莓子。"《本草纲目》曰："蓬蘽子以八九月熟，故谓之割田藨。覆盆以四五月熟，故谓之插田藨，正与《别录》五月采相合。"又曰："南土覆盆极多。悬钩是树生，覆盆是藤生，子状虽同，而覆盆色乌赤，悬钩色红赤，功亦不同。"综合上述本草覆盆子与蓬蘽、悬钩子相似的记载，可以认定覆盆子应为蔷薇科悬钩子属植物。

·【其他用途】可引种进行园林栽培，用于刺篱。

车　前

Plantago asiatica

《神农本草经》

【别名】芣苢、钱贯草、七星草。

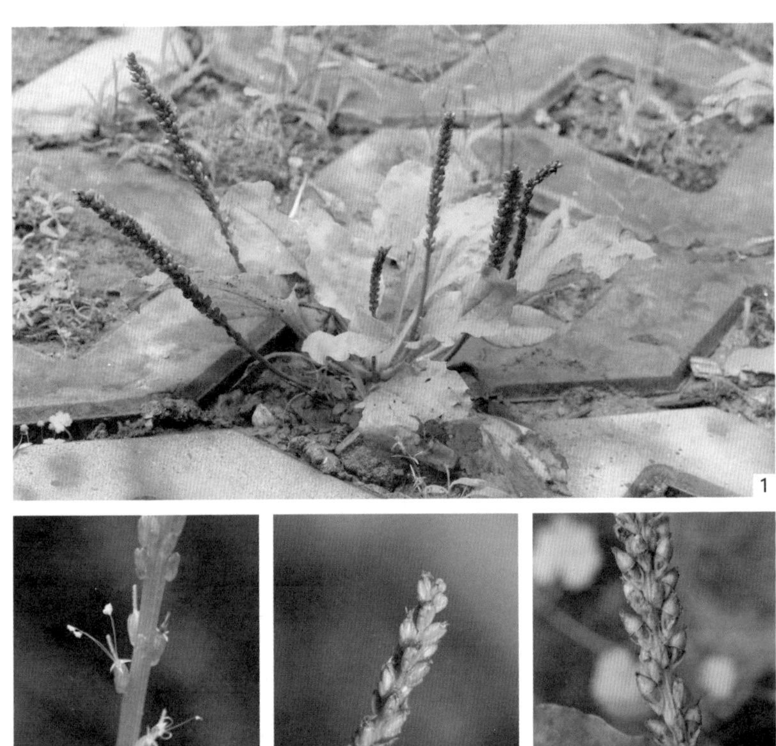

图 6-12　车前

1. 植株；2. 穗状花序；3. 果序；4. 蒴果。

·【识别特征】须根多数。根茎短，稍粗。叶基生，呈莲座状，平卧、斜展或直立，叶片薄纸质或纸质，宽卵形至宽椭圆形，先端钝圆至急尖，边缘波状、全缘或中部以下有锯齿、牙齿或裂齿，基部宽楔形或近圆形，多少下延，两面疏生短柔毛。穗状花序细圆柱状；花冠白色，无毛，裂片狭三角形。蒴果纺锤状卵形、卵球形或圆锥状卵形。种子卵状椭圆形，具角，黑褐色至黑色。花期4~8月，果期6~9月。

- 【校园分布】立体中药学园区。
- 【入药部位】全草（车前草）、种子（车前子）。
- 【功效主治】**（1）车前草：**清热，利尿，祛痰，凉血，解毒。主治水肿尿少，热淋涩痛，暑湿泻痢，痰热咳嗽，吐血衄血，痈肿疮毒。

  （2）车前子：清热利尿通淋，渗湿止泻，明目，祛痰。主治热淋涩痛，水肿胀满，暑湿泄泻，目赤肿痛，痰热咳嗽。
- 【附　　方】**（1）治凝脂翳症：**四清凉饮子。（《审视瑶函》）

  （2）治邪热壅滞心下，气机痞塞证：泻心汤。（《审视瑶函》）

  （3）治肝胆实火上扰，症见头痛目赤，胁痛口苦等：龙胆泻肝汤。（《小儿药证直诀》）
- 【本草文化】陆玑《诗疏》云：此草好生道边及牛马迹中，故有车前、当道、马舄、牛遗之名。舄，足履也。车轮菜、车轱辘草名义同此。郭璞注云："江东呼为虾蟆衣。"虾蟆喜藏伏于下也，或作蛤蟆草、蟾蜍草等。《本草图经》云："春初生，苗叶布地如匙面。"故饭匙草乃言其幼草之貌。猪耳草、牛舌草等名称，均以叶形相似而命名。
- 【其他用途】车前草幼苗可食，沸水煮开后，可以做凉拌、蘸酱、炒食、做馅、做汤或和面蒸食。

白　茅

Imperata cylindrica

《神农本草经》

【别名】毛启莲、红色男爵白茅。

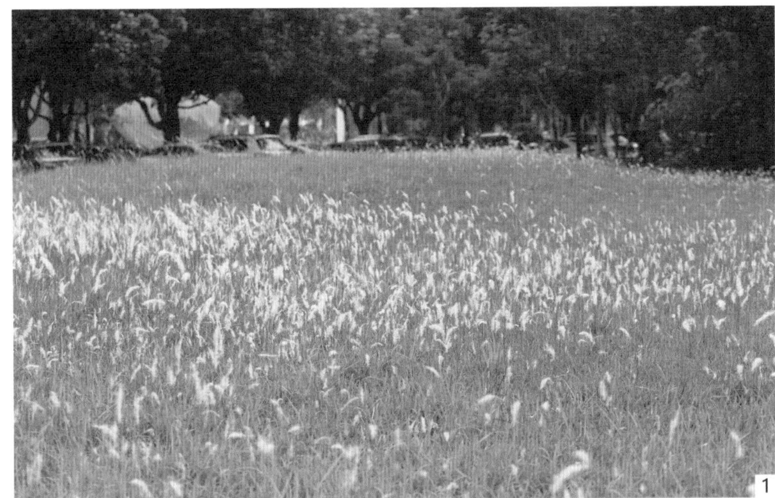

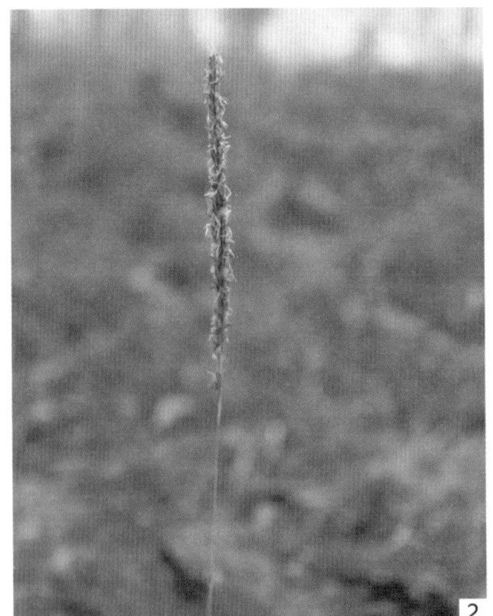

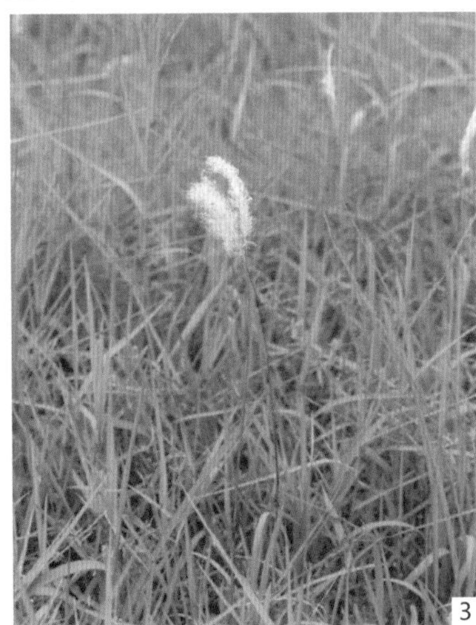

图 6-13　白茅

1. 植株；2. 圆锥花序；3. 颖果。

- 【识别特征】具粗壮的长根茎。秆直立，具1~3节。叶鞘聚集于秆基，质地较厚；叶舌膜质，紧贴其背部或鞘口具柔毛，分蘖叶片扁平，质地较薄；秆生叶片窄线形，通常内卷，顶端渐尖成刺状，下部渐窄，或具柄，质硬，被有白粉，基部上面具柔毛。圆锥花序稠密；两颖草质及边缘膜质，顶端渐尖或稍钝，常具纤毛，第一外稃卵状披针形，透明膜质，顶端尖或齿裂；第二外稃卵圆形，顶端具齿裂及纤毛。颖果椭圆形。花、果期4~6月。
- 【校园分布】校园草坪常见。
- 【入药部位】花穗（白茅花）、初生未放花序（白茅针）、叶（茅草叶）、根茎（白茅根）。
- 【功效主治】**（1）白茅花：**止血，定痛。主治吐血，衄血，刀伤。

  （2）白茅针：止血，解毒。主治衄血，尿血，大便下血，外伤出血，疮痈肿毒。

  （3）茅草叶：祛风除湿。主治风湿痹痛，皮肤风疹。

  （4）白茅根：凉血止血，清热利尿。主治血热吐血，衄血，尿血，热病烦渴，湿热黄疸，水肿尿少，热淋涩痛。
- 【附　　方】**（1）治热淋，小便赤涩不通：**茅根汤。（《圣济总录》）

  （2）治经行吐衄：清肝引经汤。（《中医妇科学》）

  （3）治血热发斑，热毒阻络所引起的皮肤病：凉血五根汤。（《赵炳南临床经验集》）
- 【本草文化】《说文》载："茅，菅也。"段玉裁注："按统言则茅、菅是一，析言则菅与茅殊。许菅茅互训，从此统言也。"《本草纲目》载："茅叶如矛，故谓之茅；其根牵连，故谓之茹。《易》曰，拔茅连茹，是也。《别录》不分茅、菅……盖二物之根状皆如筋，可通名地筋。"根有节，味微甘，故名地节根、甜草根。
- 【其他用途】白茅根茎可以食用，处于花苞时期的花穗（谷荻、茅针）可以鲜食；叶子可以编蓑衣。

郁　金

Curcuma aromatica

《药性论》

【别名】川郁金、广郁金。

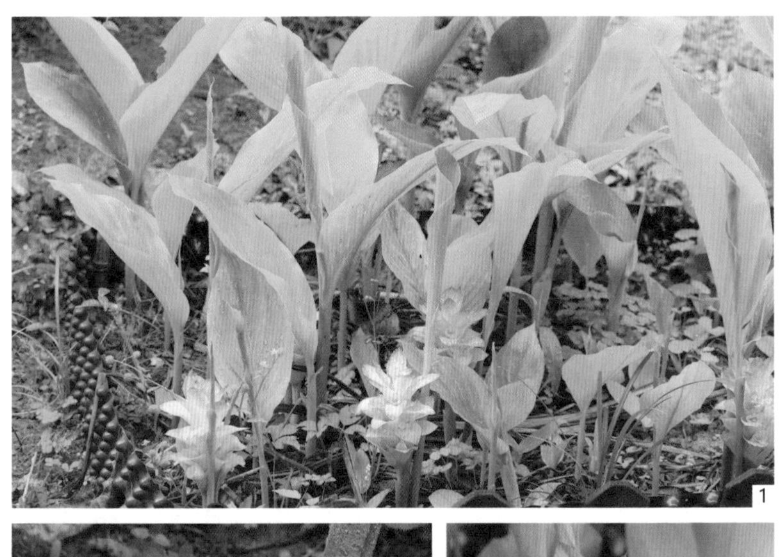

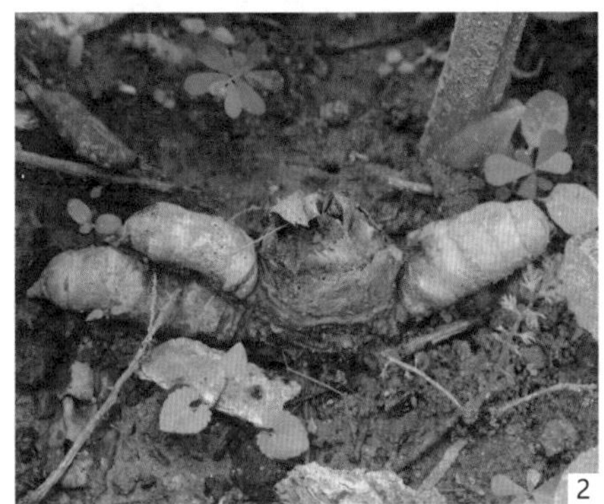

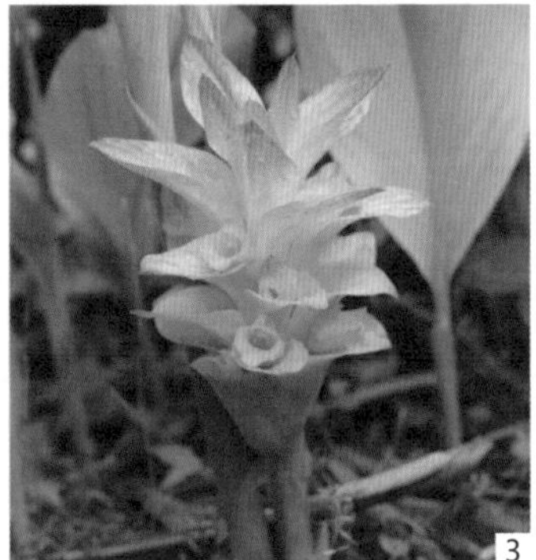

图 6-14　郁金

1. 植株；2. 根茎；3. 花序。

·【识别特征】根茎肉质，肥大，椭圆形或长椭圆形，黄色，芳香；根端膨大，呈纺锤状。叶基生，叶片长圆形，顶端具细尾尖，基部渐狭，叶面无毛，叶背被短柔毛。花葶单独由根茎抽出；穗状花序圆柱形，有花的苞片淡绿色，卵形，上部无花的苞片较狭，长圆形，白色而染淡红色，顶端常具小尖头，被毛；花葶被疏柔毛，顶端3裂；花冠管漏斗形，喉部被毛，裂片长圆形，白色而带粉红色，后方的1片较大，顶端具小尖头，被毛。花期4~6月。

·【校园分布】立体中药学园区。

·【入药部位】块根（郁金）。

·【功效主治】**郁金：**活血止痛，行气解郁，清心凉血，利胆退黄。主治胸胁刺痛，胸痹心痛，经闭痛经，乳房胀痛，热病神昏，癫痫发狂，血热吐衄，黄疸尿赤。

·【附　　方】**（1）治急性胆道感染，急性梗阻性化脓性胆管炎等：**清胆汤。（《中医内科学》）

（2）治温热病，热邪内陷心包，痰热壅闭心窍等：安宫牛黄丸。（《温病条辨》）

（3）治躯干内伤，气阻血滞，胸腔腰腹闷胀不舒等：和营通气散。（《中医伤科学讲义》）

·【本草文化】朱震亨云："郁金无香而性轻扬，能致达酒气于高远，古人用治郁遏不能升者，恐命名因此也。"《本草纲目》云："酒和郁鬯，昔人言是大秦国所产郁金花香，惟郑樵《通志》言即是此郁金，其大秦三代时未通中国，安得有此草？罗愿《尔雅翼》亦云是此根，和酒令黄如金，故谓之黄流，其说并通。此根形状皆似莪术，而医马病，故名马蒁。"

·【其他用途】郁金花鲜艳美丽，常用做花卉种植植物。块茎可提取黄色食用染料；所含姜黄素可作分析化学试剂。

紫花地丁

堇菜科 Violaceae

Viola philippica

《救荒本草》

【别名】辽堇菜、野堇菜、光瓣堇菜。

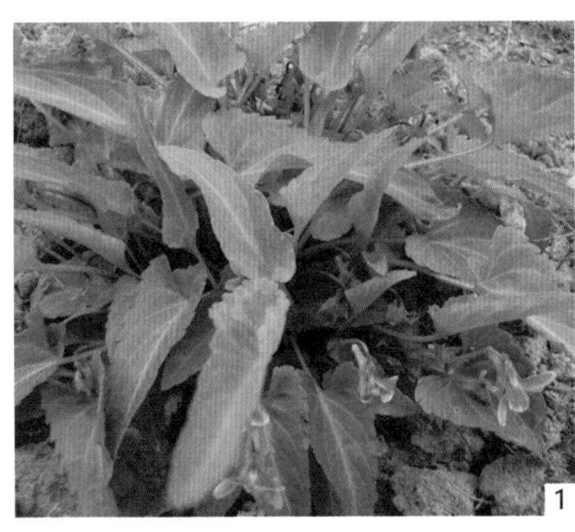

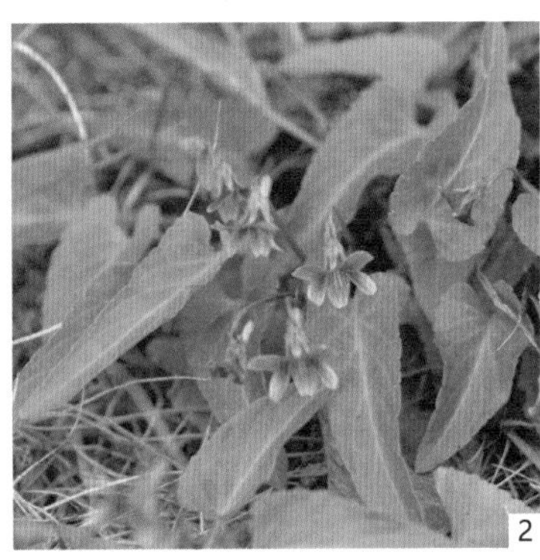

图 6-15　紫花地丁

1. 植株；2. 花。

- 【识别特征】叶多数，基生，莲座状；叶片下部者通常较小，三角状卵形或狭卵形，上部者较长，长圆形、狭卵状披针形或长圆状卵形，先端圆钝，基部截形或楔形，边缘具较平的圆齿，两面无毛或被细短毛；托叶膜质，苍白色或淡绿色。花中等大，紫堇色或淡紫色，喉部色较淡并带有紫色条纹；萼片卵状披针形或披针形；花瓣倒卵形或长圆状倒卵形，里面有紫色脉纹。蒴果长圆形。种子卵球形，淡黄色。花、果期 4 月中下旬至 9 月。
- 【校园分布】校园草坪常见。
- 【入药部位】全草（紫花地丁）。
- 【功效主治】**紫花地丁：**清热解毒，凉血消肿，散瘀。主治疔疮肿毒，痈疽发背，丹毒，毒蛇咬伤。
- 【附　　方】**（1）治热毒炽盛之疔疮痈肿：**五味消毒饮合大黄牡丹汤。（《医宗金鉴》）

（2）治风痧，邪热炽盛，高热口渴，心烦不宁：透疹凉解汤。（《中医临床手册》）

（3）治恶疮：拔毒膏。（《经验秘方》）

· 【本草文化】从前，有两个叫花子，二人都是举目无亲，因此义结兄弟，结伴而行，同宿于破庙中。一天，义弟手指突发疔疮，疼痛难忍，前去医馆求药却被拒绝。在返回破庙的路上，义兄无意尝了几朵蓝色的花，觉得苦丝丝的，便将其吐在手心里，忽而想起在医馆门前见到大夫用一种糊状物涂抹在疮口上治疗疔疮，因此义兄尝试将手心的花涂抹在义弟的疔疮上，不想过了一会儿，义弟感到手指凉凉的，比刚才舒服了些，又过了一会，手指竟然不疼了。于是两人又采了一些带回庙中，捣烂了敷在手指上，并又煮了些汤水喝，过了几日疔疮竟消失了。兄弟二人不知紫花是何名，看这种草茎梗笔直，像一根铁钉，顶头开几朵紫花，就像一簇簇扎在泥土里的钉子，于是为它们形象地取名为“紫花地丁”。

· 【其他用途】紫花地丁可作早春观赏花卉，嫩叶可作野菜。

我的本草观察笔记

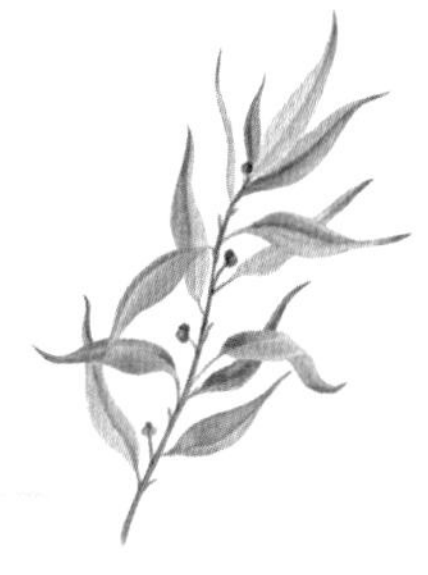

蓟 *

菊科 Asteraceae

Cirsium japonicum

《名医别录》

【别名】大蓟、地萝卜、刺蓟。

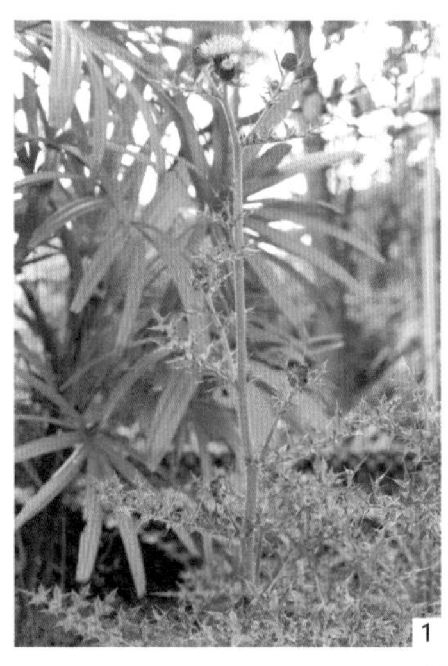

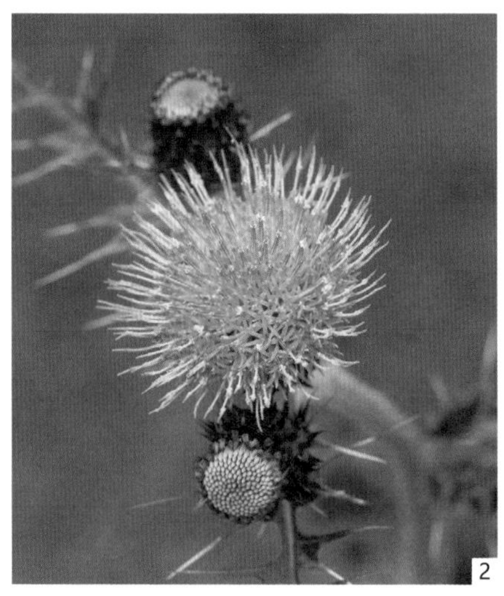

图6-16　蓟

1. 植株；2. 头状花序。

- 【识别特征】块根纺锤状或长圆锥状。茎直立，分枝或不分枝，全部茎枝有条棱，被稠密或稀疏的多细胞长节毛。基生叶倒披针形或倒卵状椭圆形，羽状深裂或几全裂，边缘齿状，齿端具刺；中部叶基部抱茎；上部叶渐小；全部茎叶两面同色，绿色，两面沿脉有毛或几无毛。头状花序单生或数个生于枝端集成圆锥状；总苞钟状，总苞片覆瓦状排列；花两性，管状花，花冠紫色或紫红色。瘦果长椭圆形。花、果期 4~11 月。
- 【校园分布】立体中药学园区。
- 【入药部位】地上部分（大蓟）。
- 【功效主治】**大蓟：** 凉血止血，散瘀消肿止痛。主治吐血，咯血，衄血，便血，尿血，妇女崩漏，外伤出血，疮疡肿痛，瘰疬，湿疹，肝炎，肾炎。

·【附　　方】**（1）治血热妄行之上部出血证：**十灰散。（《十药神书》）

（2）治鼻衄：刺蓟散。（《苏沈良方》）

（3）治热结瘰疬：大蓟根散。（《圣济总录》）

·【本草文化】蓟还有虎蓟、鸡项草、老虎脷、鼓椎、牛不嗅、鸟不扑等别名。蓟头状花序顶生，总苞球形如发髻，《本草纲目》云：“蓟犹髻也，其花如髻也。曰虎、曰猫，因其苗状狰狞也。曰马者，大也。牛蒡，因其根似牛蒡根也。鸡项，因其茎似鸡之项也。”但名虎蓟者，或如《本草经集注》言：“大蓟是虎蓟，小蓟是猫蓟。”以“虎”状大蓟之大，以“猫”状小蓟之小。刺亦作“莿”，方言又称作“竻”，老虎脷即“老虎竻”之音转。鼓椎者，“椎”通作“槌”，因花枝形似而得名。牛不嗅、鸟不扑等因其叶之多刺也。

·【其他用途】大蓟可作为药膳食用，如大蓟莲心蜜饮。

我的本草观察笔记

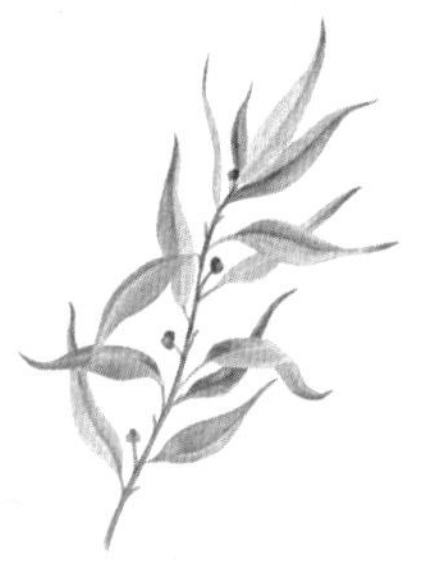

蒲公英

Taraxacum mongolicum

《新修本草》

【别名】黄花地丁、婆婆丁。

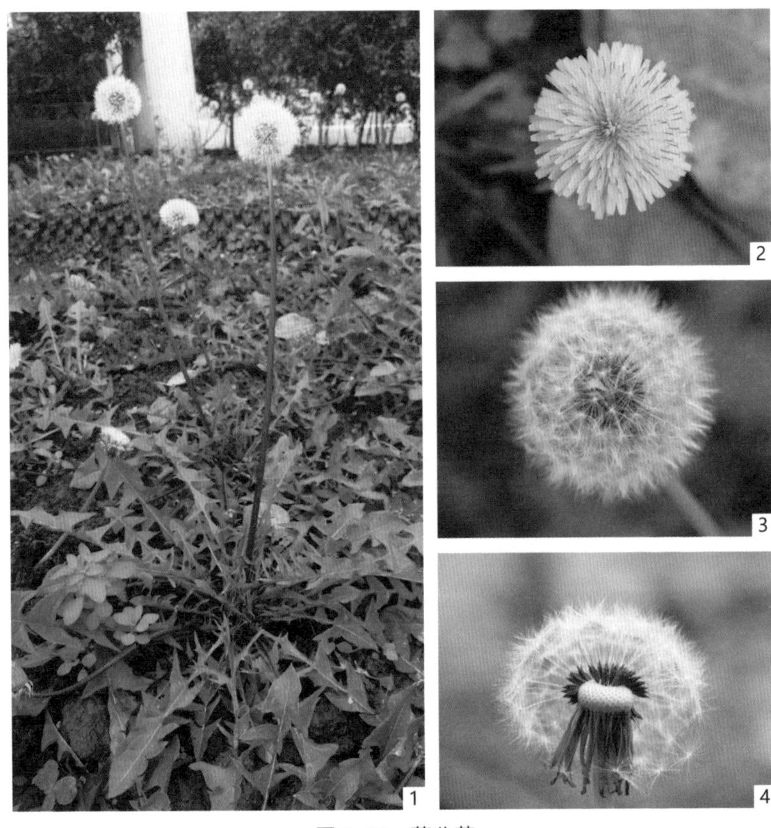

图 6-17　蒲公英

1. 植株；2. 头状花序；3. 果序；4. 瘦果（示冠毛）。

· 【识别特征】根圆柱状，黑褐色，粗壮。叶基生，莲座状平展，有柄，两侧扩大成鞘状；叶长圆状倒披针形，先端尖或钝，基部下延成柄状，边缘浅裂或不规则羽状分裂；顶端裂片较大，三角形或三角状戟形，通常具齿，平展或倒向，裂片间常夹生小齿，基部渐狭成叶柄。花葶1至数个，上部紫红色，密被白色长柔毛；头状花序；舌状花黄色；总苞钟形，淡绿色，苞片多层。连萼瘦果，冠毛白色，圆球形。花期4~9月，果期5~10月。

- 【校园分布】立体中药学园区。
- 【入药部位】全草（蒲公英）。
- 【功效主治】**蒲公英：**清热解毒，消痈散结。主治乳痈，肺痈，肠痈，痄腮，瘰疬，疔毒疮肿，目赤肿痛，感冒发热，咳嗽，咽喉肿痛，胃炎，肠炎，痢疾，肝炎，胆囊炎，尿路感染，蛇虫咬伤，烧烫伤。
- 【附　　方】**（1）治痈肿疔疮：**五味消毒饮。（《医宗金鉴》）

  （2）治痈疽发背，或生头项，或生手足臂腿、腰脐之间等：立消汤。（《洞天奥旨》）

  （3）治急、慢性结膜炎：双解汤。（《庞赞襄中医眼科经验》）
- 【本草文化】关于蒲公英名称的来源，《医学入门》称："蒲公用此草治痈肿得效，故名。"然这缺乏依据，似为附会之说。此外，蒲公英还有众多别名，如凫公英、仆公罂、白鼓丁、鹁鸪英等，均为蒲公英之音转；"婆婆""孛孛"等，皆由"蒲"之音转并重叠而来。其全株富含白色乳汁，故有狗乳草、奶汁草诸名。《本草纲目》引《土宿本草》云："金簪草一名地丁，花如金簪头，独脚如丁，故以名之。"其叶塌地而生，茎直立如丁，花黄色，因而又有地丁、黄花地丁之称。
- 【其他用途】蒲公英宜作春季观花地被，也可布置缀花草坪。

白 及

Bletilla striata

《神农本草经》

【别名】白芨、冰球子、君求子。

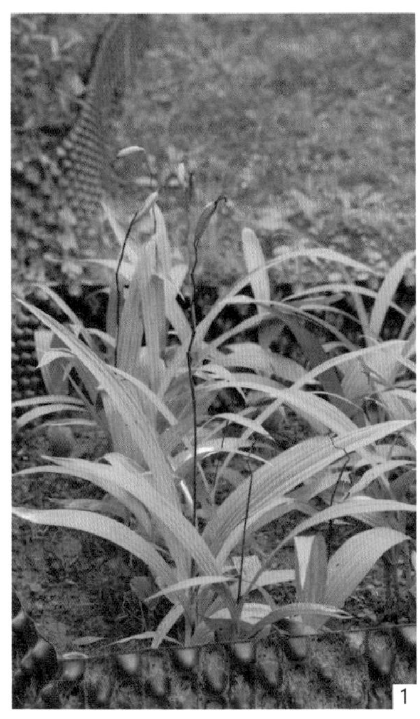

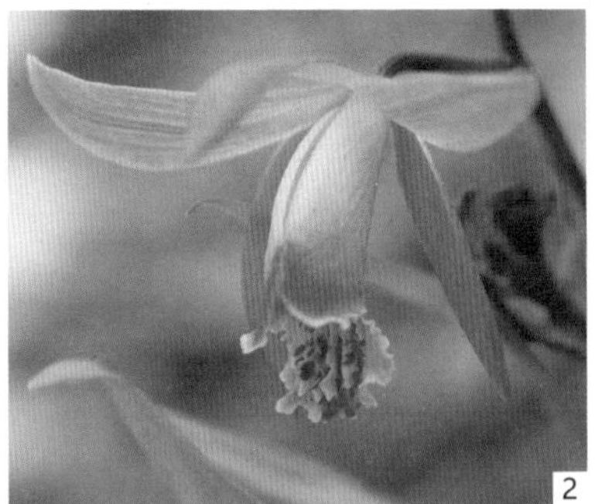

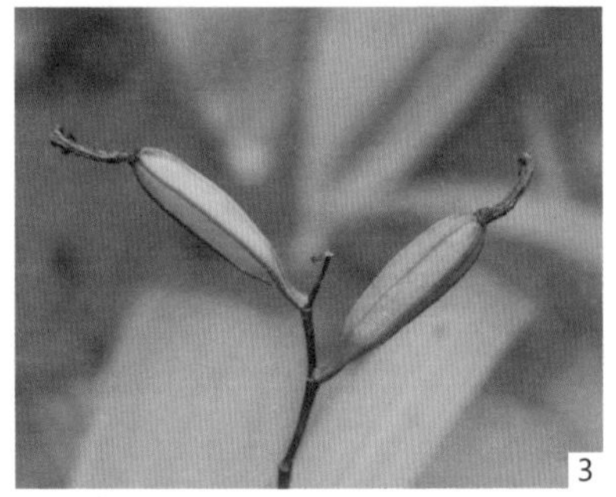

图 6-18　白及

1. 植株；2. 花；3. 蒴果。

·【识别特征】假鳞茎扁球形，上面具荸荠似的环带，富黏性。茎粗壮，劲直。叶 4~6 枚，狭长圆形或披针形，先端渐尖，基部收狭成鞘并抱茎。总状花序顶生；花序轴或多或少呈“之”字状曲折；花苞片长圆状披针形，开花时常凋落；花大，花紫红色或粉红色；萼片离生，狭长圆形；唇瓣中部以上明显 3 裂，唇盘上面的 5 条脊状褶片仅在中裂片上面为波状。蒴果直立。花期 4~5 月。

- 【校园分布】闽台道地与主产药材展示区。
- 【入药部位】根茎（白及）。
- 【功效主治】**白及：**收敛止血，消肿生肌。主治咯血，吐血，衄血，便血，外伤出血，疮痈肿毒，烫灼伤，手足皲裂，肛裂。
- 【附　　方】（1）**治肺阴不足之干咳咯血：**白及枇杷丸。（《证治准绳》）

  （2）**治内眼出血初期，仍有出血倾向，属血热妄行者：**宁血汤。（《中医眼科学》）

  （3）**治蝼蛄疮：**白及膏。（《普济方》）
- 【本草文化】《本草纲目》引洪迈《夷坚志》云："台州狱吏悯一大囚。囚感之，因言，吾七次犯死罪，遭讯拷，肺皆损伤，至于呕血，人传一方，只用白及为末，米饮日服，其效如神。后其囚凌迟，刽者剖其胸，见肺间窍穴数十处，皆白及填补，色犹不变也。"且洪迈赴任途中，忽苦咯血，用此救之，一日即止。李时珍引用此医案阐明药物功效，使人读之印象深刻。
- 【其他用途】白及可作为药膳食用，如白及冰糖燕窝、白及肺汤。

我的本草观察笔记

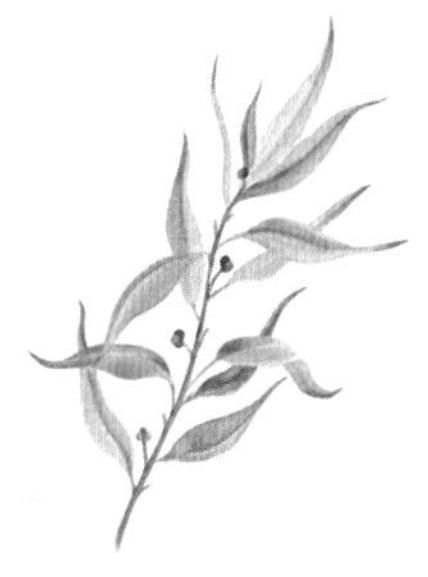

七叶一枝花 #　　百合科 Liliaceae

Paris polyphylla

《神农本草经》

【别名】蚤休、重楼、重台。

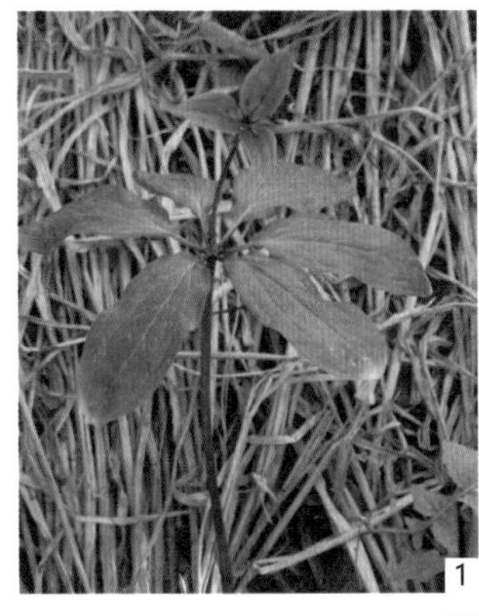

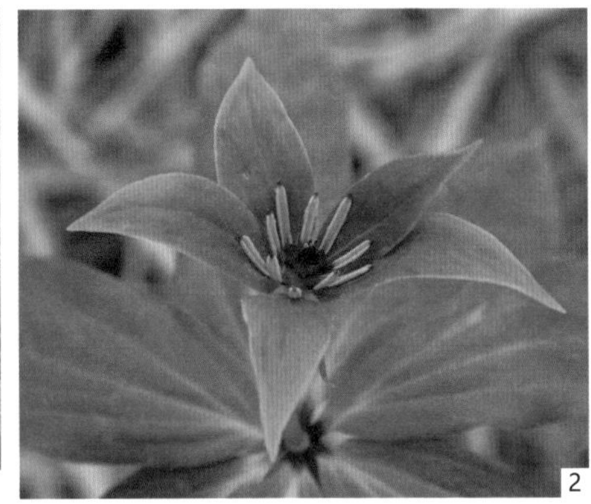

图 6-19　七叶一枝花

1. 植株；2. 花。

- 【识别特征】根茎粗厚，外面棕褐色，密生多数环节和许多须根。茎通常带紫红色，基部有灰白色干膜质的鞘 1~3 枚。叶轮生 7~10 枚，矩圆形、椭圆形或倒卵状披针形，先端短尖或渐尖，基部圆形或宽楔形；叶柄明显，带紫红色。花单朵顶生，外轮花被片绿色，狭卵状披针形；内轮花被片狭条形，通常比外轮长；雄蕊 8~12。蒴果紫色。种子多数，鲜红色。花期 4~7 月，果期 8~11 月。
- 【校园分布】种质资源保护与繁育区。
- 【入药部位】根茎（七叶一枝花）。
- 【功效主治】**七叶一枝花：**清热解毒，消肿止痛，凉肝定惊。主治痈肿疮毒，咽肿喉痹，乳痈，蛇虫咬伤，跌打伤痛，肝热抽搐。
- 【附　　方】**（1）治毒热型鼻咽癌：**白英菊花饮。（《肿瘤的诊

断与防治》）

（2）**治溃疡病：**复方蓍草散。（《新中医》）

（3）**治气滞血瘀：**柴胡蚤休汤。（《浙江省中医院方》）

·【本草文化】“七叶一枝花，深山是我家，男的治疮疖，女的治奶花；是疮不是疮，采用蚤休解毒汤；七叶一枝花，百病一把抓；屋有七叶一枝花，毒蛇不敢进我家。”这是一首云南的采药歌，既押韵又通俗，其中疮疖指毛囊和皮脂腺的急性化脓，奶花就是乳痈，主要取七叶一枝花的抑菌、消肿、止痛的作用，此外，七叶一枝花还有缓解被毒蛇咬伤的重要作用，著名的“季德胜蛇药”，就是以七叶一枝花为主要成分研制的。

·【其他用途】七叶一枝花外形奇特，具有一定的观赏价值。

我的本草观察笔记

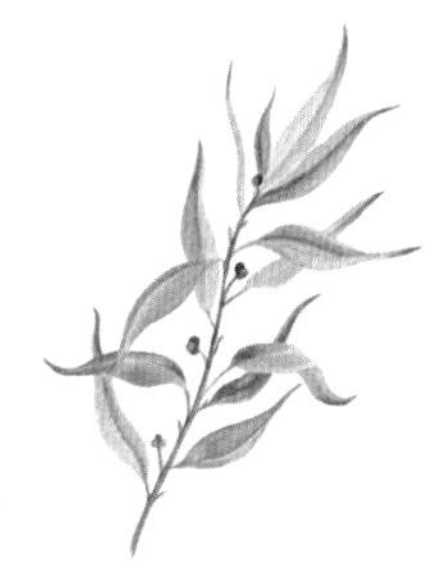

蕺 菜

Houttuynia cordata

《名医别录》

【别名】臭狗耳、狗腥草、狗贴耳。

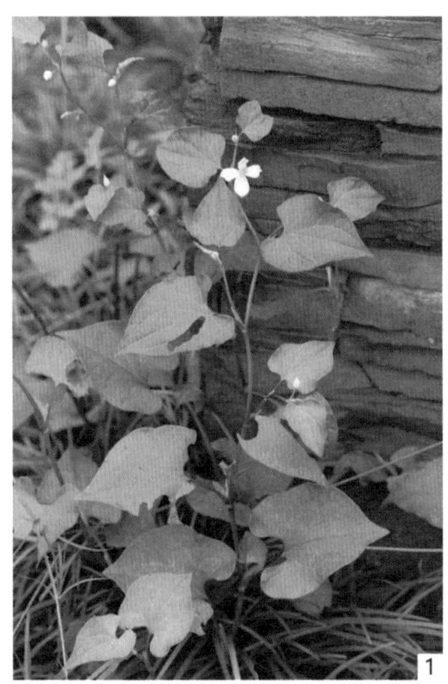

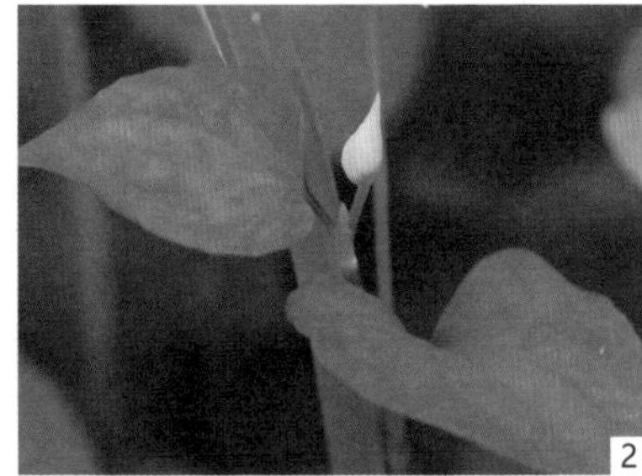

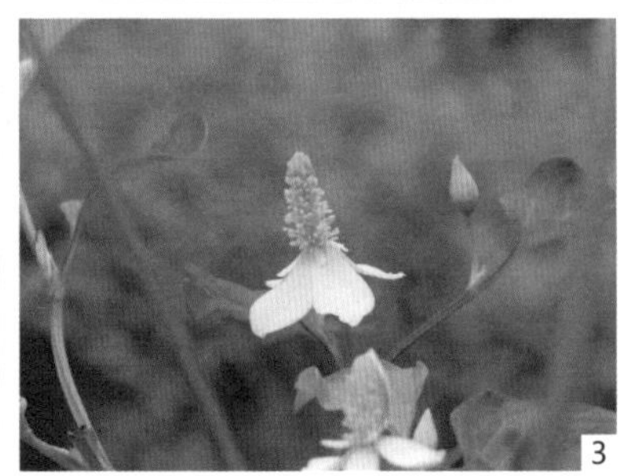

图 6-20 蕺菜

1. 植株；2. 叶；3. 穗状花序（示白色总苞片）。

- 【识别特征】腥臭。茎下部伏地，节上轮生小根，上部直立，无毛或节上被毛，有时带紫红色。叶互生，薄纸质，卵形或阔卵形，顶端短渐尖，基部心形，全缘；两面有时仅叶脉被毛，有腺点，叶背较多且常呈紫红色；托叶膜质，与叶柄合生成鞘，略抱茎。花单生于叶腋；总花梗无毛；总苞片花瓣状，长圆形或倒卵形，白色。蒴果，顶端有宿存的花柱。花期 4~7 月，果期 6~10 月。
- 【校园分布】立体中药学园区。
- 【入药部位】新鲜全草或干燥地上部分（鱼腥草）。

·【功效主治】**鱼腥草：**清热解毒，消痈排脓，利尿通淋。主治肺痈吐脓，痰热喘咳，热痢，热淋，痈肿疮毒。

·【附　　方】**（1）治疠风：**百花膏。（《解围元薮》）

（2）治大叶性肺炎：肺炎汤。（《临证医案医方》）

（3）治肺结核，结核性胸膜炎，骨结核：复方金荞片。（《中药知识手册》）

·【本草文化】蕺菜又名鱼腥草，因它的新鲜净叶中有一股浓烈的鱼腥气，不耐久闻，故以气味而得名。相传当年越王勾践做了吴王的俘虏，卧薪尝胆，发誓一定要让越国强大起来。但回国的第一年就碰上了罕见的荒年，百姓无粮可吃。勾践亲自上山寻找可以食用的野菜，终于发现了一种。于是，越国上下竟然靠着这小小的野菜渡过了难关，这草便是鱼腥草。

·【其他用途】鱼腥草的嫩根茎可食，我国西南地区人民常作蔬菜或调味品。

我的本草观察笔记

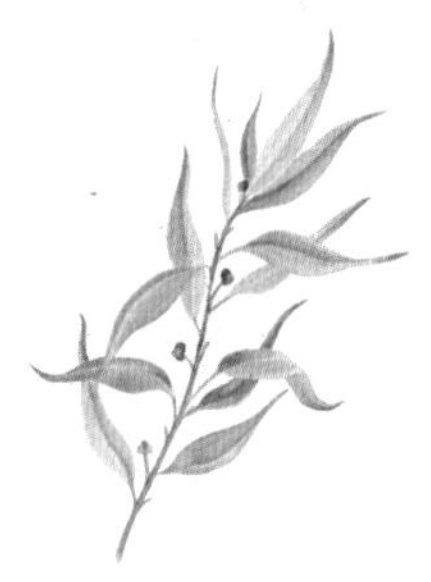

艳山姜

姜科 Zingiberaceae

Alpinia zerumbet

《植物名实图考》

【别名】玉桃、草扣、大良姜。

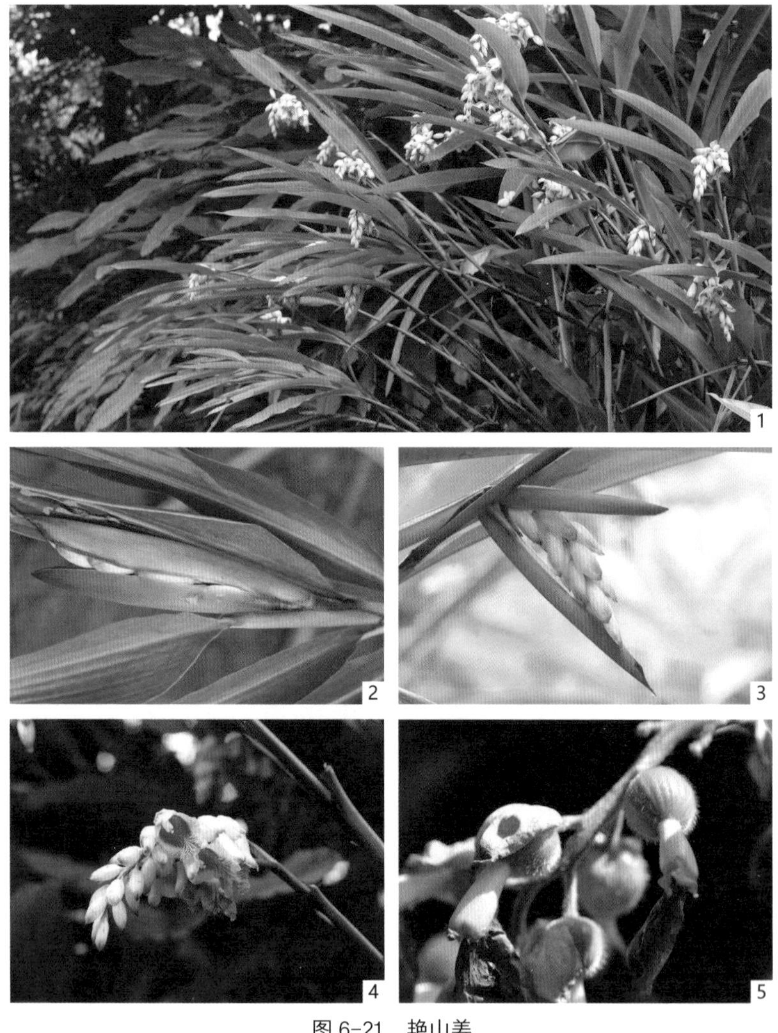

图 6-21　艳山姜

1. 植株；2. 苞片；3. 苞片开展（示花序）；4. 圆锥花序；5. 蒴果。

·【识别特征】叶片披针形，顶端渐尖而有一旋卷的小尖头，基部渐狭，边缘具短柔毛。圆锥花序呈总状花序式，下垂，花序轴紫红色，被绒毛；小苞片椭圆形，白色，顶端粉红色；花萼近钟形，白色，顶端粉红色，一侧开裂；花冠管裂片长圆形，乳白色，顶端粉红色；唇瓣匙状宽卵形，顶端皱波状，黄色而有紫红色纹彩。蒴果卵圆形，被稀疏的粗毛，具条纹，顶端常冠以宿存萼，熟时朱红色。种子有棱角。花期 4~6 月，果期 7~10 月。

·【校园分布】闽台道地与主产药材展示区。

·【入药部位】根茎和果实（艳山姜）。

·【功效主治】**艳山姜：**温中燥湿，行气止痛，截疟。主治心腹冷痛，胸腹胀满，消化不良，呕吐腹泻，疟疾。

·【附　　方】**（1）治胃痛：**艳山姜、五灵脂各 6g，共研末，每次 3g，温开水送服。（**《福建药物志》**）

（2）治疽：艳山姜根茎 60g，生姜 2 片，江南香 0.3g，捣烂，敷患处。（**《福建药物志》**）

·【本草文化】艳山姜又名熊竹兰，在日本冲绳的久米岛，每逢十二月八日，人们会用注连绳把包裹着年糕的熊竹兰叶、白纸、佛手莲叶子等串在一起挂在门上。这种仪式被称为“Mutii”。作为一种“拔除”（净化身心）仪式，冲绳各地均有存在。

·【其他用途】艳山姜花极美丽，常栽培于庭园供观赏；枝茎可做绳索；叶芳香，可做蒸制年糕的衬垫；叶鞘可作纤维原料。

鸢　尾

鸢尾科 Iridaceae

Iris tectorum

《神农本草经》

【别名】扁竹花、紫蝴蝶、屋顶鸢尾。

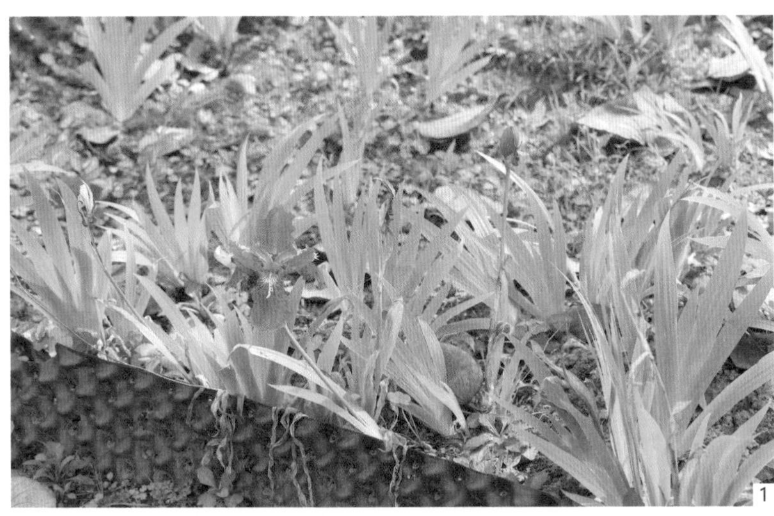

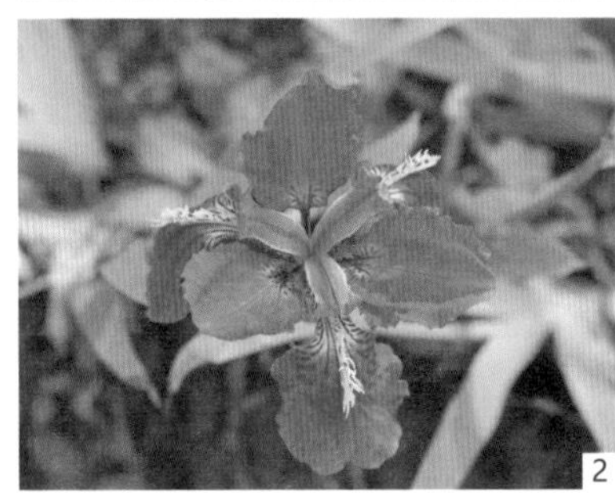

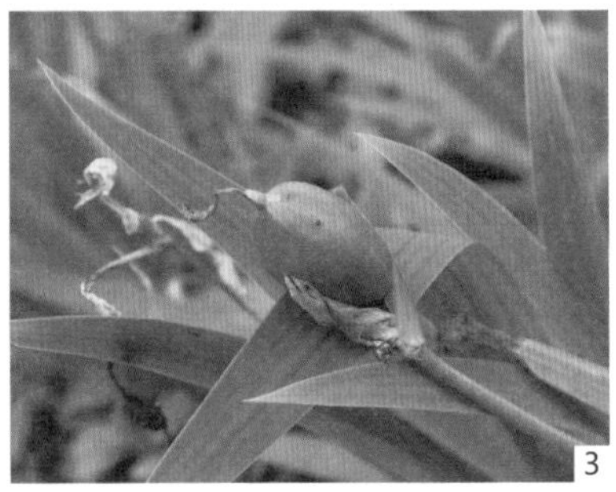

图 6-22　鸢尾

1. 植株；2. 花；3. 蒴果。

·【识别特征】植株基部围有老叶残留的膜质叶鞘及纤维。须根短且细。根茎粗壮，二歧分枝。叶基生，宽剑形，顶端渐尖或短渐尖，基部鞘状。花 1~2 朵顶生；苞片 2~3 枚，绿色，披针形或长卵圆形；花蓝紫色；花被管细长，上端喇叭形；外花被裂片圆形或宽卵形，有紫褐色花斑，内花被裂片椭圆形，花盛开时向外平展。蒴果长椭圆形或倒卵形。种子梨形，黑褐色。花期 4~5 月，果期 6~8 月。

· 【校园分布】时珍园大门附近。

· 【入药部位】叶或全草（鸢尾）、根茎（鸢根）。

· 【功效主治】**（1）鸢尾：** 清热解毒，祛风利湿，消肿止痛。主治咽喉肿痛，肝炎，肝肿大，膀胱炎，风湿痛，跌打肿痛，疮疖，皮肤瘙痒。

（2）鸢根： 消积杀虫，破瘀行水，解毒。主治食积胀满，蛔虫腹痛，癥瘕臌胀，咽喉肿痛，痔漏，跌打伤肿，疮疖肿毒，蛇犬咬伤。

· 【附　　方】**（1）治一切蛊毒、百疰：** 大金牙散。（《千金翼方》）

（2）治皮肤瘙痒： 鸢尾全草 10~20g，煎水洗。（《中国民族药志》）

· 【本草文化】《本草纲目》曰："并以形命名，乌园当作乌鸢。"花似蝴蝶，白蓝色，故名蓝蝴蝶。叶扁长，故名扁竹。

· 【其他用途】鸢尾在园林中可丛栽，布置花坛，亦可作切花及地被植物；根茎含精油，可提取香料，用于制造化妆品或作为药品的矫味剂和日用化工品的调香、定香剂，还可作为化妆品、牙膏等原料使用；对氟化物敏感，可用以监测环境污染。

泽珍珠菜

Lysimachia candida

《广州植物志》

【别名】泽星宿菜。

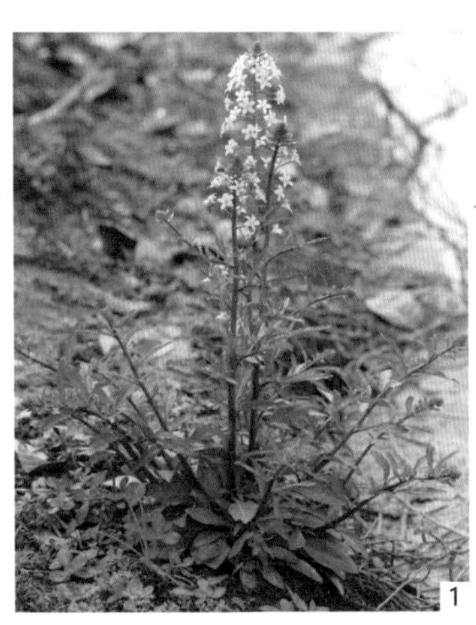
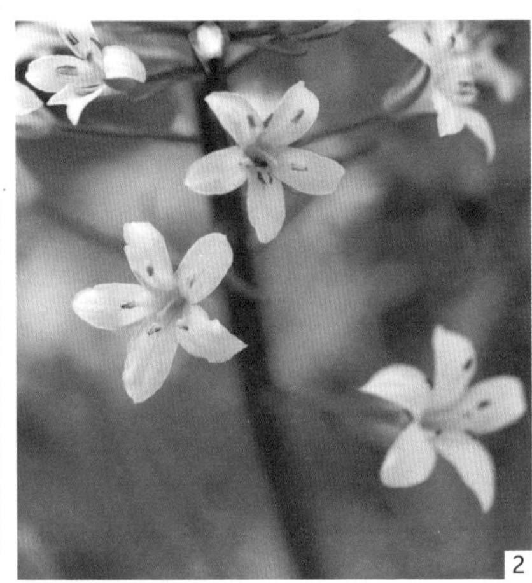

图 6-23 泽珍珠菜

1. 植株；2. 花。

- 【识别特征】全体无毛。茎单生或数条簇生，直立，单一或有分枝。基生叶匙形或倒披针形，具有狭翅的柄，开花时存在或早凋；茎叶互生，叶片倒卵形、倒披针形或线形，先端渐尖或钝，基部渐狭，下延，边缘全缘或微皱而呈波状，两面均有黑色或带红色的小腺点，无柄。总状花序顶生；苞片线形；花萼分裂近达基部，裂片披针形；花冠白色，裂片长圆形或倒卵状长圆形。蒴果球形。花期 3~6 月，果期 4~7 月。
- 【校园分布】时珍园大门附近。
- 【入药部位】全草（泽珍珠菜）。
- 【功效主治】**泽珍珠菜：**清热解毒，消肿散结。主治无名肿痛，痈疮疖肿，稻田性皮炎，跌打骨折。

·【附　　方】**（1）治无名肿痛，痈疮疖肿：**鲜泽珍珠菜全草适量，捣烂，或用干全草研粉，加酒精炒热外敷。（《全国中草药汇编》）

（2）治稻田性皮炎：鲜泽珍珠菜水煎，加醋外洗。（《全国中草药汇编》）

（3）治跌打骨折：复位后用鲜泽珍珠菜全草90~120g，捣烂外敷。（《全国中草药汇编》）

·【本草文化】泽珍珠菜的花语是噙着眼泪的思念。

·【其他用途】泽珍珠菜中含有维生素C和多种矿物质，对硒具有较强的富集作用，具有极高的营养价值。其还适合作地被材料、水景材料或盆栽应用。

我的本草观察笔记

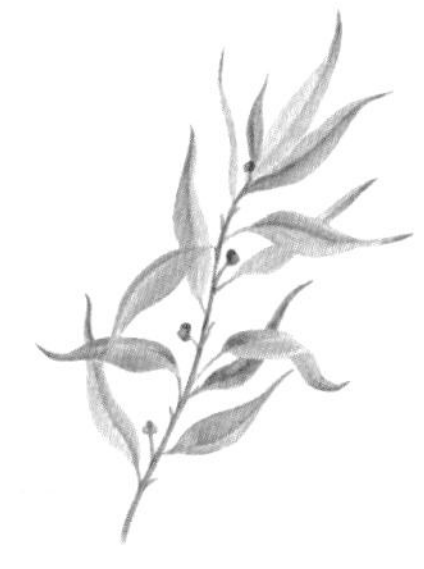

黄鹌菜

菊科 Asteraceae

Youngia japonica

《救荒本草》

【别名】还阳草、黄花菜、山芥菜。

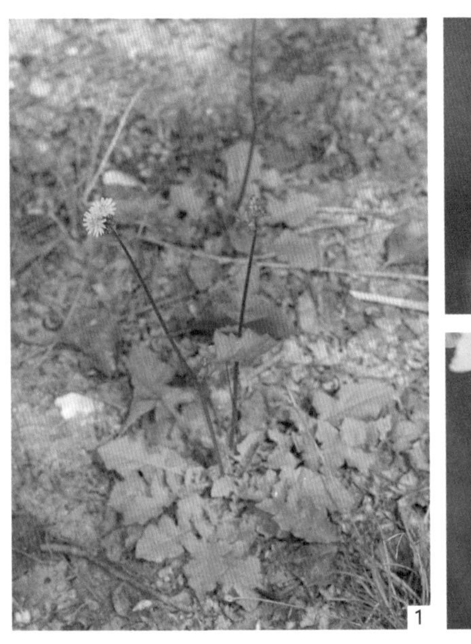

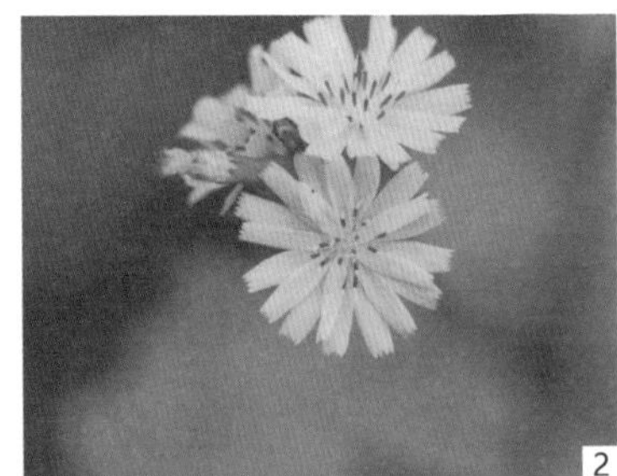

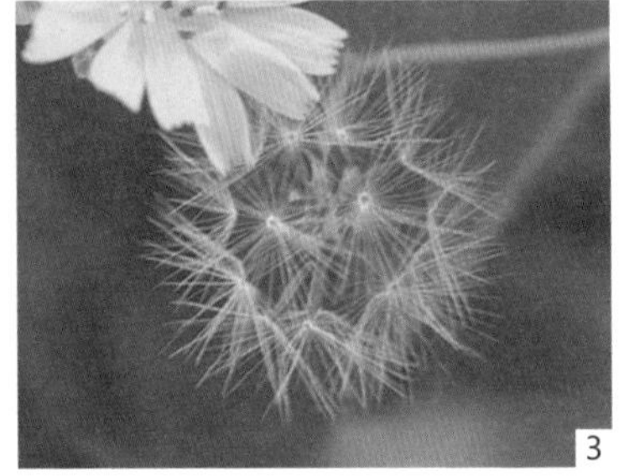

图 6-24　黄鹌菜

1. 植株；2. 头状花序；3. 瘦果。

- 【识别特征】根垂直，生多数须根。茎直立，多单生。基生叶倒披针形、椭圆形，大头羽状深裂或全裂；顶裂片卵形、倒卵形或卵状披针形，顶端圆形或急尖，边缘有锯齿或几全缘；侧裂片 3~7 对，椭圆形，向下渐小，最下方耳状；全部侧裂片边缘有锯齿或细锯齿；无茎叶。头状花序或伞房花序；总苞圆柱状，总苞片 4 层，无毛；舌状小花黄色，花冠管外面有短柔毛。瘦果纺锤形，褐色或红褐色；冠毛白色，糙毛状。花、果期 4~10 月。
- 【校园分布】校园草坪常见。

· 【入药部位】根或全草（黄鹌菜）。

· 【功效主治】**黄鹌菜：** 清热解毒，利尿消肿。主治感冒，咽痛，结膜炎，乳痈，疮疖肿毒，毒蛇咬伤，痢疾，肝硬化腹水，急性肾炎，淋浊，血尿，白带异常，风湿性关节炎，跌打损伤。

· 【附　　方】**（1）治鹅口疮：** 鲜黄鹌菜根 6~7 个。用二次淘米水洗，捣烂取汁，调蜜服。（《福建药物志》）

（2）治跌打伤： 鲜黄鹌菜全草 30g 或干品 15g，酒水各半，适量，煎，去渣，每日分 2 次服。（《食物中药与便方》）

（3）治痢疾： 鲜黄鹌菜全草 60g，捣烂绞汁，冲蜜糖服。（《广西本草选编》）

· 【本草文化】黄鹌菜和蒲公英极为类似，尤其是花朵简直像得叫人无法分辨。黄鹌菜的果实覆有一层白色柔软的绒毛，就像降落伞般在微风中起舞，宛若快乐悠闲的样子，因此它的花语就是喜乐。

· 【其他用途】黄鹌菜属一级无公害蔬菜，其含有较高的膳食纤维，可将花蕾连梗采下，切段，腌制成泡菜食用，也可油炸后食用。

我的本草观察笔记

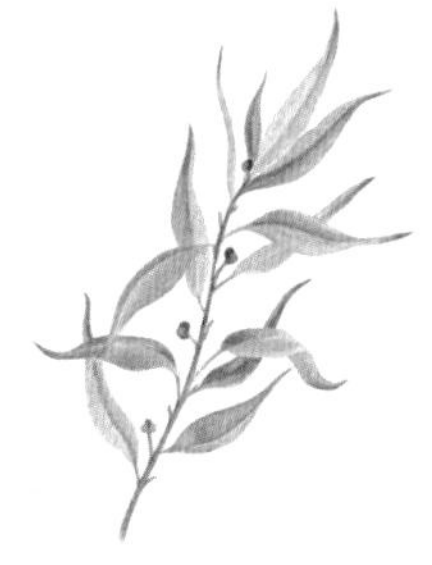

禺毛茛

毛茛科 Ranunculaceae

Ranunculus cantoniensis

《生草药性备要》

【别名】自扣草、水辣菜。

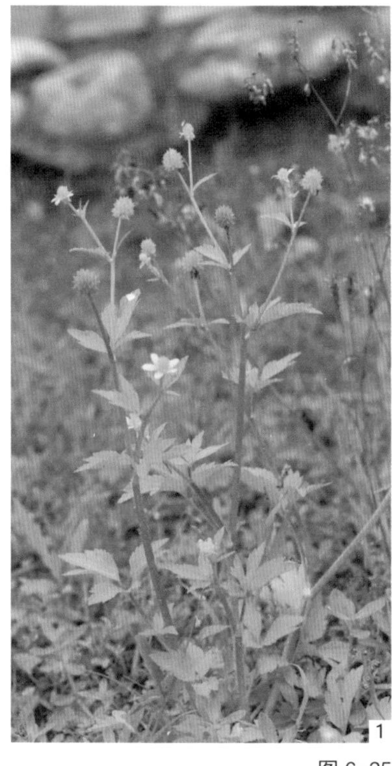
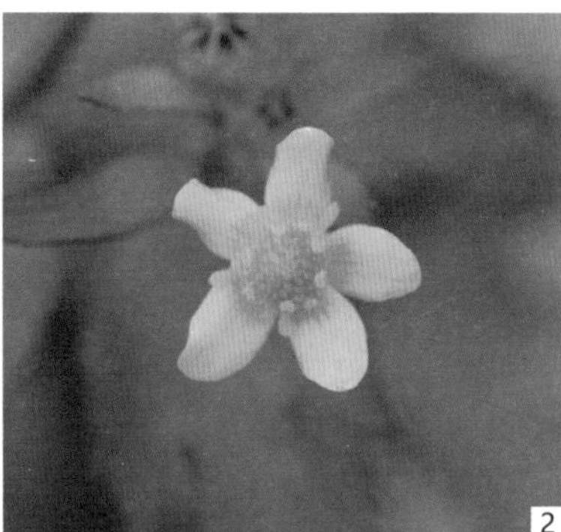
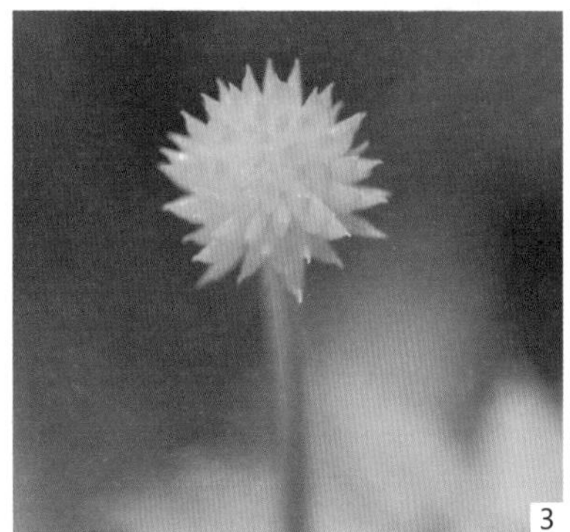

图 6-25　禺毛茛

1. 植株；2. 花；3. 聚合瘦果。

·【识别特征】须根伸长簇生。茎直立，上有分枝，与叶柄均密生黄白色糙毛。三出复叶，基生叶和下部叶叶柄较长；叶片宽卵形至肾圆形；小叶卵形至宽卵形，边缘密生锯齿或齿牙，顶端稍尖，两面贴生糙毛；上部叶渐小，3 全裂。聚伞花序有较多花，疏生；花梗与萼片均生糙毛；花黄色；萼片卵形，开展；花瓣 5，椭圆形，基部狭窄成爪。聚合果近球形；瘦果扁平，无毛。花、果期 4~7 月。

·【校园分布】至善楼草坪。

·【入药部位】全草（自扣草）。

·【功效主治】**自扣草：**清肝明目，除湿解毒，截疟。主治目翳，目赤，黄疸，痈肿，风湿性关节炎，疟疾。

·【附　　方】**（1）治风热眼炎，去目翳：**用布袋装起自扣草煎水内服，或与猪肉、牛肝、蜜枣同煮。（《广东中药》）

（2）治黄病：取自扣草打烂后，敷手腕脉上，待起疱时刺破，除去黄水。（《南京民间草药》）

（3）治淋巴结结核：自扣草适量，入油中熬成膏或用凡士林调匀涂患处。（《云南中药志》）

·【其他用途】禺毛茛生命力顽强，植株本身不高，但花朵多且小，具有较高的观赏价值；可作土农药。

我的本草观察笔记

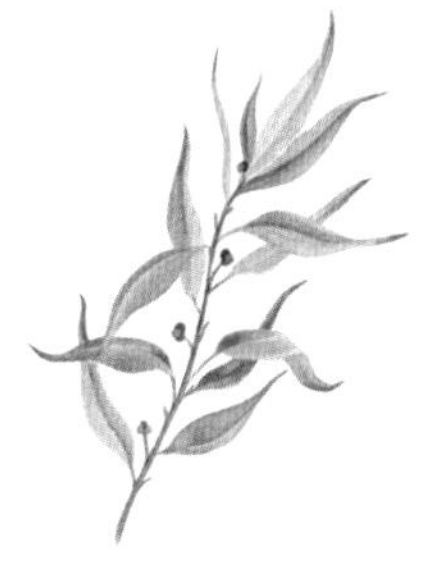

通泉草

玄参科 Scrophulariaceae

Mazus pumilus

《重庆草药》

【别名】脓泡药、汤湿草、猪胡椒。

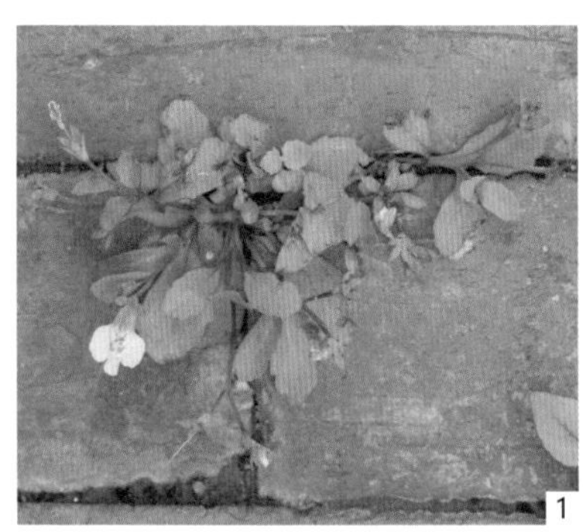
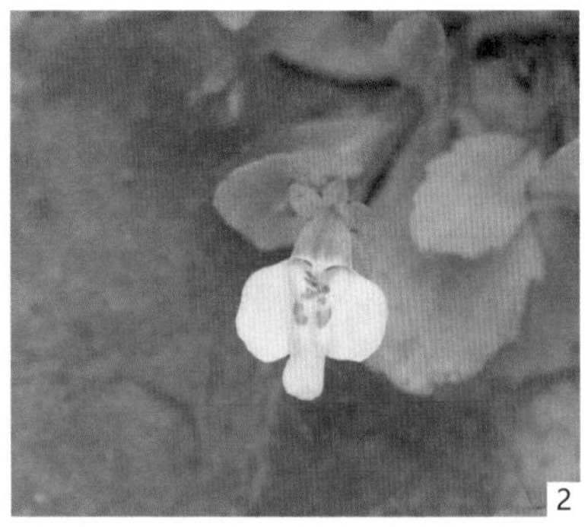

图 6-26　通泉草

1. 植株；2. 花。

- 【识别特征】主根伸长，垂直向下或短缩；须根多数，散生或簇生。基生叶倒卵状匙形至卵状倒披针形，膜质至薄纸质，顶端圆或有不明显的疏齿，基部楔形，下延成带翅的叶柄，边缘具不规则的粗齿；茎生叶对生或互生，与基生叶相似或几乎等大。总状花序生于茎枝顶端，花疏稀；花萼钟状，卵形；花冠唇形，白色、紫色或蓝色。蒴果球形。种子小而多数，黄色，种皮上有不规则的网纹。花、果期 4~10 月。
- 【校园分布】明德楼草坪。
- 【入药部位】全草（绿兰花）。
- 【功效主治】**绿兰花：** 清热解毒，利湿通淋，健脾消积。主治热毒痈肿，脓疱疮，疔疮，烧烫伤，尿路感染，腹水，黄疸性肝炎，消化不良，小儿疳积。
- 【附　　方】**（1）治痈疽疮肿：** 干绿兰花研细末，冷水调敷患处，

每日1换。(《泉州本草》)

(2)治尿路感染：绿兰花、车前草各30g，金银花15g，瞿麦、萹蓄各12g，煎服。(《安徽中草药》)

(3)治消化不良、疳积：绿兰花、葎草各15g，煎服。(《安徽中草药》)

· 【本草文化】通泉草的花完全开后，像一只滑翔的小鸟，所以还有“紫鹭苔”的名字。此外，其在民间用于治乳痈、“乳泉”不通，也许因为这两个原因，故名“通泉草”。

我的本草观察笔记

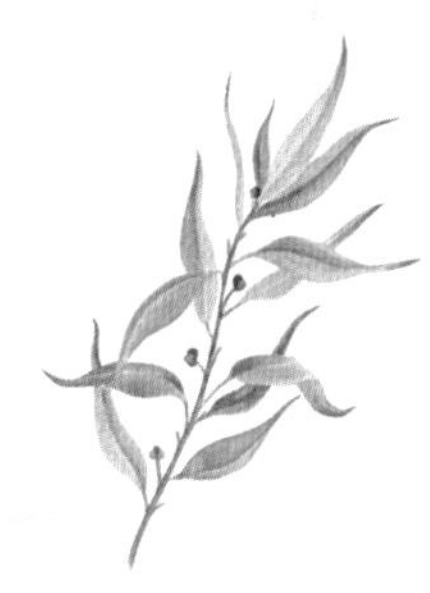

荔枝草

唇形科 Lamiaceae

Salvia plebeia

《本草纲目》

【别名】猪婆草、雪里青、癞蛤蟆草。

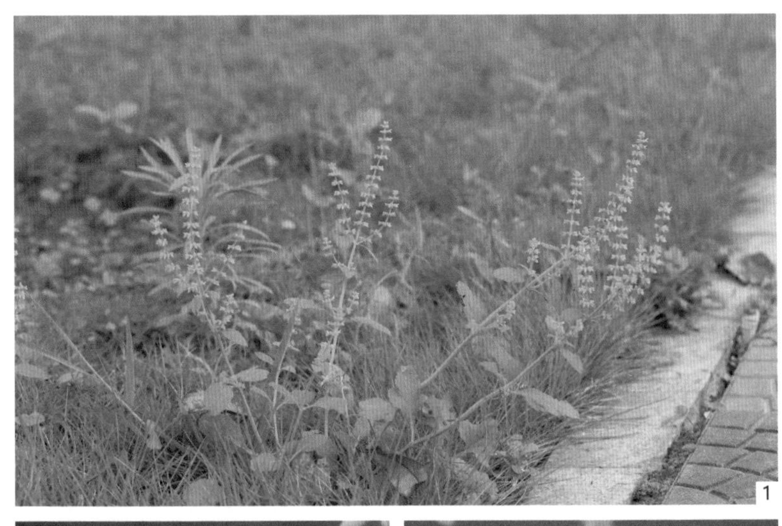

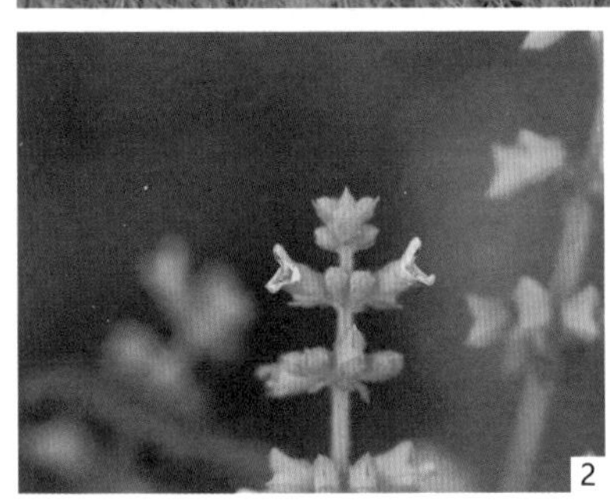

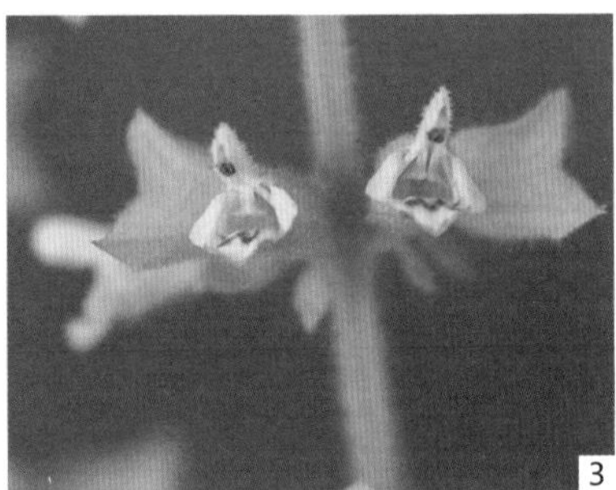

图 6-27　荔枝草

1. 植株；2. 轮伞花序；3. 花。

·【识别特征】主根肥厚，向下直伸，有多数须根。茎粗壮，多分枝，被向下的灰白色疏柔毛。叶椭圆状卵圆形或椭圆状披针形，先端钝或急尖，基部圆形或楔形，边缘具圆齿、牙齿或尖锯齿，草质，叶面被稀疏的微硬毛，叶背被短疏柔毛，余部散布黄褐色腺点；叶柄密被疏柔毛。轮伞花序具花6朵，在茎枝顶端密集组成总状或总状圆锥花序；苞片披针形，全缘，两面被疏柔毛；花萼钟形，外面被疏柔毛，散布黄褐色腺点，内面喉部有微柔毛。花冠淡红色、淡紫色、紫色、蓝紫色至蓝色，稀白色。小坚果倒卵圆形。花期4~5月，果期6~7月。

- 【校园分布】自强楼草坪。
- 【入药部位】全草（荔枝草）。
- 【功效主治】**荔枝草：**清热，解毒，凉血，利尿。主治咽喉肿痛，支气管炎，肾炎水肿，痈肿；外治乳腺炎，痔疮肿痛，出血，跌打损伤，蛇犬咬伤。
- 【附　　方】**（1）治痔漏，肿痛难忍：**搽痔散。（《仙拈集》）
  （2）治痔疮肿痛，肛门下坠：洗痔枳壳汤。（《外科正宗》）
  （3）治瘰疬：草膏。（《虺后方》）
- 【本草文化】《本草纲目拾遗》引《百草镜》云："荔枝草冬尽发苗，经霜雪不枯。"故又名雪见草、过冬青。

我的本草观察笔记

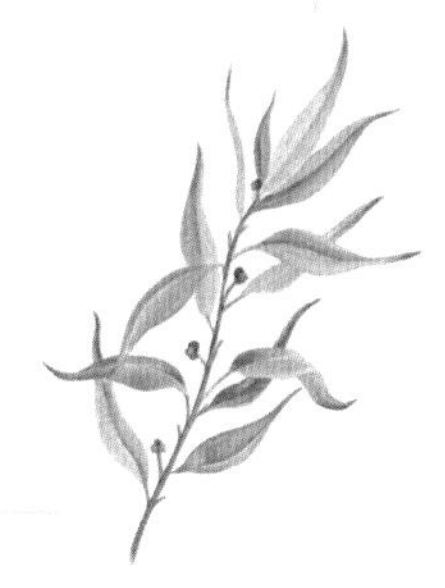

猫尾草

豆科 Fabaceae

Uraria crinita

《闽南民间草药》

【别名】猫尾射、兔尾草、虎尾轮。

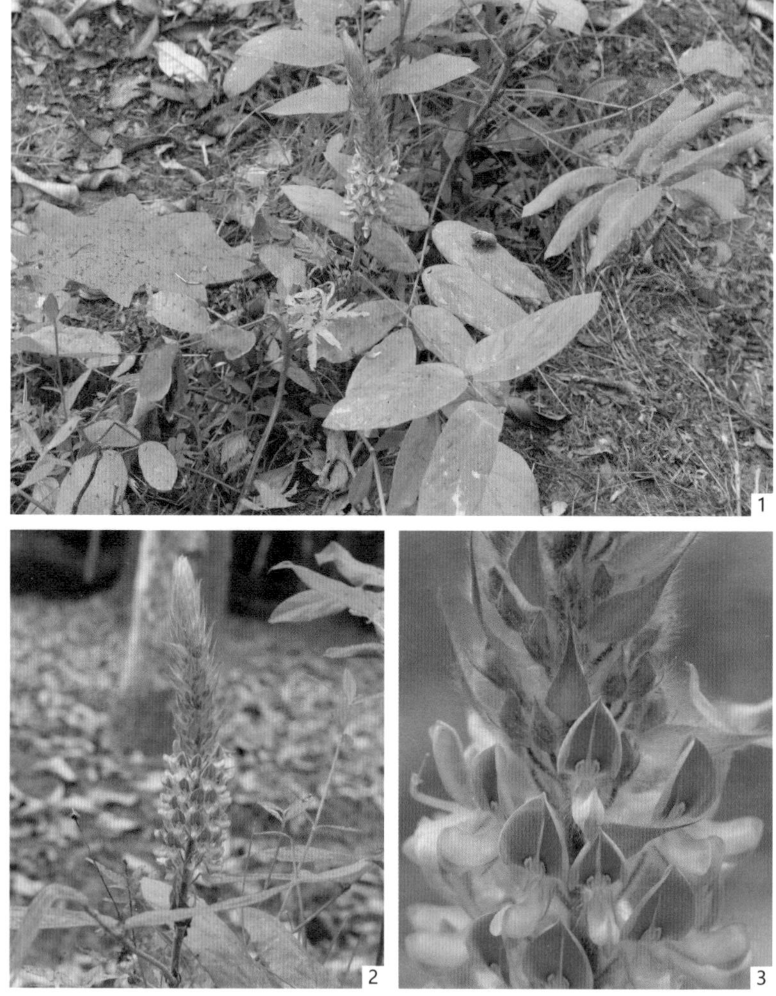

图 6-28　猫尾草

1. 植株；2. 总状花序；3. 花。

·【识别特征】茎直立，分枝少，被灰色短毛。奇数羽状复叶，互生，茎下部小叶通常为 3，上部为 5，少有为 7；小叶近革质，长椭圆形、卵状披针形或卵形，侧生小叶略小，先端略急尖、钝或圆形，基部圆形至微心形，叶面无毛或于中脉上略被毛，叶背沿脉上被毛；托叶长三角形；小托叶狭三角形；小叶柄密被柔毛。总状花序顶生；苞片卵形或披针形，具条纹，被白色并展缘毛；花萼浅杯状，5 裂；花冠蝶形，紫色。荚果。花、果期 4~9 月。

·【校园分布】闽台道地药材展示区。

·【入药部位】全草（虎尾轮）、根（虎尾轮根）。

·【功效主治】**（1）虎尾轮：**清肺止咳，散瘀止血。主治肺热咳嗽，肺痈，积聚，乳吹，脱肛，子宫脱垂，吐血，尿血，外伤出血。

（2）虎尾轮根：行气止痛，化痰逐饮，温肾健腰。主治胃脘痛，痰饮咳喘，腰背酸痛，遗精。

·【附　　方】**（1）治肺痈吐痰腥臭：**鲜虎尾轮 30~45g，洗净，切碎，水适量煎服。（《闽南民间草药》）

（2）治横痃：虎尾轮 30~90g，洗净，切碎，水酒各半，炖服。（《闽南民间草药》）

（3）治乳吹、乳癌：虎尾轮鲜叶每次 30~60g，合牛肉炖服。（《闽南民间草药》）

·【本草文化】猫尾草盛开的花束卷曲直立，状似虎尾，因而又称虎尾轮。虎尾轮是具有闽南特色的民间常用草药之一，在闽南地区至少有近 60 年的应用历史。

·【其他用途】虎尾轮在闽南地区常作为药膳食用，如虎尾轮根炖鸡、虎尾轮炖牛肉。

金粟兰

金粟兰科 Chloranthaceae

Chloranthus spicatus

《花镜》

【别名】珍珠兰、茶兰、鸡爪兰。

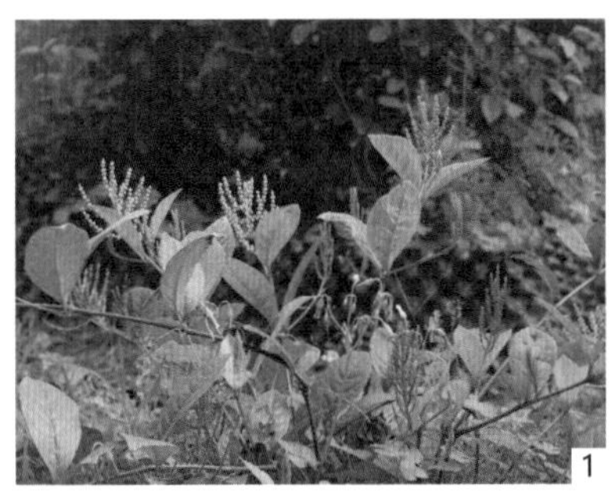

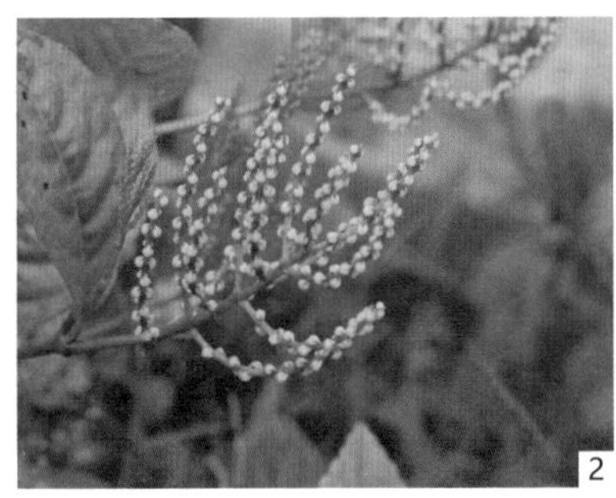

图 6-29　金粟兰

1. 植株；2. 穗状花序排列成圆锥花序。

· 【识别特征】植株直立或稍平卧。茎圆柱形，无毛。叶交互对生，厚纸质，叶片椭圆形或倒卵状椭圆形，顶端急尖或钝，基部楔形，边缘具圆齿状锯齿，齿端有一腺体；叶面深绿色，光亮，叶背淡黄绿色；托叶微小。穗状花序排列成圆锥花序状，通常顶生，少有腋生；苞片三角形；花小，黄绿色，极芳香；雄蕊 3 枚。核果卵形或球形。花期 4~7 月，果期 8~9 月。

· 【校园分布】福九味展区周围。

· 【入药部位】全株或根、叶（珠兰）。

· 【功效主治】**珠兰：**祛风湿，活血止痛，接筋骨。用于感冒，风湿性关节痛，跌打损伤，刀伤等。

· 【附　　方】**（1）治风热上壅，目赤肿痛，畏光羞明：**避瘟明目清上散。（《慈禧光绪医方选义》）

（2）治风湿疼痛，跌打损伤，癫痫：珠兰全株 30~60g，水煎或泡酒服。（《云南中草药》）

（3）**治皮炎顽癣：**珠兰鲜叶揉烂，外敷患处。（**《昆明民间常用草药》**）

·【本草文化】金粟兰的花语和它本身的形象十分相似，寓意“隐约之美”。金粟兰的花型很小，花朵米粒大小，然而，就是这不甚起眼的小花，却能放出兰香，所以，是不是可以说金粟兰的花语和它的香气有关。

·【其他用途】金粟兰四季常绿，花香迷人，姿态优雅，枝叶柔嫩，很适合庭院养殖，放置在窗前、阳台，总是能让室内多出一丝诗意与平和。

我的本草观察笔记

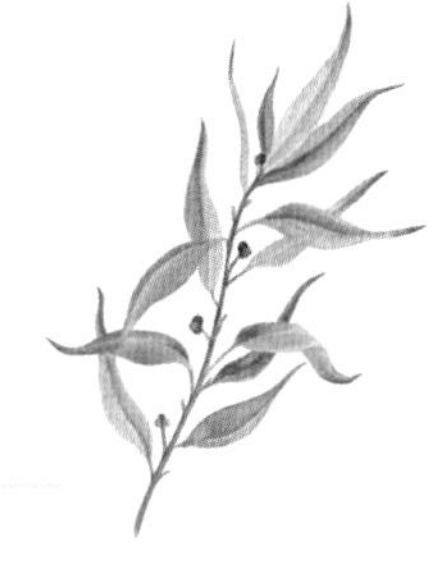

百　合

百合科 Liliaceae

Lilium brownii var. *viridulum*

《神农本草经》

【别名】山百合、香水百合、天香百合。

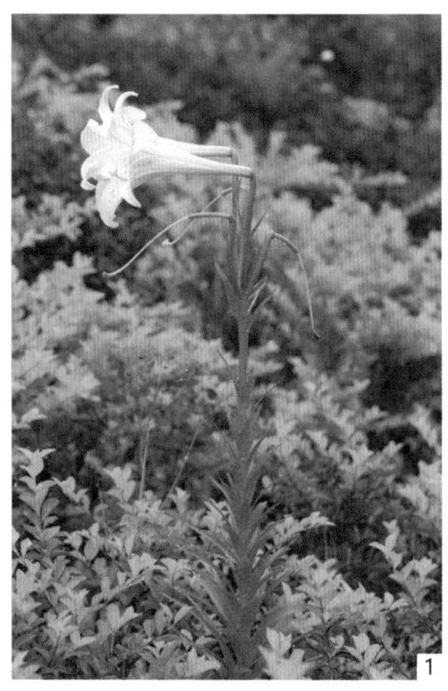
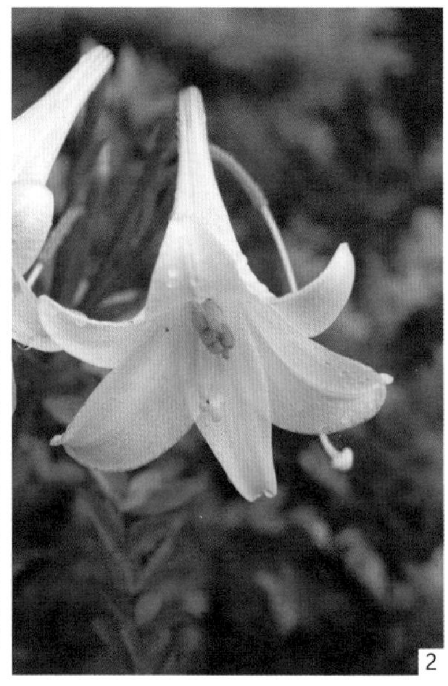

图 6-30　百合

1. 植株；2. 花。

· 【识别特征】鳞茎球形，鳞片披针形，无节，白色。茎有的有紫色条纹。叶散生，通常自下向上渐小，披针形、窄披针形至条形，先端渐尖，基部渐狭，全缘，两面无毛。花单生或几朵排成近伞形；苞片披针形；花喇叭形，有香气，乳白色，外面稍带紫色，无斑点；外轮花被片先端尖，内轮花被片蜜腺两边具小乳头状突起。蒴果矩圆形，有棱。种子多数。花期 5~6 月，果期 9~10 月。

· 【校园分布】福九味展区周围。

· 【入药部位】鳞茎（百合）、花（百合花）、种子（百合子）。

·【功效主治】**（1）百合：**养阴润肺，清心安神。主治阴虚久咳，痰中带血，热病后期，余热未清，失眠多梦，精神恍惚，痈肿，湿疮。

（2）百合花：清热润肺，宁心安神。主治咳嗽痰少或黏，眩晕，心烦，夜寐不安，天疱湿疮。

（3）百合子：清热止血。主治肠风下血。

·【附　　方】**（1）治肾水不足，虚火刑金，咳嗽气喘等：**百合固金汤。（《慎斋遗书》）

（2）治喘嗽不已，或痰中有血：百花膏。（《济生续方》）

（3）治百合病，邪郁日久，发热，小便赤涩者：百合滑石散。（《金匮要略》）

·【本草文化】由于百合是由许多鳞片抱合而成，古人将其视为“百年好合”“百事合意”的吉兆。也正因为这个原因，许多情侣在举行婚礼时常用百合作为新娘的捧花。

·【其他用途】可作药膳，如百合粥、八宝粥、百合茶等。

我的本草观察笔记

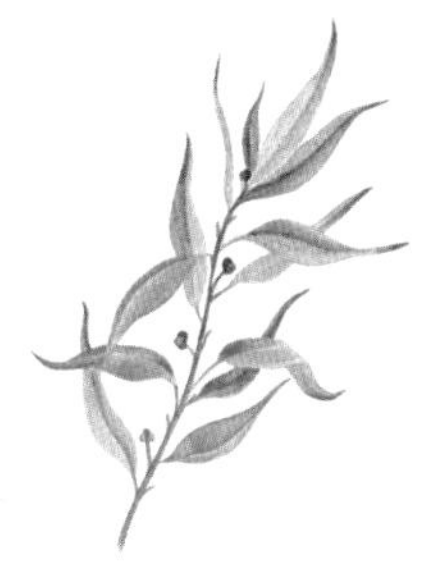

萱 草

百合科 Liliaceae

Hemerocallis fulva

《本草拾遗》

【别名】摺叶萱草、黄花菜。

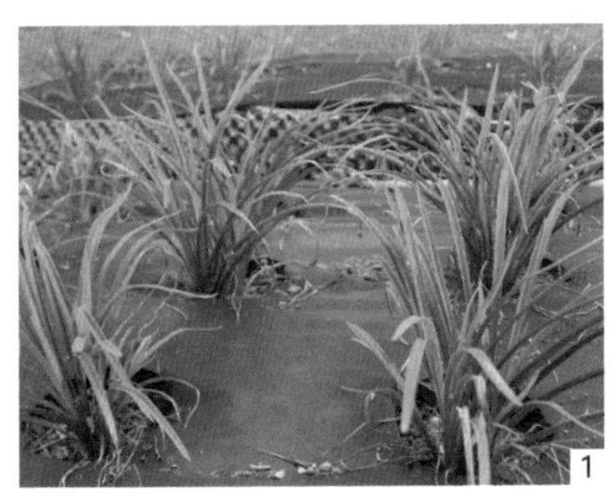

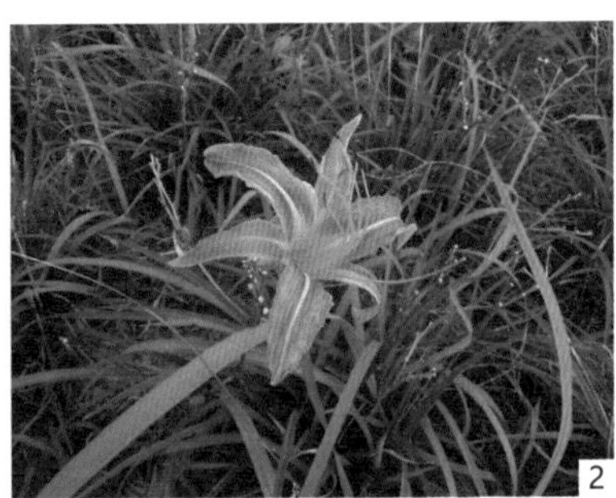

图 6-31　萱草

1. 植株；2. 花。

- 【识别特征】块根纺锤状，肉质、肥大。根茎短。叶基生，排成2列；叶片长条形，下面呈龙骨状突起。聚伞花序复组成圆锥状；花橘红色至橘黄色，无香味，具短花梗；苞片卵状披针形；花被裂片6，2轮，外轮裂片3，长圆状披针形，内轮裂片3，长圆形，具分枝的脉，中部具褐红色的色带，边缘波状皱褶，盛开时裂片反曲，雄蕊伸出，上弯。蒴果长圆形。花、果期5~7月。
- 【校园分布】福九味展区周围。
- 【入药部位】根（萱草根）、嫩苗（萱草嫩苗）、花蕾（萱草花）。
- 【功效主治】**（1）萱草根：**清热利湿，凉血止血，解毒消肿。主治黄疸，水肿，淋浊，带下病，衄血，便血，崩漏，瘰疬，乳痈，乳汁不通。

  （2）萱草嫩苗：清热利湿。主治胸膈烦热，黄疸，小便短赤。

  （3）萱草花：利水渗湿，清热止渴，解郁宽胸。用于小便赤涩，烦热口渴，胸闷忧郁。

·【附　　方】**（1）治忧愁太过，忽忽不乐，洒淅寒热，痰气不清者：**萱草忘忧汤。（《医醇剩义》）

（2）治痈疽发背：柞木饮子。（《外科精要》）

·【本草文化】萱草又名忘忧草，《本草纲目》中提到："萱本作谖，谖，忘也，《诗》云：'焉得谖草，言树之背'，谓忧思不能自遣，故欲树此草，玩味以忘忧也。"李九华《延寿书》亦云："嫩苗为蔬，食之动风，令人昏然如醉，因名忘忧。此亦一说也。"

·【其他用途】萱草对氟十分敏感，当空气受到氟污染时，萱草叶子的尖端就会变成红褐色，所以常被当作监测环境是否受到氟污染的指示植物。

我的本草观察笔记

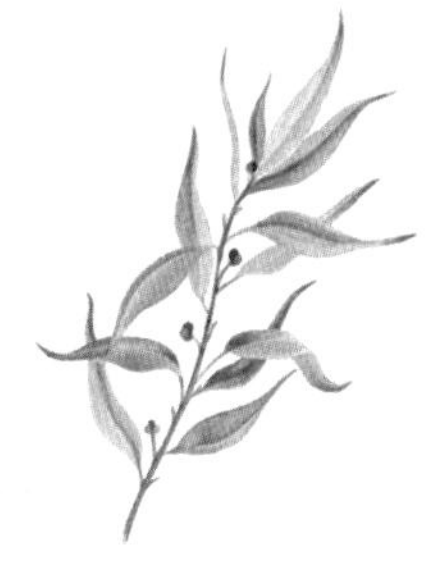

大 戟 ⊞

大戟科 Euphorbiaceae

Euphorbia pekinensis

《神农本草经》

【别名】京大戟、下马仙。

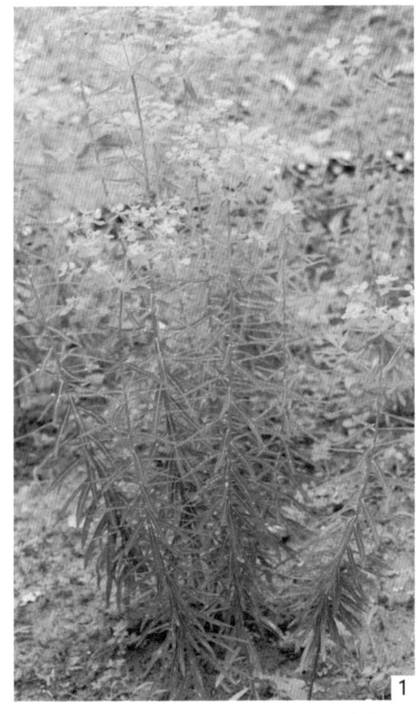

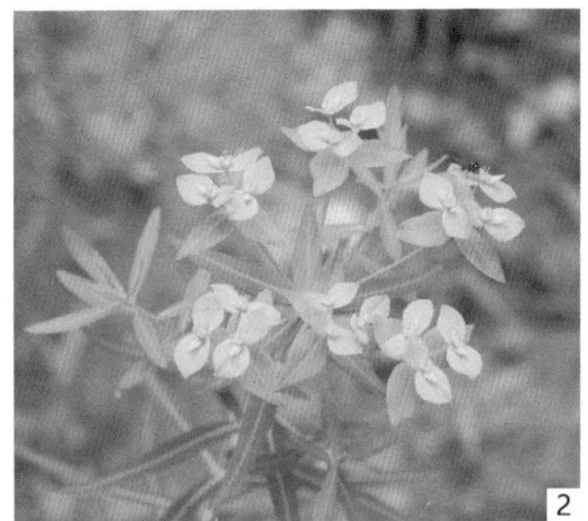

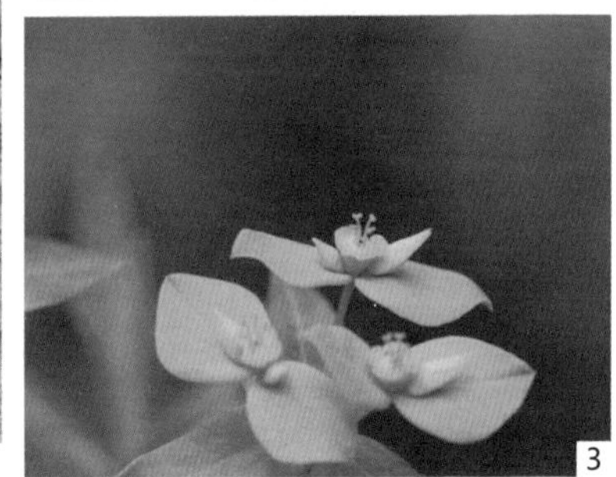

图 6-32 大戟

1. 植株；2. 杯状聚伞花序；3. 花。

·【识别特征】根圆柱状。茎单生或自基部多分枝，被毛。叶互生，常为椭圆形，变异较大，先端尖或渐尖，基部渐狭或呈楔形或近圆形或近平截，全缘；叶两面无毛或有时叶背被毛，变化较大且不稳定。花序单生于二歧分枝顶端；总苞杯状，边缘 4 裂，裂片半圆形；腺体 4，半圆形或肾状圆形，淡褐色。蒴果球状，被稀疏的瘤状突起。种子长球状，暗褐色或微光亮，腹面具浅色条纹；

种阜近盾状，无柄。花期5~8月，果期6~9月。

·【校园分布】立体中药学园区。

·【入药部位】根（大戟）。

·【功效主治】**大戟：**泻水逐饮，消肿散结。主治水肿，胸腹积水，痰饮积聚，二便不利，痈肿，瘰疬。

·【附　　方】**（1）治悬饮，水肿，一身悉肿：**十枣汤。（《伤寒论》）

（2）治五积六聚：半两丸。（《卫生总微》）

（3）治通身肿满、喘急，小便涩：大戟散。（《圣济总录》）

·【本草文化】大戟又名邛钜、下马仙。时珍曰："其根辛苦，戟人咽喉。故名。今俚人呼为下马仙，言利人甚速也。"郭璞注《尔雅》云："荞，邛巨。即大戟也。"

·【其他用途】本品可作兽药。

我的本草观察笔记

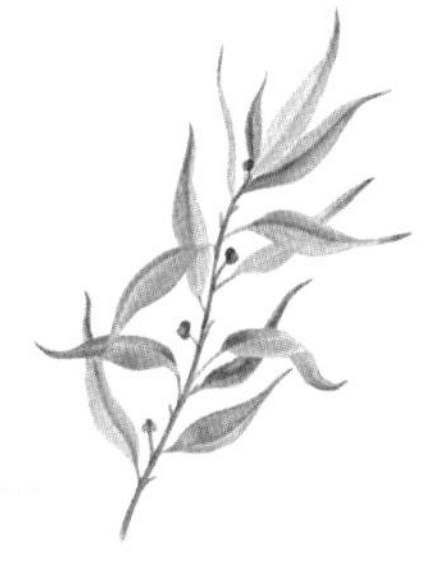

龙牙草

蔷薇科 Rosaceae

Agrimonia pilosa

《本草图经》

【别名】老鹳嘴、毛脚茵、施州龙芽草。

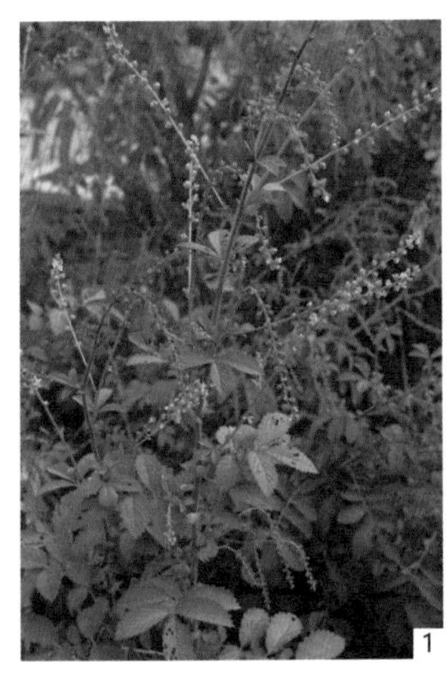
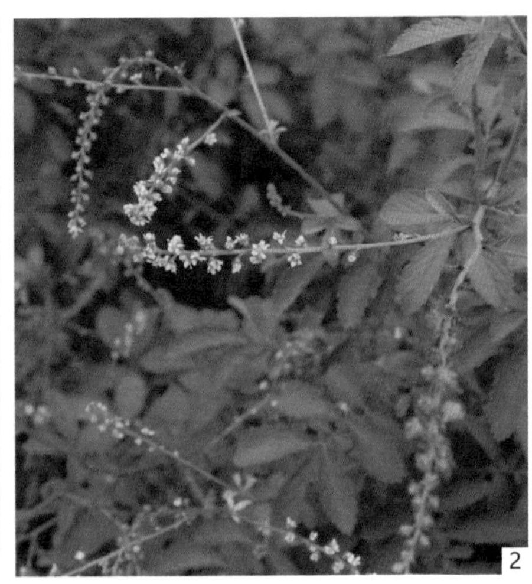

图 6-33　龙牙草

1. 植株；2. 穗状总状花序。

- 【识别特征】根块茎状，具多数侧根。茎被毛。叶为间断奇数羽状复叶，通常有小叶 3~4 对，倒卵椭圆形或倒卵披针形，顶端急尖至圆钝，基部楔形至宽楔形，边缘具急尖至圆钝锯齿；叶面被疏柔毛，叶背通常脉上伏生疏柔毛，有显著腺点；托叶草质，镰形。花序穗状总状顶生；苞片深 3 裂，裂片带形；小苞片对生，卵形；萼片 5，三角卵形；花瓣黄色，长圆形。果实倒卵圆锥形，顶端有数层钩刺。花、果期 5~12 月。
- 【校园分布】时珍园大门附近。
- 【入药部位】地上部分（仙鹤草）。
- 【功效主治】**仙鹤草：**收敛止血，截疟，止痢，解毒，补虚。主治咯血，吐血，崩漏下血，疟疾，血痢，痈肿疮毒，阴痒带下，脱力劳伤。

·【附　　方】**（1）治火毒证：**青叶紫草汤。（**《中西医结合临床外科手册》**）

（2）治内眼出血初期，仍有出血倾向，属血热妄行者：宁血汤。（**《中医眼科学》**）

（3）治咳嗽吐血，便血，血崩：奉贤丸。（**《全国中药成药处方集》**）

·【本草文化】仙鹤草的根芽《神农本草经》称狼牙，象形也。“龙牙”即“狼牙”之声转，故其全草称狼牙草、龙芽草、金顶龙芽（金顶因黄花而名）、异凤颈草、仙鹤草（因花穗长形而名）。可用于脱力劳伤、出血，故又名脱力草、刀口草。

·【其他用途】近年使用秋末春初间的龙牙草地下根茎芽，作驱绦虫特效药；全株富含鞣质，可提制栲胶；可作农药，捣烂水浸液喷洒，有防治蚜虫及小麦锈病之效。

我的本草观察笔记

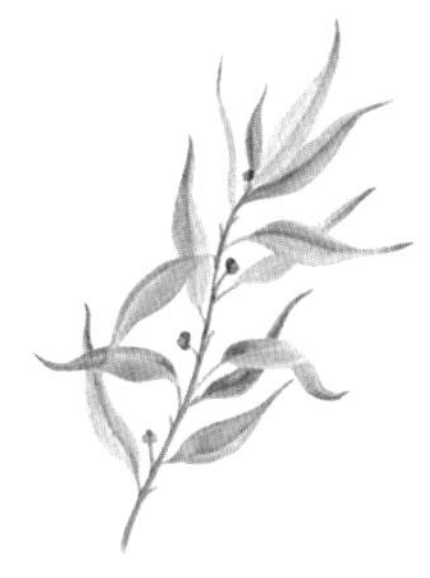

龙　葵

茄科 Solanaceae

Solanum nigrum

《药性论》

【别名】苦葵、飞天龙、白花菜。

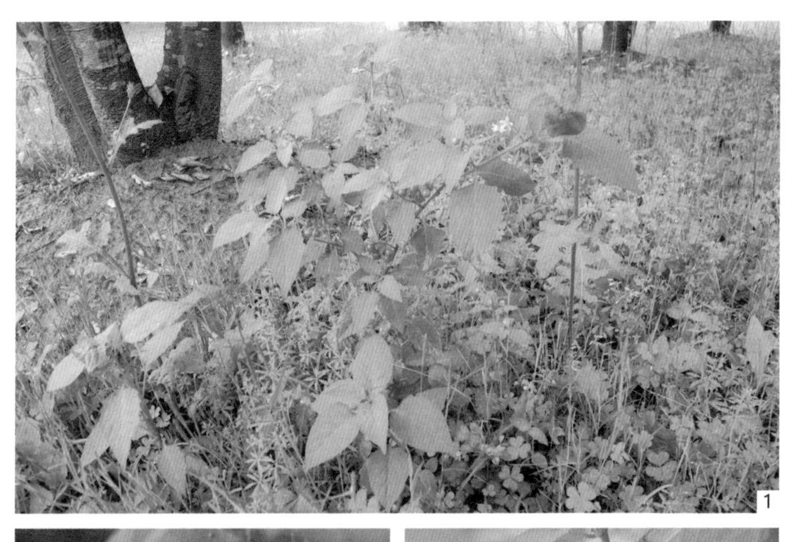

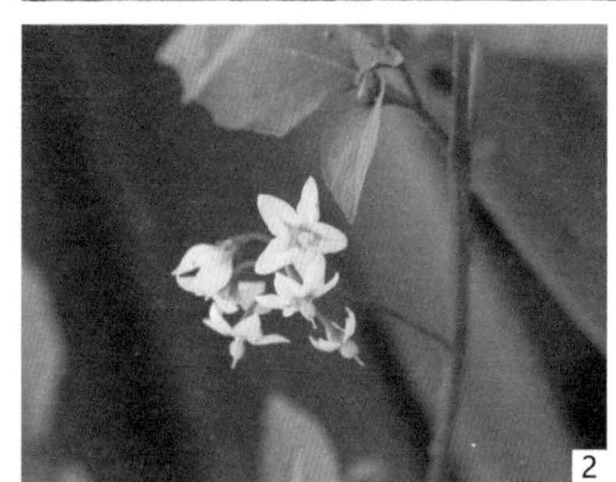

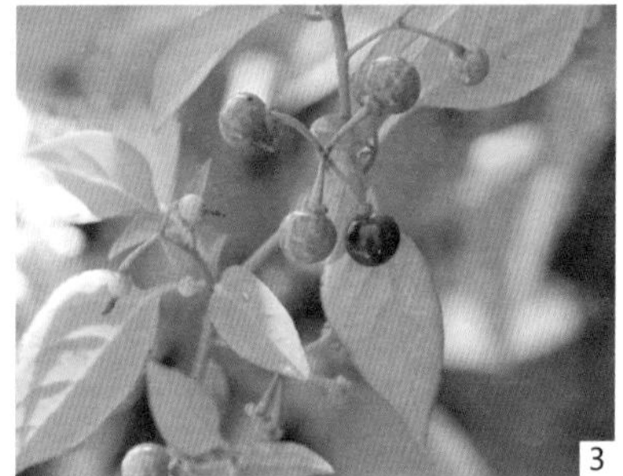

图 6-34　龙葵

1. 植株；2. 蝎尾状聚伞花序；3. 浆果。

·【识别特征】茎无棱或棱不明显，绿色或紫色，近无毛或被微柔毛。叶卵形，先端短尖，基部楔形至阔楔形而下延至叶柄，全缘或具不规则的波状粗齿，光滑或两面均被稀疏短柔毛。蝎尾状花序腋外生；萼小，浅杯状，齿卵圆形，先端圆，基部两齿间连接处成角度；花冠白色，筒部隐于萼内，5深裂，裂片卵圆形。浆果球形，熟时黑色。种子多数，近卵形，两侧压扁。花期5~8月，果期7~11月。

· 【校园分布】学敏亭周围、立体中药学园区。

· 【入药部位】根（龙葵根）、种子（龙葵子）、地上部分（龙葵）。

· 【功效主治】**（1）龙葵根：** 清热利湿，活血解毒。主治痢疾，淋浊，尿路结石，白带异常，风火牙痛，跌打扭伤，痈疽肿毒。

（2）龙葵子： 清热解毒，化痰止咳。主治咽喉肿痛，疔疮，咳嗽痰喘。

（3）龙葵： 清热解毒，消肿散结，利尿通淋。主治疔疮肿痛，淋证，小便不利。

· 【附　　方】**（1）治诸恶疮，多出脓水不干者：** 龙葵散。（《圣济总录》）

（2）治无名肿毒，乳腺包块，喘咳痰鸣等： 灵仙龙草汤。（《验方选编》）

（3）治痈疽疮肿，热焮疼痛： 柳木耳饼。（《太平圣惠方》）

· 【本草文化】龙，为神异之称，以其果实成熟时，色黑如龙之目珠。《本草纲目》云："龙葵，言其性滑如葵也。苦以菜味名，茄以叶形名。天泡、老鸦眼睛，皆以子形名也。与酸浆相类，故加'老鸦'以别之。"浆果成熟时色红或黑，故有诸"红"或"黑"之名。又如耳坠，俗名耳坠菜。教儿草，以其善治小儿风邪得名。又善治疔疮而称乌疔草。野辣椒、山海椒等，皆因其叶相似也。

· 【其他用途】龙葵的浆果和叶子都可以食用，入口酸酸的，微甜，有青涩味。

麦 冬

百合科 Liliaceae

Ophiopogon japonicus

《神农本草经》

【别名】金边阔叶麦冬、麦门冬、狭叶麦冬。

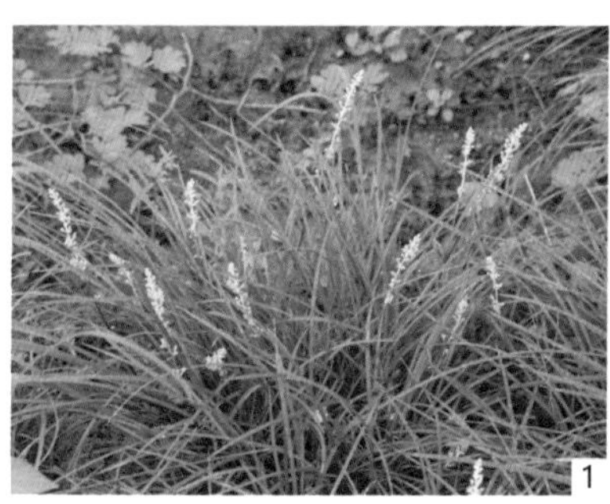
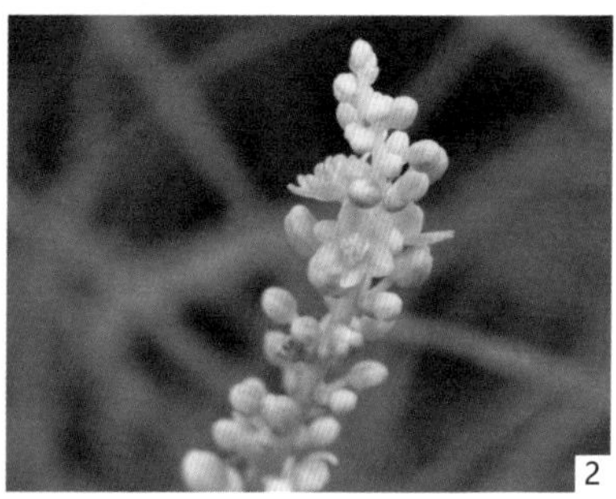

图 6-35 麦冬

1. 植株；2. 总状花序。

- 【识别特征】根较粗，中间或近末端常膨大成椭圆形或纺锤形的小块根，小块根淡褐黄色。地下茎细长，节上具膜质的鞘。茎短。叶基生成丛，禾叶状，先端圆形，边缘具细锯齿。总状花序，具几朵至十几朵花；花单生或成对着生于苞片腋内；苞片披针形；花被片常稍下垂而不展开，披针形，白色或淡紫色。种子球形，深蓝色。花期 5~8 月，果期 8~9 月。
- 【校园分布】立体中药学园区。
- 【入药部位】块根（麦冬）。
- 【功效主治】**麦冬：**养阴生津，润肺清心。主治肺燥干咳，阴虚痨嗽，喉痹咽痛，津伤口渴，内热消渴，心烦失眠，肠燥便秘。
- 【附　　方】**（1）治肺痿，肺胃津伤，虚火上炎，咳唾涎沫等：**麦门冬汤。（《金匮要略》）

（2）治燥伤肺胃阴分，或热或咳者：沙参麦冬汤。（《温病条辨》）

（3）治疟伤胃阴，不饥不饱，不便，潮热，得食则烦热愈加等：麦冬麻仁汤。（《温病条辨》）

- 【本草文化】《本草纲目》曰："麦须曰虋，此草根似麦而有须，其叶如韭，凌冬不凋，故谓之麦虋冬。及有诸韭、忍冬诸名，俗作门冬，便于字也。可以服食断谷，故又有余粮、不死之称。"夏纬瑛《植物名释札记》云："麦门冬，'叶如韭'，韭叶与麦叶，本甚相似……麦冬属植物，未有不如麦者。"喜生"堤坂肥土石间久废处"（《别录》），故名阶前草、沿阶草、秀墩草、家边草。
- 【其他用途】麦冬作林下植被，可防尘固土。

附：沿阶草　*Ophiopogon bodinieri*

本品为中药麦冬的基原植物之一。分布于立体中药学园区。

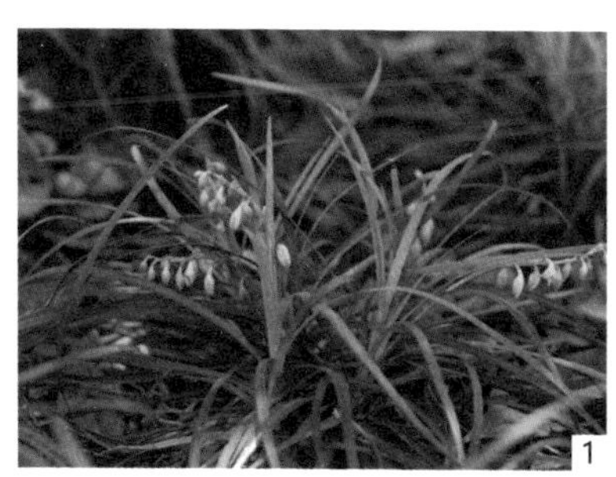
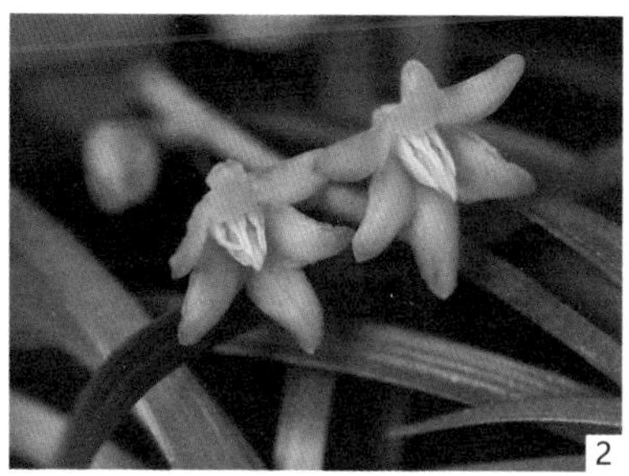

图 6-36　沿阶草

1. 植株；2. 花。

附：短莛山麦冬　*Liriope muscari*

本品以大叶麦门冬之名始载于《陕西中草药》，以块根入药，名土麦冬，具有养阴润肺、清心除烦、益胃生津的功效；主治肺燥干咳，咽干口燥，心烦失眠，消渴，热病伤津，便秘。其在民间多作麦门冬药用。《陕西中草药》载："产地、性味、功能与麦门冬同，都同等入药。但有认为其滋润性较差，清凉性较强。”分布于立体中药学园区。

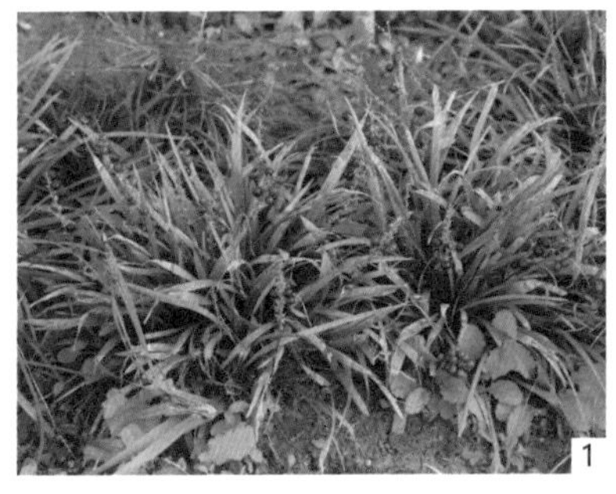

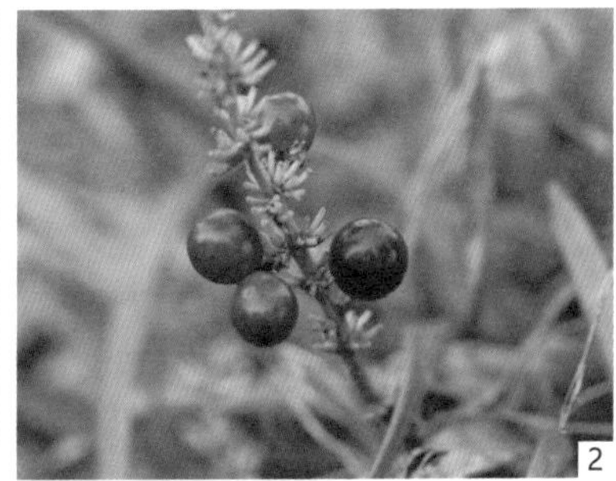

图 6-37　短莛山麦冬

1. 植株；2. 种子。

我的本草观察笔记

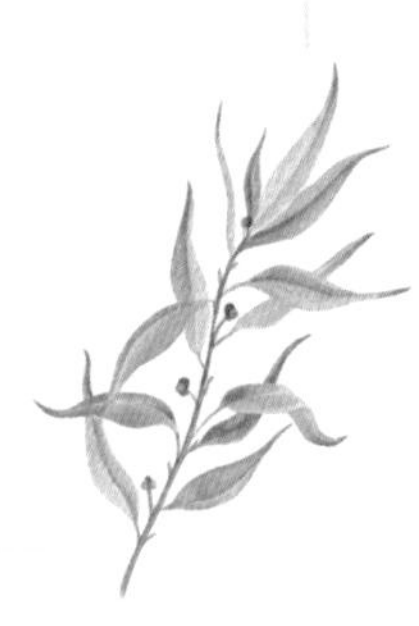

半边莲

桔梗科 Campanulaceae

Lobelia chinensis

《滇南本草》

【别名】瓜仁草、细米草、急解索。

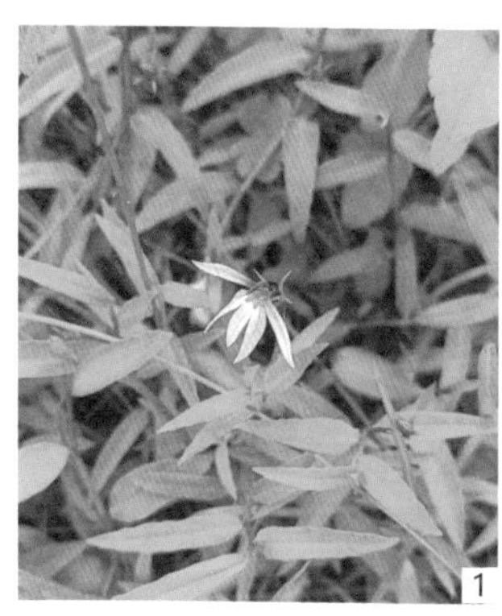
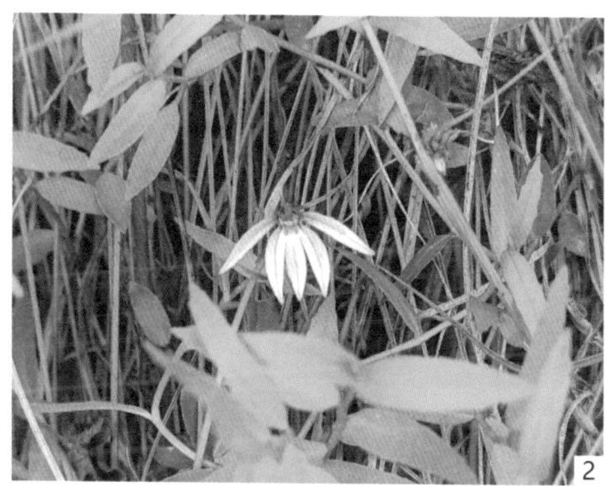

图 6-38　半边莲

1. 植株；2. 花。

- 【识别特征】茎细弱，匍匐，节上生根，分枝直立。叶互生，椭圆状披针形至条形，先端急尖，基部圆形至阔楔形，全缘或顶部有明显的锯齿。花通常 1 朵，生分枝的上部叶腋；花萼筒倒长锥状，裂片披针形，全缘或下部有 1 对小齿；花冠粉红色或白色，背面裂至基部，喉部以下生白色柔毛，裂片全部平展于下方，呈一个平面，2 侧裂片披针形，较长，中间 3 枚裂片椭圆状披针形，较短。蒴果倒锥状。种子椭圆状，稍扁压，近肉色。花、果期 5~10 月。
- 【校园分布】文化长廊周围。
- 【入药部位】全草（半边莲）。
- 【功效主治】**半边莲：**清热解毒，利尿消肿。主治毒蛇咬伤，痈肿疔疮，臌胀水肿，湿热黄疸，湿疹湿疮。
- 【附　　方】**（1）治毒蛇咬伤之火毒证：**祛毒散。（《经验方》）

（2）治百日咳： 半边莲30g，煎汤，煮猪肺1个，喝汤食猪肺。（《浙江民间常用草药》）

（3）治毒蛇咬伤： 半边莲15g，鸡冠花蕊30g，用米酒适量，捣烂过滤，将药汁内服，药渣外敷伤口。（《岭南草药志》）

· **【本草文化】** 传说，观音菩萨离开普陀紫竹林到寿昌大慈岩去，当云游到兰溪砚山脚村时，忽听一阵号哭之声，十分悲惨，原来是一孩子扑在母亲身上大哭，而孩子的母亲已被毒蛇咬伤，迷迷糊糊，眼看已经不省人事，观音菩萨见此情景，忙从坐盘上摘下一朵莲花，来到病人眼前，用莲花给病人涂擦伤口，没多久，伤口便流出许多黑色毒汁，病人神志清醒，很快便能走路了。治好病人后，观音把手里剩下的半边莲花丢在路旁，转瞬间，一阵急雷暴雨过后，这半边莲即长满了田头、地边、河旁，所以半边莲又叫天雷草。

· **【其他用途】** 半边莲花朵小而美丽，成簇开放，具有较高的观赏价值。

我的本草观察笔记

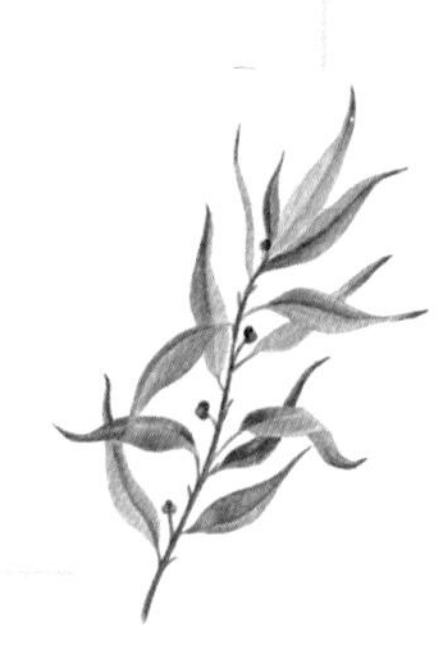

水鬼蕉

石蒜科 Amaryllidaceae

Hymenocallis littoralis

《福建中草药》

【别名】引水蕉、郁蕉、蜘蛛兰。

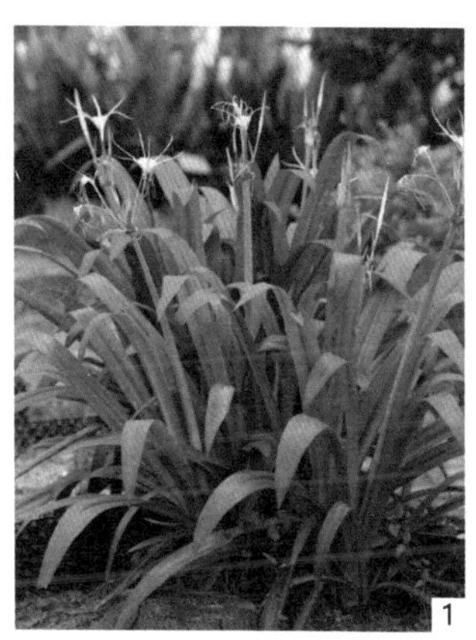

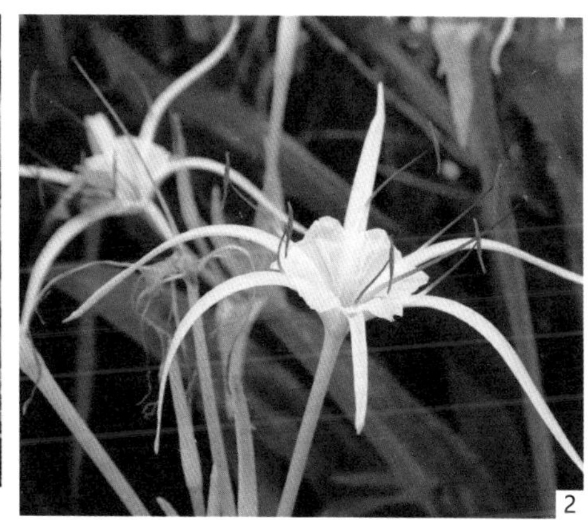

图 6-39　水鬼蕉

1. 植株；2. 花。

- 【识别特征】鳞茎球形。叶 10~12，无柄，基生，剑形，先端急尖，基部渐狭，全缘，深绿色，多脉。花茎扁平，实心；总苞片佛焰苞状，基部极阔；花被管圆柱形，纤细，长短不等；花茎顶端具花 3~8 朵；花白色，无柄；花被裂片线形，通常短于花被管；雄蕊着生于花被管喉部；杯状体（雄蕊杯）钟形或阔漏斗形。蒴果肉质。花期夏末秋初。
- 【校园分布】时珍园大门附近。
- 【入药部位】叶（水鬼蕉）。
- 【功效主治】**水鬼蕉：**舒筋活血，消肿止痛。主治风湿性关节痛，跌打肿痛，痈疽疮肿，痔疮。
- 【附　　方】**（1）治风湿性关节痛：**水鬼蕉鲜叶和面粉捣烂外敷。（《福建中草药》）

（2）治跌打肿痛： 水鬼蕉鲜叶捣烂，加酒少许，炒热敷患处；或取鲜水鬼蕉叶，用针刺数小孔，放热米汤内烫软，缠裹患处。（《福建中草药》）

（3）治痈肿初期： 水鬼蕉鲜叶捣烂，调红糖炒热敷患处。（《福建中草药》）

· 【本草文化】水鬼蕉又名蜘蛛兰，它的名字来源于希腊语。水鬼蕉的花瓣细长又分离，乍一看与蜘蛛的长腿十分相似，而花朵的中间部分似蜘蛛的身体。正因其形似蜘蛛，其花粉才得以顺利传播，帮助其传播花粉的正是见到蜘蛛便会使用毒针发起攻击的节腹泥蜂。节腹泥蜂容易攻击形似蜘蛛的水鬼蕉，直至发现这不是真正的蜘蛛才停下来，在节腹泥蜂"激战"的过程中便已沾上花粉，当它被下一朵水鬼蕉"欺骗"时便能将花粉传播出去，从而促成水鬼蕉的受精过程。

· 【其他用途】水鬼蕉花形奇特，花姿潇洒，色彩素雅，又具芳香，是布置庭园和室内装饰的佳品，温暖地区可在林缘、草地边列植、丛植，还可作为花园配置。

我的本草观察笔记

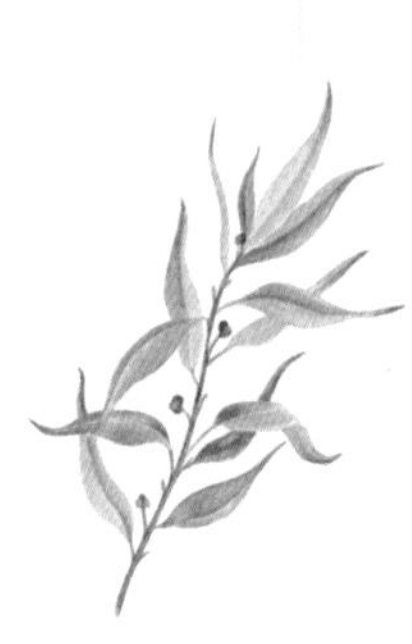

剑叶金鸡菊

菊科 Asteraceae

Coreopsis lanceolata

《贵州本草》

【别名】线叶金鸡菊、大金鸡菊、剑叶波斯菊。

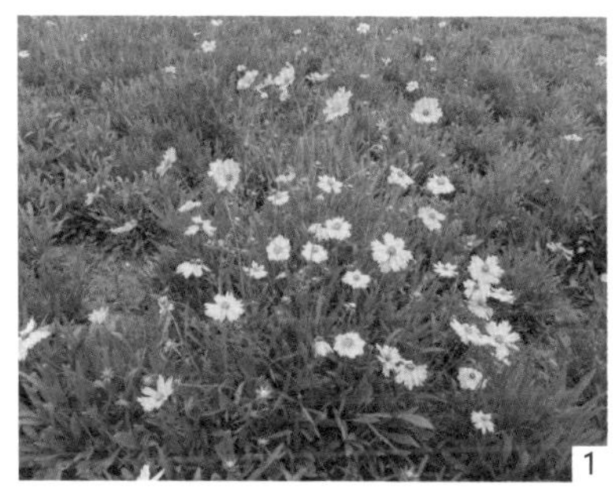

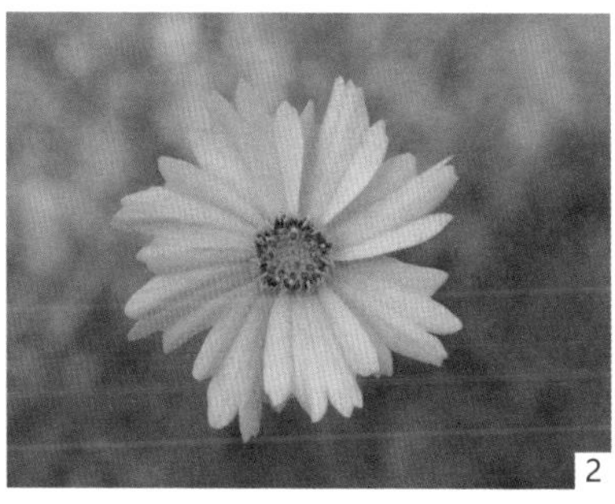

图 6-40　剑叶金鸡菊

1. 植株；2. 头状花序。

- 【识别特征】根纺锤状。茎直立，上有分枝。叶少数，在茎基部成对簇生，叶片匙形或线状倒披针形，基部楔形，顶端钝或圆形；茎上部叶少数，全缘或 3 深裂，裂片长圆形或线状披针形，顶裂片较大，基部窄，顶端钝；上部叶线形或线状披针形。头状花序；总苞片披针形；舌状花黄色，舌片倒卵形或楔形；管状花狭钟形。瘦果圆形或椭圆形。花期 5~9 月。
- 【校园分布】立体中药学园区周围。
- 【入药部位】全草（线叶金鸡菊）。
- 【功效主治】**线叶金鸡菊：** 解热毒，消痈肿。主治疮疡肿毒。
- 【附　　方】**治暑热：** 线叶金鸡菊叶 5g，苦丁茶 10g，开水浸泡，当茶饮。（《黔南本草》）
- 【本草文化】剑叶金鸡菊在朝阳的山坡上生长得特别迅猛，喜欢阳光充足的环境，追逐着阳光生长，且其花色金黄，如阳光般灿烂，因此得一俗名“太阳花”。

·【其他用途】剑叶金鸡菊花朵繁盛鲜艳，冬叶长绿，至冬不凋，花期很长，生长健壮，栽培繁殖容易，为很好的观花常绿植物。其花含水溶性色素，可提取制作着色性能良好的水溶性黄色素，用于饮料等食品的着色。

我的本草观察笔记

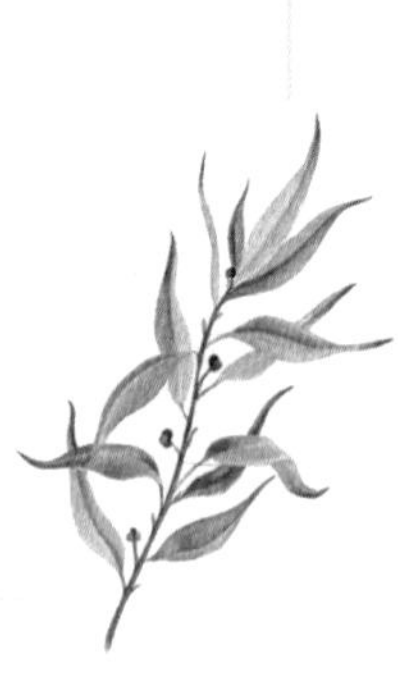

簇生卷耳

石竹科 Caryophyllaceae

Cerastium fontanum subsp. *vulgare*

《云南药用植物名录》

【别名】簇生泉卷耳。

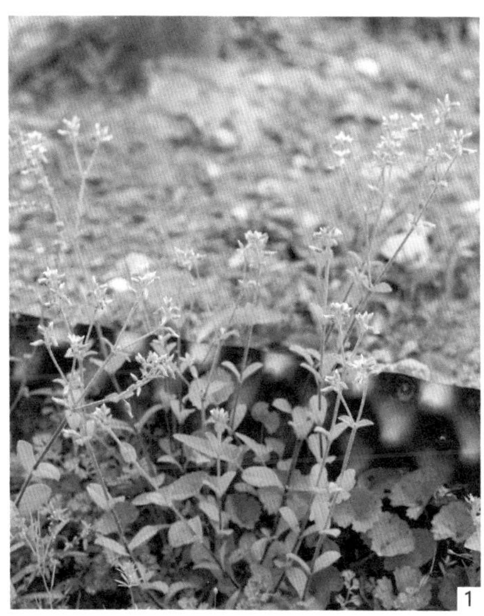

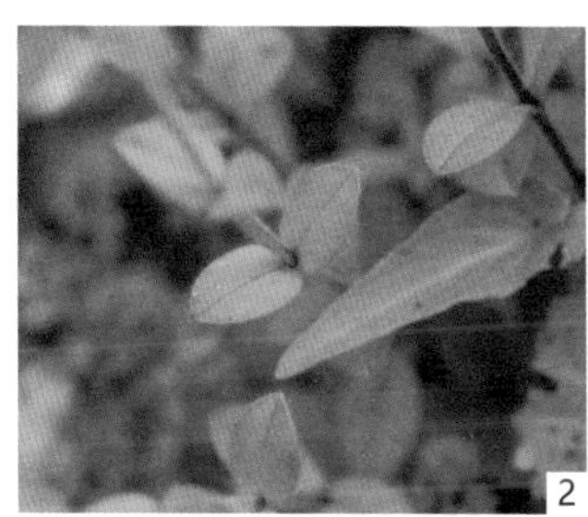

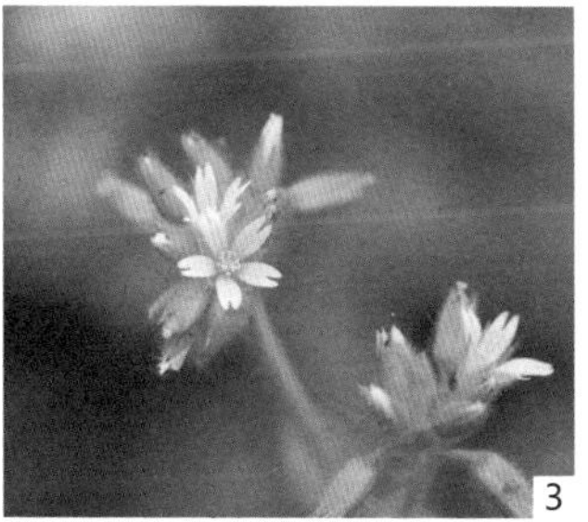

图 6-41　簇生卷耳

1. 植株；2. 叶；3. 聚伞花序。

- 【识别特征】茎单生或丛生，近直立，被毛。基生叶近匙形或倒卵状披针形，基部渐狭而呈柄状，两面被短柔毛；茎生叶交互对生，叶片卵形、狭卵状长圆形或披针形，顶端急尖或钝尖，两面均被短柔毛，边缘具缘毛。聚伞花序顶生；萼片 5，长圆状披针形；花瓣 5，白色，倒卵状长圆形，顶端 2 裂。蒴果圆柱形。种子褐色，具瘤状突起。花期 5~6 月，果期 6~7 月。
- 【校园分布】草药园区、立体中药学园区。
- 【入药部位】全草（小白绵参）。

·【功效主治】**小白绵参：** 清热，解毒，消肿。主治感冒发热，小儿高热惊风，痢疾，乳痈初起，疔疮肿毒。

·【附　　方】**（1）治感冒：** 小白绵参、芫荽各15g，胡颓子叶9g，水煎服。（**《浙江药用植物志》**）

（2）治乳痈： 小白绵参、酢浆草、过路黄各30g，水煎服，渣敷患处。（**《浙江药用植物志》**）

（3）治疔疽： 鲜小白绵参适量，加桐油捣烂，外敷患处。（**《浙江药用植物志》**）

·【本草文化】中国古代第一部诗歌总集《诗经》中的著名诗篇《国风·周南·卷耳》载："采采卷耳，不盈顷筐。嗟我怀人，寘彼周行。"它以卷耳起兴，生动形象地描写出了女子丈夫远行在外的艰辛，以思家念归的备受旅途辛劳的男子口吻来写，男女主人公各自的内心独白在同一场景同一时段中展开，犹如一场表演着的戏剧。

我的本草观察笔记

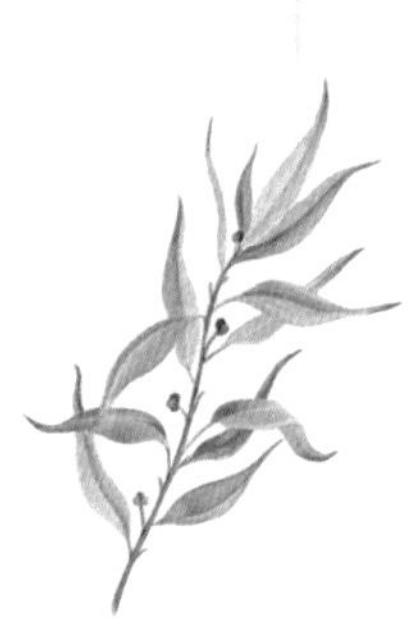

多花黄精

百合科 Liliaceae

Polygonatum cyrtonema

《名医别录》

【别名】南黄精、野生姜、姜形黄精。

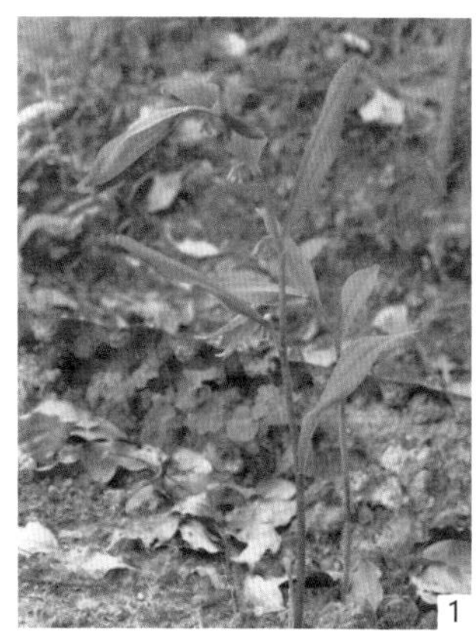

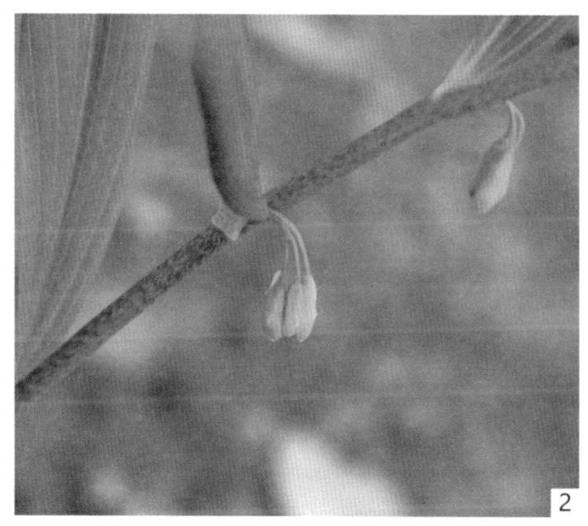

图 6-42　多花黄精

1. 植株；2. 伞形花序。

- 【识别特征】根茎肥厚，通常连珠状或结节成块，少有近圆柱形。叶互生，椭圆形、卵状披针形至矩圆状披针形，少有稍作镰状弯曲，先端尖至渐尖，基部圆钝，全缘。伞形花序，通常有花 3~7 朵；苞片微小，位于花梗中部以下，或不存在；花冠钟状，黄绿色；花冠裂片 6，披针形；雄蕊 6 枚。浆果球形，黑色。花期 5~6 月，果期 8~10 月。
- 【校园分布】立体中药学园区。
- 【入药部位】根茎（黄精）。
- 【功效主治】**黄精：**补气养阴，健脾，润肺，益肾。主治脾胃气虚，体倦乏力，胃阴不足，口干食少，肺虚燥咳，劳嗽咳血，精血不足，腰膝酸软，须发早白，内热消渴。
- 【附　　方】**（1）治老年性白内障：**熟地首乌汤。（《眼科临证

录》）

（2）治肾虚精滑：枸杞丸。（《普济方》）

（3）治大风癞病，面赤疹起，手足挛急，身发疮痍，及指节已落者：黄精煎。（《圣济总录》）

- 【本草文化】《本草图经》曰："隋时羊公服黄精法云，黄精是芝草之精也，一名葳蕤，一名白及，一名仙人余粮，一名苟格，一名马箭，一名垂珠，一名菟竹。"《本草纲目》曰："黄精为服食要药，故《别录》列于草部之首，仙家以为芝草之类，以其得坤土之精粹，故谓之黄精。《五符经》云，黄精获天地淳精，故名为戊己芝，是此义也；余粮、救穷，以功名也；鹿竹、菟竹，因叶似竹，而鹿、兔食之也；垂珠，以子形也。"陈嘉谟曰："根如嫩姜，俗名野生姜，九蒸九曝，可以代粮，又名米铺。"
- 【其他用途】多花黄精具有较强的耐阴特性，其发达的根茎亦适合盆栽观赏，叶片互生，颜色鲜亮，叶脉纹理清晰。此外，目前还有黄精粥、黄精茶，或以黄精为主要原料制成的保健品，如人参黄精胶囊、黄精覆益胶囊。

我的本草观察笔记

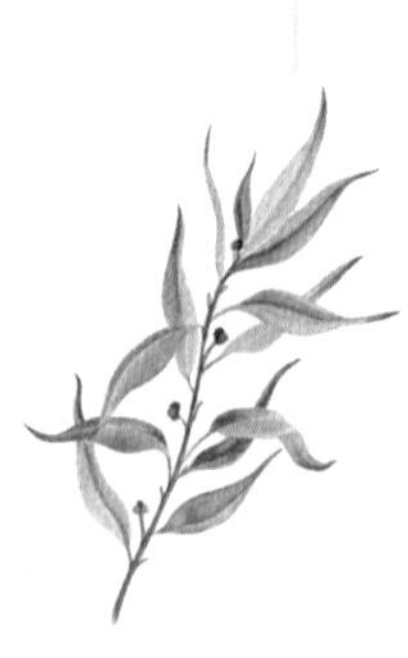

玉 竹

百合科 Liliaceae

Polygonatum odoratum

《神农本草经》

【别名】铃铛菜、玉术、葳蕤。

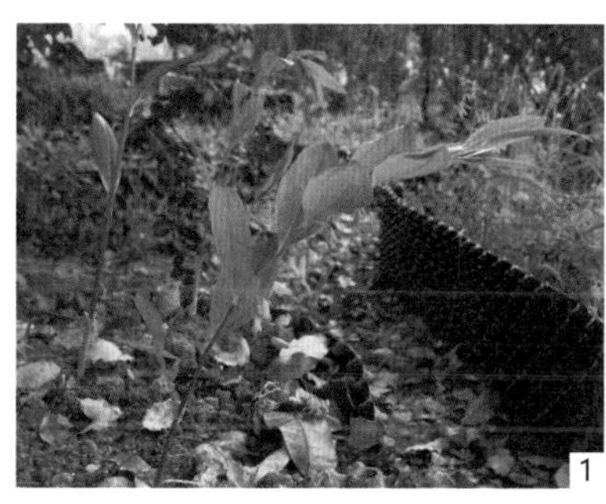

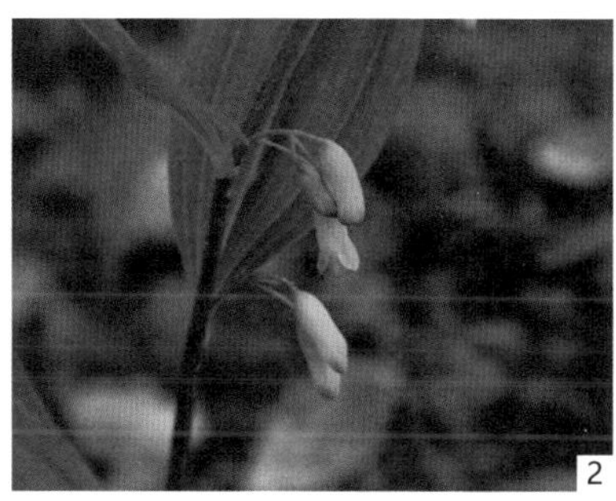

图 6-43 玉竹

1. 植株；2. 伞形花序。

- 【识别特征】根茎横走，肉质，黄白色，密生多数须根。茎单一，具叶 7~12 枚。叶互生，椭圆形至卵状矩圆形，先端尖，基部圆钝，全缘；叶背带灰白色，叶背脉上平滑至呈乳头状粗糙；无柄。伞形花序，腋生；总花梗无苞片或有条状披针形苞片；花被筒状，黄绿色至白色，先端 6 裂，裂片卵圆形，常带绿色；雄蕊 6，着生于花被筒中部。浆果球形，熟时蓝黑色。花期 5~6 月，果期 7~9 月。
- 【校园分布】立体中药学园区。
- 【入药部位】根茎（玉竹）。
- 【功效主治】**玉竹：**养阴润燥，生津止渴。主治肺胃阴伤，燥热咳嗽，咽干口渴，内热消渴。
- 【附　　方】**（1）治脑肾虚阳上浮而致痴呆或昏睡在床、神智不清等：**玉竹钩藤汤。（《李斯炽方》）

（2）治痰嗽喘急虚劳之人，不宜用麦冬、五味子者：保金汤。

（《不居集》）

（3）治痰水、痰涎涌盛，咳逆喘满：玉竹饮子。（《张氏医通》）

·【本草文化】玉竹又名女萎，《医学入门》云："萎，委委，美貌；蕤，实也。女人用云去皯斑，美颜色，故名女萎。"《本草纲目》云："其叶光莹而像竹，其根多节，故有荧及玉竹、地节诸名。《吴普本草》又有乌女、虫蝉之名，宋本一名马熏，即乌萎之讹者也。"《本草经集注》云："茎干强直，似竹箭杆，有节。故有玉竹之名。"《尔雅义疏》云："今玉竹野人呼笔管子。"同此理也。

·【其他用途】玉竹宜用于花境或林缘作观赏地被植物，也可盆栽观赏。

我的本草观察笔记

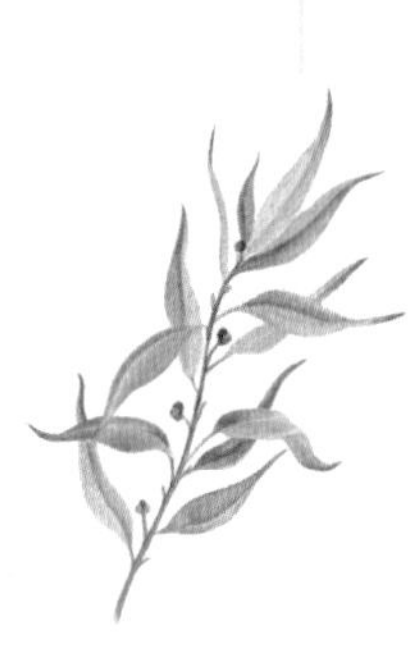

半　夏

天南星科 Araceae

Pinellia ternata

《神农本草经》

【别名】地珠半夏、地文、三角草。

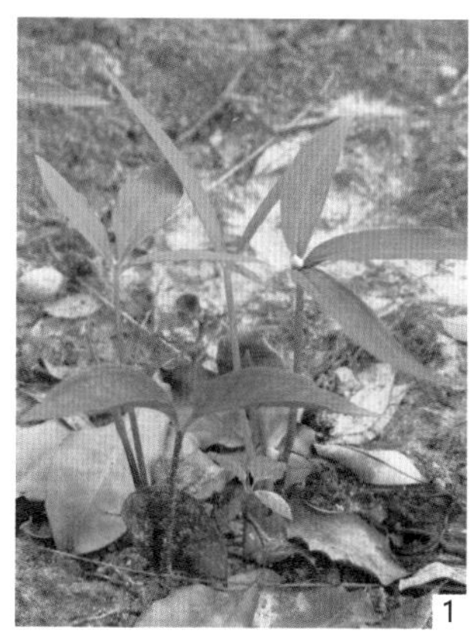

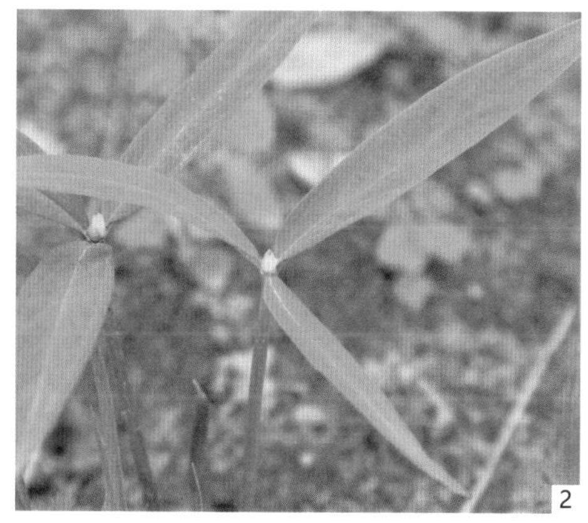

图 6-44　半夏

1. 植株；2. 叶（示珠芽）。

- 【识别特征】块茎圆球形，具须根。叶 2~5 枚，有时 1 枚；叶柄基部具鞘，鞘内、鞘部以上或叶片基部具珠芽；幼苗叶片卵状心形至戟形，为全缘单叶；老株叶片 3 全裂，裂片绿色，背淡，长圆状椭圆形或披针形，两头锐尖，全缘或具不明显的浅波状圆齿；侧裂片稍短。肉穗花序；佛焰苞绿色或绿白色，管部狭圆柱形；檐部长圆形，绿色，有时边缘青紫色。浆果卵圆形，黄绿色。花期 5~7 月，果期 8 月。
- 【校园分布】立体中药学园区。
- 【入药部位】块茎（半夏）。
- 【功效主治】**半夏：**燥湿化痰，降逆止呕，消痞散结。主治湿痰寒痰，咳喘痰多，痰饮眩悸，风痰眩晕，痰厥头痛，呕吐反胃，胸脘痞闷，梅核气；外治痈肿痰核。

·【附　　方】**（1）治上焦虚寒，膈间厌闷，饮食先吐而后下：**半夏散。（《太平圣惠方》）

（2）治痰湿攻伤，绿风内障，临床常用于治疗青光眼：半夏羚羊角散。（《审视瑶函》）

（3）治膈气痰结：半夏五香丸。（《圣济总录》）

·【本草文化】半夏又名守田、水玉等，《本草纲目》曰："《礼记·月令》，五月半夏生，盖当夏之半也，故名。守田会意；水玉因形。"其块茎小圆，故名羊眼、地珠、地巴豆等。

我的本草观察笔记

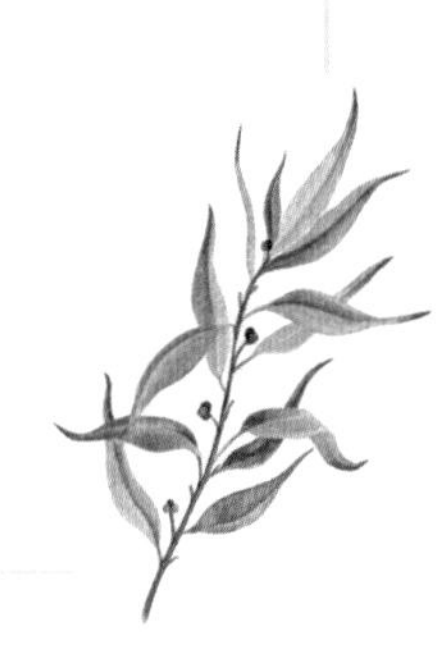

肾　茶

唇形科 Lamiaceae

Clerodendranthus spicatus

《常用中草药手册》

【别名】猫须草、猫须公、牙努秒。

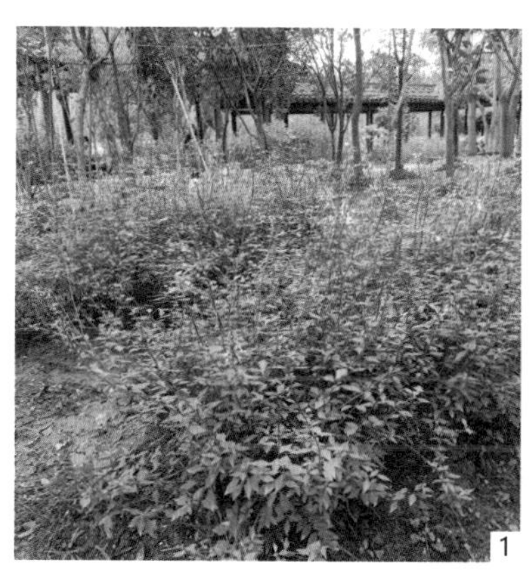

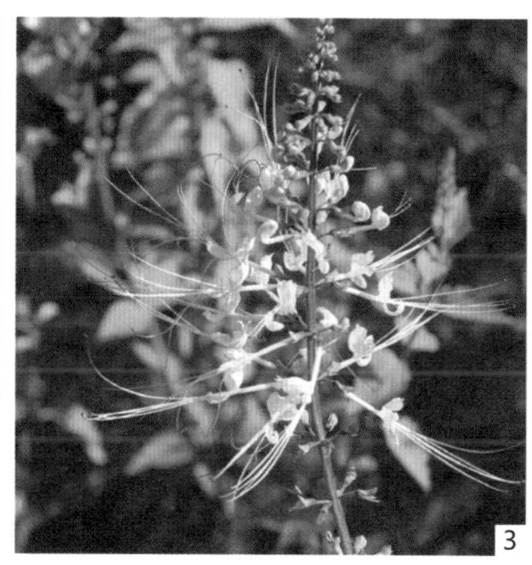

图 6-45　肾茶

1. 植株；2. 总状花序。

- 【识别特征】茎直立，四棱形，被倒向短柔毛。叶交互对生，纸质，卵形、菱状卵形或卵状长圆形，先端急尖，基部宽楔形至截状楔形，边缘具粗牙齿或疏圆齿，齿端具小突尖；叶面橄榄绿色，叶背灰绿色；叶柄腹平背凸，被短柔毛。轮伞花序，组成总状花序；苞片圆卵形；花萼二唇形；花冠浅紫色或白色；雄蕊明显伸出。小坚果卵形，深褐色，具皱纹。花、果期 5~11 月。
- 【校园分布】福九味展区周围。
- 【入药部位】全草（猫须草）。
- 【功效主治】**猫须草：**清热利湿，通淋排石。主治急、慢性肾炎，膀胱炎，尿路结石，胆结石，风湿性关节炎。
- 【附　　方】**（1）治肾炎、膀胱炎：**猫须草 60g，一点红、紫茉莉根各 30g，水煎服。（《福建药物志》）

（2）治尿道结石： 猫须草、石韦各30g，茅莓根90g，葡萄60g，水煎服。（**《福建药物志》**）

（3）治肾炎水肿： 猫须草、白花蛇舌草、车前草各30g，水煎服。（**《黔南本草》**）

- 【本草文化】肾茶被誉为中国四大傣药之一，应用历史长达2000余年。傣家肾茶，即西双版纳玉林原生的肾茶具有最高的活性成分、纯度和疗效，是国内公认最好的肾茶。由于其雄蕊酷似猫的胡须，因此肾茶也称为猫须草。
- 【其他用途】新鲜采摘的肾茶用开水冲泡即可饮用，清凉消炎。马来西亚人还会将其制作成茶包冲泡饮用。

我的本草观察笔记

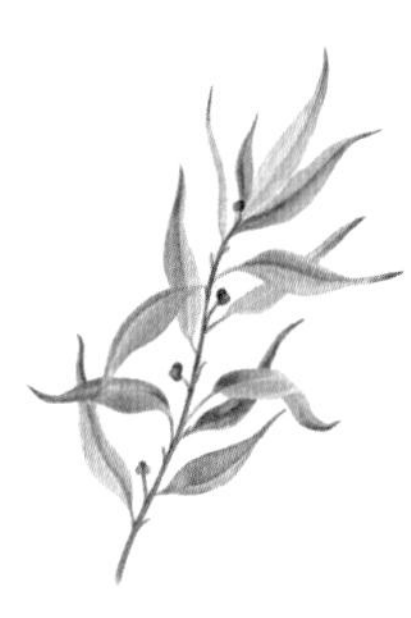

小叶细蚂蟥

豆科 Fabaceae

Leptodesmia microphylla

《江西民间草药》

【别名】小叶三点金、碎米柴、小叶山蚂蝗。

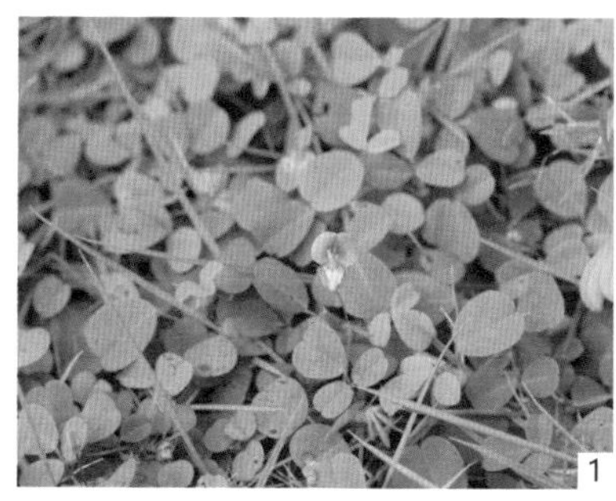

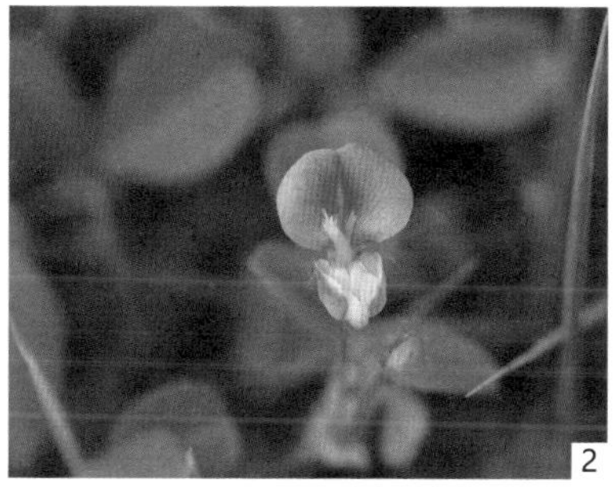

图 6-46　小叶细蚂蟥

1. 植株；2. 花。

· 【识别特征】茎纤细，多分枝，直立或平卧，通常红褐色。羽状三出复叶；托叶披针形，具条纹，疏生柔毛，有缘毛；小叶薄纸质，倒卵状长椭圆形至椭圆形，先端圆形，基部宽楔形或圆形，全缘，叶背被极稀疏柔毛或无毛。总状花序顶生或腋生，被黄褐色开展柔毛，有花 6~10 朵；苞片卵形，被黄褐色柔毛；花萼 5 深裂，密被黄褐色长柔毛；花冠浅紫色。荚果，荚节近圆形，扁平，被小钩状毛和缘毛或近于无毛。花期 5~9 月，果期 9~11 月。

· 【校园分布】至善楼草坪。

· 【入药部位】全草（小叶三点金草）、根（辫子草根）。

· 【功效主治】**（1）小叶三点金草：**健脾利湿，止咳平喘，解毒消肿。主治小儿疳积，黄疸，痢疾，咳嗽，哮喘，支气管炎；外用治毒蛇咬伤，痈疮溃烂，漆疮，痔疮。

（2）辫子草根：清热利湿，调经止血，活血通络。主治黄疸，痢疾，淋证，风湿痹痛，咯血，崩漏，白带异常，痔疮，跌打损伤。

【附　　方】**（1）治小儿疳积：**小叶三点金草30g，雪见草15g，鸡肝1具，水炖，服汤食肝。（**《江西草药》**）

（2）治痔疮：小叶三点金草60g，煎水熏洗。（**《江西民间草药》**）

（3）治细菌性痢疾，肠炎：辫子草根15~30g，铁线蕨15g，水煎服。（**《湖南药物志》**）

我的本草观察笔记

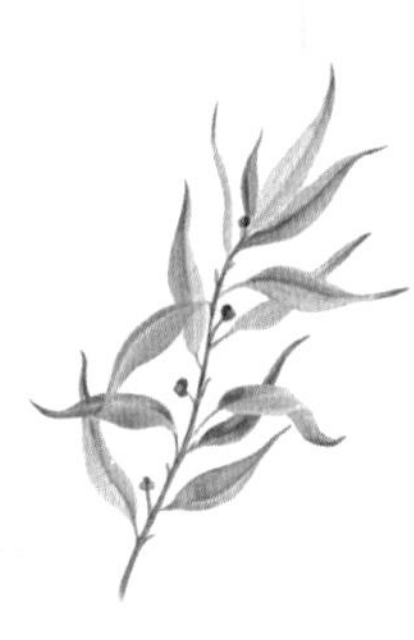

薏　苡

禾本科 Poaceae

Coix lacryma-jobi

《神农本草经》

【别名】菩提子、五谷子、草珠子。

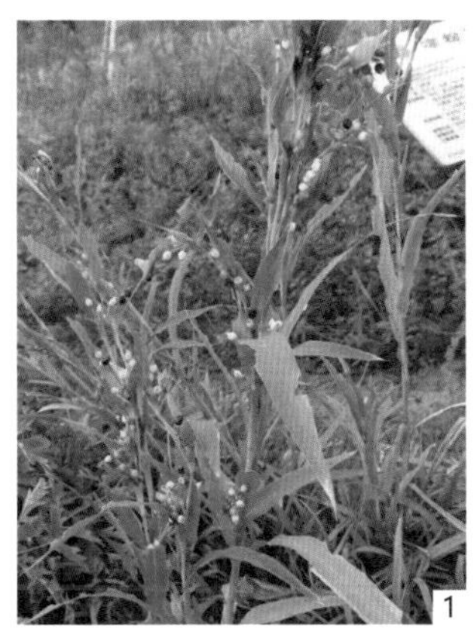

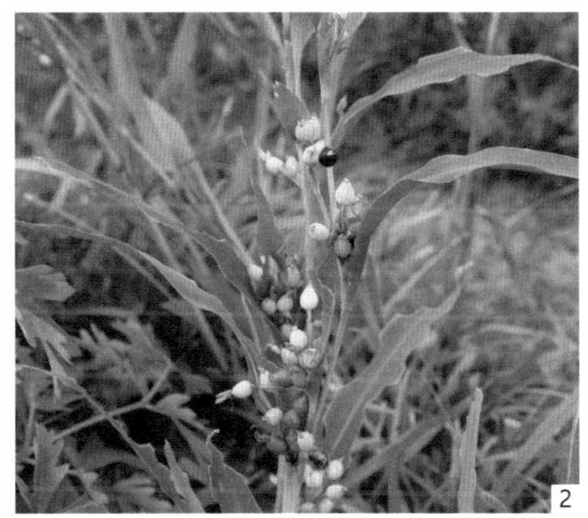

图 6-47　薏苡

1. 植株；2. 颖果。

- 【识别特征】须根黄白色，海绵质。秆直立，丛生。叶鞘短于其节间；叶舌干膜质；叶片扁平，宽大，开展，基部圆形或近心形，中脉粗厚，边缘粗糙。总状花序腋生成束，具长梗。雌小穗外包以骨质念珠状之总苞，总苞卵圆形，珐琅质，坚硬，有光泽；第一颖卵圆形，顶端渐尖，呈喙状，具 10 余条脉，包围着第二颖及第一外稃。颖果小，常不饱满。雄小穗 2~3 对，着生于总状花序上部；第一颖草质，边缘内折成脊，顶端钝，第二颖舟形。花、果期 6~12 月。
- 【校园分布】立体中药学园区。
- 【入药部位】叶（薏苡叶）、成熟种仁（薏苡仁）、根（薏苡根）。
- 【功效主治】**（1）薏苡叶：**温中散寒，补益气血。主治胃寒疼痛，气血虚弱。

（2）薏苡仁： 利水渗湿，健脾止泻，除痹，排脓，解毒散结。主治水肿，脚气，小便不利，脾虚泄泻，湿痹拘挛，肺痈，肠痈，赘疣，癌肿。

（3）薏苡根： 清热，利湿，驱虫。主治肺热咳嗽，肺脓肿，尿路结石，尿路感染，肝炎，蛔虫病。

·【附　　方】**（1）治风湿在表，湿郁化热证：** 麻黄杏仁薏苡甘草汤。（《金匮要略》）

（2）治脾虚湿盛证： 参苓白术散。（《太平惠民和剂局方》）

（3）治湿热痹证，湿聚热蒸： 宣痹汤。（《温病条辨》）

·【本草文化】东汉名将马援（伏波将军）领兵到南疆打仗，军中士卒病者甚多。当地民间有种用薏苡治瘴的方法，试用后果然疗效显著。马援平定南疆凯旋时，带回了几车薏苡药种。谁知马援死后，朝中有人诬告他带回来的几车薏苡，是搜刮来的明珠。经彻查后，证实这是一宗冤案。这一事件，后人称之为“薏苡之谤”。白居易也曾写有“薏苡谗忧马伏波”之诗句。

·【其他用途】薏苡为念佛串珠用的菩提珠子，总苞坚硬，美观，按压不破，有白色、灰色、蓝紫色等各色，有光泽而平滑，基端之孔大，易于穿线成串，工艺价值大，但颖果小，质硬，淀粉少，遇碘成蓝色，不能食用。薏苡秸秆是优良的牲畜饲料。

我的本草观察笔记

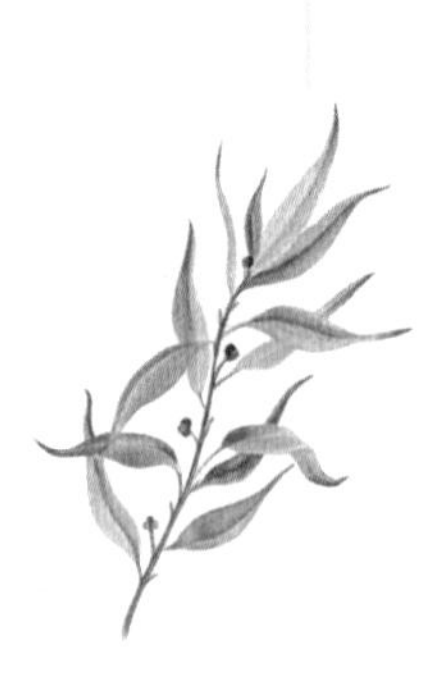

淡竹叶

禾本科 Poaceae

Lophatherum gracile

《滇南本草》

【别名】碎骨草、山鸡米草、竹叶草。

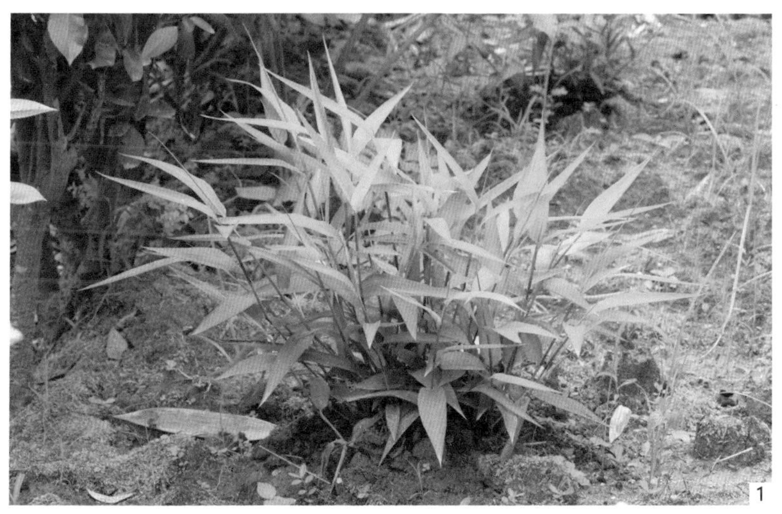

图 6-48　淡竹叶

1. 植株。

- 【识别特征】须根中部膨大，呈纺锤形小块根。秆直立，疏丛生，具 5~6 节。叶鞘平滑或外侧边缘具纤毛；叶舌质硬，褐色，背有糙毛；叶片披针形，具横脉，有时被柔毛或疣基小刺毛，基部收窄成柄状。圆锥花序，分枝斜升或开展；小穗线状披针形，具极短柄；颖顶端钝，具 5 脉，边缘膜质；第一外稃，具 7 脉，顶端具尖头，内稃较短；不育外稃向上渐狭小，互相密集包卷，顶端具短芒。颖果长椭圆形。花、果期 6~10 月。
- 【校园分布】立体中药学园区。
- 【入药部位】根茎及块根（碎骨子）、茎叶（淡竹叶）。
- 【功效主治】**（1）碎骨子：**清热利尿。主治发热，口渴，心烦，小便不利。

（2）淡竹叶：清热泻火，除烦止渴，利尿通淋。主治热病烦渴，小便短赤涩痛，口舌生疮。

·【附　　方】**（1）治麻疹透发不出，发热咳嗽，烦躁口渴等：**宣毒发表汤。（《医宗金鉴》）

（2）治上、中二焦积热，面热头昏，唇焦咽燥舌肿喉闭等：凉膈散。（《太平惠民和剂局方》）

（3）治气阴两虚，心烦喘闷：淡竹叶汤。（《圣济总录》）

·【本草文化】相传，建安十九年（214 年），曹操独揽大权，在朝中威势日甚，此时刘备已取得了汉中，在诸葛亮的建议下，发兵声讨曹操。先锋即是张飞与马超。兵分二路，张飞一路兵马到巴西城后，即与曹操派来的大将张郃相遇。张飞急攻不下后，便指使军士在阵前骂阵。张郃不理，坚守不战，并大吹大擂饮酒，直气得张飞七窍生烟，众兵士也多因骂阵而热病烦渴。诸葛亮闻知后，便派人送来了五十瓮佳酿，并嘱咐张飞依计而行。酒抬到了阵前，张飞吩咐军士们席地而坐，打开酒瓮大碗饮酒，自己更是把瓮大饮。有细作报上山寨，张郃登高一看，果然如此，恶狠狠地骂道："张飞欺我太甚！"传令当夜下山劫寨，结果遭到惨败。原来张飞使的是一条"诱敌之计"，他们白天在阵前喝的不是什么"佳酿美酒"，而是孔明遣人送来的一种中药汤——淡竹叶汤，既诱张郃上当，又为张飞和众军士们解火治病。

·【其他用途】民间多用淡竹叶制作夏日消暑的凉茶饮用。

野 菊

菊科 Asteraceae

Chrysanthemum indicum

《本草经集注》

【别名】野菊花、野山菊、路边菊。

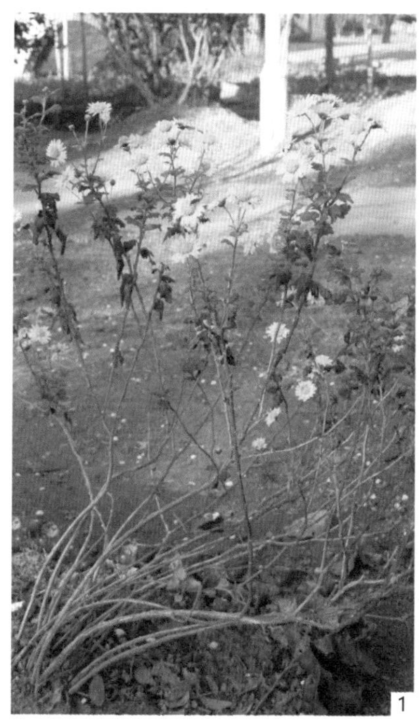

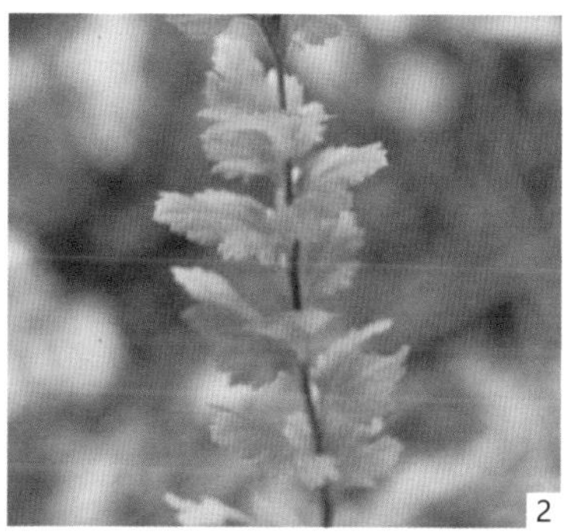

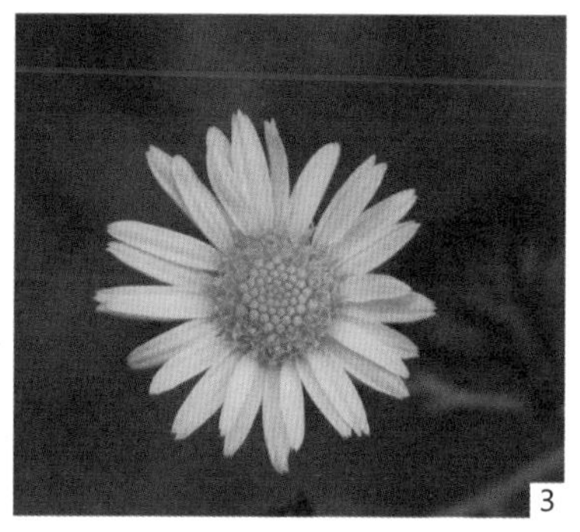

图 6-49 野菊

1. 植株；2. 叶；3. 头状花序。

·【识别特征】茎直立或铺散；茎枝被稀疏的毛。叶互生，中部茎叶卵形、长卵形或椭圆状卵形，羽状半裂、浅裂或分裂不明显而边缘有浅锯齿，基部截形或稍心形或宽楔形。头状花序，多数在茎顶排成伞房圆锥花序或伞房花序；总苞片约 5 层，外层卵形或卵状三角形，中层卵形，内层长椭圆形；全部苞片边缘白色或褐色宽膜质，顶端钝或圆；舌状花黄色。瘦果。花期 6~11 月。

·【校园分布】立体中药学园区。

·【入药部位】头状花序（野菊花）、根或全草（野菊）。

·【功效主治】**（1）野菊花：**清热解毒，泻火平肝。主治疔疮痈肿，目赤肿痛，头痛眩晕。

（2）野菊：清热解毒，明目。主治感冒，痢疾，痈肿，疔疮，目赤肿痛，眩晕，瘰疬，湿疹。

·【附　　方】**（1）治疔疮、痈肿、丹毒：**五味消毒饮。（《医宗金鉴》）

（2）治痈疽疔肿、一切无名肿毒：东篱散。（《孙天仁集效方》）

（3）治一切疔疮：解急饮。（《玉案》）

·【本草文化】据史载，晋安帝义熙元年（405 年），陶渊明任彭泽县令，在职仅八十余日，逢督邮来县检查，按规定必须束带揖见，他愤然留下一句“我岂能为五斗米折腰向乡里小儿”，便自解印绶而去，过起了“采菊东篱下，悠然见南山”的耕读生活，而陶渊明种的九华菊就是野菊花的一种。

·【其他用途】野菊花茶色泽金黄，芳香宜人，是四季皆宜的健康饮品；野菊花浸液对杀灭孑孓及蝇蛆亦非常有效。此外，野菊花中所含的黄色素亦可作为食品添加剂。

我的本草观察笔记

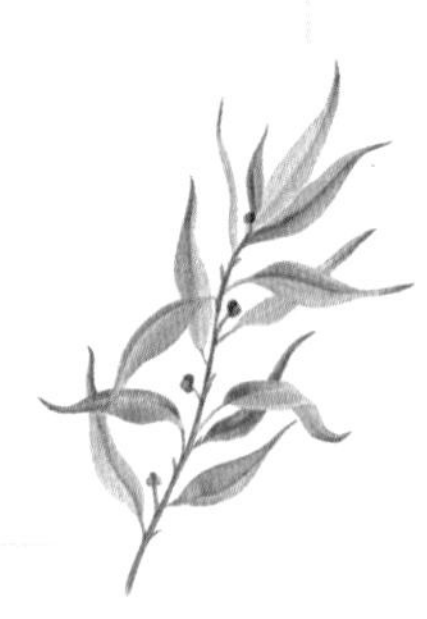

莲

Nelumbo nucifera

《尔雅》

【别名】荷花、芙蓉、芙蕖。

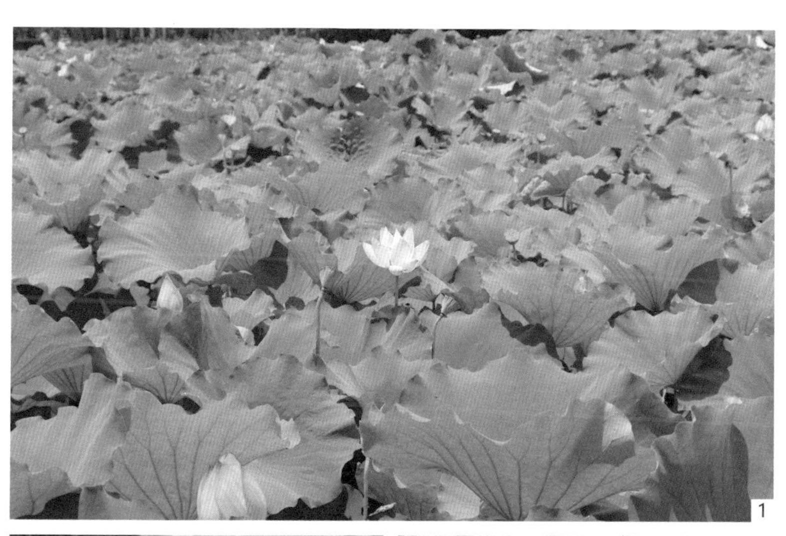

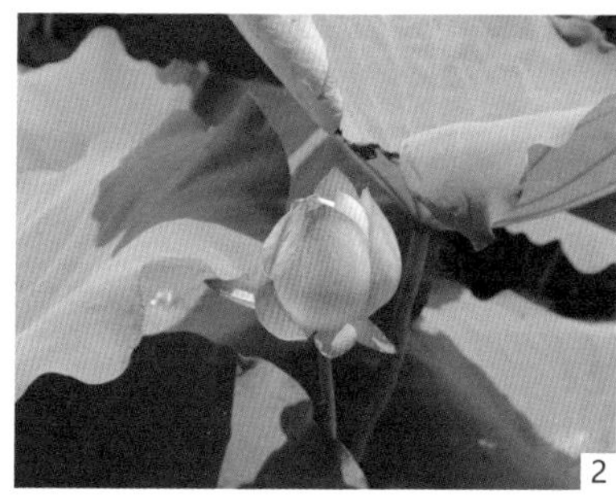

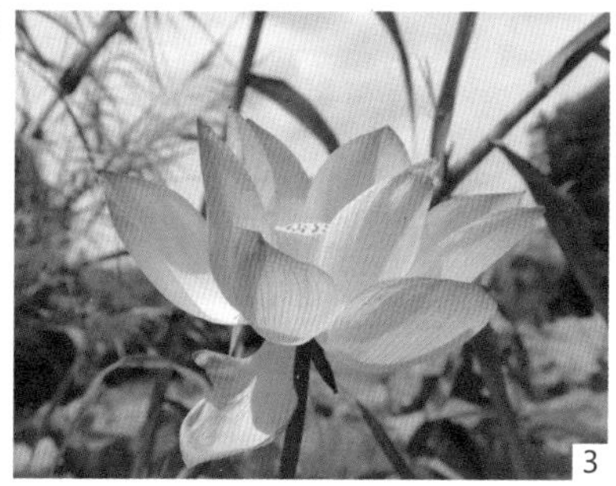

图 6-50　莲

1. 植株；2. 花（未开放）；3. 花。

·【识别特征】根茎横生，肥厚，节间膨大，内有多数纵行通气孔道，节部缢缩，上生黑色鳞叶，下生须状不定根。叶圆形，盾状，全缘稍呈波状，叶面光滑，具白粉；叶柄粗壮，圆柱形，中空，外面散生小刺。花美丽，芳香；花瓣红色、粉红色或白色，矩圆状椭圆形至倒卵形，由外向内渐小，先端圆钝或微尖。坚果椭圆形或卵形，果皮革质，坚硬，熟时黑褐色。种子卵形或椭圆形，种皮红色或白色。花期 6~8 月，果期 8~10 月。

· 【校园分布】莲池。

· 【入药部位】成熟种子（莲子）、花托（莲房）、雄蕊（莲须）、成熟种子中的幼叶及胚根（莲子心）。

· 【功效主治】**（1）莲子：**补脾止泻，止带，益肾涩精，养心安神。主治脾虚泄泻，带下病，遗精，心悸失眠。

（2）莲房：化瘀止血。主治崩漏，尿血，痔疮出血，产后瘀阻，恶露不净。

（3）莲须：固肾涩精。主治遗精滑精，带下病，尿频。

（4）莲子心：清心安神，交通心肾，涩精止血。主治热入心包，神昏谵语，心肾不交，失眠遗精，血热吐血。

· 【附　　方】**（1）治温病液伤，邪陷心包证：**清宫汤。（《温病条辨》）

（2）治脾虚湿盛证：参苓白术散。（《太平惠民和剂局方》）

（3）治阴虚有热，寐中盗汗：益阴汤。（《类证治裁》）

· 【本草文化】莲有二义，《尔雅》曰："荷、芙蕖……其实莲。"此以荷、芙蕖为植物之总称，莲为荷之果实，是莲即莲子；《尔雅》疏："北人以莲为荷。"古乐府《江南》："江南可采莲，莲叶何田田。"此莲为荷之别名，称莲之果实为莲子。李时珍云："莲者连也，花实相连而出也。"恐未确。"的"亦作"菂"，邢昺注："菂，莲实也。"李时珍云："菂者'的'也，子在房中点点如'的'也。'的'乃凡物点注之名。"

· 【其他用途】莲的根茎（藕）作蔬菜或提制淀粉（藕粉）；种子供食用；藕及莲子为营养品；叶（荷叶）及叶柄（荷梗）煎水喝可清暑热；叶还是茶的代用品，又作包装材料。

睡　莲

睡莲科 Nymphaeaceae

Nymphaea tetragona

《本草纲目拾遗》

【别名】子午莲、野生睡莲、矮睡莲。

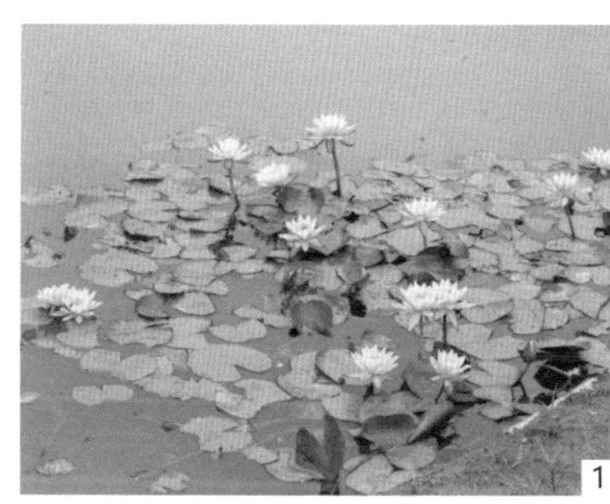

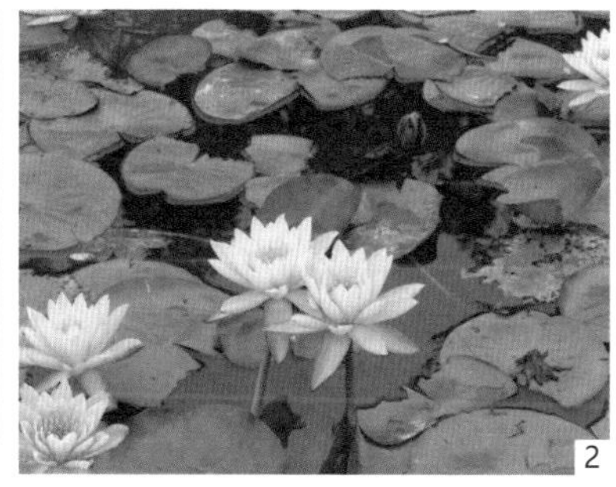

图 6-51　睡莲

1. 植株；2. 花。

- 【识别特征】根茎粗短。叶漂浮，薄革质或纸质，心状卵形或卵状椭圆形，基部具深弯缺，裂片急尖，稍开展或几重合，全缘，叶面深绿色，光亮，叶背带红色或紫色，两面无毛。花单生；花萼基部四棱形，萼片 4，宽披针形或窄卵形，宿存；花瓣 8~17，白色或粉红色，宽披针形、长圆形或倒卵形；雄蕊多数。浆果球形。种子椭圆形，黑色。花期 6~8 月，果期 8~10 月。
- 【校园分布】莲池。
- 【入药部位】花（睡莲）。
- 【功效主治】**睡莲：**消暑，解酒，定惊。主治中暑，醉酒烦渴，小儿惊风。
- 【附　　方】**治小儿急慢惊风：**用睡莲花 7 朵或 14 朵，煎汤服。（《本草纲目拾遗》）
- 【本草文化】睡莲是西方固有的品种，也常入画，最有名的当数莫奈的《睡莲》。以睡莲入香的香水也很多，而且为了突出莲花的洁净和孤高，通常会搭配竹子、绿茶、梨等清淡的味道，如高田贤三（Kenzo）的“水之恋”，宝格丽的“白晶”，爱马仕的“尼罗河花园”，等等。

- 【**其他用途**】睡莲根茎含淀粉，供食用或酿酒。全草可作绿肥。

我的本草观察笔记

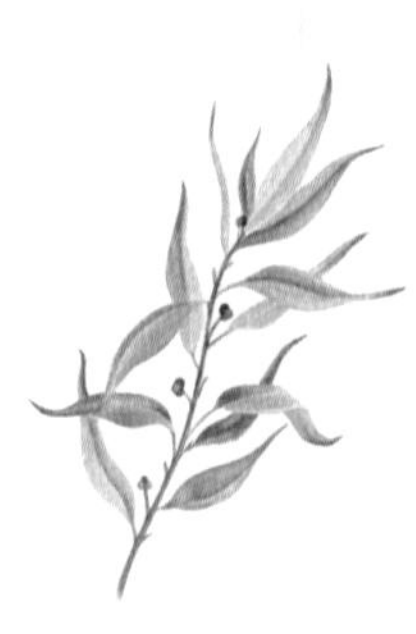

铁海棠 

大戟科 Euphorbiaceae

Euphorbia milii

《广州植物志》

【别名】虎刺梅、虎刺、麒麟刺。

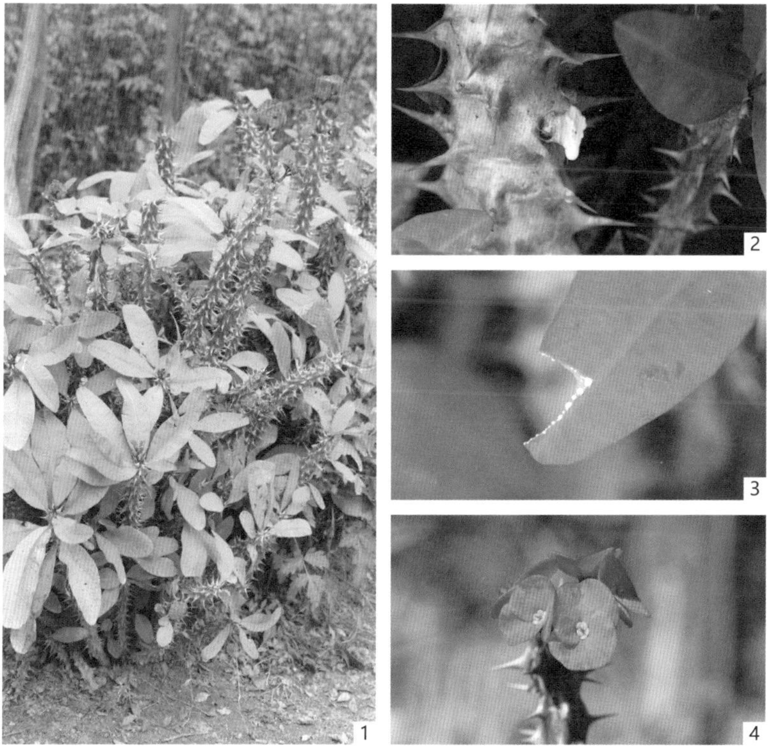

图 6-52　铁海棠

1. 植株；2. 茎（示锥状刺）；3. 叶（示分泌的乳汁）；4. 花。

·【识别特征】茎直立或稍攀缘状，刺硬而尖，呈 5 列排列于茎的纵棱上。叶互生，通常生于嫩枝上，无柄或近无柄，倒卵形或长圆形匙形，先端浑圆而具突起，基部渐狭，楔形。杯状聚伞花序生于枝端，排列成具长花梗的二歧聚伞花序；总苞钟形，先端 5

裂，腺体 4，无花瓣状附属物；总苞基部具 2 苞片，苞片鲜红色，倒卵状圆形；花单性；雌雄花同生于萼状总苞内。蒴果近球形。花期 6~9 月，果期 6~10 月。

- 【校园分布】立体中药学园区、时令广场。
- 【入药部位】茎叶、根及乳汁（铁海棠），花（铁海棠花）。
- 【功效主治】**（1）铁海棠：**解毒，排脓，活血，逐水。主治疮痈肿毒，烫火伤，跌打损伤，横痃，肝炎，水臌。

  （2）铁海棠花：凉血止血。主治崩漏，白带过多。
- 【附　　方】**（1）治异常子宫出血：**铁海棠花 10~15 朵，与瘦猪肉 30g 煎服，或水煎服。（**《广西本草选编》**）

  （2）烫火伤：鲜铁海棠叶适量，捣烂绞汁，涂患处。（**《龙湫本草》**）
- 【本草文化】泰国人认为如果自己所栽培的铁海棠开出的花数量越多，带来的幸运就越多。人们赋予铁海棠自卫、忠诚、勇猛的寓意。铁海棠的花型小，肾状而鲜红的部分是苞片，因其颜色鲜红而常被人们误认为花瓣。植株一旦受伤就会流出白色、有毒的乳汁，因此又被戏称为“恶魔的手掌”。
- 【其他用途】铁海棠植株生长缓慢，枝条柔韧性好，常被扎成各种形态的盆景和造型，或围成绿篱。

我的本草观察笔记

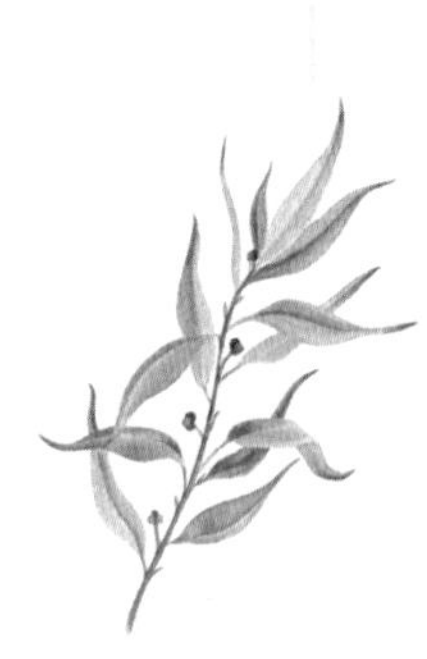

马鞭草

马鞭草科 Verbenaceae

Verbena officinalis

《名医别录》

【别名】蜻蜓饭、蜻蜓草、风须草。

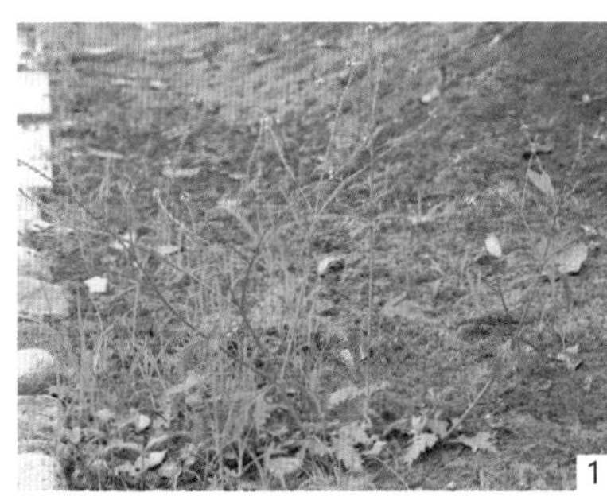
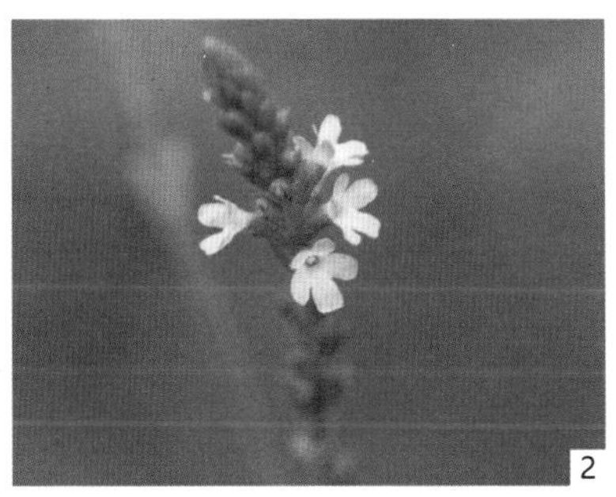

图 6-53 马鞭草

1. 植株；2. 穗状花序。

· 【识别特征】茎四方形，近基部可为圆形，节和棱上有硬毛。叶片卵圆形至倒卵形或长圆状披针形，基生叶的边缘通常有粗锯齿和缺刻，茎生叶多数 3 深裂，裂片边缘有不整齐锯齿，两面均有硬毛。穗状花序顶生和腋生，细弱，花小，最初密集，结果时疏离；苞片稍短于花萼，具硬毛；花萼具 5 脉，脉间凹穴处质薄而色淡；花冠淡紫色至蓝色，外面有微毛，裂片 5。果实长圆形，外果皮薄，成熟时 4 瓣裂。花期 6~8 月，果期 7~10 月。

· 【校园分布】立体中药学园区。

· 【入药部位】地上部分（马鞭草）。

· 【功效主治】**马鞭草：**活血散瘀，解毒，利水，退黄，截疟。主治癥瘕积聚，痛经经闭，喉痹，痈肿，水肿，黄疸，疟疾。

· 【附　　方】**（1）治诸般恶疮，肿毒，伤折疼痛：**八宝膏。（《普济方》）

（2）治妇人因失血后气弱，或产后虚羸：百花膏。（《普济方》）

（3）**治一切热毒痈疖：**洞天鲜草膏。（《外科全生集》）

·【本草文化】在人们觉得病症是遭受魔女斗篷的诅咒的时期里，马鞭草常常被插在患者的床前，用于消除诅咒。在古欧洲，它被称作宝贵的崇高之草，在宗教信仰庆贺的典礼中常被授予友谊的代表。

·【其他用途】马鞭草可榨取香精油制作花露水，还可作为甜点或饮料的调味料。此外，马鞭草还可作为园艺观赏植物，用于增香。

我的本草观察笔记

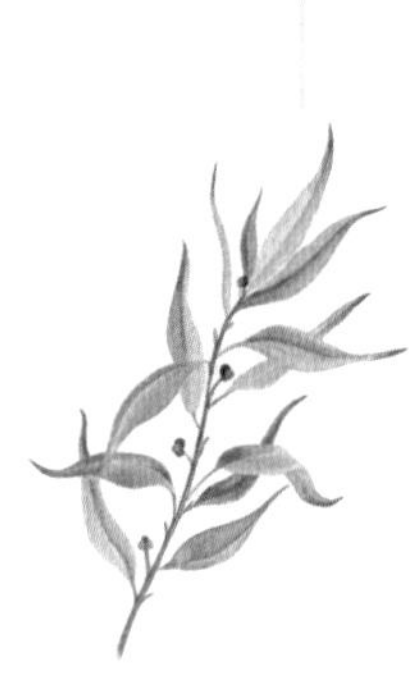

射　干

鸢尾科 Iridaceae

Belamcanda chinensis

《神农本草经》

【别名】乌扇、乌蒲、黄远。

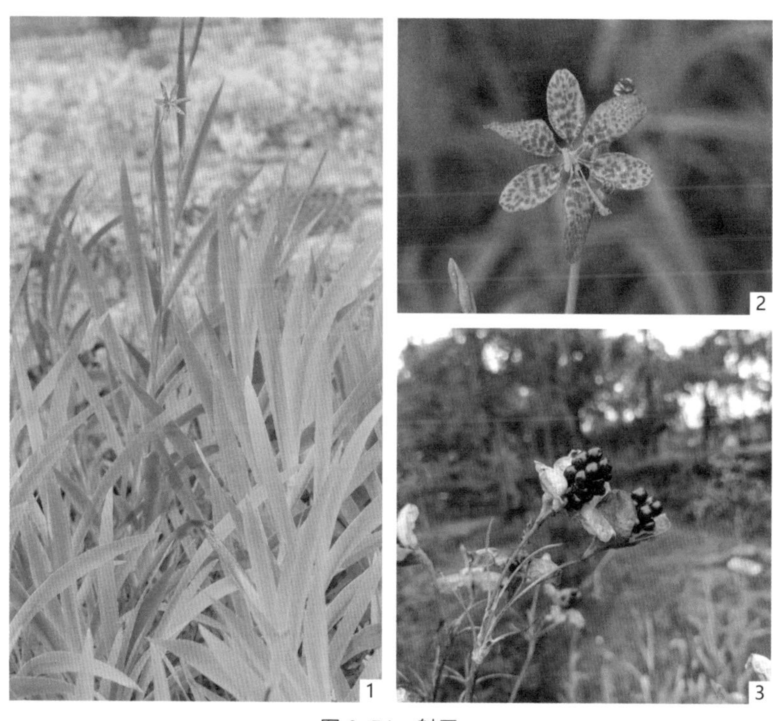

图 6-54　射干

1. 植株；2. 花；3. 蒴果。

·【识别特征】根茎为不规则的块状，黄色或黄褐色；须根多数，带黄色。叶互生，嵌迭状排列，剑形，基部鞘状抱茎，顶端渐尖。伞房状二歧聚伞花序顶生；花橙红色，散生紫褐色的斑点；花被裂片 6，2 轮排列，内轮裂片较外轮裂片略小；雄蕊 3。蒴果，成熟时室背开裂。种子圆球形，黑紫色，有光泽。花期 6~8 月，果期 7~9 月。

· 【校园分布】时珍园大门附近。

· 【入药部位】根茎（射干）。

· 【功效主治】**射干：**清热解毒，祛痰利咽，消瘀散结。主治热毒痰火郁结，咽喉肿痛，痰涎壅盛，咳嗽气喘。

· 【附　　方】**（1）治疟疾日久不愈，胁下痞硬有块，结为疟母，以及癥瘕积聚：**鳖甲煎丸。（《金匮要略》）

（2）治热病，脾肺壅热，咽喉肿塞，连舌根痛：含化射干丸。（《太平圣惠方》）

（3）治痰饮郁结，气逆喘咳证：射干麻黄汤。（《金匮要略》）

· 【本草文化】射干一词最早见于荀子《劝学》篇，“西方有木焉，名曰射（音 yè）干，茎长四寸，生于高山之上，而临百仞之渊，木茎非能长也，所立者然也。”意思为西方有种叫射干的草，只有四寸高，却能俯瞰百里之遥，不是草能长高，而是因为它长在了高山之巅。由此可见，射干作为一种颇具君子风范的奇花异草，在中国传统文化中确实与居高望远的意象有着切实的联系。

· 【其他用途】射干的花大且多，花朵颜色鲜艳，可作为观赏植物。

我的本草观察笔记

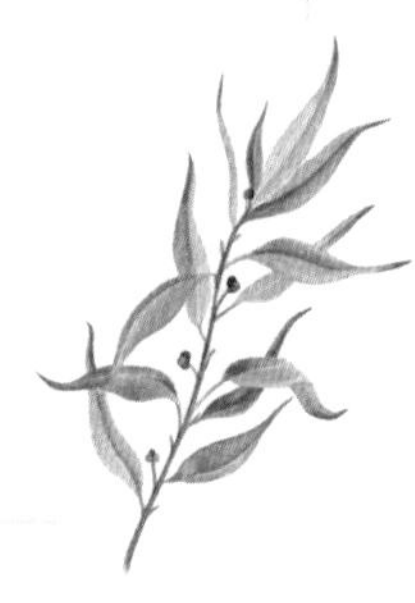

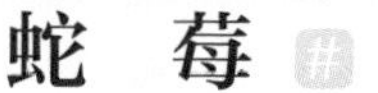

蛇　莓

蔷薇科 Rosaceae

Duchesnea indica

《名医别录》

【别名】三爪风、龙吐珠、蛇泡草。

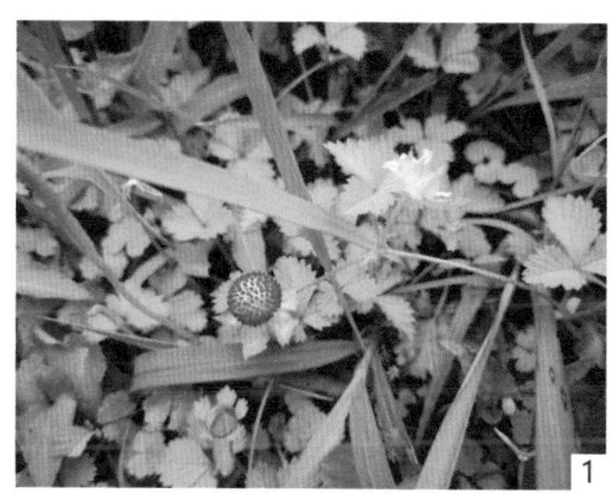

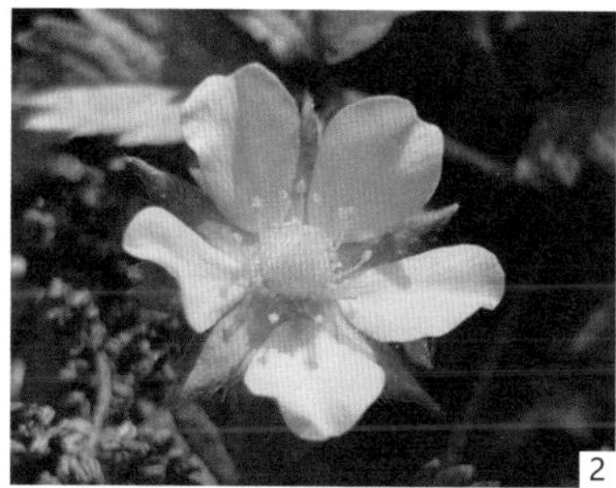

图 6-55　蛇莓

1. 植株；2. 花。

- 【识别特征】匍匐茎多数，有柔毛。掌状三出复叶，小叶片倒卵形至菱状长圆形，先端圆钝，基部楔形，边缘有钝锯齿，两面被毛，或叶面无毛；托叶窄卵形至宽披针形。花单生于叶腋；花梗有柔毛；萼片卵形，外面有散生柔毛；副萼片倒卵形；花瓣倒卵形，黄色，先端圆钝；花托在果期膨大，海绵质，鲜红色，有光泽，外面有长柔毛。瘦果卵形，熟时红色有光泽。花期 6~8 月，果期 8~10 月。
- 【校园分布】校园草坪常见。
- 【入药部位】全草（蛇莓）、根（蛇莓根）。
- 【功效主治】**（1）蛇莓：**清热解毒，凉血止血，散结消肿。主治热病，惊痫，咳嗽，吐血，咽喉肿痛，痢疾，痈肿，疔疮。

  （2）蛇莓根：清热泻火，解毒消肿。主治热病，小儿惊风，目赤红肿，痄腮，牙龈肿痛，咽喉肿痛，热毒疮疡。
- 【附　　方】**（1）治感冒发热，咳嗽：**蛇莓鲜品 30~60g，水煎服。

（《山西中草药》）

（2）治咽喉痛：蛇莓适量，研细面，每次 6g，开水冲服。（《湖南药物志》）

（3）治毒蛇咬伤：鲜蛇莓适量，捣烂，外敷于伤口周围及肿处。（《宁夏中草药手册》）

·【本草文化】蛇莓结果鲜红，状似覆盆，如蛇张口。古人又传食此物者会中毒而亡。“其毒甚于蛇”，故曰蛇莓。此外还有一个说法，《本草纲目》引《日用本草》云：“蚕老时熟红于地，其中空者为蚕莓；中实极红者为蛇残莓，人不啖之，恐有蛇残也。”故名蛇莓。

·【其他用途】蛇莓是优良的花卉，春季赏花，夏季观果。全草水浸液可防治农业害虫，杀蛆、孑孓等。

我的本草观察笔记

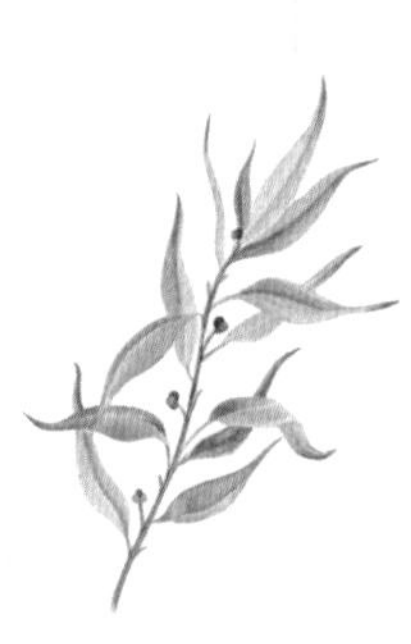

土人参

马齿苋科 Portulacaceae

Talinum paniculatum

《滇南本草》

【别名】土高丽参、参草、栌兰。

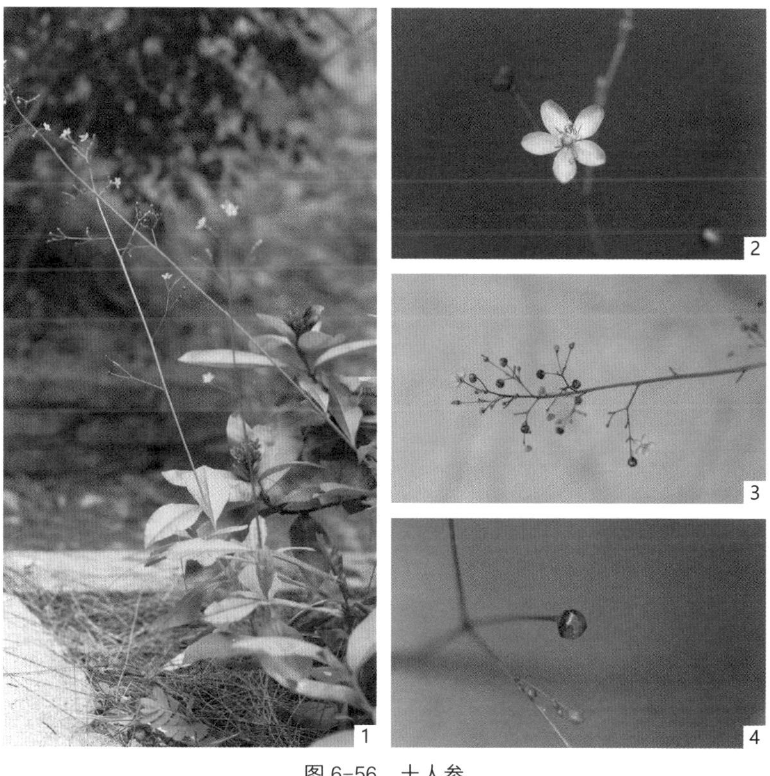

图 6-56　土人参

1. 植株；2. 花；3. 圆锥花序；4. 蒴果。

·【识别特征】主根粗壮，圆锥形，黑褐色。茎直立，圆柱形。叶互生或近对生，叶片稍肉质，倒卵形或倒卵状长椭圆形，顶端急尖，有时微凹，具短尖头，基部狭楔形，全缘。圆锥花序；总苞片绿色或近红色，圆形；苞片 2，披针形；萼片卵形，紫红色，早落；

花瓣5，粉红色或淡紫红色；雄蕊多数。蒴果近球形。种子多数，扁圆形，黑褐色或黑色，有光泽。花期6~8月，果期9~11月。

· 【校园分布】种质资源保护与繁育区。

· 【入药部位】根（土人参）、叶（土人参叶）。

· 【功效主治】**（1）土人参：**补气润肺，止咳，调经。主治气虚肢倦，食少，泄泻，肺痨咯血，眩晕，潮热，盗汗，自汗，月经不调，带下病，产妇乳汁不足。

（2）土人参叶：通乳汁，消肿毒。主治乳汁不足，痈肿疔毒。

· 【附　　方】**（1）治瘴气肿痛发热者，及因剥割瘴死牛马猪羊而中其毒者，因食瘴死之肉而中其毒者：**劫瘴消毒散。（《证治准绳·疡医》）

（2）治脾虚泄泻：土人参15~30g，大枣15g，水煎服。（《福建中草药》）

（3）治自汗、盗汗：土人参60g，猪肚1个，炖服。（《闽东本草》）

· 【本草文化】相传，土人参原为生长在广寒宫内的紫吉利仙草，五百年生一支，一千年才成熟，专门给天宫各神仙调节肠胃不适，由月宫蟾蜍大仙看管。蟾蜍大仙看常有神仙来寻紫吉利仙草而食，来时精神不振，双手捧腹，吃完走时双手划动灵气活现，于是他也摘了几支尝尝，服后果然腹内舒畅。蟾蜍大仙吃完紫吉利仙草不久，正巧玉皇大帝腹泻如注，派太白金星前来广寒宫取紫吉利仙草，谁知一支成熟的都没有，玉皇大帝得知是刚被蟾蜍大仙吃了，遂将蟾蜍大仙贬下凡间。蟾蜍大仙一气之下，趁广寒宫院门夜未上锁，将紫吉利草偷带至人间。自此，从未看到过地上的蟾蜍拉过稀。

· 【其他用途】土人参可做地栽、地被、盆栽观赏；作蔬菜食用，可改善胃口。

芦　荟

百合科 Liliaceae

Aloe vera

《药性论》

【别名】白夜城、中华芦荟、库拉索芦荟。

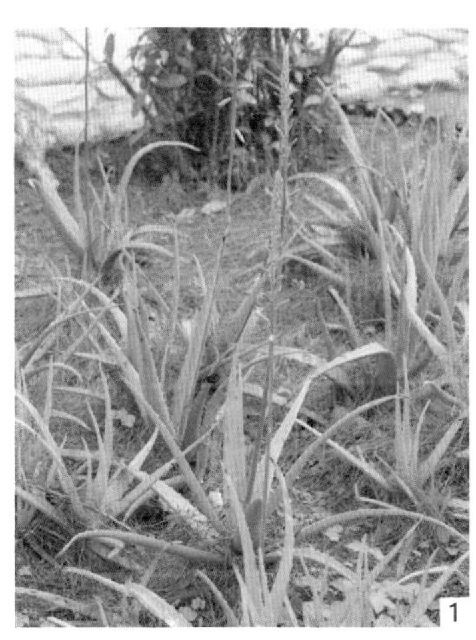

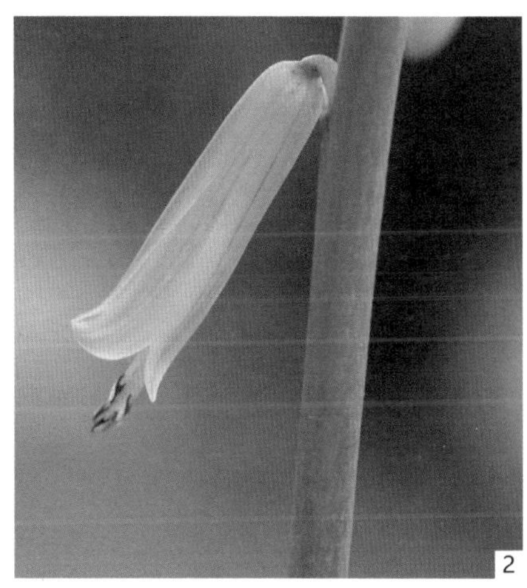

图 6-57　芦荟

1. 植株；2. 花。

- 【识别特征】叶近簇生或稍 2 列（幼小植株），肥厚多汁，条状披针形，粉绿色，顶端有几个小齿，边缘疏生刺状小齿。花葶高 0.6~0.9m，不分枝或有时稍分枝；总状花序具几十朵花；苞片近披针形，先端锐尖；花下垂，稀疏排列，淡黄色而有红斑；花被裂片先端稍外弯；雄蕊与花被近等长或略长，花柱明显伸出花被外。蒴果。花、果期 7~9 月。
- 【校园分布】立体中药学园区。
- 【入药部位】叶的汁液浓缩干燥物（芦荟）、根（芦荟根）、叶（芦荟叶）、花（芦荟花）。
- 【功效主治】**（1）芦荟：**泻下通便，清肝泻火，杀虫疗疳。主治热结便秘，惊痫抽搐，小儿疳积；外治癣疮。

（2）芦荟根： 清热利湿，化瘀。主治小儿疳积，尿路感染。

（3）芦荟叶： 泻火，解毒，化瘀，杀虫。主治目赤，便秘，白浊，尿血，小儿惊痫，疳积，烧烫伤，闭经，痔疮，疥疮，痈疖肿毒，跌打损伤。

（4）芦荟花： 清肺止咳，凉血止血，清热利湿。主治咳嗽，吐血，白浊。

·【附　　方】**（1）治肝胆实火，头晕目眩，谵语发狂等：** 当归龙荟丸。（《黄帝素问宣明论方》）

（2）治小儿疳痫久不瘥，肚大有青脉，四肢渐瘦： 芦荟丸。（《太平圣惠方》）

·【本草文化】本品原产于热带，马来语称 Aluwa，芦荟乃其音译，或作讷会、奴会、劳伟。《开宝本草》云："俗呼为象胆，盖以其味苦如胆故也。"

·【其他用途】芦荟可加工成芦荟三明治、芦荟沙拉、芦荟果汁、芦荟糖果等。芦荟多糖和维生素对人体的皮肤有良好的营养、滋润、增白作用，对青春期女性最烦恼的粉刺治疗效果尤好。此外，芦荟叶色翠绿、花色艳丽，是花叶并赏的观赏植物，可点缀书桌、几架及窗台，还可清除室内的甲醛污染。

我的本草观察笔记

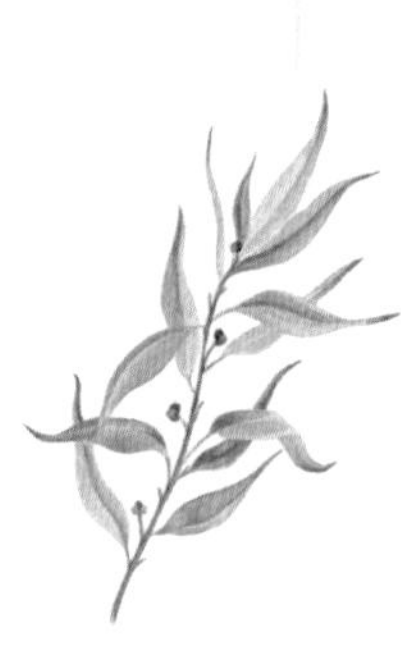

薄　荷

唇形科 Lamiaceae

Mentha canadensis

《雷公炮炙论》

【别名】香薷草、鱼香草、土薄荷。

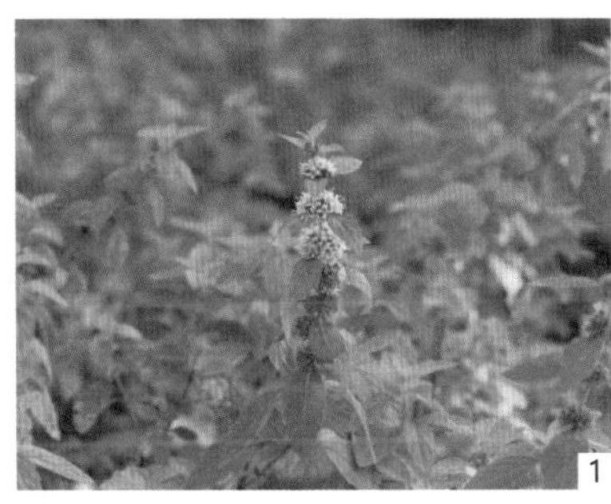
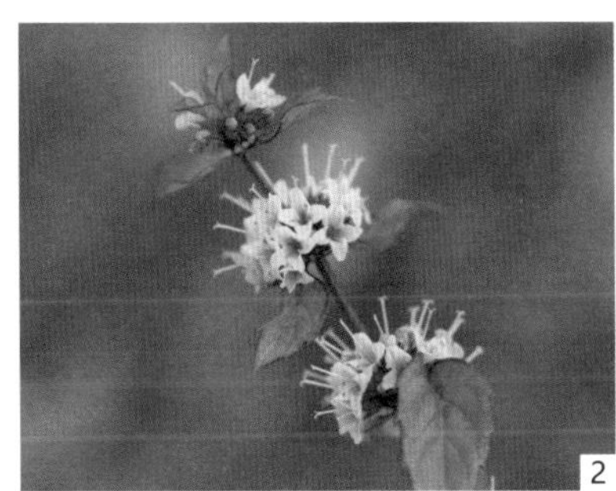

图 6-58　薄荷

1. 植株；2. 轮伞花序。

- 【识别特征】茎直立，下部数节具纤细的须根及水平匍匐根茎，锐四棱形，具四槽，上部被倒向微柔毛，下部仅沿棱上被微柔毛，多分枝。叶交互对生，卵状披针形或长圆形，先端锐尖，基部楔形或近圆形，边缘在基部以上疏生粗牙齿状锯齿；叶面淡绿色，通常沿脉上密生微柔毛。轮伞花序腋生；花萼管状钟形，外被微柔毛及腺点，内面无毛，萼齿 5；花冠唇形，淡紫色或白色。小坚果黄褐色。花期 7~9 月，果期 10 月。
- 【校园分布】时珍园大门附近。
- 【入药部位】地上部分（薄荷）、鲜茎叶经蒸馏而得的挥发油（薄荷油）、全草中提炼出的结晶（薄荷脑）。
- 【功效主治】**（1）薄荷：**疏散风热，清利头目，利咽，透疹，疏肝解郁。主治风热感冒，风温初起，头痛，目赤，喉痹，口疮，风疹，麻疹，胸胁胀闷。

（2）薄荷油：疏风，清热。主治外感风热，头痛，目赤，咽痛，牙痛，皮肤风痒。

（3）薄荷脑： 疏风，清热。主治风热感冒，头痛，目赤，咽喉肿痛，齿痛，皮肤瘙痒。

·【附　　方】**（1）治肝气郁结，两胁不舒，或乳房胀痛，月经不调等证：** 逍遥散。（《太平惠民和剂局方》）

（2）凡外感风热，邪在卫分，发热，微恶风寒，无汗或有汗不畅等： 银翘散。（《温病条辨》）

（3）治温病初得，头疼，周身骨节酸疼，肌肤壮热，脉浮滑者等： 清解汤。（《医学衷中参西录》）

·【本草文化】在希腊神话中，冥王哈得斯爱上了美丽的精灵曼茜，其妻子佩瑟芬妮十分嫉妒，为了让冥王忘记曼茜，佩瑟芬妮将她变成了一株不起眼的小草，长在路边任人踩踏。可是坚强善良的曼茜变成小草之后，却拥有了一股清凉迷人的芬芳，越是被摧折践踏，其芬芳气息就越浓烈，这种小草就是薄荷。薄荷的花语是拥有美德和永不消失的爱。

·【其他用途】薄荷可作香料，幼嫩茎尖和叶片可食用，可制作饮料或用作食物装饰品。

我的本草观察笔记

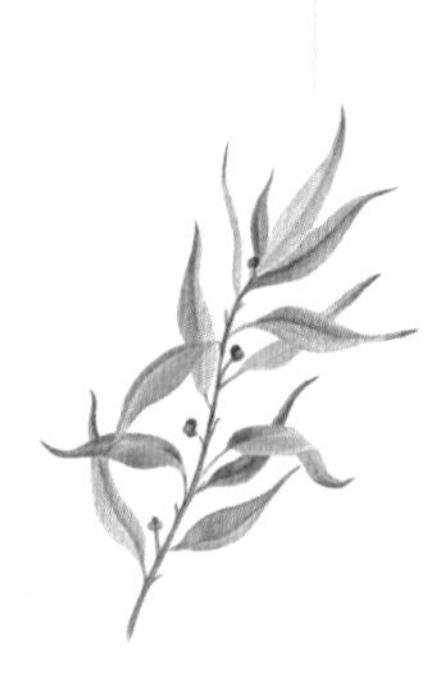

桔　梗

桔梗科 Campanulaceae

Platycodon grandiflorus

《神农本草经》

【别名】铃铛花、包袱花。

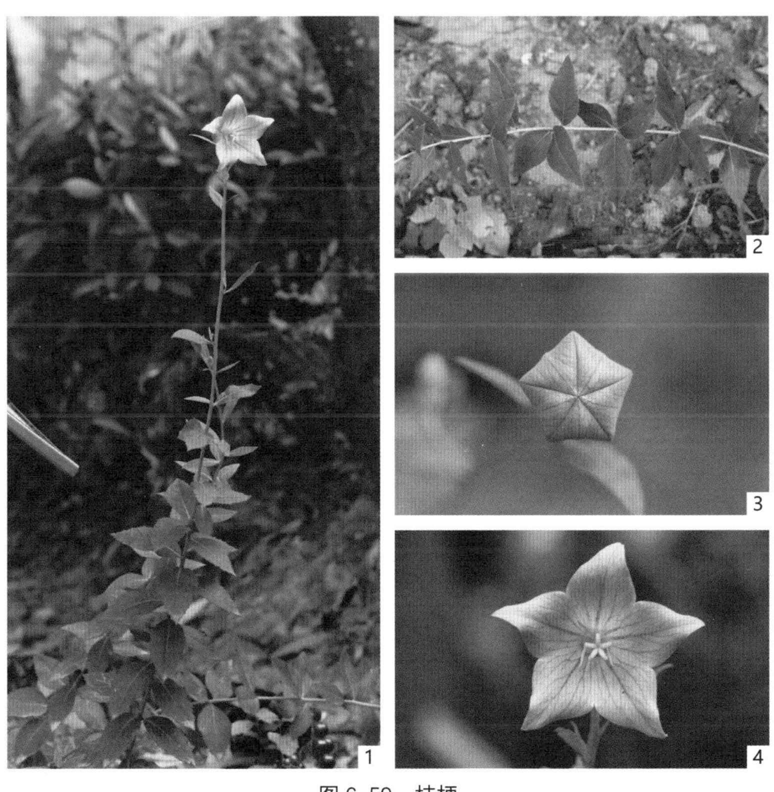

图 6-59　桔梗

1. 植株；2. 叶（轮生或互生）；3. 花（未开放）；4. 花。

·【识别特征】通常无毛，偶密被短毛，不分枝，极少上部分枝。叶轮生或互生，叶片卵形、卵状椭圆形至披针形，顶端急尖，基部宽楔形至圆钝，边缘具细锯齿，叶面绿色无毛，叶背常无毛而有白粉。花单朵顶生，或数朵集成假总状花序，或排成圆锥花序；

花萼筒部半圆球状或圆球状倒锥形，被白粉，裂片三角形或狭三角形；花冠大，蓝色或紫色。蒴果球状、球状倒圆锥形、倒卵状。花期 7~9 月。

- 【校园分布】立体中药学园区。
- 【入药部位】根（桔梗）。
- 【功效主治】**桔梗**：宣肺，利咽，祛痰，排脓。用于咳嗽痰多，胸闷不畅，咽痛喑哑，肺痈吐脓。
- 【附　　方】**（1）治风邪犯肺证，咳嗽咽痒，咯痰不爽等：**止嗽散。（《医学心悟》）

  （2）治痧麻初起，恶寒发热，咽喉肿痛，妨于咽饮，烦闷呕恶等：解肌透痧汤。（《丁氏医案》）

  （3）治肺痈溃脓期：加味桔梗汤。（《医学心悟》）
- 【本草文化】桔梗，《说文》曰："桔，直木。"《尔雅》曰："梗，直也。"《新修本草》谓其"一茎直上"。《本草纲目》云："此草之根结实而梗直，故名。"梗草，名义同此。其根入药，色黄白，故名白药。本品与荠苨为近缘植物，形态颇相类，故亦混称为荠苨。
- 【其他用途】桔梗花大而美丽，具有很高的观赏价值。新鲜的桔梗也可作为蔬菜食用，其中桔梗咸菜就是朝鲜族著名的特色食品之一。

我的本草观察笔记

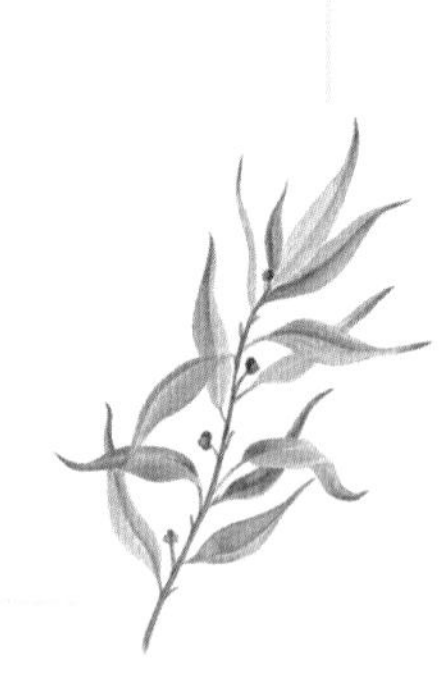

白 芷

伞形科 Apiaceae

Angelica dahurica

《神农本草经》

【别名】苻蓠、芷、泽芬。

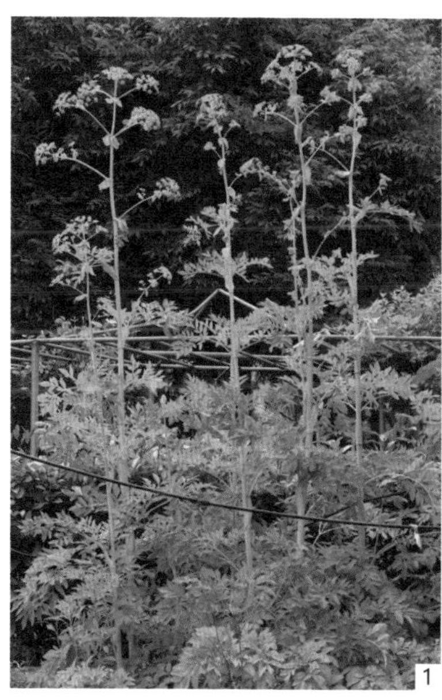

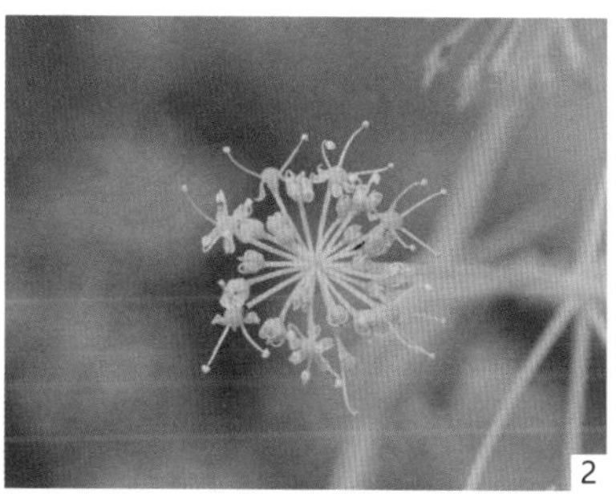

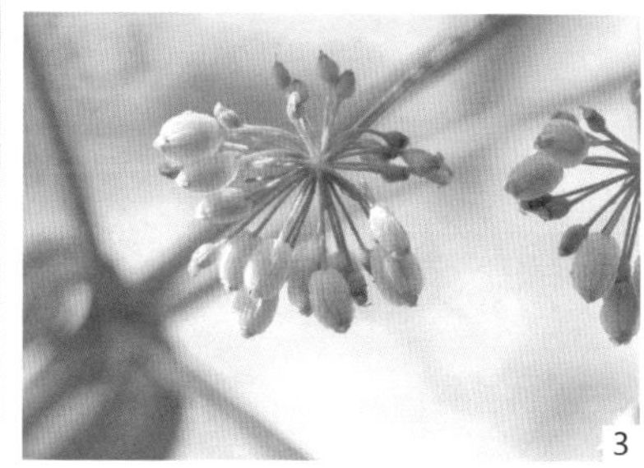

图 6-60 白芷

1. 植株；2. 伞形花序；3. 果序。

- 【识别特征】根圆柱形，有分枝，气浓烈。茎常带紫色，中空。基生叶一回羽状分裂；茎上部叶二至三回羽状分裂；叶片卵形至三角形；末回裂片长圆形、卵形或线状披针形，急尖，基部两侧常不等大，沿叶轴下延成翅状，边缘具不规则粗锯齿；花序下方的叶简化成膨大的囊状叶鞘，外面无毛。复伞形花序；小总苞片线状披针形，膜质，花白色；无萼齿；花瓣倒卵形。双悬果长圆形至卵圆形，黄棕色。花期 7~8 月，果期 8~9 月。
- 【校园分布】立体中药学园区。

·【入药部位】根（白芷）。

·【功效主治】**白芷：**解表散寒，祛风止痛，宣通鼻窍，燥湿止带，消肿排脓。主治感冒头痛，眉棱骨痛，鼻塞流涕，鼻鼽，鼻渊，牙痛，带下病，疮疡肿痛。

·【附　　方】**（1）治外感风寒湿邪，内有蕴热证：**九味羌活汤。（《此事难知》）

（2）治外感风邪引起的恶风身热，偏正头痛，鼻流清涕等：芎菊上清丸。（《太平惠民和剂局方》）

（3）治一切头痛：清上蠲痛汤。（《寿世保元》）

·【本草文化】一次苏轼染上风寒，他的好友便给他送来杭州当地的白芷来治病，不久东坡先生的病好了。于是他将这种有着神奇疗效的植物种在他辖区的各个地方，也因此白芷很快便成为杭州特产的药材，名唤“杭白芷”；又因为白芷植株香气扑鼻，亦被称为“香白芷”。

·【其他用途】白芷根的水煎剂具有杀虫、灭菌作用，对防治菜青虫、大豆蚜虫、小麦秆锈病等有一定效果。白芷嫩茎剥皮后可供食用。

我的本草观察笔记

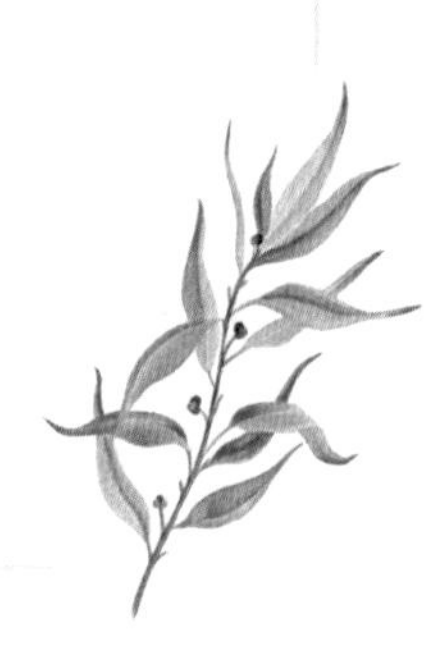

瞿　麦

石竹科 Caryophyllaceae

Dianthus superbus

《神农本草经》

【别名】十样景天、大兰、南天竹草。

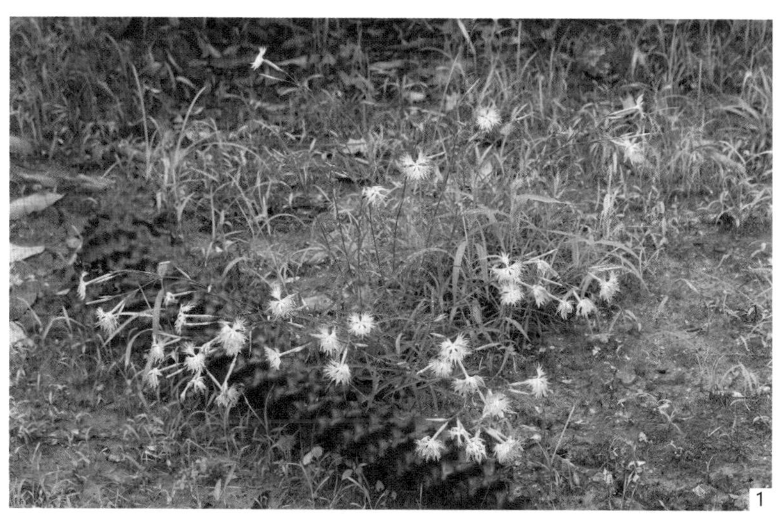

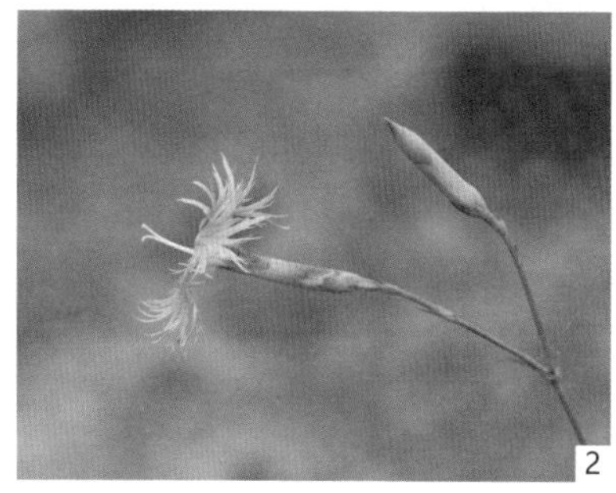

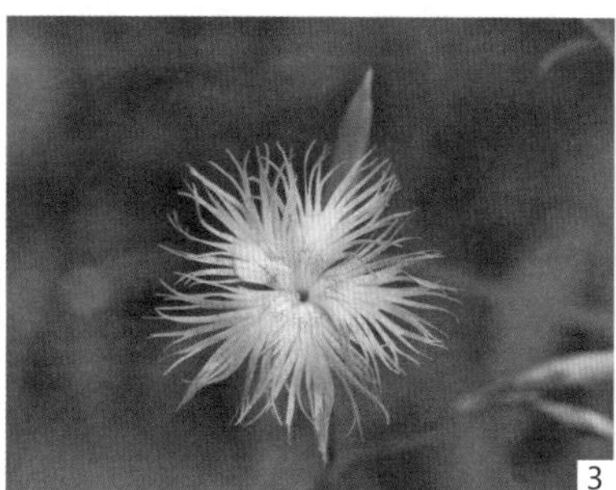

图 6-61　瞿麦

1. 植株；2. 花（示圆筒形花萼）；3. 花。

· 【识别特征】茎丛生，直立，绿色，无毛，上部分枝。叶线状披针形，顶端锐尖，基部下延成短鞘，围抱茎节。花单生或数朵集成疏聚伞状；花冠高脚碟状；花瓣 5 片，淡红色，边缘细流苏状；花萼圆筒形，常染紫红色晕，萼齿披针形；花瓣包于萼筒内，瓣片宽倒卵形，通常淡红色或带紫色，喉部具丝毛状鳞片；雄蕊 10，微伸出花冠外。蒴果狭圆筒形。种子扁卵圆形，黑色，有光泽。花期 7~8 月，果期 8~10 月。

- 【校园分布】立体中药学园区。
- 【入药部位】地上部分（瞿麦）。
- 【功效主治】**瞿麦：**利尿通淋，活血通经。主治热淋，血淋，石淋，小便不通，淋沥涩痛，经闭瘀阻。
- 【附　　方】**（1）治小便淋沥涩痛：**瞿麦汤。（《证治准绳》）
  （2）治小便不利，其人若渴：瓜蒌瞿麦丸。（《金匮要略》）
  （3）治瘰疬：瞿麦饮子。（《活法机要》）
- 【本草文化】在日本瞿麦被称为“河原抚子”“唐抚子”。从字面上来看，“河原抚子”就是长在河岸边的抚子花。唐朝年间，这种花由中国传入日本，故又称为“唐抚子”。因其花形别致，每朵小花的五朵花瓣都深深地裂开而呈流苏状，犹如一串串或红或白的穗子，有一种特别之美，惹人怜爱，故被称为“抚子”。
- 【其他用途】瞿麦可以布置花坛、花境或岩石园，也可以盆栽或切花；还可作农药能杀虫。

我的本草观察笔记

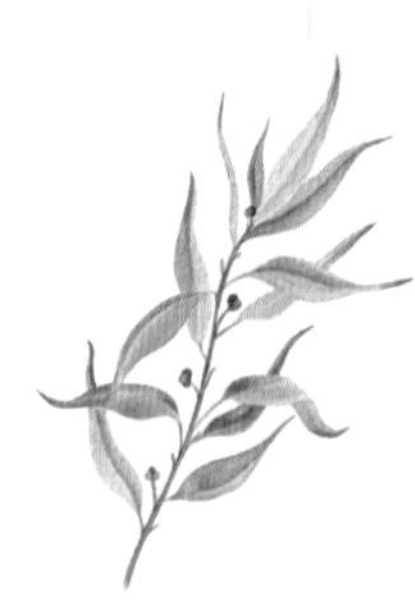

合　萌

豆科 Fabaceae

Aeschynomene indica

《本草拾遗》

【别名】镰刀草、田皂角。

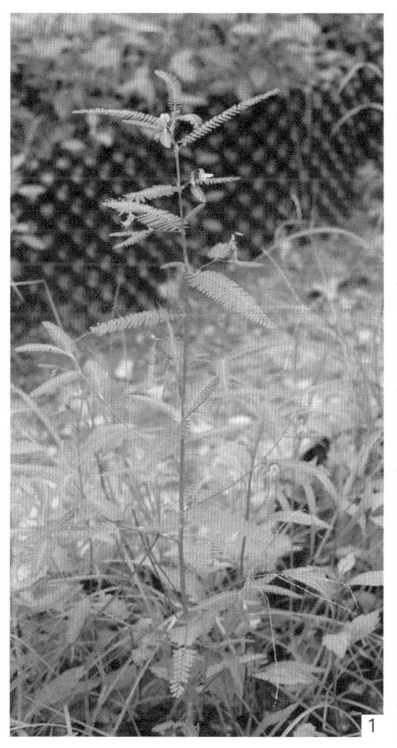

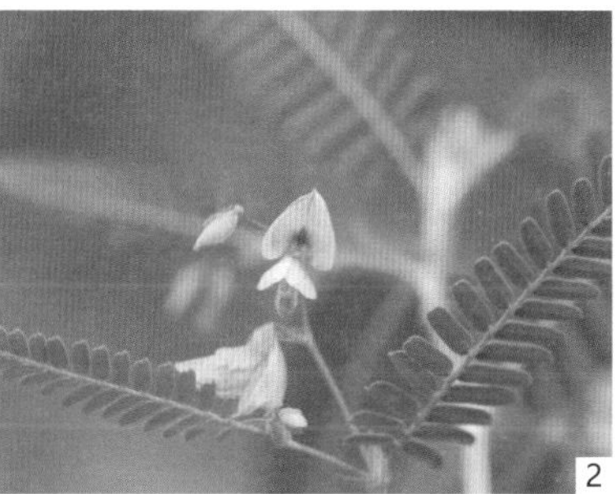

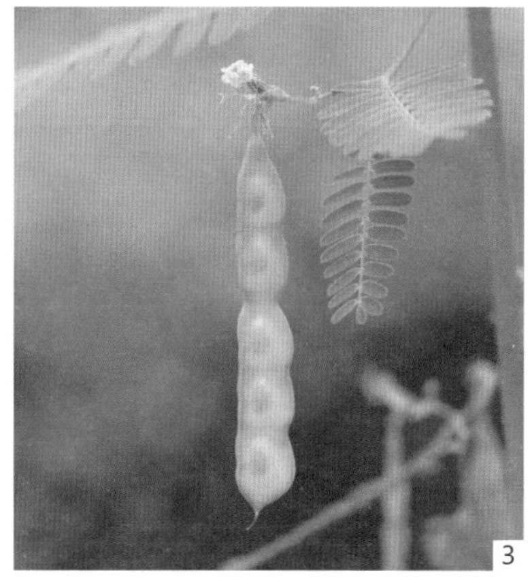

图 6-62　合萌

1. 植株；2. 花；3. 荚果。

· 【识别特征】茎直立，圆柱形，无毛，具小突点而稍粗糙；小枝绿色。二回羽状复叶，互生，小叶薄纸质，线状长圆形，先端钝圆或微凹，具细刺尖头，基部歪斜，全缘，叶面密布腺点，叶背稍带白粉；托叶膜质，卵形至披针形，基部下延成耳状，通常有缺刻或啮蚀状。总状花序腋生；小苞片卵状披针形，宿存；蝶形花冠，淡黄色，具紫色的纵脉纹；二体雄蕊。荚果线状长圆形。种子黑棕色，肾形。花期 7~8 月，果期 8~10 月。

- 【校园分布】文化长廊周围。
- 【入药部位】地上部分（合萌）、根（合萌根）、叶（合萌叶）。
- 【功效主治】**（1）合萌：**清热利湿，祛风明目，通乳。主治热淋，血淋，水肿，泄泻，疖肿，疮疥，目赤肿痛，眼生云翳，夜盲症，关节疼痛，产妇乳少。

  （2）合萌根：清热利湿，消积，解毒。主治血淋，泄泻，痢疾，疳积，目昏，牙痛，疮疖。

  （3）合萌叶：解毒，消肿，止血。主治痈肿疮疡，创伤出血，毒蛇咬伤。
- 【附　　方】**（1）治血淋：**合萌、鲜车前草各 30g，水煎服。（**《浙江药用植物志》**）

  （2）治胆囊炎：合萌 15g，海金沙 9g，水煎服。（**《福建药物志》**）

  （3）治夜盲症：合萌 30g，水煎服；或加猪（羊）肝 60~90g，同煎服。（**《浙江药用植物志》**）
- 【本草文化】《植物名实图考》载“土人以其形如皂角树”，故名“田皂角”；又因其生于潮湿之处，故又名“水皂角”。
- 【其他用途】合萌为优良的绿肥植物。在南方，可套种在稻田作为当季水稻追肥或下季作物的基肥。

我的本草观察笔记

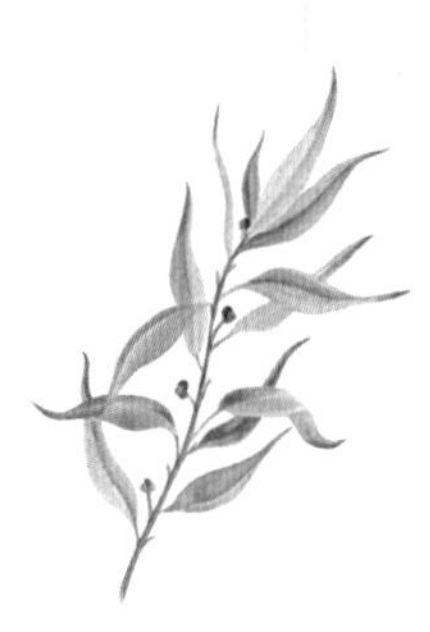

一点红

菊科 Asteraceae

Emilia sonchifolia

《植物名实图考》

【别名】羊蹄草、千日红、野芥兰。

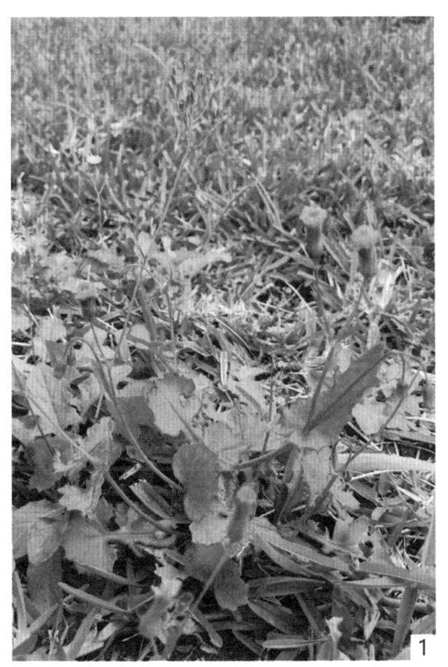

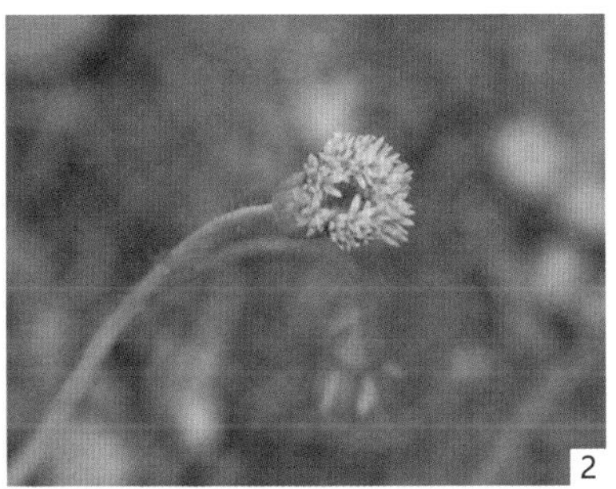

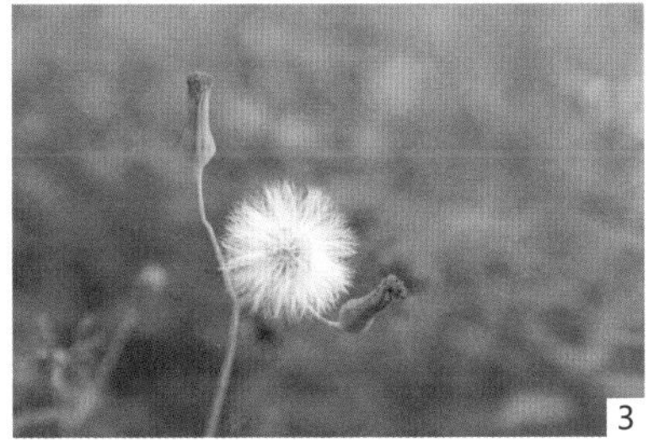

图 6-63　一点红

1. 植株；2. 头状花序；3. 瘦果（示冠毛）。

- 【识别特征】根垂直。茎直立或斜升，灰绿色。叶质较厚，下部叶密集，大头羽状分裂，顶生裂片大，宽卵状三角形，顶端钝或近圆形，具不规则的齿，侧生裂片通常 1 对，长圆形或长圆状披针形，顶端钝或尖，具波状齿；中部茎叶疏生，较小，卵状披针形或长圆状披针形，基部箭状抱茎，顶端急尖，全缘或有不规则细齿；上部叶少数，线形。头状花序，疏伞房状；小花粉红色或紫色，管部细长。瘦果圆柱形。花、果期 7~10 月。
- 【校园分布】校园草坪常见。

·【入药部位】全草（一点红）。

·【功效主治】**一点红：**清热解毒，消肿利尿。主治痢疾，腹泻，尿路感染，上呼吸道感染，便血，肠痈，目赤，喉蛾，疔疮肿毒。

·【附　　方】**（1）治扁桃体炎：**鲜一点红 90g，水 3 碗煎成 1 碗，分 2 次频频含咽。（《草药手册》）

（2）治跌打损伤，瘀血肿痛：鲜一点红、酢浆草各适量，捣烂加酒少许，灼热外包。（《四川中药志》）

（3）治风热翳膜：一点红 120g，梅片 0.3g，共捣烂，敷眼眶四周。（《广西民间常用中草药手册》）

·【本草文化】一点红叶背紫红色，故有紫背草、红背叶、叶下红等名；其瘦果冠毛白色，飞絮如蒲公英，故又称小蒲公英。一点红作为民间药材历史悠久，最主要的作用还是抗菌消炎，一些妇科的中成药如花红片或花红胶囊均是以一点红作为主要原料，故一点红又被人称为“妇人之友”。

·【其他用途】一点红是野生品种，常作野菜食用，以嫩梢嫩叶为主，可炒食、作汤或作火锅料，质地爽脆，类似茼蒿的味道。其生命力强，适应性广，小花粉红色或紫色，可作栽培观赏用。

我的本草观察笔记

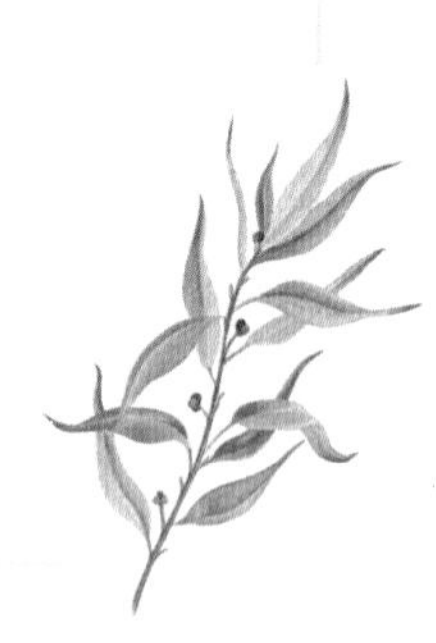

路边青

蔷薇科 Rosaceae

Geum aleppicum

《陕西草药》

【别名】兰布政、水杨梅、草本水杨梅。

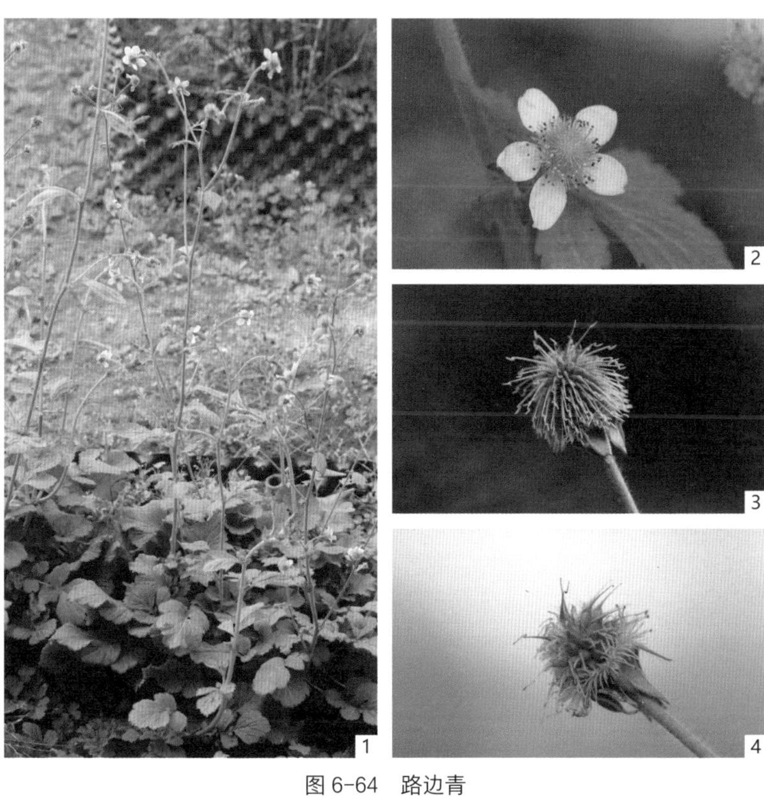

图 6-64　路边青

1. 植株；2. 花；3. 宿存花柱；4. 聚合瘦果。

·【识别特征】须根簇生。茎直立，被毛。基生叶为大头羽状复叶，小叶 2~6 对，顶生小叶最大，菱状广卵形或宽扁圆形，顶端急尖或圆钝，基部宽心形至宽楔形，边缘浅裂，两面绿色，疏生粗硬毛；茎生叶羽状复叶，向上小叶渐少，顶生小叶披针形或倒卵状披针形，顶端渐尖，基部楔形；茎生叶托叶大，卵形。花序顶生；花瓣黄色，几圆形；萼片卵状三角形，副萼片狭小，外面被毛。聚合瘦果倒卵球形，被长硬毛。花、果期 7~10 月。

- 【校园分布】福九味展区周围。
- 【入药部位】全草或根（五气朝阳草）。
- 【功效主治】**五气朝阳草：** 清热解毒，活血止痛，调经止带。主治疮痈肿痛，口疮咽痛，跌打伤痛，风湿痹痛，泻痢腹痛，月经不调，崩漏带下，脚气水肿，小儿惊风。
- 【附　　方】**（1）治痈肿疮疡：** 五气朝阳草 30g，甘草 12g，共研末，每服 3g，每日 2 次；或五气朝阳草、忍冬藤各 15g，野菊花 9g，甘草 6g，水煎服。（《宁夏中草药手册》）

  （2）治跌打损伤： 五气朝阳草鲜叶捣烂外敷。（《宁夏中草药手册》）

  （3）治肠炎、细菌性痢疾： 五气朝阳草、苦参、白头翁各 9g，水煎服。（《山西中草药》）
- 【本草文化】李时珍曰："生水边，条叶甚多，生子如杨梅状。"故路边青又名"水杨梅"。
- 【其他用途】路边青的鲜嫩叶可食用，部分地区可作大青叶用；全株含鞣质，可提制栲胶；种子含干性油，可用于制作肥皂和油漆。

我的本草观察笔记

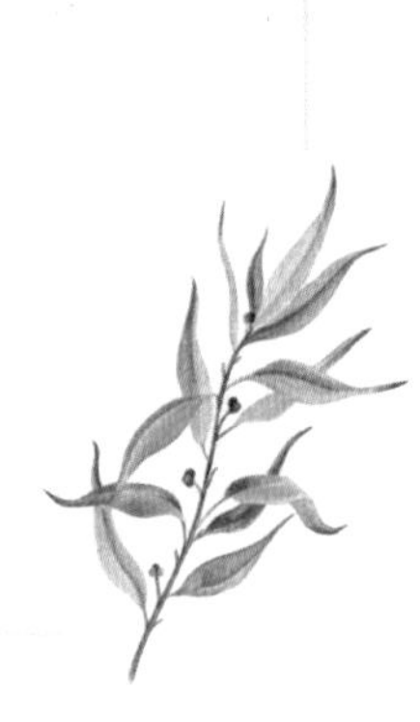

粟米草

番杏科 Molluginaceae

Mollugo stricta

《植物名实图考》

【别名】地麻黄、地杉树、鸭脚瓜子草。

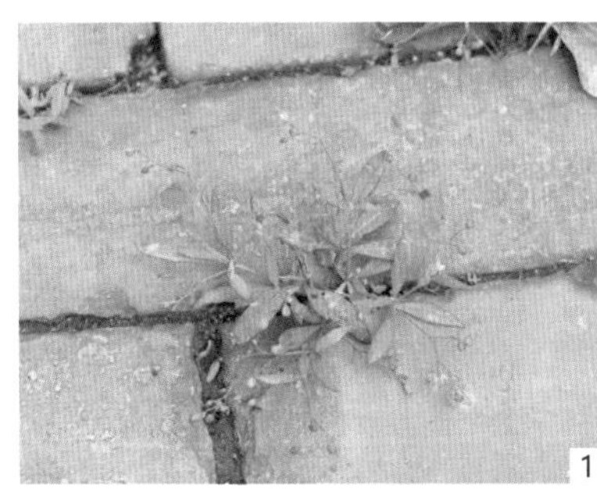
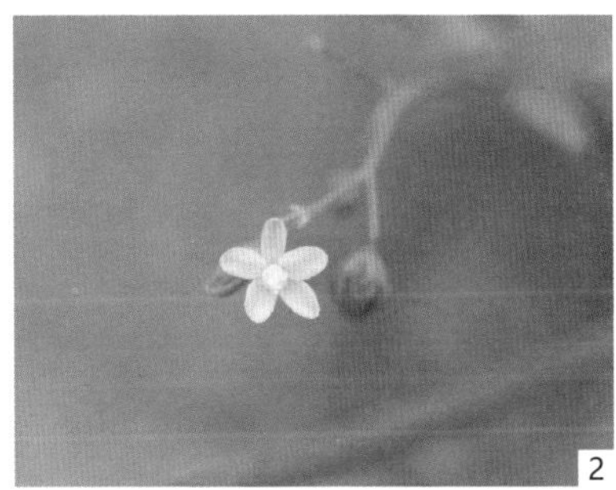

图 6-65 粟米草

1. 植株；2. 花。

· 【识别特征】茎纤细，多分枝，有棱角，无毛；老茎通常淡红褐色。基生叶莲座状，倒披针形；茎生叶常 3~5 片假轮生或对生，叶片披针形或线状披针形，顶端急尖或长渐尖，基部渐狭，全缘。花极小，组成疏松二歧聚伞花序，顶生或与叶对生；花被片 5，淡绿色，椭圆形或近圆形。蒴果卵圆形或近球形，3 瓣裂。种子肾形，黄褐色，有多数瘤状突起。花期 6~8 月，果期 8~10 月。

· 【校园分布】明德楼草坪。

· 【入药部位】全草（粟米草）。

· 【功效主治】**粟米草：**清热化湿，解毒消肿。主治腹痛泄泻，痢疾，感冒咳嗽，中暑，皮肤热疹，目赤肿痛，疮疖肿毒，毒蛇咬伤，烧烫伤。

· 【附　　方】**（1）治中暑：**粟米草全草 9~15g，水煎服。（《浙江药用植物志》）

（2）治目赤肿痛：粟米草 15g，天胡荽 15g，问荆 15g，千里光

15g，水煎服。（**《四川中药志》**）

（3）治疮疖：鲜粟米草全草适量，捣烂外敷。（**《浙江药用植物志》**）

·【本草文化】《植物名实图考》云：“梢端叶间开小黄花如粟。”故名粟米草。

我的本草观察笔记

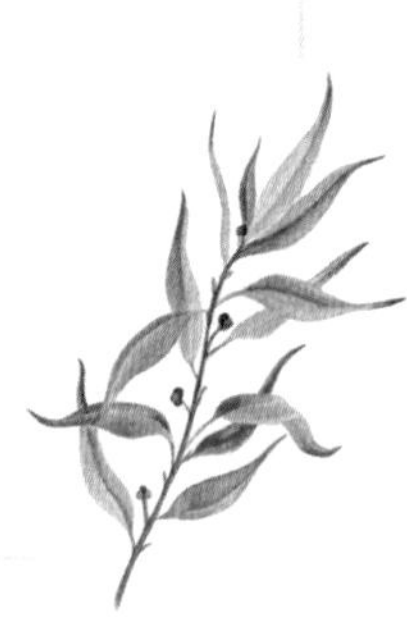

紫　苏

唇形科 Lamiaceae

Perilla frutescens

《名医别录》

【别名】鸡苏、青苏、荏。

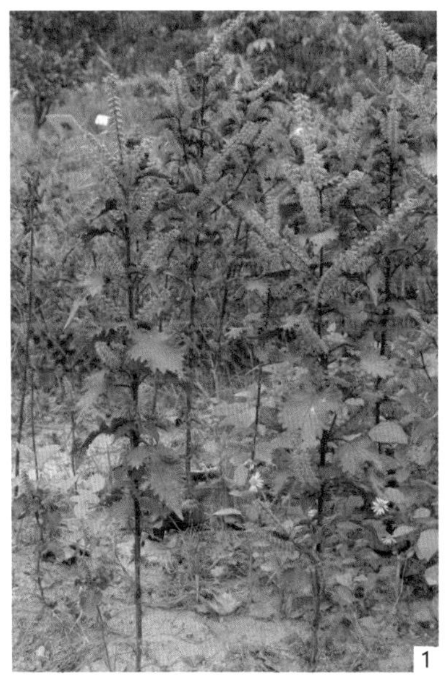

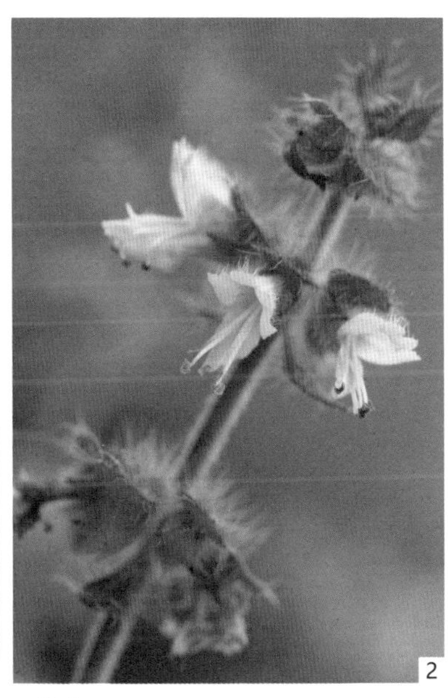

图 6-66　紫苏

1. 植株；2. 轮伞花序。

· 【识别特征】茎绿或紫色，钝四棱形，具四槽，密被长柔毛。叶交互对生，宽卵形或圆形，先端短尖或突尖，基部圆或宽楔形，边缘在基部以上有粗锯齿；叶面被柔毛，叶背被平伏长柔毛；叶柄密被长柔毛。轮伞总状花序；苞片宽卵形或近圆形，外被红褐色腺点，无毛；花萼钟形，下部被长柔毛，夹有黄色腺点，内面喉部有疏柔毛环；花冠近二唇形，白色至紫红色。小坚果近球形，灰褐色，具网纹。花、果期 8~12 月。

· 【校园分布】立体中药学园区。

· 【入药部位】全草（紫苏）、茎（紫苏梗）、叶（紫苏叶）、成熟果实（紫苏子）。

· 【功效主治】**（1）紫苏：** 解表散寒，理气宽中。主治风寒感冒，咳嗽，头痛，胸腹胀满。

（2）紫苏梗： 理气宽中，止痛，安胎。主治胸膈痞闷，胃脘疼痛，嗳气呕吐，胎动不安。

（3）紫苏叶： 解表散寒，宣肺化痰，行气和中，安胎，解鱼蟹毒。主治风寒表证，咳嗽痰多，胸脘胀满，恶心呕吐，腹痛吐泻，胎气不和，食鱼蟹中毒。

（4）紫苏子： 降气消痰，平喘，润肠。主治痰壅气逆，咳嗽气喘，肠燥便秘。

· 【附　　方】**（1）治风热表证，外感咳嗽痰稀者：** 杏苏散。（《温病条辨》）

（2）治体虚气弱，复感风寒者： 参苏饮。（《太平惠民和剂局方》）

（3）治气滞湿阻，胃气不和，胸脘不舒，恶心呕吐： 藿香正气散。（《太平惠民和剂局方》）

· 【本草文化】紫苏，“紫”言茎叶之色，“苏”言其气香舒畅。《尔雅义疏》云：“苏之为言舒也。《方言》云，‘舒，苏也。楚通语也。’然则舒有散义，苏气香而性散。”《本草纲目》云：“苏性舒畅，行气和血，故谓之苏。”赤苏、黑苏，皆由茎叶色有所偏命名。名挂荏者，《尔雅》邢昺疏：“苏，荏类之草也。以其味辛似荏，故一名桂荏。”紫苏，气辛如桂，甚于白苏（荏）。《本草纲目》云：“苏乃荏类，而味更辛如桂，故《尔雅》谓之桂荏。”

· 【其他用途】紫苏种子榨出的油，名苏子油，供食用，又有防腐作用，供工业用。每年春季可采集嫩茎叶，用开水焯后炒食、凉拌或做汤。

攀倒甑

败酱科 Valerianaceae

Patrinia villosa

《神农本草经》

【别名】白花败酱草、苦益菜、萌菜。

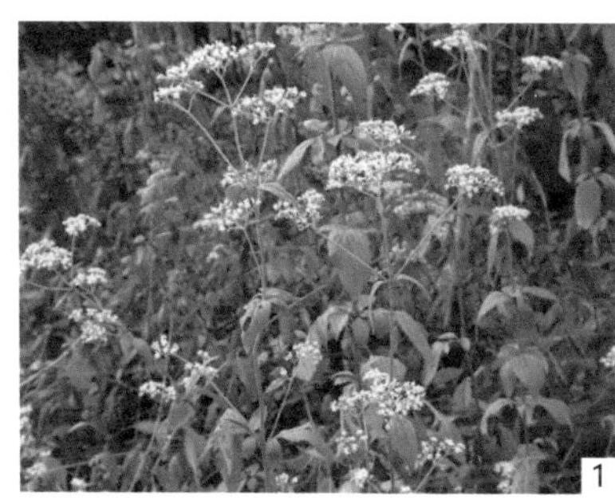

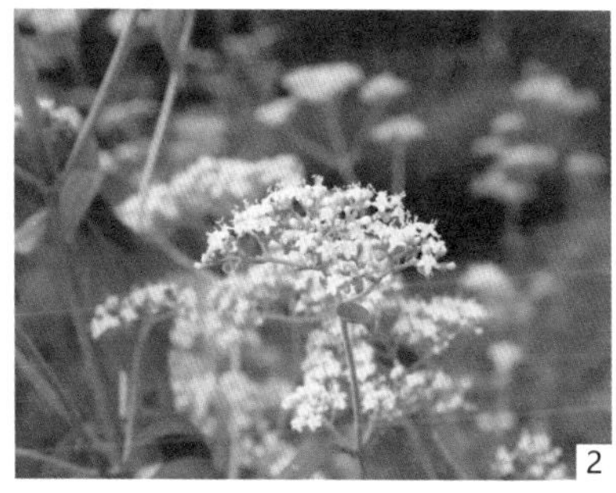

图 6-67　攀倒甑

1. 植株；2. 聚伞花序。

- 【识别特征】地下根茎长而横走，茎密被白色倒生粗毛。基生叶丛生，叶片卵形，先端渐尖，边缘具粗钝齿，基部楔形下延，不分裂或大头羽状深裂，常 1~2 对生裂片；茎生叶对生，与基生叶同形，上部叶较窄小，常不分裂，两面被糙伏毛或近无毛。由聚伞花序组成顶生圆锥花序或伞房花序；总苞叶披针形或线形；花萼小，萼齿 5，浅波状或浅钝裂状；花冠钟形，白色，5 深裂。瘦果倒卵形。花期 8~10 月，果期 9~11 月。
- 【校园分布】弘景亭周围。
- 【入药部位】全草（败酱）。
- 【功效主治】**败酱：**清热解毒，活血排脓。主治肠痈，肺痈，痈肿，痢疾，产后瘀滞腹痛。
- 【附　　方】**（1）治肠痈，寒湿瘀血并存，内已成脓，身无热，肌肤甲错，腹皮急等：**薏苡附子败酱散。（《金匮要略》）

  （2）治毛囊炎、疖等化脓性皮肤病：败酱草膏。（《赵炳南临

床经验集》）

（3）治产后疼痛引腰，腹中如锥刀所刺：败酱汤。（《千金翼方》）

· 【本草文化】攀倒甑又名败酱，《本草经集注》云："气如败豆酱，故以为名。"《本草纲目》亦云："南人采嫩者，暴蒸作菜食，味微苦而有陈酱气，故又名苦菜……亦名苦蘵。"豆豉草、豆渣草等皆以其味而名。

· 【其他用途】本种根茎及根有陈腐臭味，为消炎利尿药；民间常以嫩苗作蔬菜食用，也作猪饲料用。

我的本草观察笔记

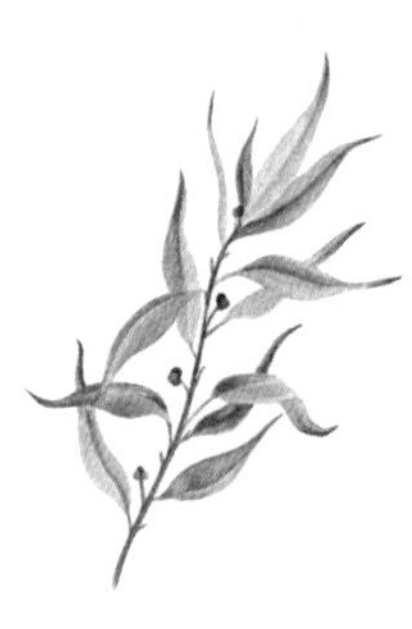

前　胡

伞形科 Apiaceae

Peucedanum praeruptorum

《名医别录》

【别名】白花前胡、紫花前胡、罗鬼菜。

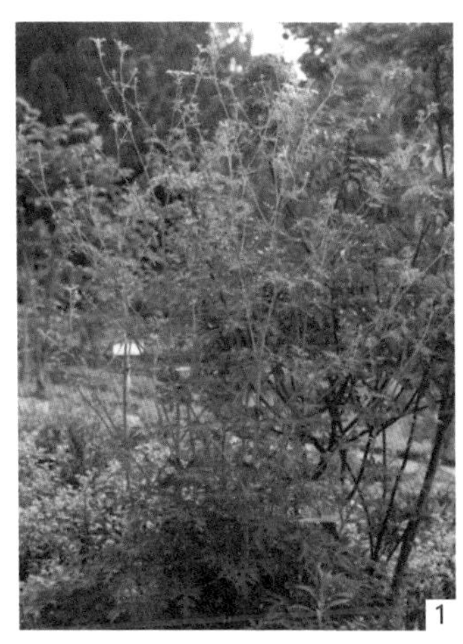

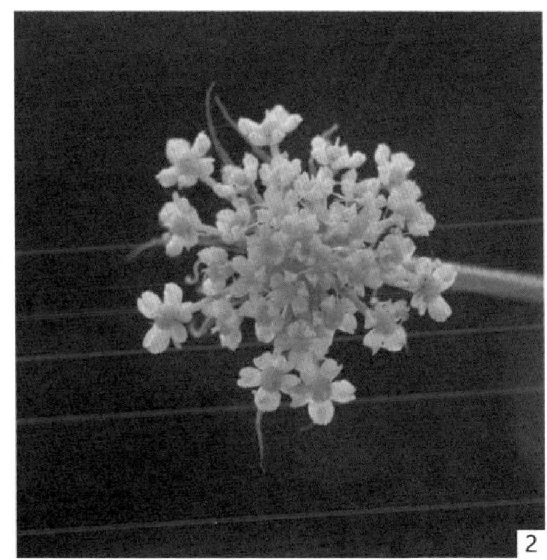

图 6-68　前胡

1. 植株；2. 伞形花序。

- 【识别特征】主根粗壮，圆锥形。茎直立，上部叉状分枝，基部残留褐色叶鞘纤维。基生叶为二至三回羽状分裂，第一回羽片具柄，末回裂片菱状倒卵形，两面无毛；叶柄基部有宽鞘。复伞形花序，顶生或侧生；总苞片无或1至数片，线形；小总苞片卵状披针形，有短糙毛；花瓣卵形，小舌片内曲，白色。双悬果卵圆形，侧棱呈翅状。花期8~9月，果期10~11月。
- 【校园分布】立体中药学园区。
- 【入药部位】根（前胡）。
- 【功效主治】**前胡：**降气化痰，散风清热。主治痰热喘满，咯痰黄稠，风热咳嗽痰多。
- 【附　　方】**（1）治伤寒愈后，已经二七日，潮热不解，将变成**

百合病，身体沉重无力，昏如醉状：百合前胡汤。（《圣济总录》）

（2）治伤风咳嗽：金沸草散。（《博济方》）

（3）治气虚外感风寒，内有痰湿证：参苏饮。（《太平惠民和剂局方》）

· **【本草文化】**《本草纲目》云："按孙愐《唐韵》作湔胡，名义未解。"《本草图经》云："柴胡……根赤色，似前胡而强。"其言柴胡比前胡粗大，则是前胡较柴胡为纤细。"前""纤"音近之字，疑"前胡"即"纤胡"，意谓其根似柴胡而较纤耳。

· **【其他用途】**前胡复伞形花序多数，顶生或侧生，具有一定的观赏价值。

我的本草观察笔记

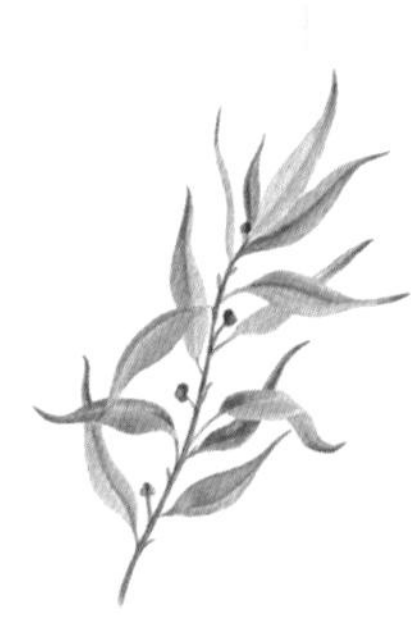

石蒜 ㊥

石蒜科 Amaryllidaceae

Lycoris radiata

《本草图经》

【别名】彼岸花、乌蒜、银锁匙。

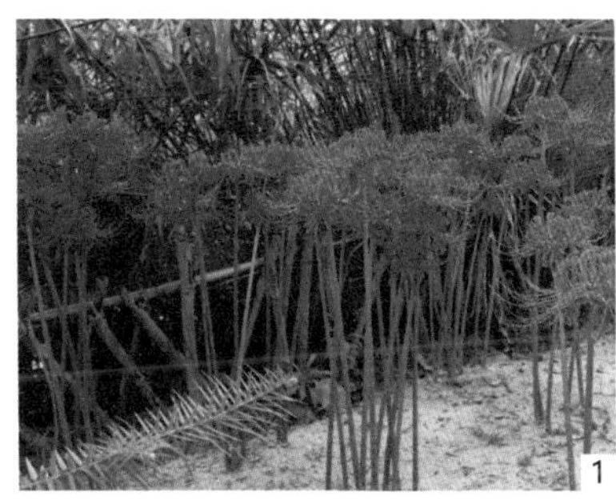

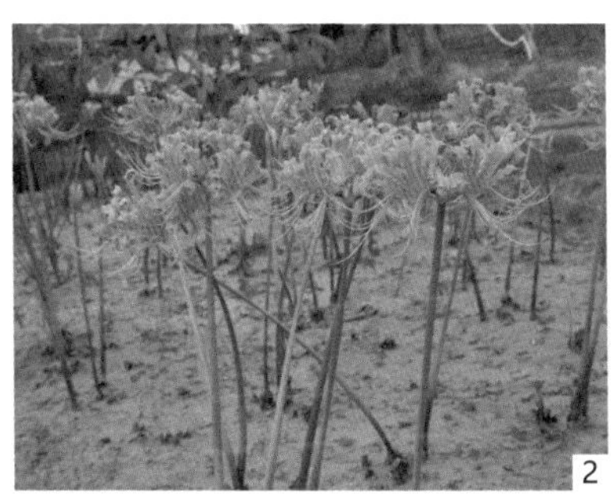

图 6-69 石蒜

1. 植株（示红色花）；2. 植株（示黄色花）。

- 【识别特征】鳞茎宽椭圆形或近球形。秋季出叶，叶基生，叶片狭带状，顶端钝，深绿色，中间有粉绿色带。花葶在叶前抽出，实心；伞形花序具花 4~7 朵，花鲜红色；总苞片 2，披针形；花被裂片 6，狭倒披针形，强烈皱缩和反卷；花被筒绿色；雌、雄蕊显著伸出于花被外；雄蕊 6，着生于花被管近喉部。花期 8~9 月，果期 10 月。
- 【校园分布】福九味展区周围。
- 【入药部位】鳞茎（石蒜）。
- 【功效主治】**石蒜：**祛痰催吐，解毒散结。主治喉风，单双乳蛾，痰涎壅塞，食物中毒，胸腹积水，恶疮肿毒，痰核瘰疬，痔漏，跌打损伤，风湿性关节痛，顽癣，烫火伤，蛇咬伤。
- 【附　　方】**（1）治黄疸：**鲜石蒜 1 个，去皮蓖麻子 7 个，捣烂敷足心，每日 1 次。（《南京地区常用中草药》）

（2）治癫痫：石蒜 3~9g，煎服。（《红安中草药》）

（3）**治风湿性关节痛：**石蒜、生姜、葱各适量，共捣烂敷患处。（《全国中草药汇编》）

- 【**本草文化**】石蒜又名龙爪花，因其花被裂片强烈皱缩、反卷，犹如龙爪而得名。此外，《浙江植物志》中还记载“三十六桶”的别名，传说在饥荒年代，常有人刨取其鳞茎食用，但要更换三十六桶水才能洗净其中的毒性成分，故而得名。石蒜被广为传播的还是“彼岸花”“曼珠沙华”等带有浪漫色彩的名字。
- 【**其他用途**】石蒜是东亚常见的园林观赏植物，冬赏其叶，秋赏其花，是优良宿根草本花卉，园林中常用作背阴处绿化或林下地被花卉。

我的本草观察笔记

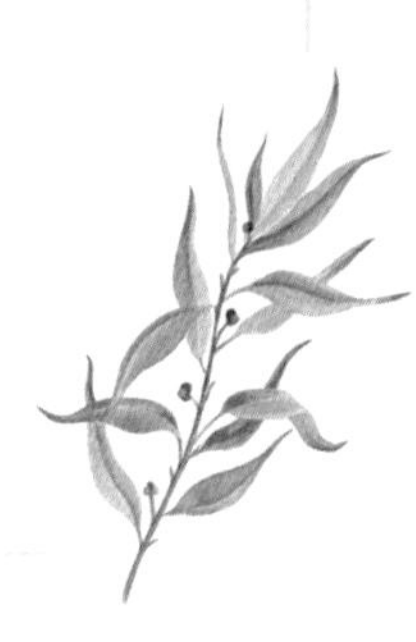

虎 杖

蓼科 Polygonaceae

Reynoutria japonica

《尔雅》

【别名】苦杖、土地榆、大叶蛇总管。

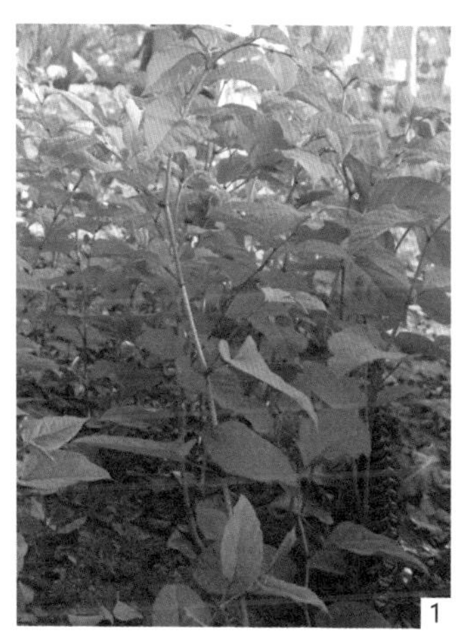
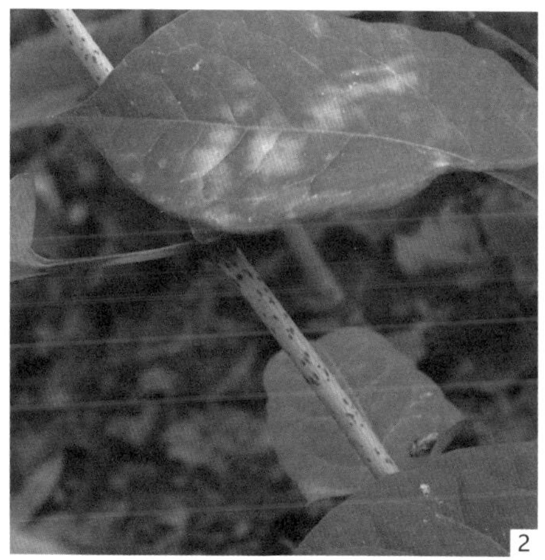

图 6-70 虎杖

1. 植株；2. 茎（散生红色或紫红色斑点）。

- 【识别特征】根茎粗壮，横走；茎直立，粗壮，空心，具纵棱与小突起，无毛，散生红色或紫红斑点。叶互生，宽卵形或卵状椭圆形，近革质，顶端渐尖，基部宽楔形、截形或近圆形，全缘，疏生小突起，两面无毛；托叶鞘膜质，早落。花单性，雌雄异株；圆锥花序腋生；苞片漏斗状；花被 5 深裂，淡绿色，雄花花被片具绿色中脉，无翅，雄蕊 8，比花被长；雌花花被片外面 3 片背部具翅。瘦果卵形，黑褐色。花期 8~9 月，果期 9~10 月。
- 【校园分布】福九味展区周围。
- 【入药部位】根茎和根（虎杖）、叶（虎杖叶）。
- 【功效主治】**（1）虎杖：**利湿退黄，清热解毒，散瘀止痛，止咳化痰。主治湿热黄疸，淋浊，带下病，风湿痹痛，痈肿疮毒，水火烫伤，闭经，癥瘕，跌打损伤，肺热咳嗽。

（2）**虎杖叶：**祛风湿，解热毒。主治风湿关节疼痛，蛇咬伤，漆疮。

·【附　　方】（1）**治冲任不足，下焦久寒：**安息活血丹。（《太平惠民和剂局方》）

（2）**治血脏虚冷，面黄肌瘦，胸腹痞闷：**安息香丸。（《鸡峰普济方》）

（3）**治难产、不欲育孕者：**贝母绝经汤。（《杏苑》）

·【本草文化】在四川历史文化名城阆中城郊大佛寺旁的石壁上，至今还清晰可见石壁上刻有的“虎溪”两个大字。相传这里曾山势险峻，林密草茂，生长着许多名贵药材。一天，孙思邈来到这里采药，忽听见呻吟之声不绝于耳。他急忙跨过山溪，却见对面岩石上有气无力地卧着一只吊睛白额大虎，正眼巴巴地张望着他。孙思邈走上前去，蹲下身来，那虎便慢慢地将脚抬起，放在他的膝上。孙思邈一见这腿又红又肿，就急忙从药囊中掏出药来，捣碎，取山泉调好，一边敷在老虎腿上，一边又将这药喂老虎吃下。几天后老虎的腿病便霍然痊愈了。从此，这老虎竟成了孙思邈的坐骑，与他形影不离。孙思邈骑着它跋山涉水采药，如履平地。孙思邈为老虎治病的事一下子传开来。后人为了纪念他，在大佛寺里建了药王殿。那药因为治好了老虎的腿疾，大家便唤它为“虎杖”，意思是说仗着它治好了老虎的腿病。

·【其他用途】人们一般用虎杖与板蓝根、蒲公英、茵陈一起泡茶饮用。

菊　花

菊科 Asteraceae

Chrysanthemum morifolium

《神农本草经》

【别名】小汤黄、杭白菊、滁菊。

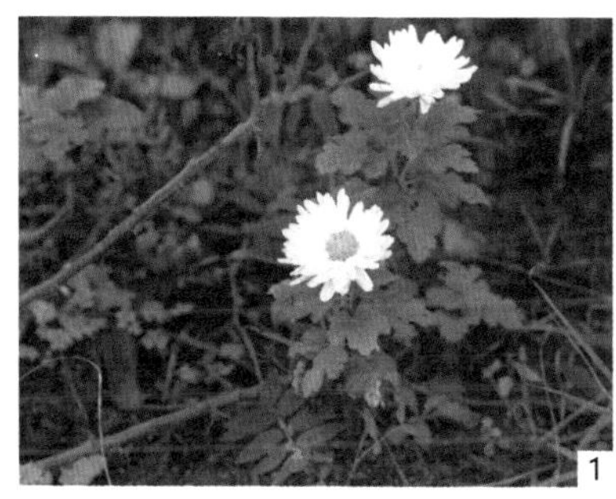

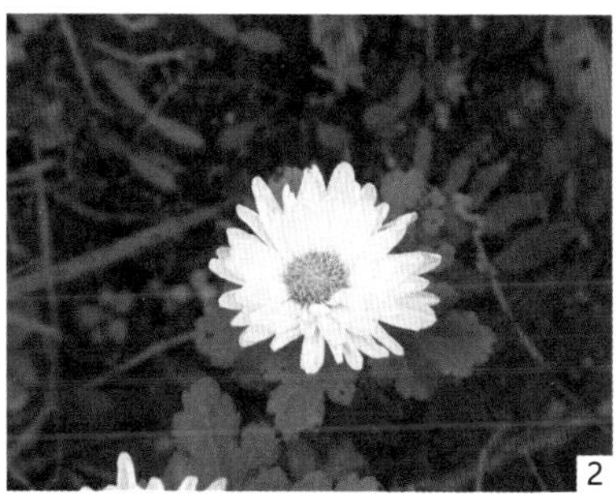

图 6-71　菊花

1. 植株；2. 头状花序。

- 【识别特征】茎直立，分枝或不分枝，被柔毛。叶互生，卵形至披针形，羽状浅裂或半裂，基部楔形，叶背被白色短柔毛；有短柄。头状花序，大小不一，单个或数个集生于茎枝顶端；总苞片多层，外层绿色，条形，边缘膜质，外面被柔毛；舌状花颜色各种；管状花黄色。瘦果一般不发育。花期 9~11 月。
- 【校园分布】立体中药学园区。
- 【入药部位】头状花序（菊花）、叶（菊花叶）、幼嫩茎叶（菊花苗）、根（菊花根）。
- 【功效主治】**（1）菊花：**疏风清热，平肝明目，解毒消肿。主治外感风热或风温初起，发热头痛，眩晕，目赤肿痛，疔疮肿毒。

  （2）菊花叶：清肝明目，解毒消肿。主治头风，目眩，疔疮，痈肿。

  （3）菊花苗：清肝胆热，益肝气，明目去翳。主治头风眩晕欲倒。

  （4）菊花根：利小便，清热解毒。主治癃闭，咽喉肿痛，痈肿疔毒。

·【附　　方】**（1）治太阴温病，但咳，身不甚热，微渴者：**桑菊饮。（《温病条辨》）

（2）治肿毒，疔疮：二妙汤。（《仙拈集》）

（3）治阴虚胃热牙痛：地参菊花汤。（《古今名方》）

·【本草文化】“菊”，古作“蘜”。《说文》曰：“蘜，日精也，以秋华。”菊、蘜本一字二体。《本草纲目》云：“按陆佃《埤雅》云，菊本作蘜，从鞠。鞠，穷也。《月令》，九月，菊有黄华。华事至此而穷尽，故谓之蘜。”

·【其他用途】菊花除观赏价值外，还有药用、茶用等价值，饮用后具有清热解毒的功效。目前饮用及提取香精用的品种如杭白菊、梨香菊等，在生产上广泛应用。此外，以梨香菊作亲本，还培育具有香气的观赏菊。

我的本草观察笔记

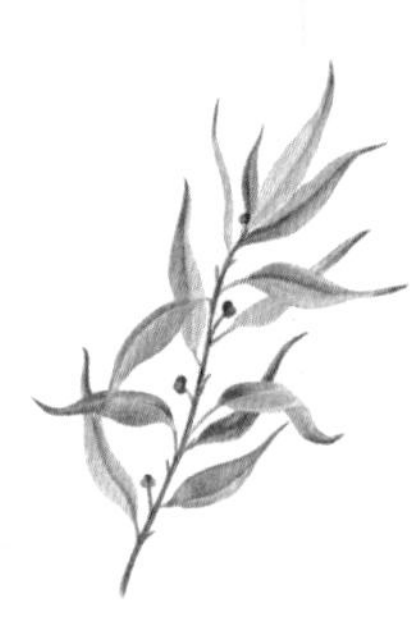

穿心莲

爵床科 Acanthaceae

Andrographis paniculata

《泉州本草》

【别名】一见喜、圆锥须药草。

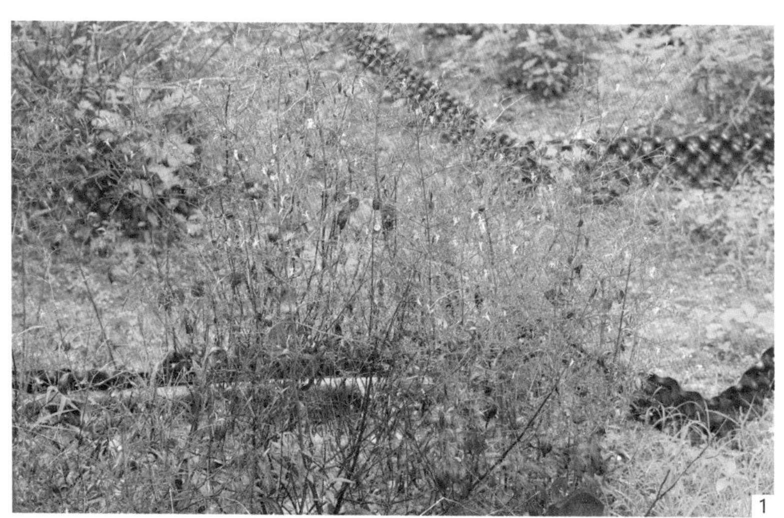

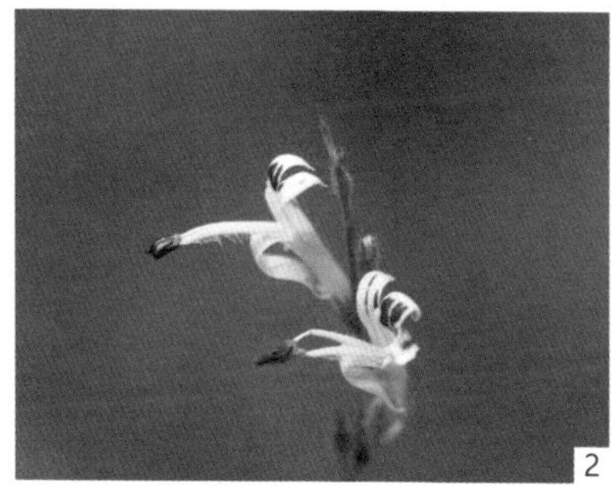

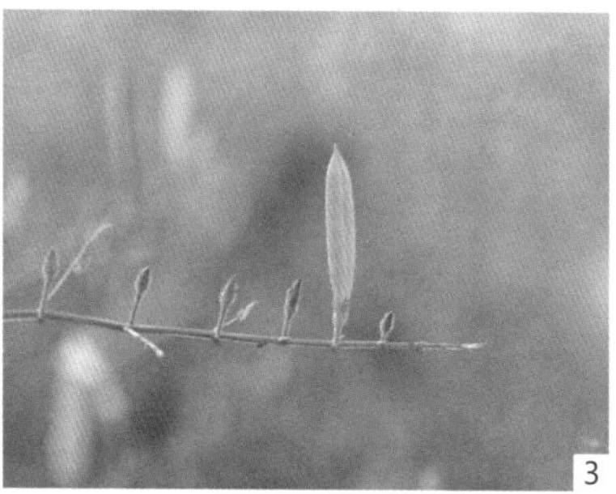

图 6-72　穿心莲

1. 植株；2. 花；3. 蒴果。

·【识别特征】茎四棱形，下部多分枝，节膨大。叶对生，叶片卵状长圆形或长圆状披针形，顶端略钝。总状花序顶生和腋生，集成大型圆锥花序；苞片和小苞片微小；花萼裂片三角状披针形，有腺毛和微毛；花小，花冠白色，二唇形，上唇微 2 裂，下唇 3 深裂带紫色斑纹；雄蕊 2 枚。蒴果长椭圆形，疏生腺毛。种子四方形，有皱纹。花期 9~10 月，果期 10~11 月。

· 【校园分布】福九味展区周围。

· 【入药部位】地上部分（穿心莲）。

· 【功效主治】**穿心莲：**清热解毒，凉血消肿。主治感冒发热，咽喉肿痛，口舌生疮，顿咳劳嗽，泄泻痢疾，热淋涩痛，痈肿疮疡，毒蛇咬伤。

· 【附　　方】**（1）治耳内流脓，或黄或红，或有臭气：**烂耳散。（《中医耳鼻喉科学》）

（2）治肺结核、结核性胸膜炎、骨结核：复方金荞片。（《中药知识手册》）

（3）治各型肺结核：健肺丸。（《古今名方》）

· 【本草文化】一日，曹操给华佗写了一封信，信的内容是一首四言诗，诗曰："胸中荷花，西湖秋英。晴空夜明，初入其境。长生不老，永远康宁。老娘获利，警惕家人。五除三十，假满期临。胸有大略，军师难混。接骨医生，老实忠诚。无能缺技，药店关门。"华佗看后，回了一封信，请杨修转交曹操，信的内容是："穿心莲，杭菊。满天星，生地。万年青，千年健。益母，防己。商陆，当归。远志，苦参。续断，厚朴。白术，没药。"曹操看华佗解出所有药名灯谜，说了一句话："天下名医耳！"这个故事中的第一句，"荷花"即莲花，莲花入胸，是为"穿心莲"。

· 【其他用途】穿心莲鲜品可作为日常蔬菜，最宜在药膳食疗中应用，可生鲜食用，或炒菜、做汤羹，如油醋汁穿心莲、蜜汁穿心莲等。

牛膝菊

菊科 Asteraceae

Galinsoga parviflora

《云南中草药选》

【别名】辣子草、向阳花、珍珠草。

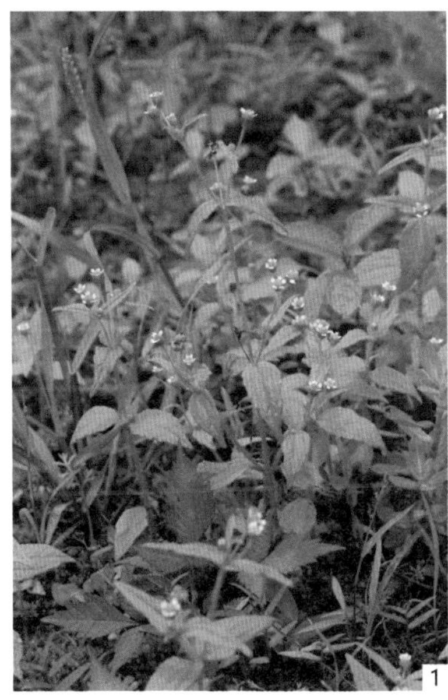

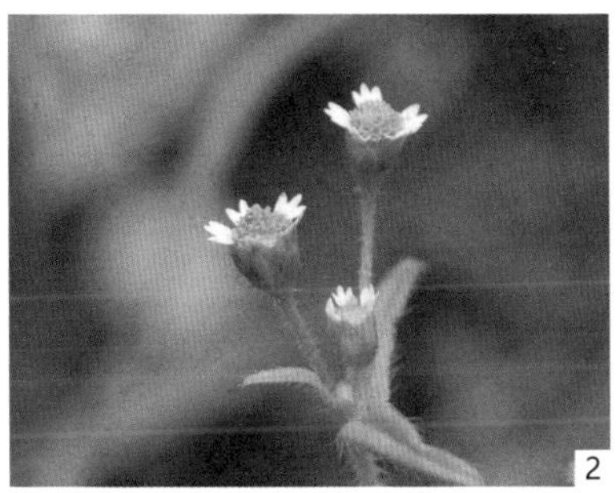

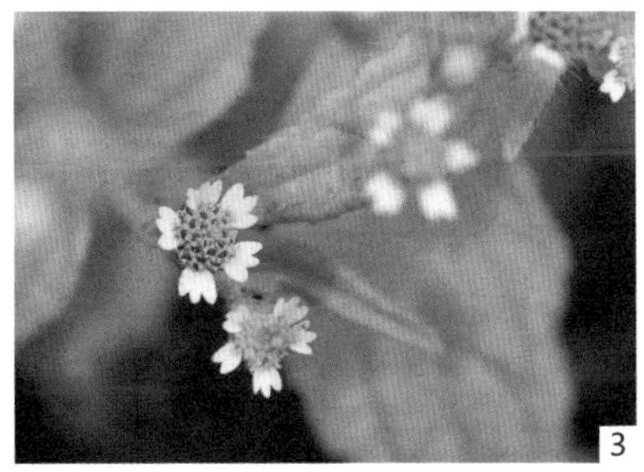

图 6-73　牛膝菊

1. 植株；2. 头状花序；3. 头状花序（示白色舌状花）。

· 【识别特征】叶对生，卵形或长椭圆状卵形；向上及花序下部的叶披针形；茎叶两面疏被白色贴伏柔毛，具浅或钝锯齿或波状浅锯齿。头状花序半球形，排成疏散伞房状；总苞半球形或宽钟状；舌状花 4~5，舌片白色，先端 3 齿裂，筒部细管状，密被白色柔毛；管状花黄色，下部密被白色柔毛；舌状花冠毛毛状，脱落；管状花冠毛膜片状，白色，披针形，边缘流苏状。瘦果具棱，熟时黑色或黑褐色，被白色微毛。花、果期 7~10 月。

· 【校园分布】弘景亭周围。

·【入药部位】全草（辣子草）。

·【功效主治】**辣子草：**清热解毒，止咳平喘，止血。主治扁桃体炎，咽喉炎，黄疸性肝炎，咳喘，肺结核，疔疮，外伤出血。

·【附　　方】**（1）治扁桃体炎、咽喉炎：**辣子草30~60g，水煎服。（《龙湫本草》）

（2）治外伤出血：鲜辣子草适量，捣烂敷患处或研末撒患处。（《龙湫本草》）

·【本草文化】本品茎节膨大，如牛的膝，故名"牛膝菊"；又因其头状花序小，有长柄，如锤，故名"铜锤草"；且其花有辣涩味，故又名"辣子草"。

我的本草观察笔记

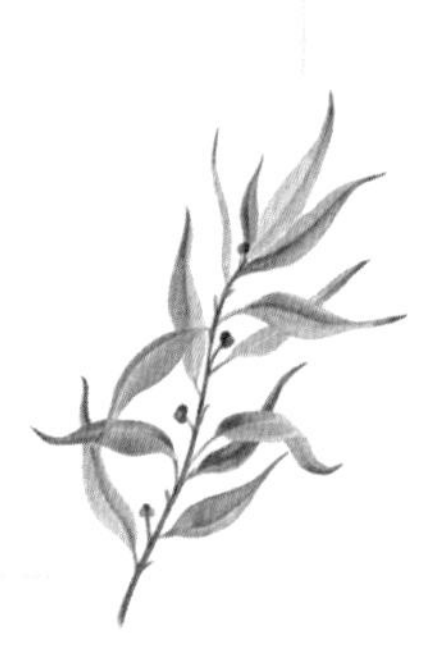

长春花

夹竹桃科 Apocynaceae

Catharanthus roseus

《植物名实图考》

【别名】雁来红、日日草、日日新。

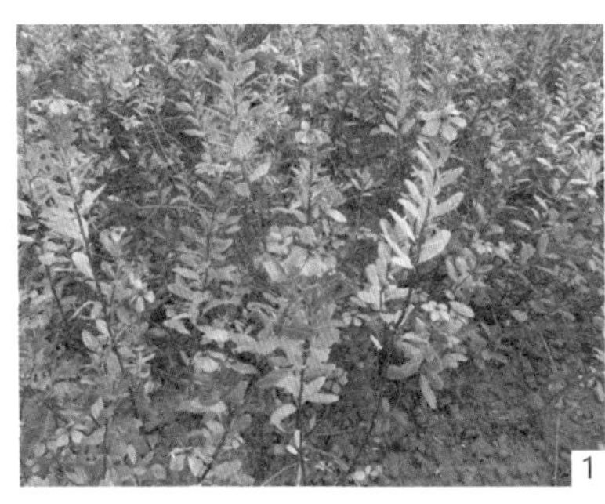
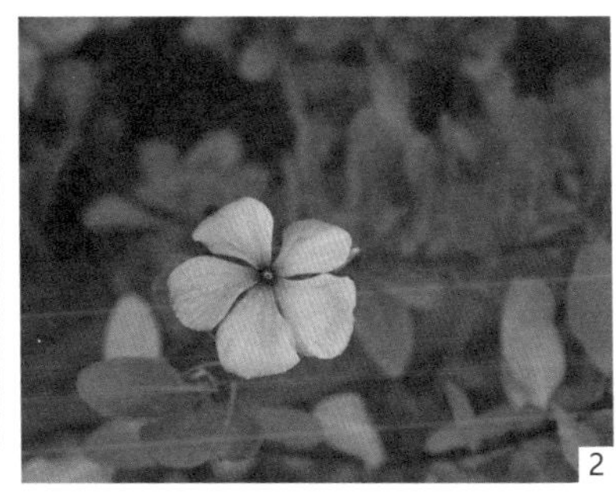

图 6-74　长春花

1. 植株；2. 花。

- 【识别特征】半灌木或多年生草本，有水液；茎近方形，有条纹，灰绿色。叶膜质，倒卵状长圆形，先端浑圆，有短尖头，基部广楔形至楔形，渐狭而成叶柄。聚伞花序腋生或顶生，具花2~3朵；花萼5深裂，萼片披针形或钻状渐尖；花冠红色，高脚碟状，花冠筒圆筒状，内面具疏柔毛，喉部紧缩，具刚毛；花冠裂片宽倒卵形。蓇葖双生；外果皮厚纸质，有条纹，被柔毛。种子黑色，长圆状圆筒形，两端截形，具有颗粒状小瘤。花、果期几乎全年。
- 【校园分布】时令广场。
- 【入药部位】全草（长春花）。
- 【功效主治】**长春花：**解毒抗癌，清热平肝。主治多种癌肿，高血压，痈肿疮毒，烫伤。
- 【附　　方】**（1）治急性淋巴细胞白血病：**长春花15g，水煎服。（《抗癌本草》）

  （2）治高血压：长春花全草6~9g，煎服。（《广西本草选编》）

（3）**治疮疡肿毒，烧烫伤：**长春花鲜叶适量，捣烂外敷。（《广西本草选编》）

- 【本草文化】《植物名实图考》云：“长春花……自秋至冬，开放不辍，不经霜雪不萎，故名。”又名四时春、日日新、三万花，皆言其花期长而繁密也。然其主要花期在入秋后，故又有“雁来红”之名。
- 【其他用途】长春花花期较长且花朵鲜艳美丽，是常见的庭院花卉。

我的本草观察笔记

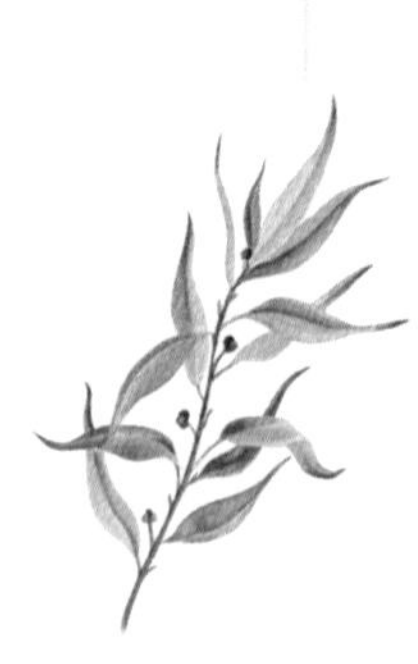

金毛狗

蚌壳蕨科 Dicksoniaceae

Cibotium barometz

《神农本草经》

【别名】金狗脊、金毛狮子、狗脊。

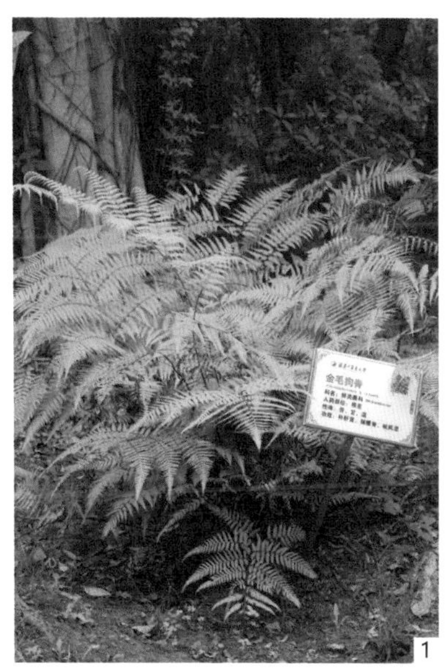

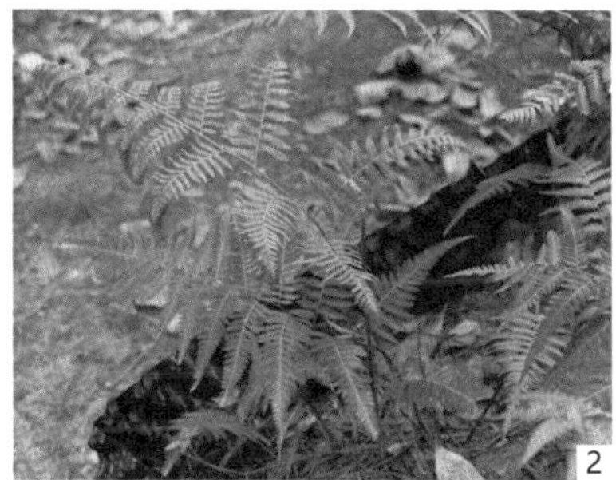
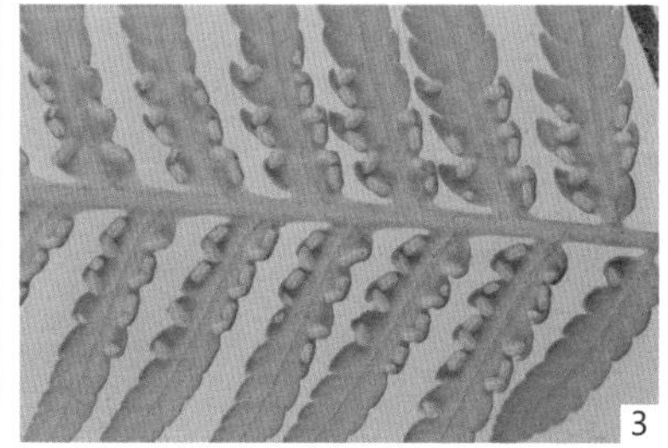

图 6-75　金毛狗

1. 植株；2. 叶；3. 孢子囊群。

·【识别特征】根茎卧生，粗大，顶端生一丛大叶；叶柄棕褐色，基部被大丛垫状金黄色茸毛，有光泽，上部光滑。叶片宽卵状三角形，三回羽状分裂；下部羽片长圆形，互生，远离；一回小羽片线状披针形，羽状深裂几达小羽轴；末回裂片线形，略镰刀状，尖头，边缘有浅锯齿；叶几为革质或厚纸质，干后叶面褐色，有光泽，叶背为灰白色或灰蓝色。孢子囊群在每末回裂片 1~5 对，生于下部小脉顶端，囊群盖坚硬，棕褐色，横长圆形，成熟时张开如蚌壳。

· 【校园分布】立体中药学园区。

· 【入药部位】根茎（狗脊）。

· 【功效主治】**狗脊：**强腰膝，祛风湿，利关节。主治肾虚腰痛脊强，足膝软弱无力，风湿痹痛，小便过多，遗精，白带过多。

· 【附　　方】**（1）治肝肾亏虚，兼感风寒湿邪所致的腰痛脊强而不能俯仰，足膝软弱：**狗脊丸。（《太平圣惠方》）

（2）治脾胃虚弱，气血亏耗，风邪内攻，半身不遂，少气汗出：轻骨丹。（《圣济总录》）

（3）治漏下色白：白蔹散。（《圣济总录》）

· 【本草文化】金毛狗根茎状如狗脊骨，故有“狗脊”之名；且因其密生金黄色绒毛，故又称金毛狗脊、金狗脊；金毛狗、毛狗儿、金丝毛、金毛狮子、黄狗头等名同义，均以形状命名。

· 【其他用途】金毛狗株形飘逸，未展开之幼叶如“9”字形，大型叶四季常青，坚挺有力；根茎上有金黄色茸毛，观赏价值高；根茎含淀粉，可酿酒或药用。

我的本草观察笔记

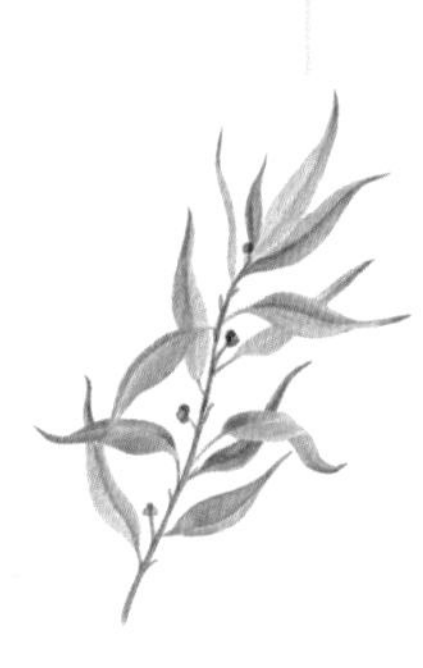

槲　蕨

槲蕨科 Drynariaceae

Drynaria roosii

《药性论》

【别名】骨碎补、石巴掌、岩姜。

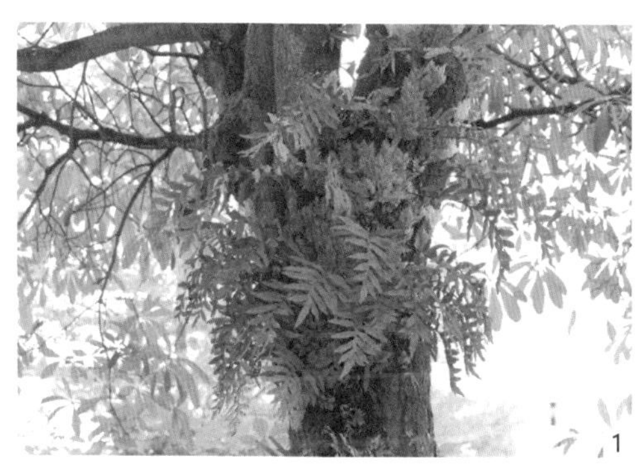

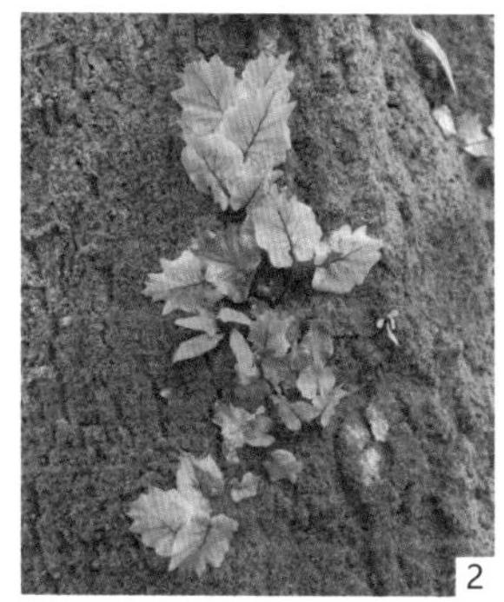

图 6-76　槲蕨

1. 植株；2. 不育叶。

- 【识别特征】通常附生岩石上，匍匐生长，或附生树干上，螺旋状攀缘。根茎密被鳞片，鳞片斜升，盾状着生，边缘有齿。叶二型，基生不育叶圆形，基部心形，浅裂，黄绿色或枯棕色，厚干膜质，叶背有疏短毛。正常能育叶叶柄具明显的狭翅；叶片深羽裂，裂片互生，稍斜向上，披针形，边缘有不明显的疏钝齿，顶端急尖或钝；叶干后纸质，仅上面中肋略有短毛。孢子囊群圆形，椭圆形，叶背全部分布，沿裂片中肋两侧各排列成 2~4 行。
- 【校园分布】行道树干上常见。
- 【入药部位】根茎（骨碎补）。
- 【功效主治】**骨碎补：**疗伤止痛，补肾强骨，外用消风祛斑。主治跌扑闪挫，筋骨折伤，肾虚腰痛，筋骨痿软，耳鸣耳聋，牙齿松动；外治斑秃，白癜风。
- 【附　　方】**（1）治骨折、脱臼、伤筋等复位之后：**壮筋续骨丹。

（《伤科大成》）

（2）治跌打损伤骨折，瘀血攻心，发热昏晕，不省人事：接骨紫金丹。（《杂病源流犀烛》）

（3）治一切蹦撞损伤，瘀血积聚：散瘀和伤汤。（《医宗金鉴》）

·【本草文化】相传，唐明皇李隆基一次上山围猎，突然从草丛中窜出一只凶猛的金钱豹，吓得他最宠爱的一位妃子从马上摔了下来，右前臂尺、桡骨开放性骨折，血流如注。恰逢御医不在身旁，皇帝急得手忙脚乱。此时，一名卫士从岩上采来一种草药，把骨折处固定后，将草药捣烂敷在伤口上，很快伤处便血止痛减。时过不久，断骨再续，伤口完整如初。唐明皇龙颜大悦，即问卫士此药叫什么草，卫士说，只知其药用，不知其名字，唐明皇即赐这种草药名为“骨碎补”。据《本草纲目》所载“开元皇帝以其主伤折补骨碎，故名此名”，可见确有此事。

我的本草观察笔记

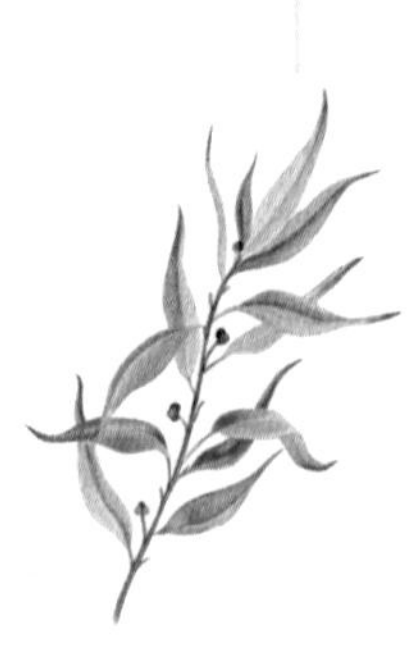

骨碎补

骨碎补科 Davalliaceae

Davallia trichomanoides

《中国药用孢子植物》

【别名】崖姜、岩连姜、石碎补。

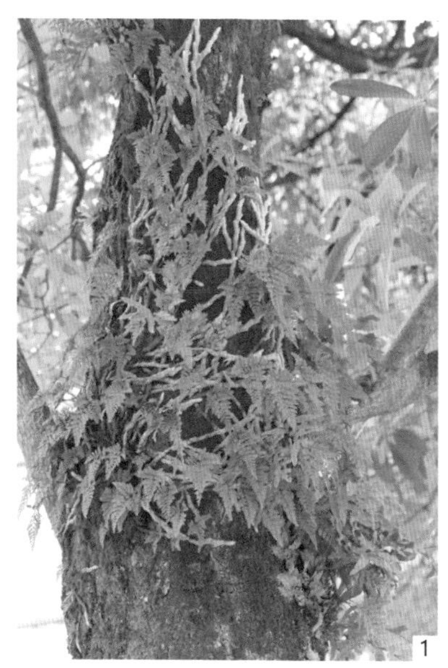

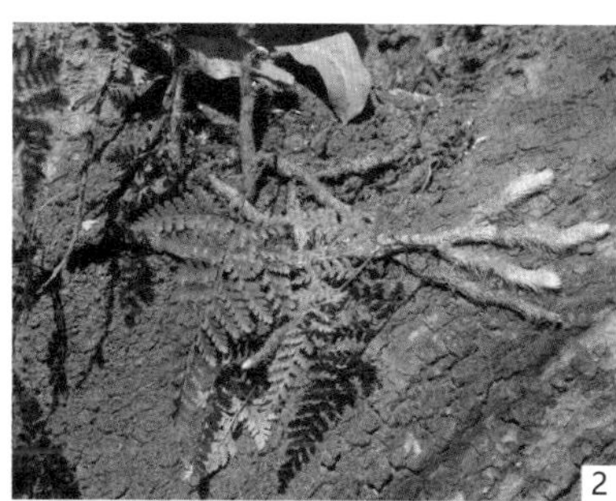

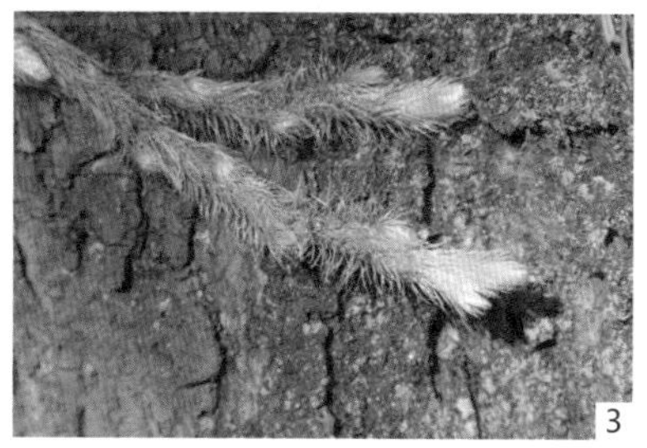

图 6-77　骨碎补

1. 生境；2. 植株；3. 根状茎。

- 【识别特征】根茎长而横走，密被蓬松的红棕色鳞片；鳞片狭披针形，先端细长钻形，边缘有睫毛，中部颜色较深，两侧色较浅。叶远生，禾秆色，上面有浅纵沟及绿色狭边，基部被鳞片，向上光滑；叶为羽状复叶；羽片对生或互生，斜展，基部1对最大，三角形；叶坚草质，干后棕褐色至褐绿色，叶轴向顶部有狭翅。孢子囊群生于小脉顶端，每裂片有1枚；囊群盖管状，褐色，厚膜质。
- 【校园分布】行道树干上常见。

·【入药部位】根茎（海州骨碎补）。

·【功效主治】**海州骨碎补：**行血活络，祛风止痛，补肾坚骨。主治跌打损伤，风湿痹痛，肾虚牙痛、腰痛、久泻。

·【附　　方】**（1）治耳鸣及肾虚久泻、牙痛：**海州骨碎补研末，置猪肾中夹煨之，空心服。（**《台湾药用植物志》**）

（2）治肾虚久泻：海州骨碎补 15g，补骨脂 9g，山药 9g，五味子 6g，水煎服。（**《山东中草药手册》**）

·【本草文化】连云港花果山为骨碎补主产地之一，《本草图经》收录的骨碎补有 4 种，其中就有海州骨碎补。《本草品汇精要》里也指明骨碎补为海州（连云港古称）产的“正宗”。《本草蒙筌》有“海州骨碎补”的附图。明《隆庆海州志》记述当时海州上贡物品中也有“骨碎补十斤”的记载，可见当时的海州骨碎补名气之响亮。

我的本草观察笔记

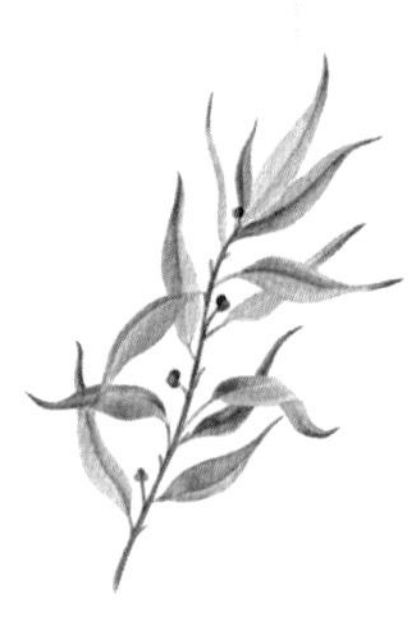

第七章

藤蔓类本草

藤蔓植物通常也称攀缘植物，茎细长，不能自由直立生长，需要借助其他植物或支撑物才能向上生长，若周围缺少攀附物，则匍匐或吊垂生长。按攀爬方式的不同，一般可分为缠绕类植物、卷须类植物、吸附类植物及蔓生类植物。缠绕类植物主要依靠自身缠绕支持物而攀缘，攀缘能力一般都较强，如紫藤、忍冬等。卷须类植物依靠卷须攀缘，大多数种类具有茎卷须、叶卷须或由叶片先端延长成一细长卷须，尽管卷须的类别、形式多样，但这类植物的攀缘能力均较强，如菝葜、葡萄等。吸附类植物依靠吸附作用而攀缘他物，一般都具有气生根或吸盘，攀缘能力强，如络石、薜荔。蔓生类植物无特殊的攀缘器官，仅靠细柔而蔓生的枝条攀缘，相对而言，此类植物的攀缘能力最弱，常平卧于地面生长，如天蓝苜蓿、链荚豆等。

菝葜 *

百合科 Liliaceae

Smilax china

《名医别录》

【别名】金刚藤、乌鱼刺、山归来。

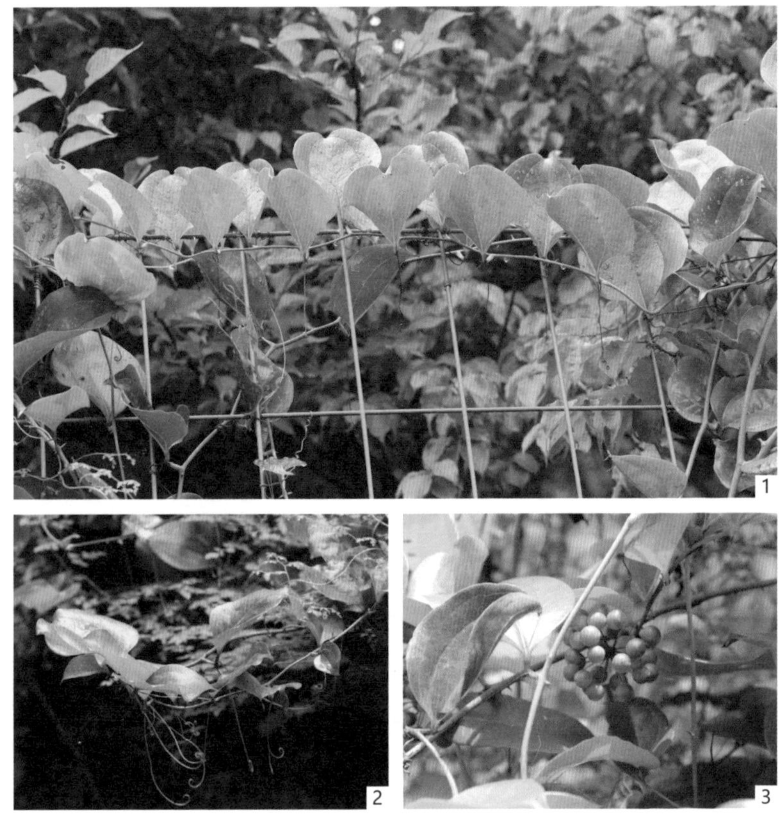

图 7-1　菝葜

1. 植株；2. 叶（示卷须）；3. 浆果。

· 【识别特征】根茎粗厚，坚硬，不规则块状。茎疏生刺。叶互生，薄革质或坚纸质，圆形、卵形，叶端突尖，叶基宽楔形至心形，全缘；干后通常红褐色或近古铜色；叶柄具鞘，几乎都有卷须。

花单性，雌雄异株；伞形花序生于叶尚幼嫩的小枝上，常呈球形；花序托稍膨大，近球形，具小苞片；花绿黄色，花被片 6，2 轮，内轮花被片稍狭。浆果，熟时红色，有粉霜。花期 2~5 月，果期 9~11 月。

·【校园分布】弘景亭周围。

·【入药部位】根茎（菝葜）。

·【功效主治】**菝葜：**利湿去浊，祛风除痹，解毒散瘀。主治小便淋浊，带下量多，风湿痹痛，疔疮痈肿。

·【附　　方】**（1）治饮水无休，消渴：**菝葜饮。（《圣济总录》）

（2）治一切伏热，烦躁困闷：菝葜散。（《圣济总录》）

（3）治肾虚，小便数而渴，形瘦体虚，舌干枯：菝葜汤。（《鸡峰普济方》）

·【本草文化】福建与中原相同的岁时民俗包括腊月吃腊八粥、元日喝屠苏酒、端午喝雄黄酒等。屠苏酒，东汉末年即已盛行，据明代李时珍《本草纲目》和清代福州名人梁章钜《归田锁记》所载，屠苏酒中的主要药草即是菝葜。菝葜，古代方士称之为金刚鞭，可以促进体内的汞从尿液中排出。宋代王安石《元日》诗云："爆竹声中一岁除，春风送暖入屠苏，千门万户曈曈日，总把新桃换旧符。"诗中"屠苏"虽有"房屋"之义，但亦可释为"屠苏酒"，在医药保健中亦是大有深意的。

·【其他用途】菝葜的生命力强，株形秀丽，结果率高，果实呈椭圆状，果色从绿到红，色泽鲜艳，观赏价值高；其还是制作久米岛捻线绸中深褐色的染料植物。

葡萄

葡萄科 Vitaceae

Vitis vinifera

《神农本草经》

【别名】全球红、草龙珠、山葫芦。

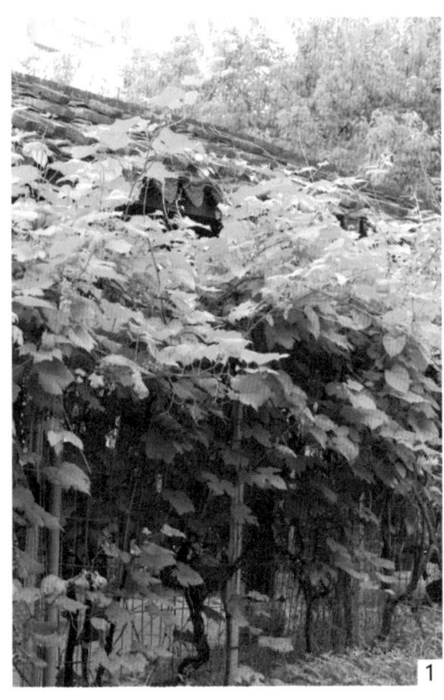

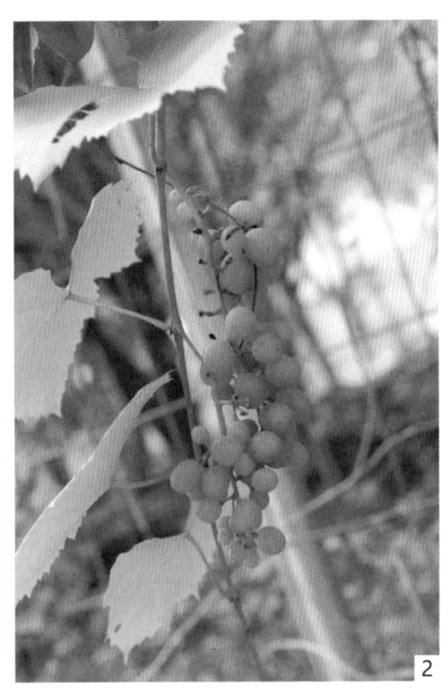

图 7-2 葡萄

1. 植株；2. 浆果。

- 【识别特征】小枝圆柱形，有纵棱纹，无毛或被稀疏柔毛。卷须 2 叉分枝，每隔两节间断与叶对生。叶互生，卵圆形，显著 3~5 浅裂或中裂，中裂片顶端急尖，裂片常靠合，基部常缢缩，裂缺狭窄，间或宽阔，基部深心形，边缘具锯齿；叶背无毛或被疏柔毛；托叶早落。圆锥花序，与叶对生；萼浅碟形，边缘呈波状；花瓣 5，呈帽状黏合脱落。聚合浆果，球形或椭圆形，绿色，熟时紫色。种子倒卵椭圆形。花期 4~5 月，果期 8~9 月。
- 【校园分布】闽台道地与主产药材展示区。

·【入药部位】果实（葡萄）、根（葡萄根）、藤叶（葡萄藤叶）。

·【功效主治】**（1）葡萄：**补气血，舒筋络，利小便。主治气血虚弱，肺虚咳嗽，心悸盗汗，烦渴，风湿痹痛，淋病，水肿，痘疹不透。

（2）葡萄根：祛风通络，利湿消肿，解毒。主治风湿痹痛，肢体麻木，跌打损伤，水肿，小便不利，痈肿疔毒。

（3）葡萄藤叶：祛风除湿，利水消肿，解毒。主治风湿痹痛，水肿，腹泻，风热目赤，痈肿疔疮。

·【附　　方】**（1）治年老体虚形瘦，纳食不香：**葡萄酒。（《太平圣惠方》）

（2）治细菌性痢疾：葡萄姜蜜汁。（《民间方》）

（3）解酒：解酒仙丹。（《寿世保元》）

·【本草文化】先秦时期，葡萄种植和葡萄酒酿造技术已开始在西域传播，自西汉张骞“凿空西域”，引进大宛葡萄品种，中原内地葡萄种植的范围开始扩大，葡萄酒的酿造也开始出现，葡萄、葡萄酒有关的文化逐渐发展。葡萄和葡萄酒作为文学家诗赋等创作的题材显著增加。除史传外，葡萄和葡萄酒还出现在图经、方志及文书档案中。葡萄、葡萄酒文书档案的种类增加，吐鲁番文书、敦煌文书、吐鲁番回鹘文文书、吐蕃简牍等，均有葡萄、葡萄酒的记载。葡萄、葡萄酒与宗教信仰关系继续发展，葡萄文化的宗教信仰色彩浓厚。唐时，佛教文献是葡萄文化的重要载体。

·【其他用途】葡萄常作为原料，用以发酵酿造饮料酒；还可晾晒加工成葡萄果干。

钩藤 *

茜草科 Rubiaceae

Uncaria rhynchophylla

《名医别录》

【别名】钩丁、吊藤、鹰爪风。

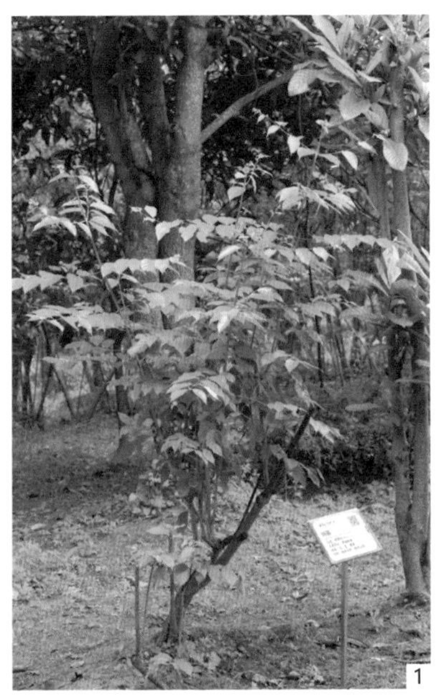

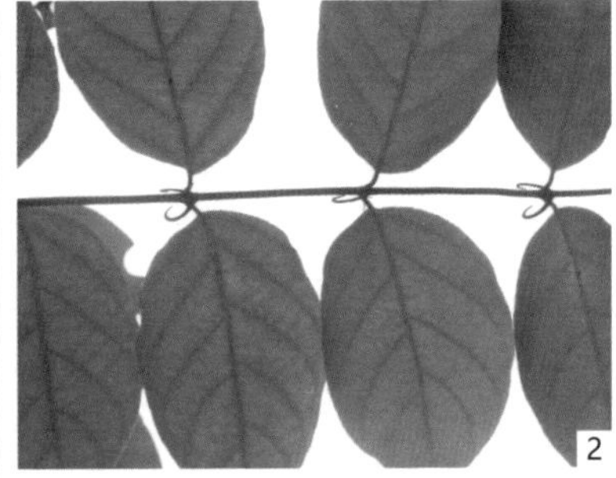

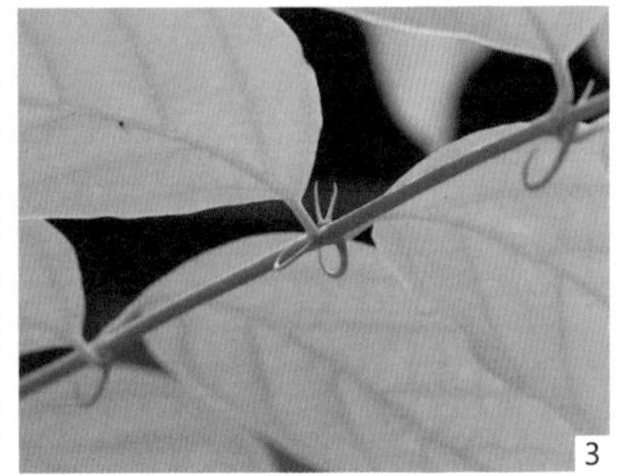

图 7-3　钩藤

1. 植株；2. 带钩茎枝；3. 钩刺（示托叶）。

·【识别特征】嫩枝纤细，方柱形或略有 4 棱角，无毛。叶对生，纸质，椭圆形或椭圆状长圆形，顶端短尖或骤尖，基部楔形至截形，有时稍下延；两面均无毛，干时褐色或红褐色，下面有时有白粉；托叶狭三角形，深 2 裂。头状花序，单生叶腋，或呈单聚伞状排列；小苞片线形或线状匙形；花萼管疏被毛，裂片近三角形，疏被短柔毛；花冠裂片卵圆形，外面无毛或略被粉状短柔毛，边缘有时有纤毛。小蒴果，被短柔毛。花、果期 5~12 月。

· 【校园分布】立体中药学园区。

· 【入药部位】带钩茎枝（钩藤）。

· 【功效主治】**钩藤：**清热平肝，息风止痉。主治小儿惊风，夜啼，热盛动风，肝阳眩晕。

· 【附　　方】**（1）治小儿气弱受惊，致成泄泻，昼则惊惕等：**益脾镇惊散。（《医宗金鉴》）

（2）治风痰闭阻、中风偏瘫、癫痫、面神经麻痹、口眼歪斜：化风丹。（《中医眼科学》）

（3）治小儿脾胃气弱，呕吐泄泻，致成慢惊：钩藤饮。（《医学正传》）

· 【本草文化】据《红楼梦》所载，薛蟠之妻夏金桂不听薛宝钗好言相劝，借酒发疯，大吵大嚷，气得薛姨妈怒发冲冠，肝气上逆，“左肋疼痛得很”，宝钗等不及医生来看，先叫人去买了几钱钩藤来，浓煎了一碗，给母亲吃了，停了一会儿，略觉安顿，肝气也渐渐平复了。近代医家也多用钩藤治疗肝炎患者心烦意乱、性情暴躁、左胁疼痛之症，同样取得良好疗效。

附：毛钩藤　*Uncaria hirsuta*

本品为中药钩藤的基原植物之一。分布于立体中药学园区。

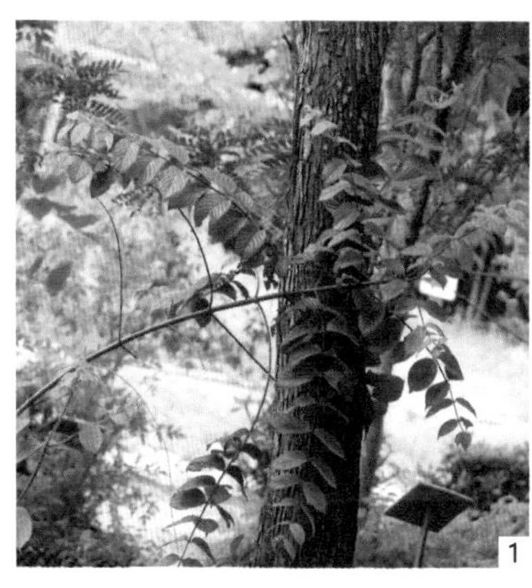
1

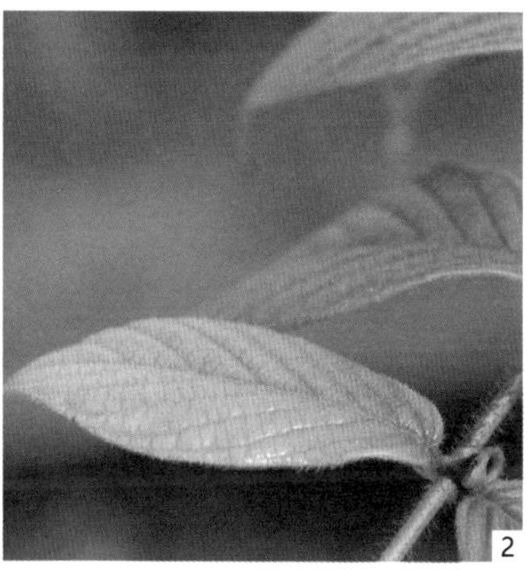
2

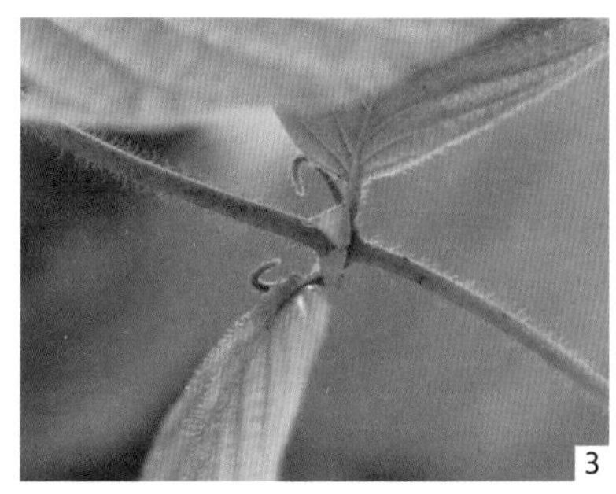

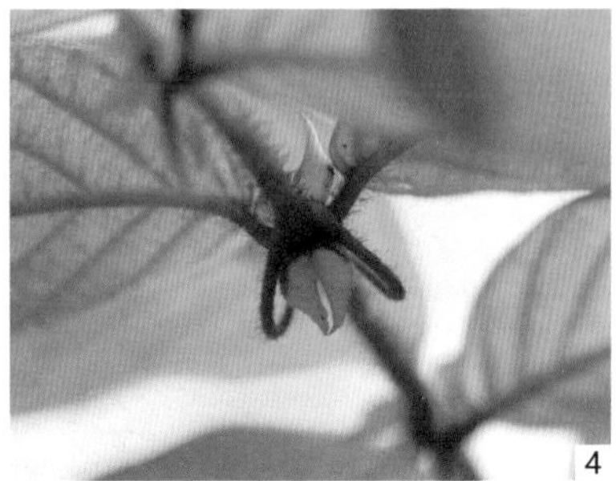

图 7-4　毛钩藤

1. 植株；2. 叶；3. 带钩茎枝；4. 钩刺（示托叶）。

我的本草观察笔记

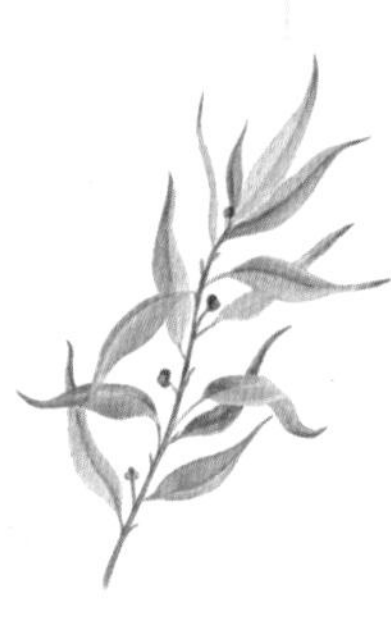

两面针

芸香科 Rutaceae

Zanthoxylum nitidum

《神农本草经》

【别名】大叶猫爪簕、红倒钩簕、叶下穿针。

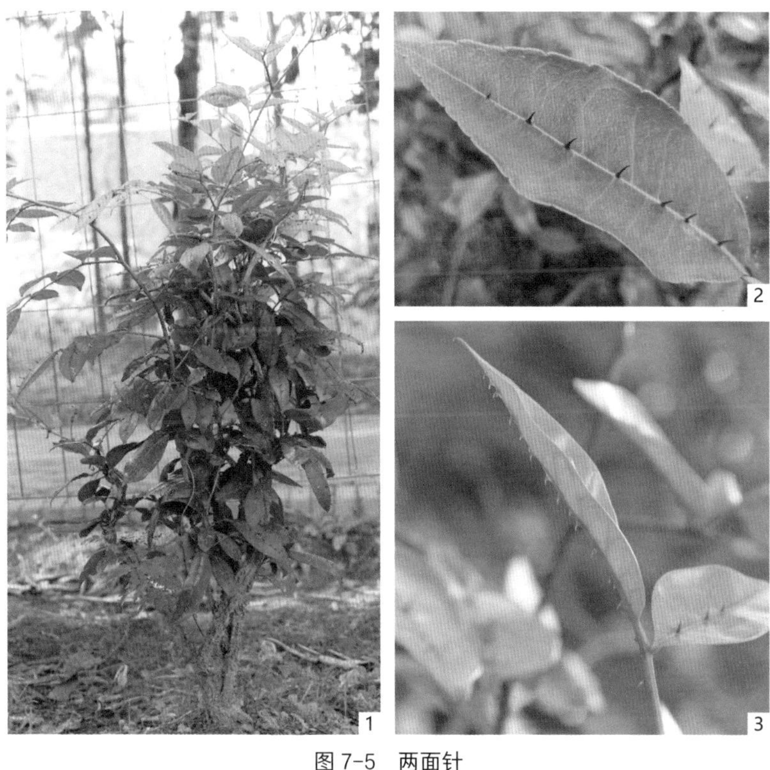

图 7-5 两面针

1. 植株；2. 叶（示叶面中脉钩刺）；3. 叶（示叶背中脉钩刺）。

·【识别特征】茎枝、叶轴下面及小叶两面中脉常具钩刺。奇数羽状复叶，小叶 5~11，小叶对生，厚纸质至革质，宽卵形、近圆形或长椭圆形，先端尾尖，凹缺，具油腺点，基部圆或宽楔形，疏生浅齿或近全缘，两面无毛；具小叶柄，稀近无柄。聚伞状圆锥花序腋生；萼片 4，稍紫红色；花瓣 4，淡黄绿色。蓇果，果皮红褐色，顶端具短芒尖，油腺点多。种子近球形。花期 3~5 月，果期 9~11 月。

- 【校园分布】闽台道地药材展示区、草药园区。
- 【入药部位】根或枝叶（入地金牛）。
- 【功效主治】**入地金牛：**祛风通络，胜湿止痛，消肿解毒。主治风寒湿痹，筋骨疼痛，跌打骨折，疝痛，咽喉肿痛，胃痛，蛔厥腹痛，牙痛，疮痈，瘰疬，烫伤。
- 【附　　方】**（1）治胆道蛔虫病：**柘树、两面针、十大功劳根各 15g，水煎服。（**《福建中草药处方》**）

  （2）治疝痛：两面针鲜根 30g，小茴香 9g，鹅掌金星 30g，荔枝干果 7 枚，水煎，冲酒服。（**《福建药物志》**）

  （3）治闭经：两面针根 15g，甘草 1.5g，水煎服。（**《福建药物志》**）
- 【本草文化】李时珍曰：“蔓椒野生林箐间，枝软如蔓，子、叶皆似椒。”又云：“此椒蔓生，气臭如狗、彘，故得诸名。”其茎、枝、叶皆有刺，叶柄及小叶的中脉两面均有钩状皮刺，故有两面针、两边针、花椒刺、胡椒竻诸称。
- 【其他用途】两面针的叶及果皮可提取芳香油，种子油可制作肥皂。

我的本草观察笔记

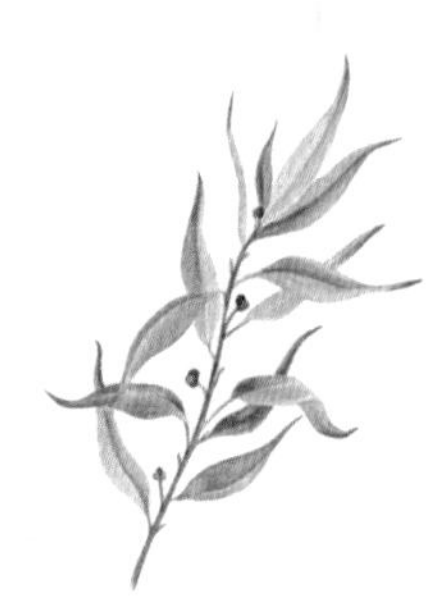

络 石

夹竹桃科 Apocynaceae

Trachelospermum jasminoides

《神农本草经》

【别名】络石藤、云珠、石龙藤。

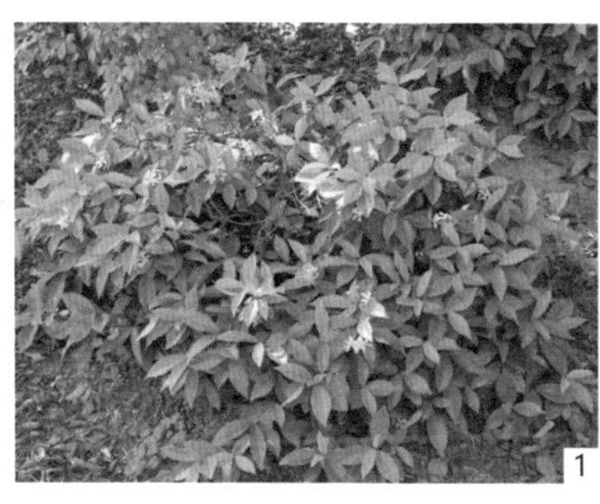

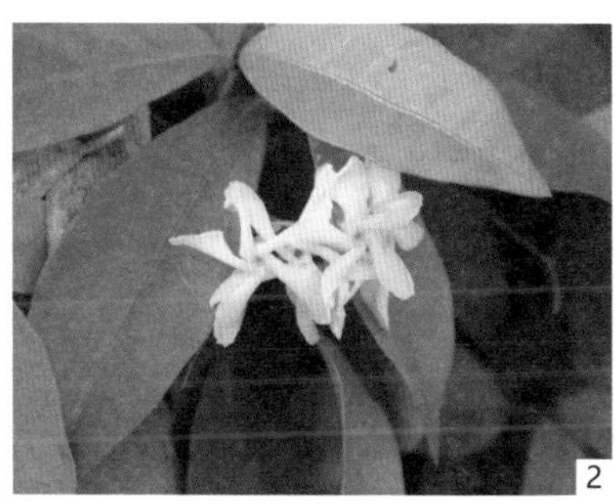

图 7-6 络石

1. 植株；2. 聚伞花序。

·【识别特征】具乳汁。茎赤褐色，具皮孔；小枝被毛，老时渐无毛。叶对生，革质或近革质，椭圆形至卵状椭圆形或宽倒卵形，顶端锐尖至渐尖或钝，基部渐狭至钝，叶面无毛，叶背被疏短柔毛，老渐无毛。二歧聚伞花序，花多朵组成圆锥状；花白色，芳香；苞片及小苞片狭披针形；花萼 5 深裂，裂片线状披针形；花冠筒圆筒形，中部膨大。蓇葖双生，叉开，线状披针形。种子多颗，褐色，线形。花期 3~7 月，果期 7~12 月。

·【校园分布】立体中药学园区。

·【入药部位】带叶藤茎（络石藤）。

·【功效主治】**络石藤：**祛风通络，凉血消肿。主治风湿热痹，筋脉拘挛，腰膝酸痛，喉痹，跌扑损伤。

·【附　　方】**（1）治邪热久留，灼伤真阴，筋脉拘急，手足蠕动：**阿胶鸡子黄汤。（《通俗伤寒论》）

（2）治风湿性关节炎及关节疼痛：三滕酒。（《民间验方》）

（3）治咽喉中如有物噎塞：络石汤。（《圣济总录》）

·【本草文化】《新修本草》云："以其包络石木而生，故名络石。"其善治产后血结，而名石血；因冬夏长青，而称耐冬；喜攀缘爬高，故有爬山虎、骑墙虎诸名；云珠、云丹，并言其高；石鲮、领石，并当为陵石，亦以高为名；略石者，当为络石方言之讹。

·【其他用途】络石的茎触地后易生根，耐阴性好，是理想的地被植物，可做疏林草地的林间、林缘地被，或者作盆栽观赏之用；茎皮纤维拉力强，可制绳索、造纸及人造棉；花芳香，可提取络石浸膏。

我的本草观察笔记

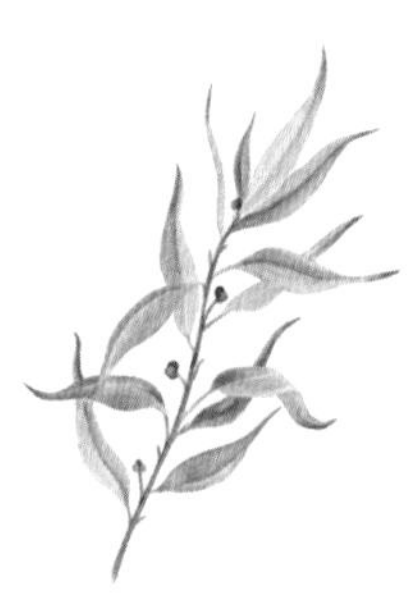

山　蒟

胡椒科 Piperaceae

Piper hancei

《常用中草药手册》

【别名】山蒌、石南藤、上树风。

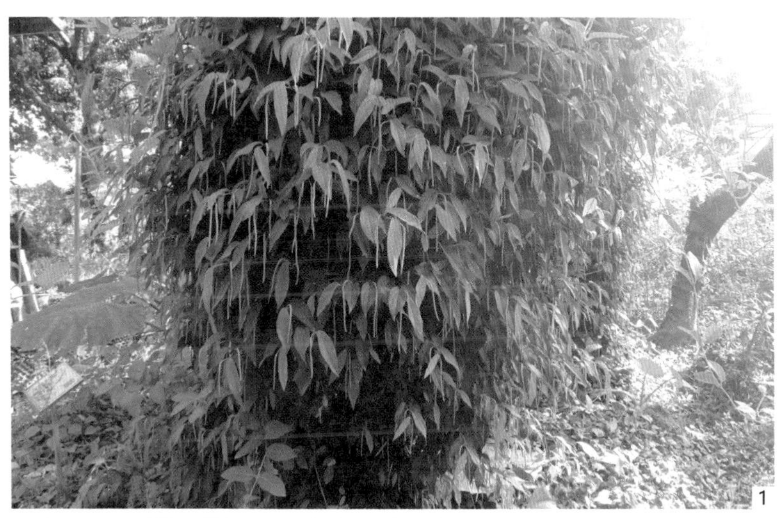

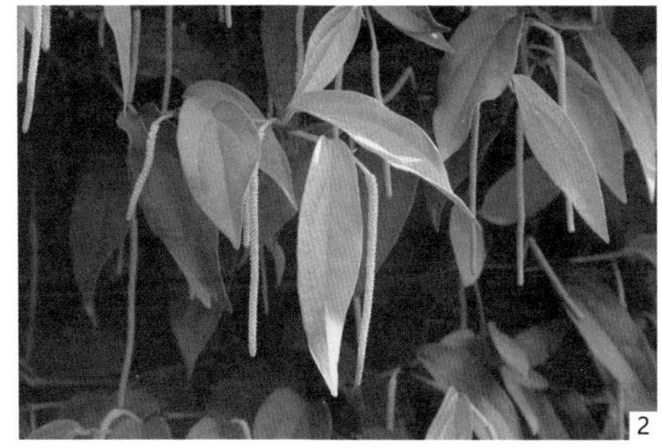

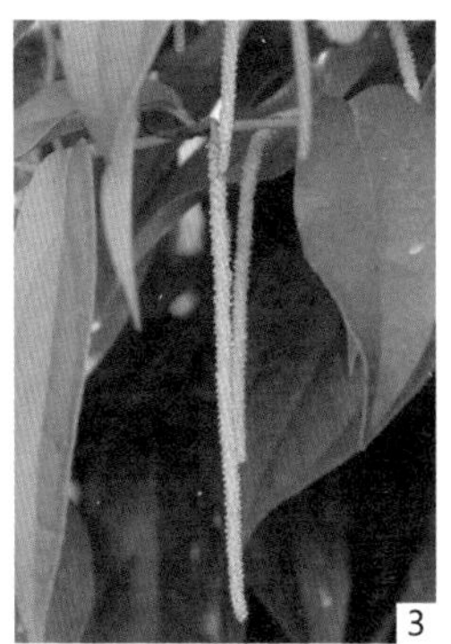

图 7-7　山蒟

1. 植株；2. 叶；3. 穗状花序。

·【识别特征】除花序轴和苞片柄外，余均无毛；茎、枝具细纵纹，节上生根。叶互生，纸质或近革质，卵状披针形或椭圆形，顶端短尖或渐尖，基部渐狭或楔形；具叶鞘。花单性，雌雄异株，聚集成与叶对生的穗状花序；雄花花序轴被毛，苞片近圆形，近无柄或具短柄，盾状，向轴面和柄上被柔毛，雄蕊2；雌花序苞片与雄花序的相同，但柄略长。浆果球形，黄色。花期3~8月。

· 【校园分布】草药园区。

· 【入药部位】茎叶或根（山蒟）。

· 【功效主治】**山蒟：** 祛风除湿，活血消肿，行气止痛，化痰止咳。主治风湿痹痛，胃痛，痛经，跌打损伤，风寒咳喘，疝气痛。

· 【附　　方】**（1）治风湿痹痛：** 山蒟鲜茎叶30g，水煎服，每日1剂。（**《浙江民间常用草药》**）

（2）治月经不调、痛经、消化不良、胃痛、咳嗽哮喘： 干山蒟根3~10g，水煎服，日服2次。（**《文山中草药》**）

· 【本草文化】山蒟的浆果球形，未成熟时青色，成熟后黄色，一粒粒穗状聚集，外形跟我们日常食用的胡椒极为相似，叶片搓揉后闻起来有股辛辣味道，果实也有辛辣味。目前市场上，山蒟是《中华人民共和国药典》收载品种海风藤的常见伪品。

· 【其他用途】叶形美观，常用于小型棚架、花架、墙垣及假山石绿化，也适合用于庭园树干垂直绿化。

我的本草观察笔记

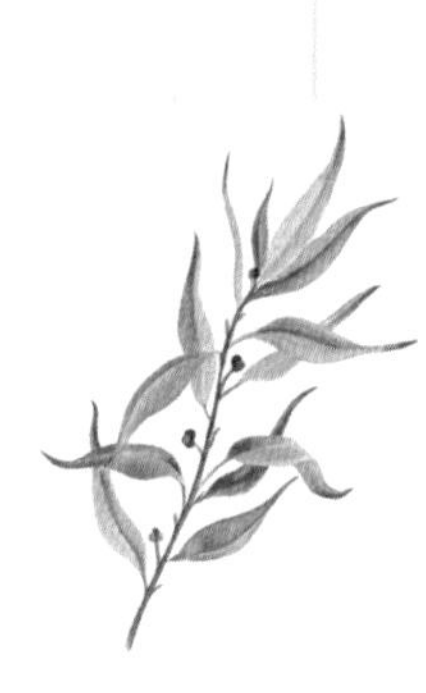

香花鸡血藤

豆科 Fabaceae

Callerya dielsiana

《植物名实图考》

【别名】灰毛崖豆藤、鸡血藤、山鸡血藤。

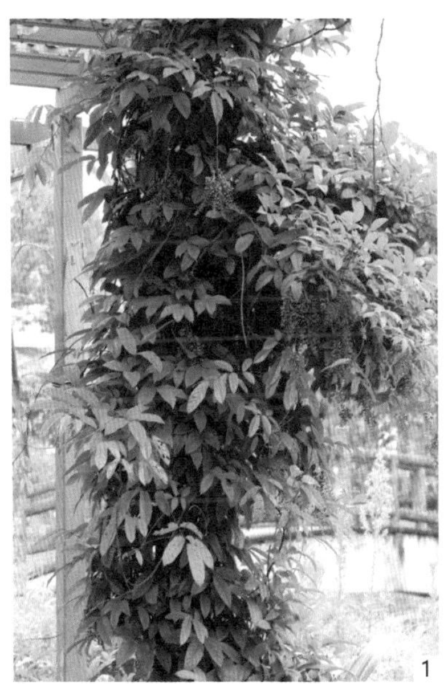

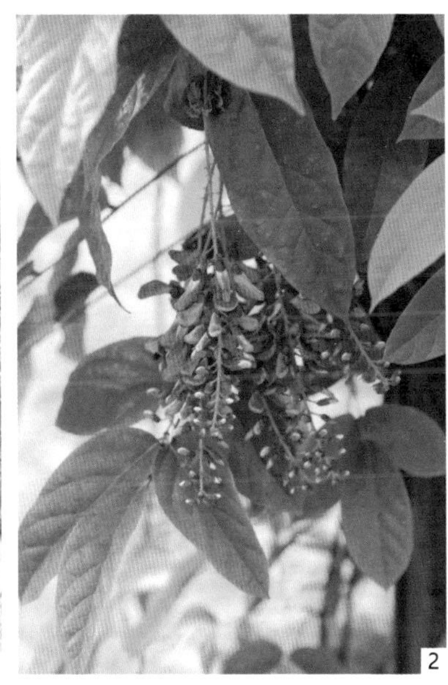

图 7-8　香花鸡血藤

1. 植株；2. 圆锥花序。

· 【识别特征】茎皮灰褐色，剥裂。羽状复叶，小叶 3~5，纸质，披针形、长圆形或窄长圆形，先端急尖至渐尖，基部钝圆，叶面有光泽，叶背被平伏柔毛或无毛；小托叶锥刺状。圆锥花序顶生，宽大，较短时近直生，较长时成扇形开展并下垂，花序轴多少被黄褐色柔毛；花单生；苞片线形，锥尖；花萼阔钟状；花冠紫红色；花盘浅皿状。荚果线形至长圆形，扁平，密被灰色绒毛，近木质。种子长圆状凸镜形。花期 4~6 月，果期 10~11 月。

· 【校园分布】草药园区。

·【入药部位】根（岩豆藤根）、藤茎（昆明鸡血藤）。

·【功效主治】**（1）岩豆藤根：**补血行气，活血通络。主治贫血，风湿痹痛，腰痛，闭经，月经不调，白带异常，跌打损伤。

（2）昆明鸡血藤：补血活血，调经止痛，舒筋活络。主治月经不调，痛经，闭经，风湿痹痛，麻木瘫痪，血虚萎黄。

·【附　　方】**（1）治贫血：**香花崖豆藤、土党参、黄花稔各30g，水煎服。（**《福建药物志》**）

（2）治痨伤：山鸡血藤30g，白酒500ml，浸泡3d，每日服2次，每次10ml。（**《湖北中草药志》**）

（3）治创伤出血：鸡血藤鲜根捣烂敷伤处。（**《福建中草药》**）

·【本草文化】《滇游杂记》云："细似芦苇，中空似竹，剖断流汁，色赤若血，故土人名之为鸡血藤。"赵学敏曰："其藤长亘蔓地上或山崖。一茎长数十里。土人得之，以刀斫断，则汁出如血。每得一茎，可得汁数升，干者极似山羊血。取药少许，投入滚汤中，有一线如鸡血走散者真。"

·【其他用途】香花鸡血藤花艳丽，果实秀美，观赏价值高，藤可编制成工艺品。

我的本草观察笔记

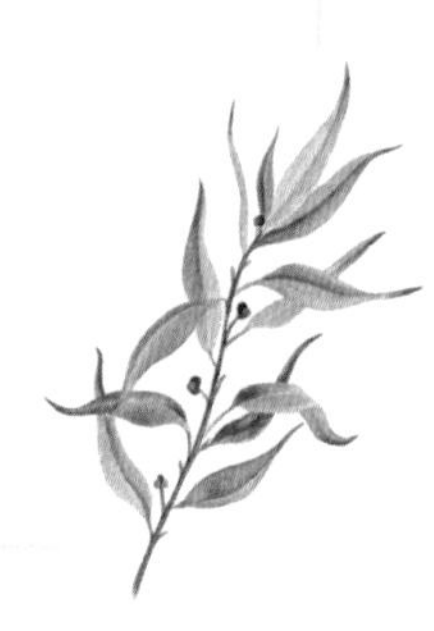

紫　藤

豆科 Fabaceae

Wisteria sinensis

《本草拾遗》

【别名】紫藤萝、白花紫藤、招豆藤。

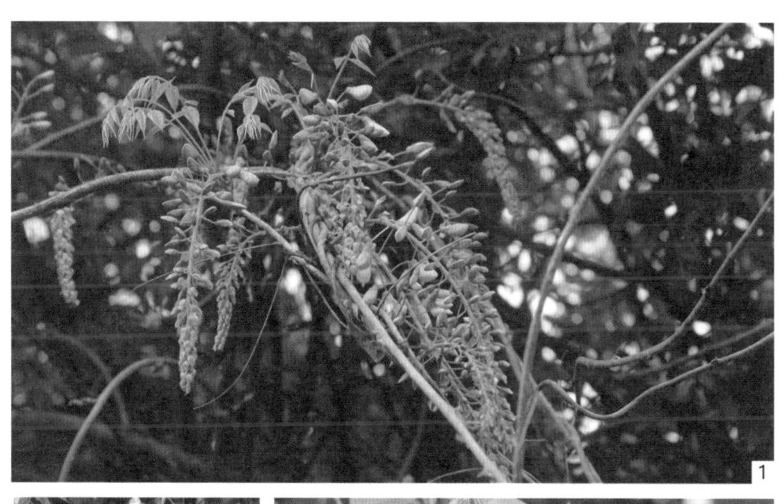

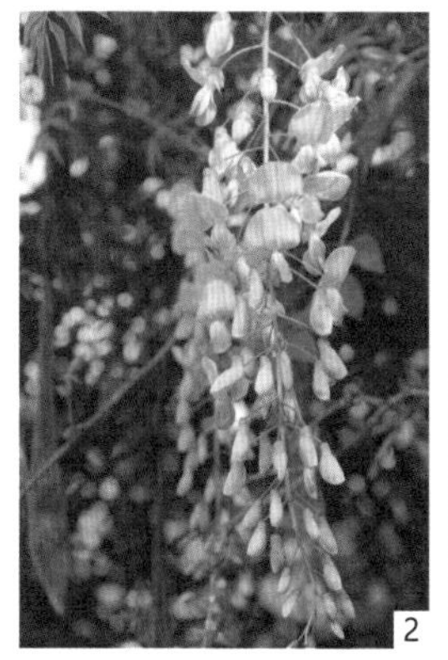

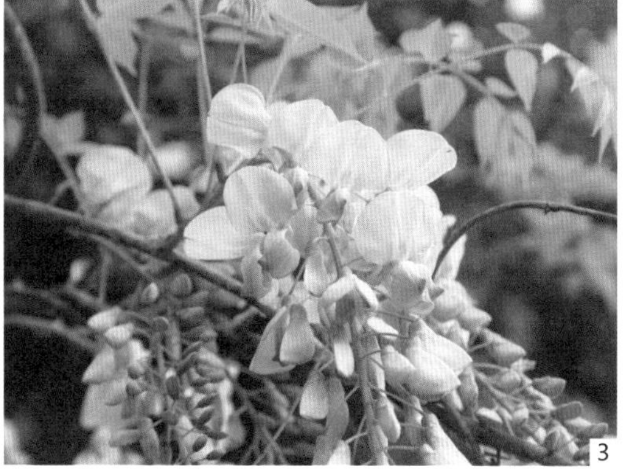

图 7-9　紫藤

1. 植株（局部）；2. 总状花序；3. 小花。

· 【识别特征】茎粗壮，左旋；嫩枝黄褐色，被白色绢毛。奇数羽状复叶，互生，小叶 9~13，纸质，卵状椭圆形或卵状披针形，先端小叶较大，基部1对最小，先端渐尖或尾尖，基部钝圆或楔形，叶缘具波状齿，嫩叶两面被平伏毛，后秃净；小叶柄被柔毛；小托叶刺毛状。总状花序侧生，下垂；花序轴被白色柔毛；苞片披针形，早落；花萼杯状，密被细绢毛；花冠蝶形，紫色。荚果线状倒披针形。种子褐色，扁圆形，具光泽。花期4~5月，果期5~8月。

- 【校园分布】明德楼。
- 【入药部位】茎或茎皮（紫藤）、根（紫藤根）、种子（紫藤子）。
- 【功效主治】**（1）紫藤：** 利水，除痹，杀虫。主治水癥病，浮肿，关节疼痛，肠寄生虫病。

  （2）紫藤根： 祛风除湿，舒筋活络。主治痛风，痹证。

  （3）紫藤子： 活血，通络，解毒，驱虫。主治筋骨疼痛，腹痛吐泻，小儿蛲虫病。
- 【附　　方】**（1）治休息痢肠滑：** 藤萝二两（62.5g），捣细为散，每于食前以粥饮调下二钱（6g）。（**《普济方》**）

  （2）治蛔虫病： 紫藤茎皮、红藤各9g，水煎服。（**《秦岭巴山天然药物志》**）
- 【本草文化】紫藤花的花语是深深的思念和执着的等待。古代不少文人墨客均对它情有独钟，如唐代著名诗人李白《紫藤树》曰："紫藤挂云木，花蔓宜阳春。密叶隐歌鸟，香风留美人。"白居易《三月三十日题慈恩寺》曰："慈恩春色今朝尽，尽日裴回倚寺门。惆怅春归留不得，紫藤花下渐黄昏。"
- 【其他用途】作为藤本植物，开花之时，紫藤花一簇簇的，犹如瀑布般倾泻而下，深受人们喜爱。

马瓟儿

Zehneria japonica

《救荒本草》

【别名】老鼠拉冬瓜、马交儿、马瓝儿。

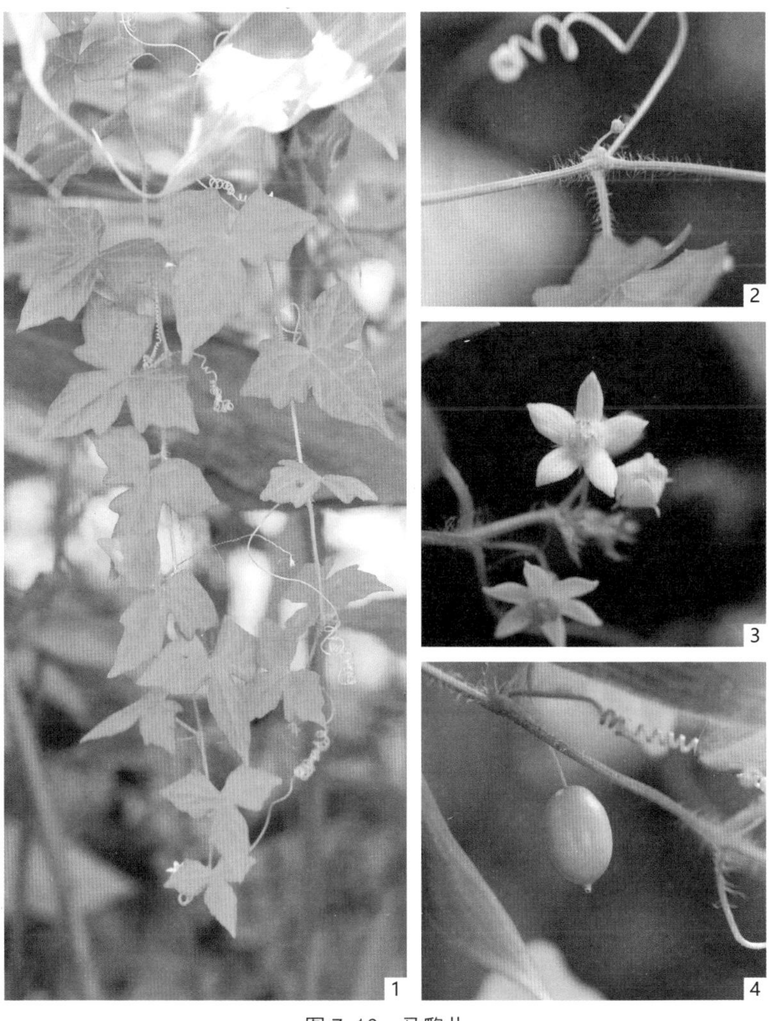

图 7-10　马瓟儿

1. 植株；2. 茎（示毛被）；3. 花；4. 瓠果。

·【识别特征】块根薯状。茎枝纤细，具卷须。叶互生，膜质，三角状卵形、卵状心形或戟形，不裂或3~5浅裂，先端渐尖或稀短渐尖，基部弯缺半圆形，边缘微波状或有疏齿，叶面深绿色，粗糙，脉上有极短的柔毛，叶背淡绿色，无毛；具卷须。总状花序；雌雄同株；雄花花萼宽钟形，萼齿5，花冠淡黄色，雄蕊3；雌花花冠阔钟形，裂片披针形。瓠果长圆形或狭卵形。种子灰白色，卵形。花期4~7月，果期7~10月。

·【校园分布】文化长廊。

·【入药部位】块根及茎叶（马交儿）。

·【功效主治】**马交儿：**清热解毒，消肿散瘀。主治咽喉肿痛，结膜炎，血糖过高；外治疮疡肿毒，淋巴结结核，睾丸炎，皮肤湿疹。

·【附　　方】**（1）治多发性脓肿：**马交儿根、地耳草各等量，捣烂敷患处。（**《福建药物志》**）

（2）治淋巴结结核：马交儿根15g，夏枯草9g，水煎服。（**《福建药物志》**）

（3）治红斑狼疮：马交儿根15~18g，用水大半碗，煎煮片刻，每日1~2次。（**《全国中草药汇编》**）

·【本草文化】马瓟儿花语是上进，属于藤本植物，攀缘其他物体生长，即使自身有着很重的果实，也要向上生长。有关于其植物名字老鼠拉冬瓜的由来，有两种说法，一种说法是说因其块根长得像小老鼠，若把块根一起挖出来，后面连着藤蔓和果实，就很像老鼠拉着冬瓜；另一种说法是“老鼠拉”在粤语、客家话里是指某东西很小的样子的意思，所以全名的意思并不是老鼠拉着冬瓜，其实是说“很小的冬瓜”。

·【其他用途】本品富含淀粉，在泉州民间也作土花粉用。

天门冬

百合科 Liliaceae

Asparagus cochinchinensis

《神农本草经》

【别名】武竹、丝冬、天冬草。

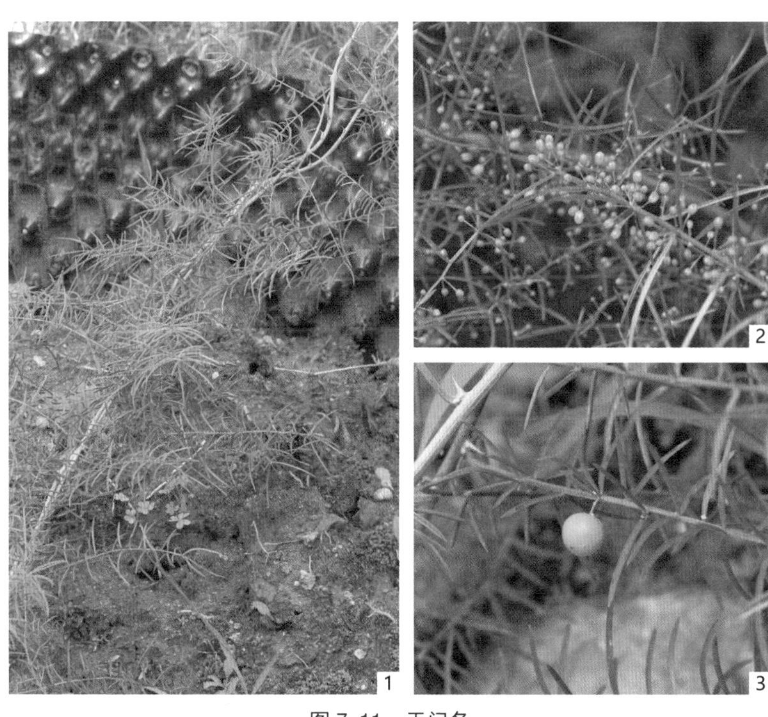

图 7-11　天门冬

1. 植株；2. 花与幼果；3. 浆果。

·【识别特征】根在中部或近末端呈纺锤状膨大。茎平滑，常弯曲或扭曲，分枝具棱或狭翅。叶状枝通常每 3 枚成簇，扁平或由于中脉龙骨状而略呈锐三棱形，稍镰刀状，先端渐尖，基部楔形，全缘；茎上的鳞片状叶基部延伸为硬刺，在分枝上的刺较短或不明显。总状花序，花通常每 2 朵腋生；花冠高脚碟状，花被片 6，淡绿色。浆果球形，熟时红色。花期 5~6 月，果期 8~10 月。

· 【校园分布】闽台道地与主产药材展示区。

· 【入药部位】块根（天冬）。

· 【功效主治】**天冬：** 滋阴润燥，清肺降火。主治燥热咳嗽，阴虚劳嗽，热病伤阴，内热消渴，肠燥便秘，咽喉肿痛。

· 【附　　方】**（1）治心肾不足，腰酸耳鸣，心悸不安，遗精早泄：** 附子天门冬散。（《圣济总录》）

（2）治子嗽，妊娠外感风寒，久嗽不已： 天门冬饮。（《医学正传》）

（3）治肺经邪热咳嗽： 天门冬散。（《普济方》）

· 【本草文化】时珍曰："草之茂者为虋，俗作门。此草蔓茂，而功同麦门冬，故曰天门冬，或曰天棘。"《尔雅》云："髦，颠棘也。因其细叶如髦，有细棘也。颠、天，音相近也。"《救荒本草》云："俗名万岁藤。又名娑萝树。其形与治肺之功颇同百部，故亦名百部也。"

· 【其他用途】天门冬嫩苗可供蔬食。

我的本草观察笔记

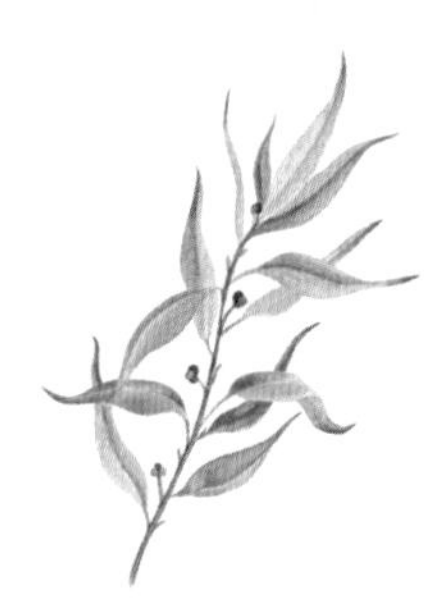

金樱子 *

蔷薇科 Rosaceae

Rosa laevigata

《雷公炮炙论》

【别名】油饼果子、山石榴、刺梨子。

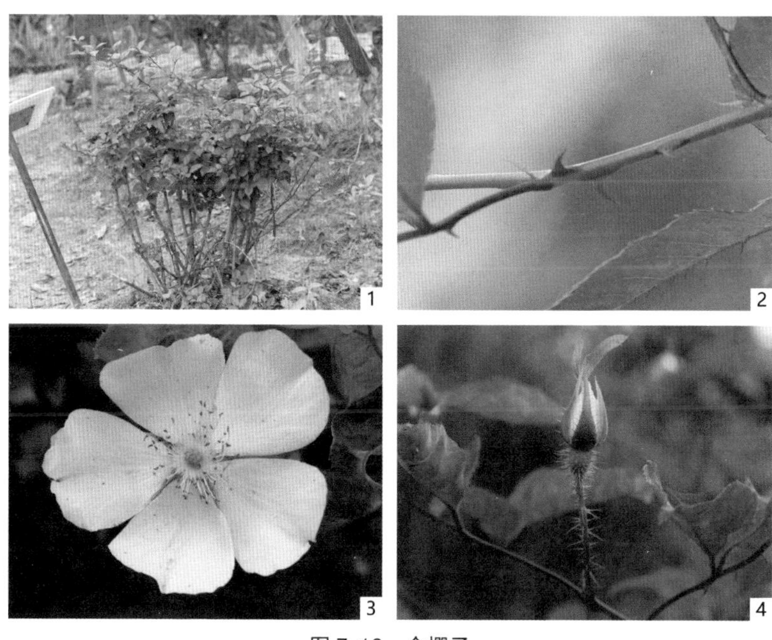

图 7-12　金樱子

1. 植株；2. 茎（示皮刺）；3. 花；4. 花蕾（示蔷薇果）。

· 【识别特征】小枝粗壮，散生扁平弯皮刺，幼时被腺毛。单数羽状复叶，小叶革质，通常 3，稀 5，椭圆状卵形、倒卵形或披针卵形，先端急尖或圆钝，稀尾尖，有锐锯齿，叶面无毛，叶背幼时沿中肋有腺毛，老时渐脱落无毛。花单生叶腋，花梗和萼筒密被腺毛；萼片卵状披针形，常有刺毛和腺毛；花瓣 5，白色，宽倒卵形。果实梨形或倒卵圆形，熟后紫褐色。花期 4~6 月，果期 7~11 月。

·【校园分布】立体中药学园区。

·【入药部位】果实（金樱子）、叶（金樱叶）、根（金樱根）。

·【功效主治】**（1）金樱子：**固精，缩尿，涩肠，止带。主治遗精，滑精，遗尿，尿频，久泻，久痢，白浊，带下病，崩漏。

（2）金樱叶：清热，解毒，生肌，止血。主治痈肿疔疮，溃疡，烫伤，创伤出血。

（3）金樱根：固精，涩肠，止血，活血。主治遗精，遗尿，久痢，便血，崩漏，带下病，白浊，脱肛，子宫脱垂，跌打损伤。

·【附　　方】**（1）治精滑梦遗、小便后遗沥：**金樱子丸。（《古今医统》）

（2）治脾泄下利，止小便利，涩精气：金樱子煎。（《寿亲养老新书》）

（3）治男子遗精、白浊，女子带下：水陆二仙丹。（《中医书籍：洪氏集验方》）

·【本草文化】《本草纲目》云："金樱当作金罂，谓其子形如黄罂也。石榴、鸡头皆象形。"今按，罂为小口大腹之酒器，金樱子似之。《梦溪笔谈》正作"金罂"。蜂糖罐、糖刺果并因其形、味、色而名。

·【其他用途】金樱子根皮含鞣质，可制栲胶；果实可熬糖及酿酒。

我的本草观察笔记

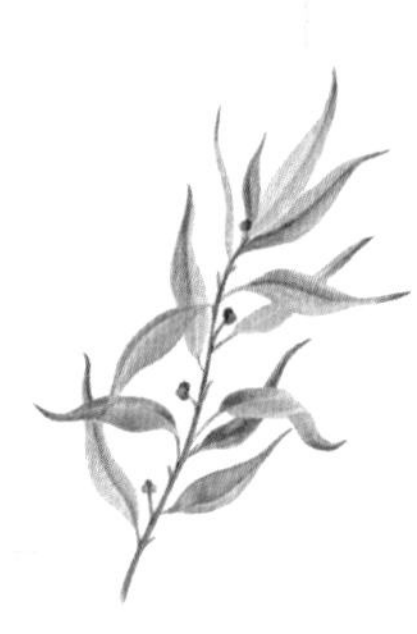

忍　冬

忍冬科 Caprifoliaceae

Lonicera japonica

《名医别录》

【别名】鸳鸯藤、金银藤、双花。

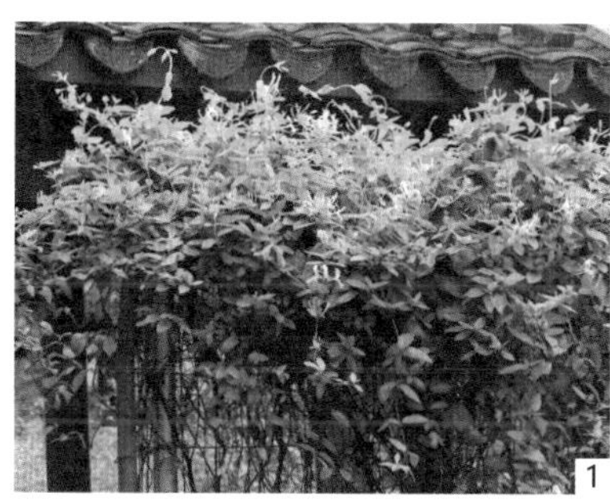

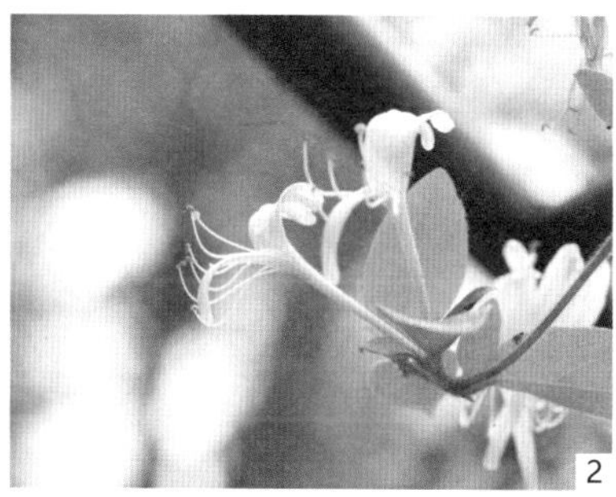

图 7-13　忍冬

1. 植株；2. 花。

· 【识别特征】幼枝节红褐色，密被茸毛，下部常无毛。叶对生，纸质，卵形至矩圆状卵形，顶端尖或渐尖，基部圆或近心形，有糙缘毛，小枝上部叶通常两面均密被短糙毛，下部叶常平滑无毛。苞片大，叶状，卵形至椭圆形；萼筒无毛，萼齿卵状三角形或长三角形；花冠唇形，白色，有时基部向阳面呈微红，后变黄色；雄蕊高出花冠。果实圆形，熟时蓝黑色，有光泽。种子卵圆形或椭圆形，褐色。花期 4~6 月（秋季亦常开花），果期 10~11 月。

· 【校园分布】立体中药学园区、福九味展区周围。

· 【入药部位】干燥花蕾或初开的花（金银花）、茎枝（忍冬藤）。

· 【功效主治】**（1）金银花：** 清热解毒，疏散风热。主治痈肿疔疮，喉痹，丹毒，热毒血痢，风热感冒，温病发热。

（2）忍冬藤： 清热疏风，通络止痛。主治温病发热，风湿热痹。

· 【附　　方】**（1）治发背恶疮：** 金银花散。（《卫生宝鉴》）

（2）治急性湿疹： 金银花汤。（《中医皮肤病学简编》）

（3）治阳证痈疡肿毒初起：仙方活命饮。（《校注妇人良方》）

·【本草文化】本品的花初开则色白，经一二日则色黄，黄白交替，白花者洁如银，黄花者色似金，故呼为金银花。其茎叶常绿，宋代沈括《梦溪笔谈·采草药》记："岭峤微草，凌冬不凋，并汾乔木，望秋先陨。"故金银花又有忍冬之称。

·【其他用途】金银花三月开花，五出，微香，蒂带红色，花初开则色白，经一二日则色黄，一蒂二花，两条花蕊探在外，成双成对，形影不离，状如雄雌相伴，又似鸳鸯对舞，极具观赏价值。

我的本草观察笔记

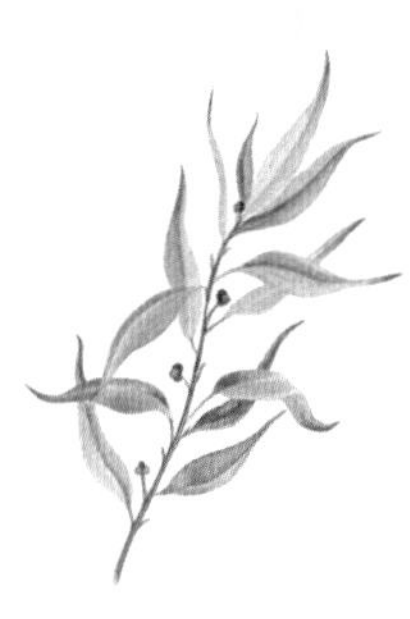

扁担藤

葡萄科 Vitaceae

Tetrastigma planicaule

《常用中草药手册》

【别名】扁藤、大芦藤、秋葡萄茎。

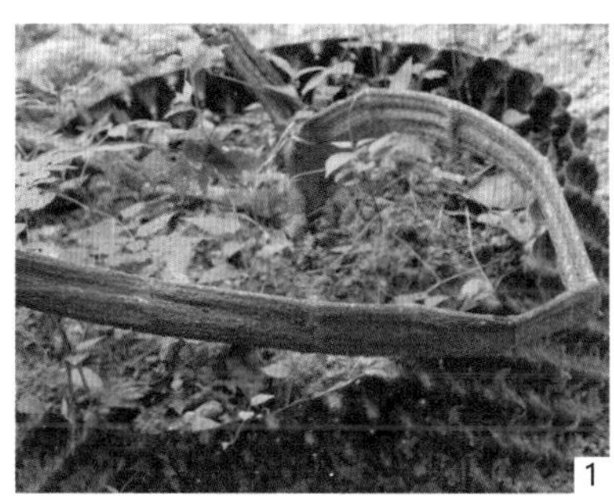

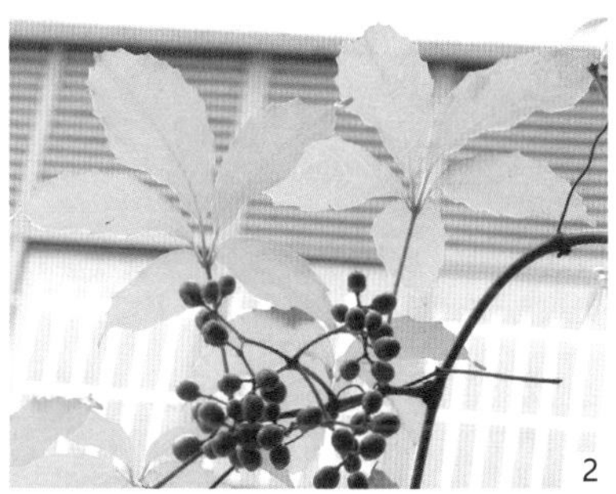

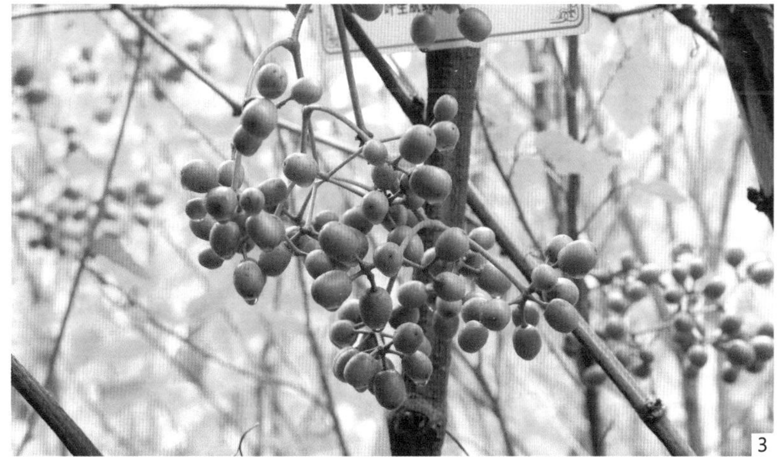

图 7-14　扁担藤

1. 茎；2. 叶；3. 果序。

·【识别特征】茎扁压，深褐色。小枝圆柱形或微扁，有纵棱纹，无毛。卷须不分枝，相隔 2 节间断与叶对生。掌状 5 小叶，轮生，小叶长圆披针形或披针形，先端渐尖或急尖，基部楔形，叶缘具锯齿；两面无毛。聚伞花序腋生，下部有节，节上有褐色苞片；

萼浅碟形，齿不明显，外面被毛；花瓣 4，卵状三角形，黄绿色，外面顶部疏被毛；雄蕊 4。果实近球形，多肉质，橙黄色。种子长椭圆形。花期 4~6 月，果期 8~12 月。

- 【校园分布】草药园区。
- 【入药部位】根或藤茎（扁藤）、叶（扁藤叶）。
- 【功效主治】**（1）扁藤：**祛风化湿，舒筋活络。主治风湿痹痛，腰肌劳损，中风偏瘫，跌打损伤。

（2）扁藤叶：生肌敛疮。主治下肢溃疡，外伤。

- 【附　　方】**（1）治游走性风湿痛、背痛：**扁藤 30g，盐肤木 15g，狮子尾 6g，水煎服。（**《福建药物志》**）

（2）治中风偏瘫、流行性乙型脑炎后遗手足畸形：扁藤 30g，炖猪蹄服。（**《福建药物志》**）

（3）治荨麻疹：扁藤鲜藤适量，水煎外洗。（**《广西本草选编》**）

- 【本草文化】扁担藤还被称为“天然水壶”，其藤茎十分粗壮，也拥有了类似于竹子一般的功能，那就是藤茎里面可以储水，只要把扁担藤的藤茎切断，里面的汁水就如同小型泉水一般喷涌而出。
- 【其他用途】扁担藤花、果实、茎皆有观赏性，是园林造景中垂直绿化的理想选材；种子油可制肥皂；花可提取芳香油；果实含淀粉，可供酿酒或制酱油；枝、叶上放养白蜡虫，能生产白蜡，蜡可供工业及医药用。

我的本草观察笔记

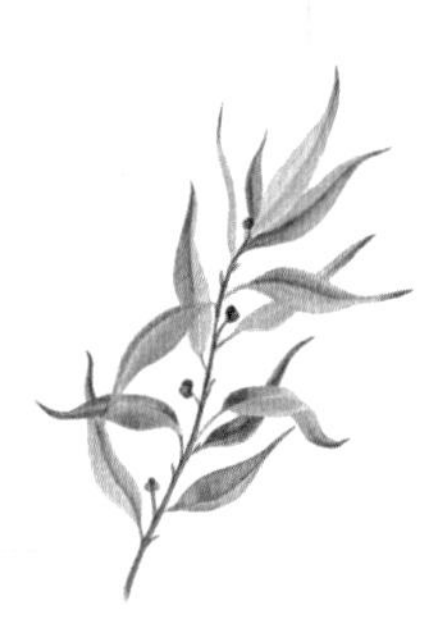

使君子

使君子科 Combretaceae

Combretum indicum

《开宝本草》

【别名】留求子、史君子、五棱子。

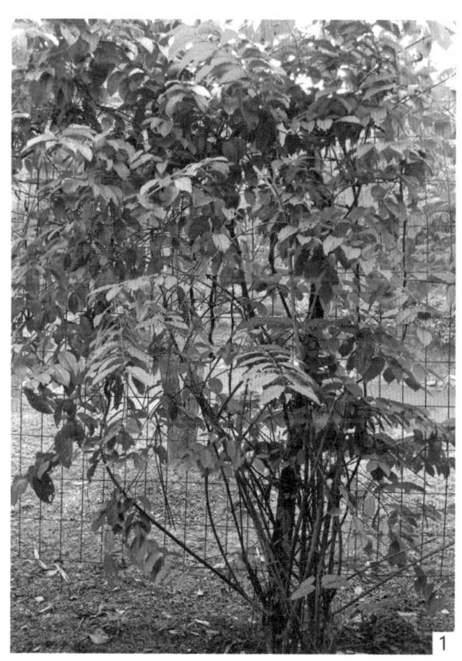

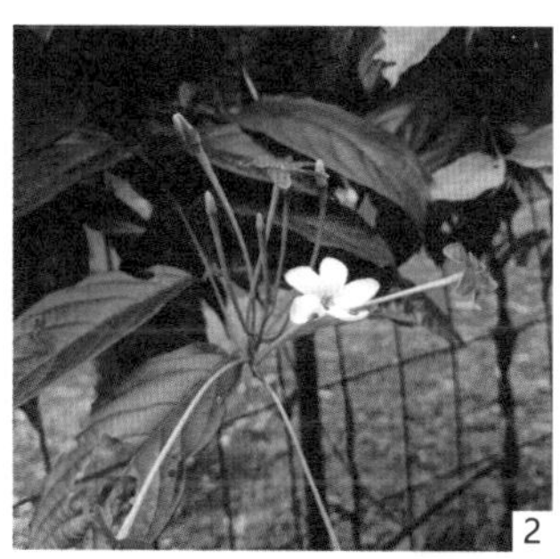

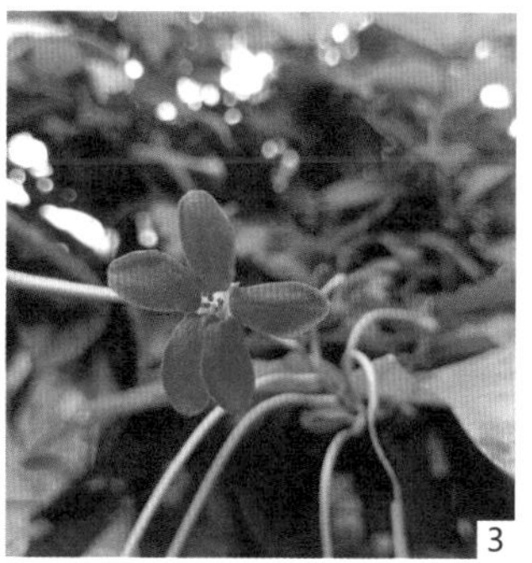

图 7-15　使君子

1. 植株；2. 穗状花序；3. 花。

· 【识别特征】幼枝被棕黄色短柔毛。叶对生，膜质，卵形或椭圆形，先端短渐尖，基部钝圆，叶面无毛，叶背有时疏被棕色柔毛。顶生穗状花序组成伞房状序；花两性；苞片卵形至线状披针形，被毛；萼管被毛，先端萼齿 5 枚；花瓣 5，先端钝圆，初为白色，后转淡红色；雄蕊 10，2 轮，不突出冠外。果实卵形，短尖，无毛，具明显的锐棱角 5 条，成熟时呈青黑色或栗色。种子褐色，圆柱状纺锤形。花期初夏，果期秋末。

·【校园分布】学敏亭周围。

·【入药部位】成熟果实（使君子）、根（使君子根）、叶（使君子叶）。

·【功效主治】**（1）使君子：**杀虫消积。主治蛔虫病，蛲虫病，虫积腹痛，小儿疳积。

（2）使君子根：杀虫健脾，降逆止咳。主治虫积，痢疾，呃逆，咳嗽。

（3）使君子叶：理气健脾，杀虫解毒。主治脘腹胀满，小儿疳积，虫积，疮疖溃疡。

·【附　　方】**（1）治小儿脾胃虚弱，饮食不能克化，日久羸瘦：**保和丸。（《奇效良方》）

（2）治脾疳：消疳理脾汤。（《医宗金鉴》）

（3）治病后或戒烟后身体羸弱，诸虚百损，劳伤咳嗽等：参燕百补丸。（《中国医学大辞典》）

·【本草文化】传说北宋年间，在潘州一带有一位叫郭使君的郎中，医术很强，并且乐于助人。一天，他去山上采药，发现了一种果实，他品尝之后，觉得味道甘淡，便摘了一些回家。回家后，他将果实放进锅里炒，锅里散发出香气，馋得他的孙子想吃。他给他的孙子尝过之后，他的孙子的大便中排出了几条蛔虫。郭使君便琢磨出方法来治疗蛔虫。后来，郭使君便用这种方法来医治其他患儿，人们为了纪念他，便给这种植物起名叫使君子。

·【其他用途】使君子攀缘性较强，可以制作绿篱和绿棚，还可以制作中型盆景，可作为园林观赏植物。使君子花可以用作切花。

薜　荔

桑科 Moraceae

Ficus pumila

《本草拾遗》

【别名】广东王不留行、木馒头、木莲。

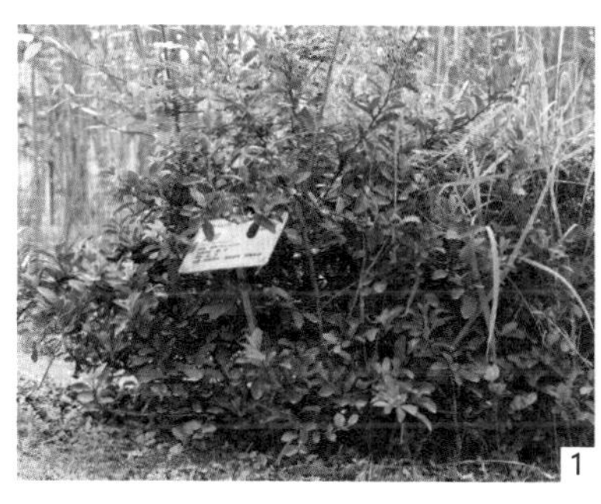

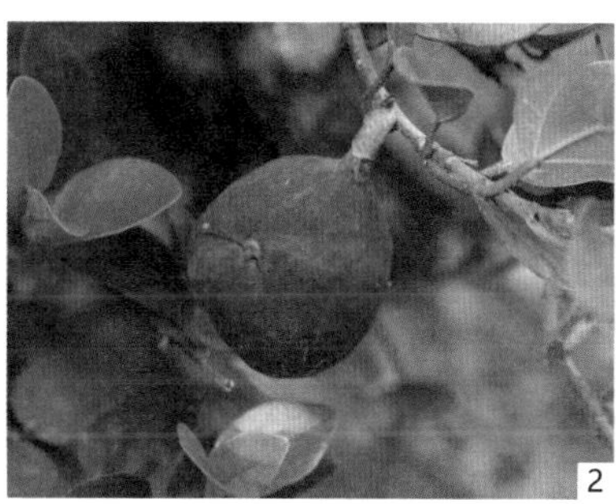

图 7-16　薜荔

1. 植株；2. 榕果。

· 【识别特征】攀缘或匍匐状。叶两型，互生，不结果枝节上生不定根，叶卵状心形，薄革质，先端渐尖，基部稍不对称；结果枝上无不定根，叶革质，卵状椭圆形，先端急尖至钝形，基部圆形至浅心形，全缘，叶面无毛，叶背被黄褐色柔毛；托叶披针形，被黄褐色丝状毛。隐头花序；雄花生榕果内壁口部，多数，排为几行；花被片 2~3，线形。榕果单生叶腋，瘿花果梨形，雌花果近球形；瘦果近球形。花、果期 5~8 月。

· 【校园分布】文化长廊。

· 【入药部位】茎、叶（薜荔），根（薜荔根），乳汁（薜荔汁），花序托（薜荔果）。

· 【功效主治】**（1）薜荔、薜荔根：**祛风除湿，活血通络，解毒消肿。主治风湿痹痛，坐骨神经痛，泻痢，闭经，咽喉肿痛，睾丸炎，跌打损伤。

（2）薜荔汁：祛风杀虫止痒，壮阳固精。主治白癜风，疬疡，疥癣瘙痒，赘疣，阳痿，遗精。

（3）薜荔果：补肾固精，通乳。主治肾亏腰酸，阳痿遗精，乳汁缺少，痈肿初起。

·【附　　方】**（1）治发背，诸疮痈初起：**花藤薜荔汤。（**《洞天奥旨》**）

（2）治手指痉挛：舒挛汤。（**《解围元薮》**）

（3）治疟疾：薜荔茎60g，香附、叶下珠各30g，水煎服。（**《福建药物志》**）

·【本草文化】薜荔又名牡赞，《说文》曰："薜，牡赞也。"植物不开花谓之牡。又曰："赞，见也。"未见开花而结果，故谓之牡赞。木与牡双声，莲与赞叠韵。且其果实与莲蓬相似，故称之木莲藤。又果实轻虚，如泡膨出，而以"膨泡"称之。彭蜂、邦邦、乒抛、乒乒抛等皆为方言音近之称。其为攀缘常绿灌木，亦称为常春藤、爬墙虎等。其榕果中种子可制凉粉，故也称凉粉藤。

·【其他用途】薜荔有多个园艺观赏品种，养护难度比较低，适合养成爬藤植物或垂盆植物。果实成熟之后可以食用、煲汤，也可将里面的种子制作成类似果冻一般的食品。

我的本草观察笔记

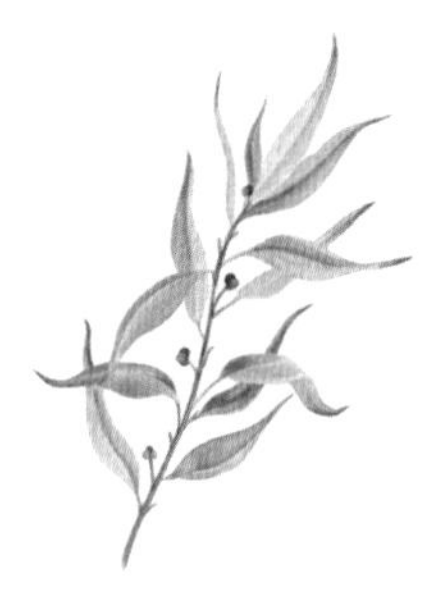

单叶蔓荆

马鞭草科 Verbenaceae

Vitex rotundifolia

《本草经集注》

【别名】蔓荆子、蔓青子、万荆子。

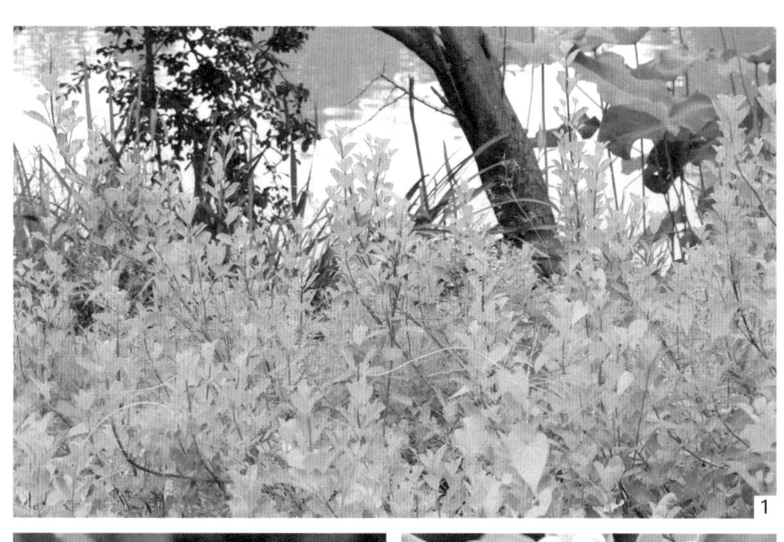

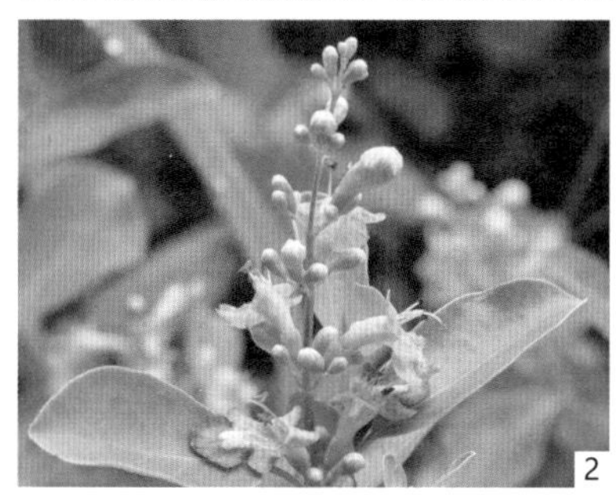

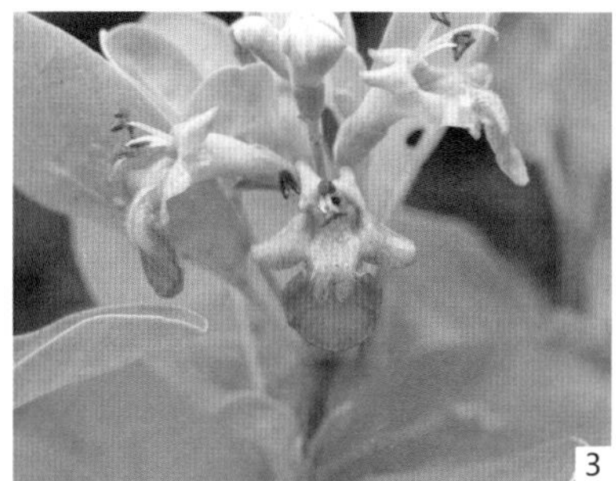

图 7-17　单叶蔓荆

1. 植株；2. 圆锥花序；3. 花。

· 【识别特征】全株被灰白色柔毛。主茎匍匐地面，节上常生不定根；幼枝四棱形，老枝近圆形。单叶对生，具短柄；叶片倒卵形至椭圆形，先端钝圆，基部楔形，全缘，叶面绿色，叶背粉白色；侧脉约8对。圆锥花序顶生；花萼钟状，先端5齿裂；花冠淡紫色，先端5裂，下面1裂片最大，宽卵形，内面中下部有毛；雄蕊4，伸于花冠管外。核果球形，具宿萼。花期7~8月，果期8~10月。

·【校园分布】沙生药用植物园区、福九味展区周围。

·【入药部位】果实（蔓荆子）。

·【功效主治】**蔓荆子：**疏散风热，清利头目。主治外感风热，头昏头痛，偏头痛，牙龈肿痛，目赤肿痛多泪，目睛内痛，昏暗不明，湿痹拘挛。

·【附　　方】**（1）治外感风寒，兼有气滞证：**加味香苏散。（《医学心悟》）

（2）治外感风邪引起的恶风身热，偏正头痛，鼻流清涕，牙疼喉痛：芎菊上清丸。（《太平惠民和剂局方》）

（3）治便血：柏叶饮。（《朱氏集验方》）

·【本草文化】《本草纲目》云：“其枝小弱如蔓，故曰蔓生。”本品与牡荆同属而形似，但细枝柔弱，近似蔓生，故称蔓荆。“蔓”音讹为“万”，“荆”音讹为“青”，故有万荆子、蔓青子诸名。

我的本草观察笔记

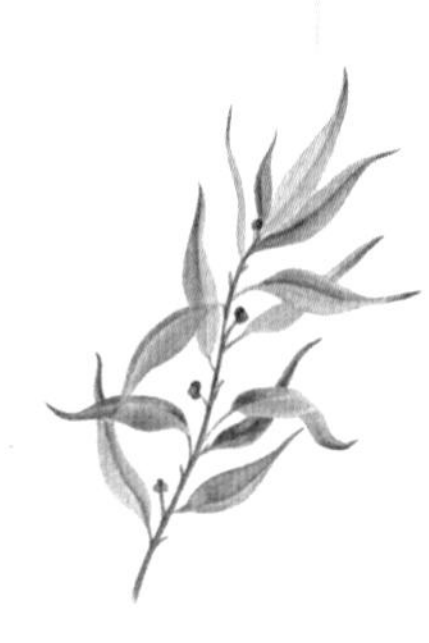

南蛇藤

卫矛科 Celastraceae

Celastrus orbiculatus

《植物名实图考》

【别名】过山枫、挂廓鞭、香龙草。

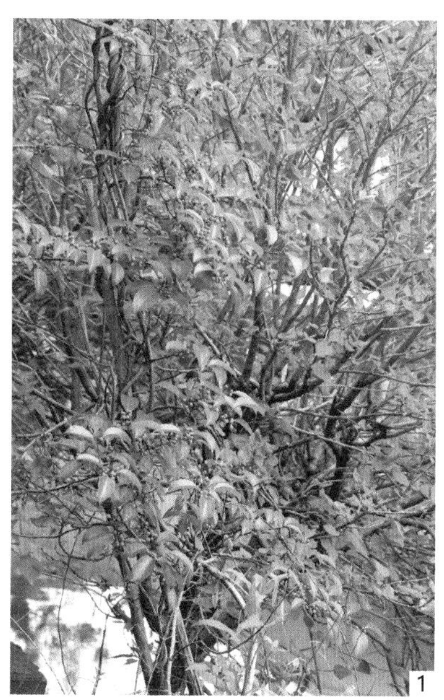

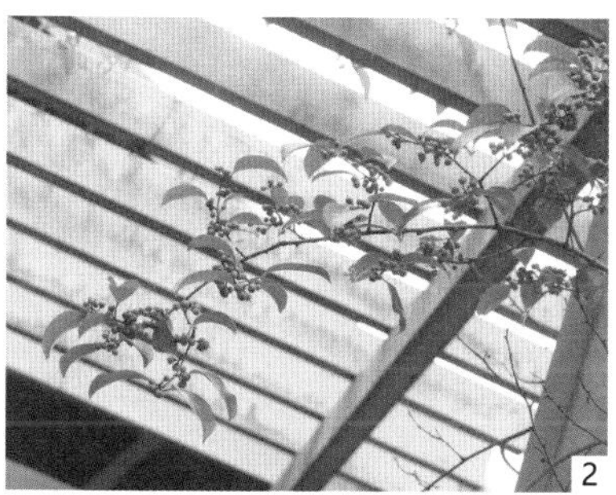

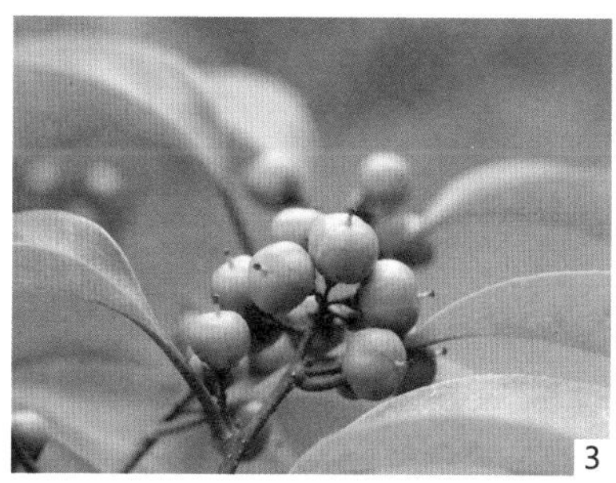

图 7-18　南蛇藤

1. 植株；2. 果枝；3. 蒴果。

- 【识别特征】小枝光滑无毛，灰棕色或棕褐色。叶互生，阔倒卵形、近圆形或长方椭圆形，先端圆阔，具有小尖头或短渐尖，基部阔楔形到近钝圆形，边缘具锯齿，两面光滑无毛或叶背脉上具稀疏短柔毛。聚伞花序腋生，间有顶生；花小，黄绿色；雄花萼片钝三角形；花瓣倒卵椭圆形或长方形。蒴果近球状，红色。种子椭圆状，稍扁，赤褐色。花期 5~6 月，果期 7~10 月。
- 【校园分布】草药园区。
- 【入药部位】藤茎及根（南蛇藤）。

·【功效主治】**南蛇藤：** 活血祛瘀，祛风除湿。主治跌打损伤，筋骨疼痛，四肢麻木，闭经，瘫痪。

·【附　　方】**（1）治牙痛：** 南蛇藤30g，煮蛋食。（**《湖南药物志》**）

（2）治带状疱疹： 南蛇藤加水磨成糊状，外敷患处，每日4~5次。（**《浙江药用植物志》**）

·【本草文化】南蛇藤，又称过山枫，地方志《盛京通志》对它有所记载："结子如花，至冬不凋，木理细润。"

·【其他用途】南蛇藤可作观赏植物；树皮可制优质纤维；种子含油约50%，供工业用。

我的本草观察笔记

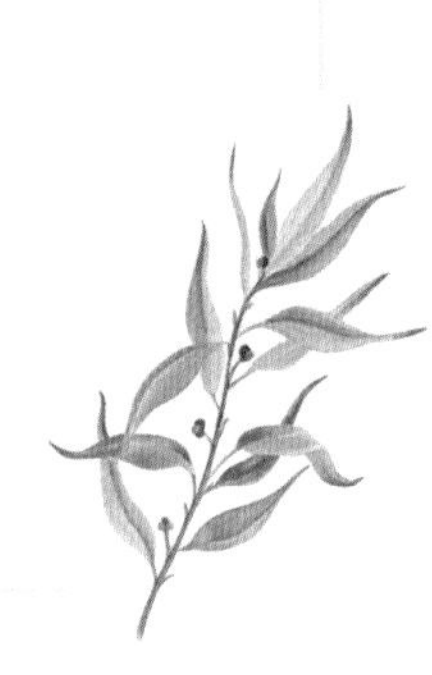

天蓝苜蓿

豆科 Fabaceae

Medicago lupulina

《植物名实图考》

【别名】杂花苜蓿、天蓝。

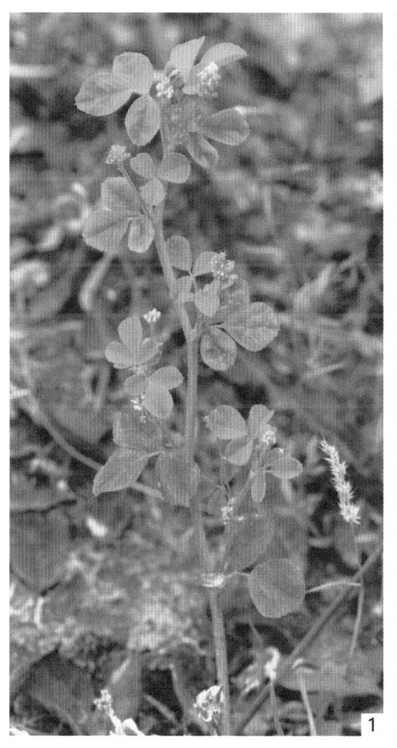

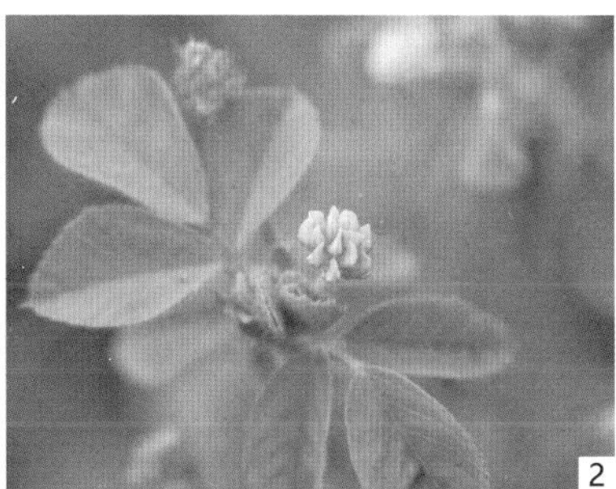

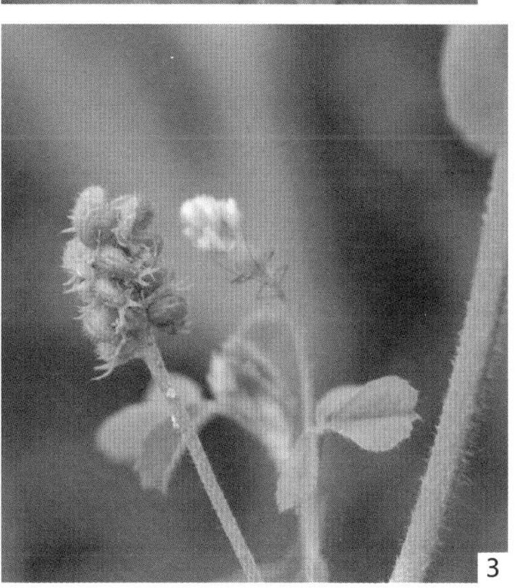

图 7-19 天蓝苜蓿

1. 植株；2. 头状花序；3. 果序。

·【识别特征】全株被柔毛或有腺毛。茎平卧或上升，多分枝，叶茂盛。羽状三出复叶；托叶卵状披针形，先端渐尖，基部圆或戟状，常齿裂；小叶倒卵形、阔倒卵形或倒心形，纸质，先端多少截平或微凹，具细尖，基部楔形，两面均被毛；顶生小叶较大。花序小，头状，具花 10~20 朵；苞片刺毛状，甚小；萼钟形，密被毛；花冠黄色。荚果肾形，表面具同心弧形脉纹，熟时变黑。种子卵形，褐色，平滑。花期 7~9 月，果期 8~10 月。

- 【校园分布】弘景亭周围。
- 【入药部位】全草（老蜗生）。
- 【功效主治】**老蜗生：**清热利湿，舒筋活络，止咳平喘，凉血解毒。主治湿热黄疸，热淋，石淋，风湿痹痛，咳喘，痔血，指头疔，毒蛇咬伤。
- 【附　　方】**（1）治喘咳：**老蜗生 30g，煨水煮鸡蛋吃。（**《贵州草药》**）

  （2）治指疔：老蜗生加盐、醋适量，捣烂敷。（**《湖南药物志》**）

  （3）治毒蛇咬伤：老蜗生、苦参各 15g，捣烂外敷。（**《河北中草药》**）
- 【其他用途】天蓝苜蓿嫩茎叶可作蔬菜炒食，种子干炒研碎后可作调味品。

我的本草观察笔记

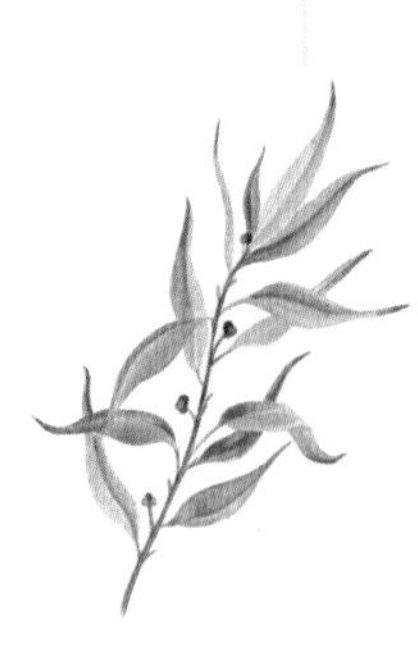

玉叶金花

茜草科 Rubiaceae

Mussaenda pubescens

《广州植物志》

【别名】良口茶、野白纸扇、灵仙玉叶金花。

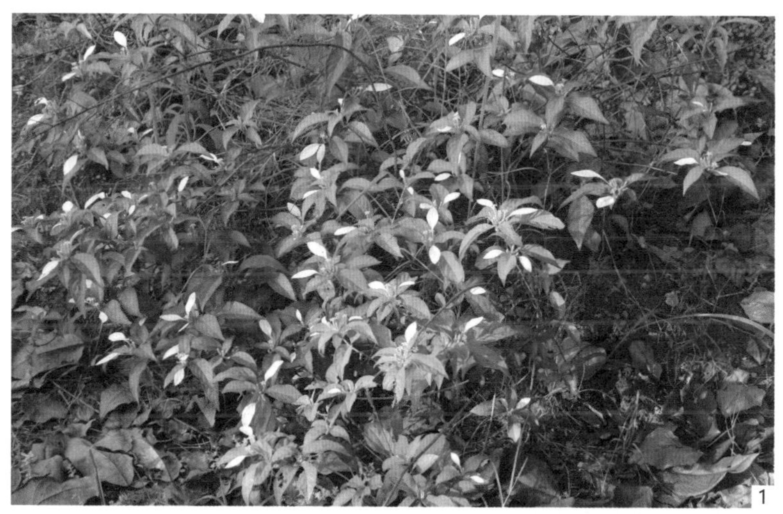

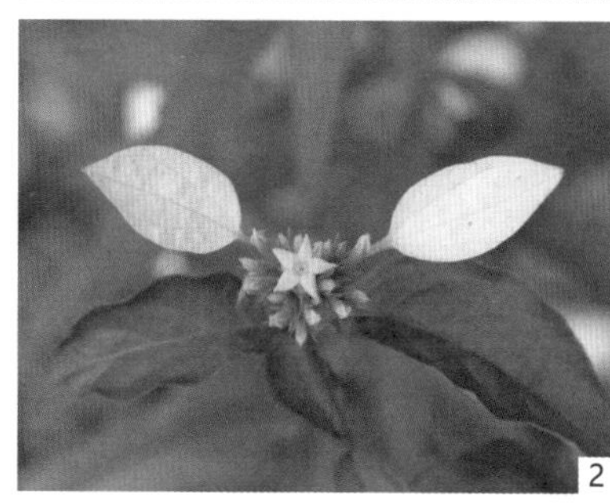

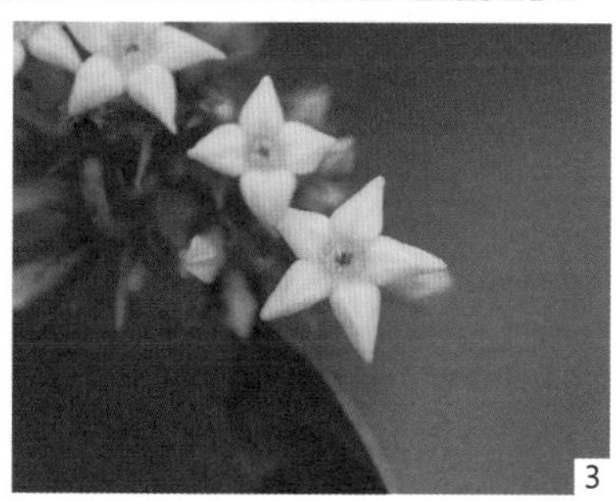

图 7-20　玉叶金花

1. 植株；2. 聚伞花序；3. 花。

· 【识别特征】嫩枝被贴伏短柔毛。叶对生或轮生，膜质或薄纸质，卵状长圆形或卵状披针形，顶端渐尖，基部楔形，全缘；叶面近无毛或疏被毛，叶背密被短柔毛；托叶三角形。聚伞花序顶生；

苞片线形，有硬毛；花萼管陀螺形，被柔毛；萼裂片线形，基部密被柔毛，向上毛渐稀疏；花叶阔椭圆形，白色，两面被柔毛；花冠高脚碟状，黄色，5裂。浆果近球形，干时黑色。花期6~7月。

- 【校园分布】草药园区。
- 【入药部位】根（白常山）、茎叶（山甘草）。
- 【功效主治】**（1）白常山：**解热抗疟。主治疟疾。

  （2）山甘草：清热利湿，解毒消肿。主治感冒，中暑，发热，咽喉肿痛，泄泻，毒蛇咬伤等。
- 【附　　方】**（1）治感冒，预防中暑：**山甘草60~90g，黄荆叶30~45g，水煎分次服。（《湖南药物志》）

  （2）治咽喉肿痛：鲜山甘草叶和食盐少许捣烂绞汁，频频咽下。（《广西本草选编》）

  （3）治伏暑下痢：山甘草30~60g，水煎服。（《闽南民间草药》）
- 【本草文化】夏月开花，色金黄，故称“金花”；花萼有5枚萼片，其中1枚变形为叶片状，白色，故称“玉叶”。
- 【其他用途】广东人熟悉的“盒仔茶”——源吉林甘和茶，里面是茶叶，感冒时直接冲泡即可达到药用功效。而这些“茶叶”，其实就是玉叶金花的叶。

我的本草观察笔记

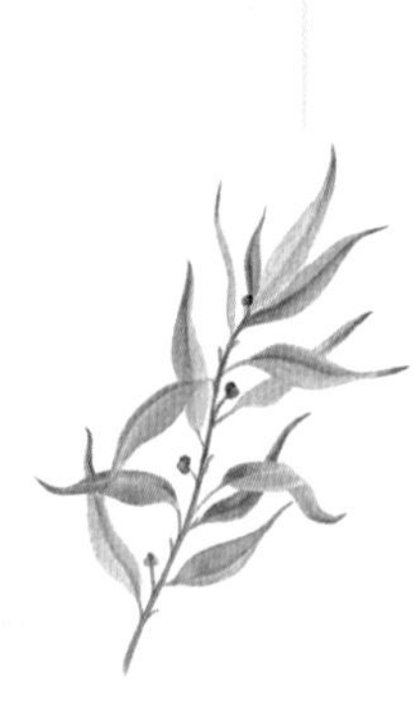

光叶子花 *

紫茉莉科 Nyctaginaceae

Bougainvillea glabra

《昆明民间常用草药》

【别名】三角梅、紫亚兰、小叶九重葛。

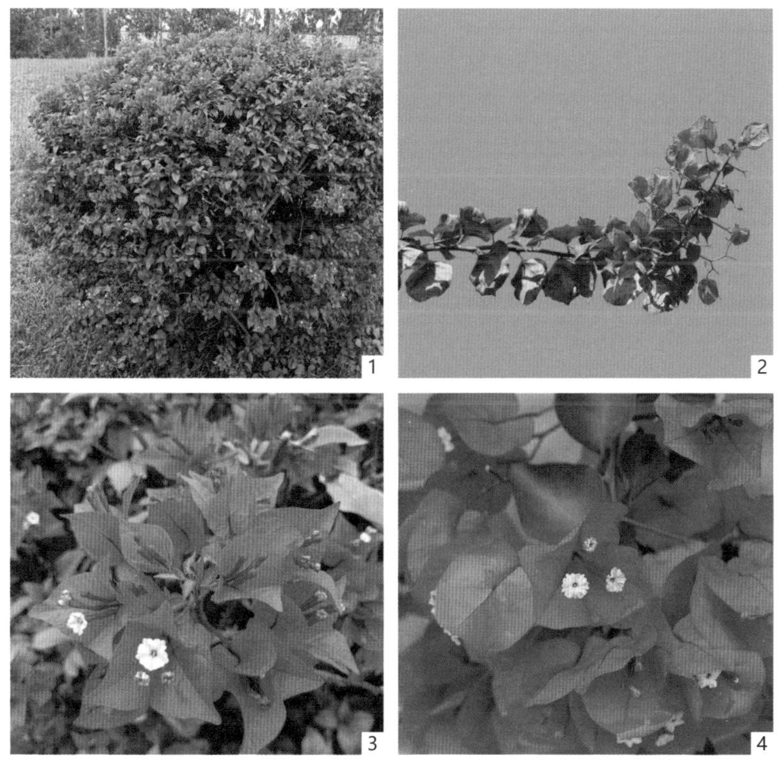

图 7-21　光叶子花

1. 植株；2. 花枝；3. 花（示紫色苞片）；4. 花（示洋红色苞片）。

·【识别特征】茎粗壮，枝下垂，无毛或疏生柔毛；刺腋生。叶互生，纸质，卵形或卵状披针形，顶端急尖或渐尖，基部圆形或宽楔形，全缘；叶面无毛，叶背被微柔毛。花顶生枝端 3 个苞片内，花梗与苞片中脉贴生，每个苞片上生 1 朵花；苞片叶状，紫色或洋红色，长圆形或椭圆形，纸质；花被管淡绿色，疏生柔毛，有棱，顶端 5 浅裂。花期冬春间，北方温室栽培 3~7 月开花。

- 【校园分布】大医亭周围、董奉广场。
- 【入药部位】花（叶子花）。
- 【功效主治】**叶子花：** 活血调经，化湿止带。主治血瘀经闭，月经不调，赤白带下。
- 【附　　方】**治妇女赤白带下，月经不调：** 叶子花 15g，水煎服。（《昆明民间常用草药》）
- 【本草文化】18 世纪中叶，法国探险家布干维尔（Louis Antoine de Bougainville，1729—1811）率探险队在南太平洋地区寻找新殖民地时，随行的法国植物学家菲利贝尔·肯默生（Philibert Commerson，1727—1773）首度在巴西里约热内卢采集和记述了这一新种。后来，肯默生把该植物命名为 *Bougainvillea*，感谢布干维尔为国家做出的巨大贡献。
- 【其他用途】公园、庭院常做棚架攀缘栽种；草坪常作单株整形栽种；盆栽常作造型观赏；也可作围墙攀缘绿化。

我的本草观察笔记

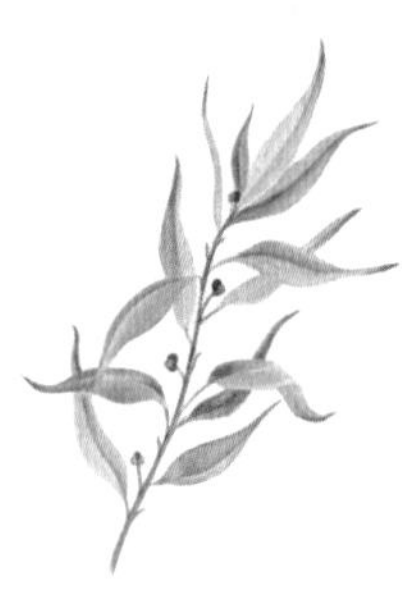

山　葛

豆科 Fabaceae

Pueraria montana

《神农本草经》

【别名】葛藤、野葛、葛。

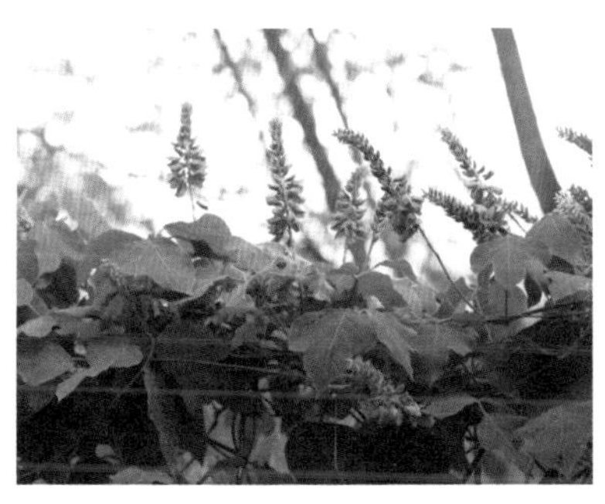

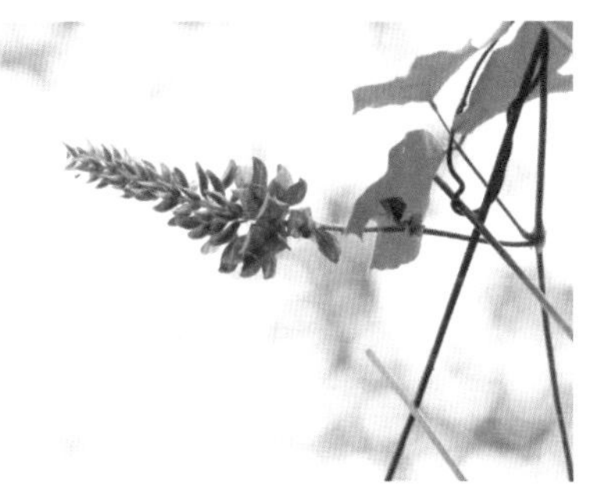

图 7-22　山葛

1. 植株；2. 花序。

- 【识别特征】全体被黄色长硬毛，有粗厚的块状根。羽状复叶具3小叶；托叶背着，卵状长圆形，具线条；小托叶线状披针形；小叶3裂，顶生小叶宽卵形或斜卵形，先端长渐尖，侧生小叶斜卵形，稍小，被毛。总状花序；苞片线状披针形至线形，早落；小苞片卵形；花2~3朵聚生于花序轴的节上；花萼钟形，被黄褐色柔毛，裂片披针形，渐尖；花冠紫色，蝶形。荚果长椭圆形，扁平，被褐色长硬毛。花期9~10月，果期11~12月。
- 【校园分布】学敏亭周围。
- 【入药部位】根（葛根）、块根经水磨而澄取的淀粉（葛粉）、花（葛花）。
- 【功效主治】**（1）葛根：**解肌退热，生津止渴，透疹，升阳止泻，通经活络，解酒毒。主治外感发热头痛，项背强痛，消渴，麻疹不透，热痢，眩晕头痛，中风偏瘫，酒毒伤中。

（2）葛粉：解热除烦，生津止渴。主治烦热，口渴，醉酒，喉痹，疮疖。

（3）葛花：解酒醒脾，止血。主治伤酒烦热口渴，头痛头晕，脘腹胀满，呕逆吐酸，不思饮食，吐血，肠风下血。

·【附　　方】**（1）治麻疹初起：**升麻葛根汤。（《太平惠民和剂局方》）

（2）治外感风寒表实证：葛根汤。（《伤寒论》）

（3）治麻疹透发不出，发热咳嗽，烦躁口渴，小便赤者：宣毒发表汤。（《医宗金鉴》）

·【本草文化】《说文》曰："从艹，曷声。"《尔雅·释诂》曰："曷，止也。"《易·困》曰："困于葛、藟。"孔颖达疏："葛藟，引蔓缠绕之草。"本品蔓生缠绕，遇之则遏止难行，声旁兼表义，故名"葛"。《本草纲目》曰："鹿食九草，此其一种，故曰鹿藿。"葛根以味甘、粉性足者为佳，故有甘葛、粉葛之名。

·【其他用途】茎皮纤维供织布和造纸用，古代应用甚广，葛衣、葛巾均为平民服饰，葛纸、葛绳应用亦久；葛粉用于解酒；其亦是一种良好的水土保持植物。

我的本草观察笔记

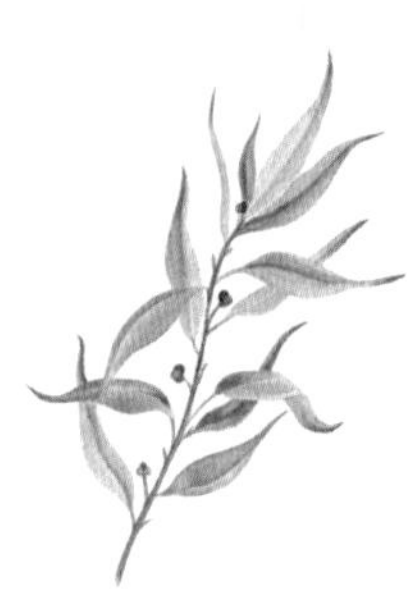

海金沙

海金沙科 Lygodiaceae

Lygodium japonicum

《嘉祐本草》

【别名】狭叶海金沙。

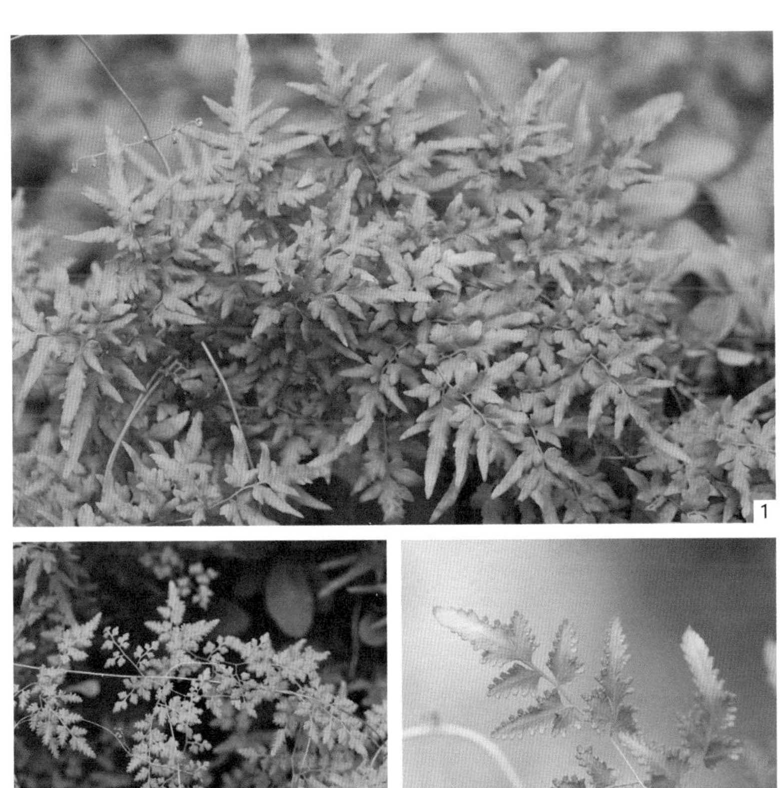

图 7-23　海金沙

1. 植株；2. 叶；3. 孢子囊。

•【识别特征】根须状，黑褐色，被毛。叶二型，多数，草质，对生于叶轴的短枝两侧，短枝顶端有被毛茸的休眠芽；营养叶尖角形，二回羽状；一回羽片 2~4 对，互生，卵圆形，有具狭翅的短柄；二回羽片2~3对，卵状三角形，掌状3裂，裂片短而阔，边缘有不规则的浅圆齿；孢子叶卵状，三角形；一回羽片4~5对，互生，长圆状披针形；二回羽片3~4对，卵状三角形，多收缩，呈撕裂状；羽片下面边缘生流苏状孢子囊穗，黑褐色；孢子表面有小疣。

·【校园分布】立体中药学园区、弘景亭周围。

·【入药部位】成熟孢子（海金沙）。

·【功效主治】**海金沙：**清利湿热，通淋止痛。主治热淋，石淋，血淋，膏淋，尿道涩痛。

·【附　　方】**（1）治膀胱实热，胞闭不得小便，烦满而躁，体热，腰中痛，头眩：**红龙散。（《普济方》）

（2）治诸淋涩不通：沉香琥珀散。（《普济方》）

（3）治打扑内损疼痛：海金沙散。（《圣济总录》）

·【本草文化】《本草纲目》曰："其色黄如细沙也，谓之海者，神异之也。"本品细如海边沙而色黄，故名海金沙。谓"海"为"神异"之称，意属牵强。又因其质极细若灰，亦名左转藤灰。

我的本草观察笔记

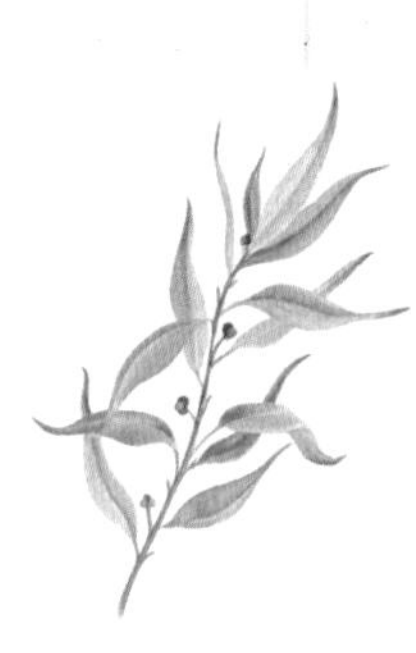

链荚豆

Alysicarpus vaginalis

《中国主要植物图说》

【别名】水咸草、小豆、假花生。

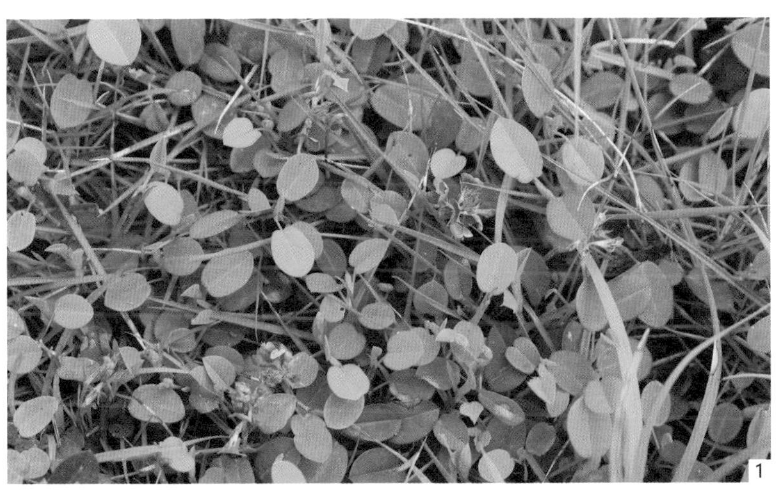

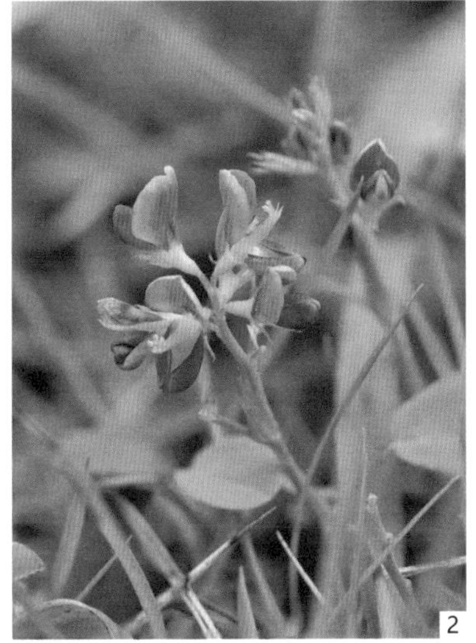

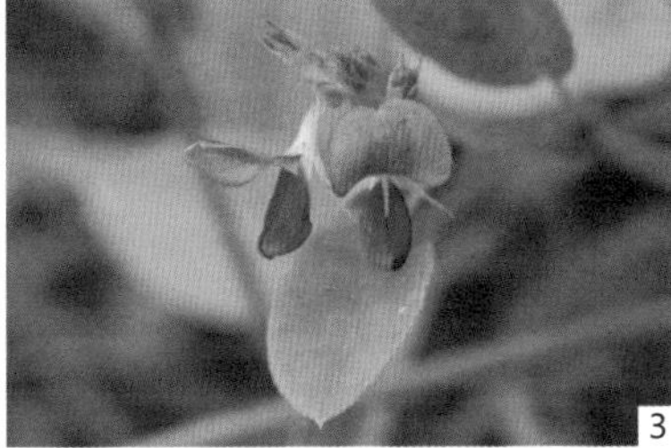

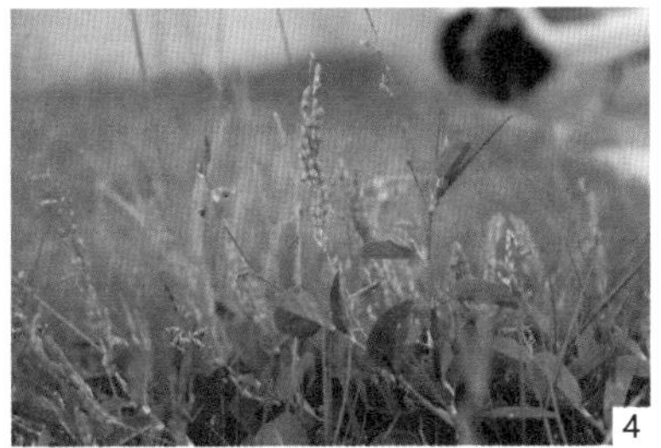

图 7-24　链荚豆

1. 植株；2. 总状花序；3. 花；4. 荚果。

·【识别特征】簇生或基部多分枝，茎平卧或上部直立。叶仅有单小叶；托叶线状披针形，干膜质，具条纹；小叶形状及大小变化很大，茎上部小叶通常为卵状长圆形、长圆状披针形至线状披针形，下部小叶为心形、近圆形或卵形，叶面无毛，叶背稍被短柔毛，全缘。总状花序腋生或顶生，成对排列于节上；苞片膜质，卵状披针形；花萼膜质，5 裂；花冠紫蓝色，略伸出于萼外，倒卵形。荚果扁圆柱形，被短柔毛。花期 9 月，果期 9~11 月。

·【校园分布】自强楼草坪。

·【入药部位】全草（狗蚁草）。

·【功效主治】**狗蚁草：**活血通络，接骨消肿，清热解毒。主治跌打骨折，筋骨酸痛，外伤出血，疮疡溃烂久不收口，腮腺炎，慢性肝炎。

·【附　　方】**（1）治小便热涩疼痛：**狗蚁草 30g，野芦谷根 20g，煎汤内服。（**《景洪市名傣医康郎仑验方》**）

（2）治黄疸：狗蚁草 30g，射干 20g，煎汤内服。（**《景洪市傣医波的应验方》**）

·【其他用途】链荚豆不仅是优良的绿肥植物，亦可作饲料。广泛栽培种植用于放牧，晒制干草或青贮饲料，也可用作改良土壤植物。

我的本草观察笔记

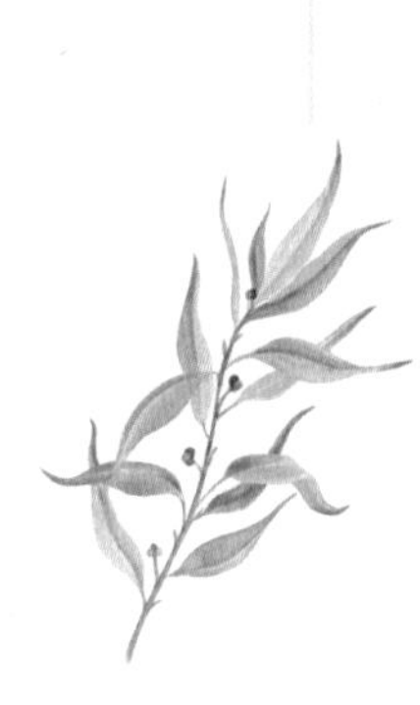

雷公藤

卫矛科 Celastraceae

Tripterygium wilfordii

《本草纲目拾遗》

【别名】黄藤、黄腊藤、菜虫药。

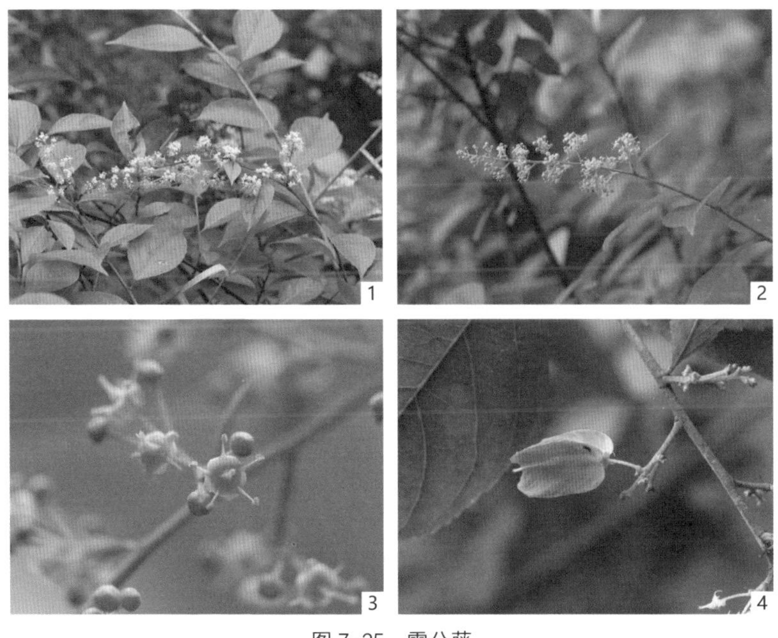

图 7-25 雷公藤

1. 植株；2. 圆锥聚伞花序；3. 花；4. 翅果。

- 【识别特征】小枝棕红色，具 4 细棱，被密毛及细密皮孔。叶互生，椭圆形、倒卵椭圆形、长方椭圆形或卵形，先端急尖或短渐尖，基部阔楔形或圆形，边缘有细锯齿；叶柄密被锈色毛。圆锥聚伞花序较窄小；花序、分枝及小花梗均被锈色毛；花白色；萼片先端急尖；花瓣长方卵形，边缘微蚀；雄蕊插生花盘外缘。翅果长圆状，中央果体较大。种子细柱状。花期 6~7 月，果期 7~8 月。
- 【校园分布】弘景亭周围。

·【入药部位】根及根茎（雷公藤）。

·【功效主治】**雷公藤：**祛风除湿，活血通络，消肿止痛，杀虫解毒。主治类风湿关节炎，风湿性关节炎，肾小球肾炎，肾病综合征，红斑狼疮等。

·【附　　方】**（1）治风湿性关节炎：**雷公藤根和叶捣烂外敷，0.5h后即去，否则起泡。（《江西草药手册》）

（2）治头癣：取雷公藤鲜根剥皮，将根皮晒干后磨成细粉，调适量凡士林或醋，涂患处（预先将患处洗净，去掉痂皮），每日1~2次。（《全国中草药汇编》）

（3）治烧伤：雷公藤、乌韭各60g，虎杖30g，水煎，煎液敷伤面。（《全国中草药新医疗法展览会资料选编》）

·【本草文化】雷公，原为神话中司雷之神，此处借以为名，以示其毒性之烈。毒副作用以胃肠道反应最明显，故有断肠草之名。

·【其他用途】雷公藤水浸液可杀虫，亦称菜虫药。

我的本草观察笔记

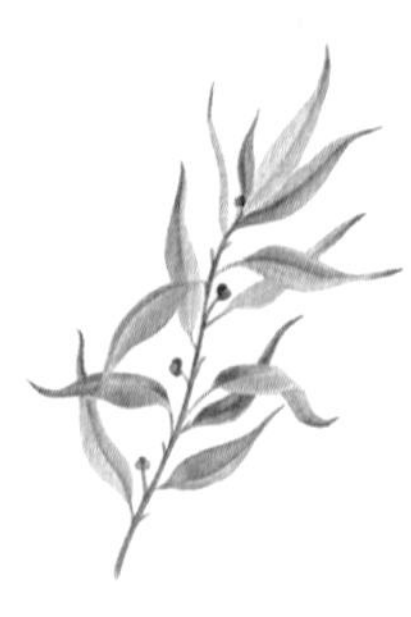

马缨丹 

马鞭草科 Verbenaceae

Lantana camara

《南越笔记》

【别名】七变花、如意草、五彩花。

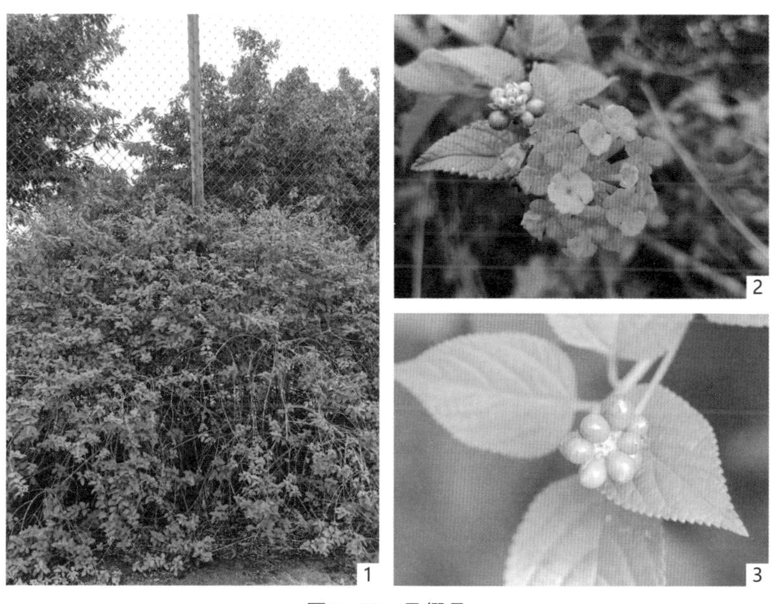

图 7-26　马缨丹

1. 植株；2. 伞形花序；3. 果序。

- 【识别特征】茎枝四方形，有短柔毛，有短倒钩状刺。单叶对生，叶片卵形至卵状长圆形，揉烂后有强烈的气味，顶端急尖或渐尖，基部心形或楔形，边缘有钝齿，叶面有粗糙的皱纹和短柔毛，叶背有小刚毛。伞形花序；花冠黄色或橙黄色，开花后转为深红色；花冠管两面有细短毛；苞片披针形，外部有粗毛；花萼管状。核果圆球形，成熟时紫黑色。花期全年。
- 【校园分布】球场草坪。
- 【入药部位】花（五色梅）、根（五色梅根）、叶或嫩枝叶（五色梅叶）。

·【功效主治】**（1）五色梅：**清热，止血。主治肺痨咯血，腹痛吐泻，湿疹，阴痒。

（2）五色梅根：清热泻火，解毒散结。主治感冒发热，伤暑头痛，胃火牙痛，咽喉炎，痄腮，风湿痹痛，瘰疬痰核。

（3）五色梅叶：清热解毒，祛风止痒。主治痈肿疮毒，湿疹，疥癣，皮炎，跌打损伤。

·【附　　方】**（1）治麻风：**草决明合剂。（**《中医皮肤病学简编》**）

（2）治腹痛吐泻：鲜马缨丹花 10~15 朵，水炖，调食盐少许服；或干花研末 6~15g，开水送服。（**《福建中草药》**）

（3）治湿疹：马缨丹干花研末 3g，开水送服；外用鲜茎、叶煎汤浴洗。（**《福建中草药》**）

·【本草文化】马缨丹还有大红绣球、臭草、五色梅等别名。《南越笔记》云："马缨丹，一名山大丹，花大如盘，凡数十百朵，每朵攒集成球，与白绣球花相类……红黄相间……有以大红绣球名之者。又以其瓣落而枝矗起槎枒，甚与珊瑚柯条相似，又名珊瑚球。"其花多色，故名五色花、五彩花、七变花；植株有异味，故又以"臭"为名。

·【其他用途】我国各地庭园常栽培马缨丹供观赏。马缨丹的根含橡胶类似物，可制造橡胶；茎干是造纸原料。

我的本草观察笔记

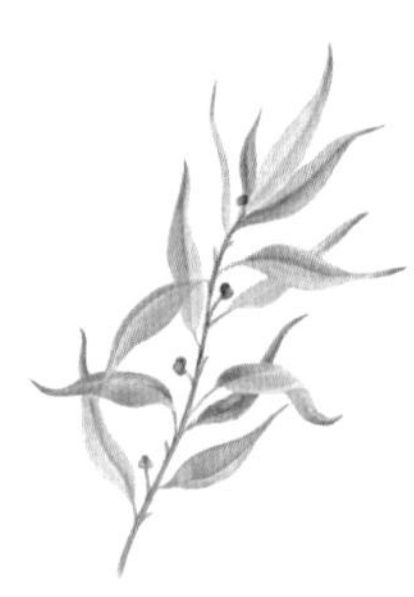

第八章

灌木类本草

灌木植物通常树体矮小，无明显主干，多数呈丛生状或分枝接近地面，高一般不及6m。许多种灌木由于小巧，多作为园艺植物栽培，用于装点园林，常见的灌木有连翘、月季、茉莉等。若越冬时地面部分枯死，但根部仍然存活，第二年继续萌生新枝，则称为亚灌木，如苦参、小槐花。

木 犀

木犀科 Oleaceae

Osmanthus fragrans

《本草纲目》

【别名】丹桂、桂花、银桂。

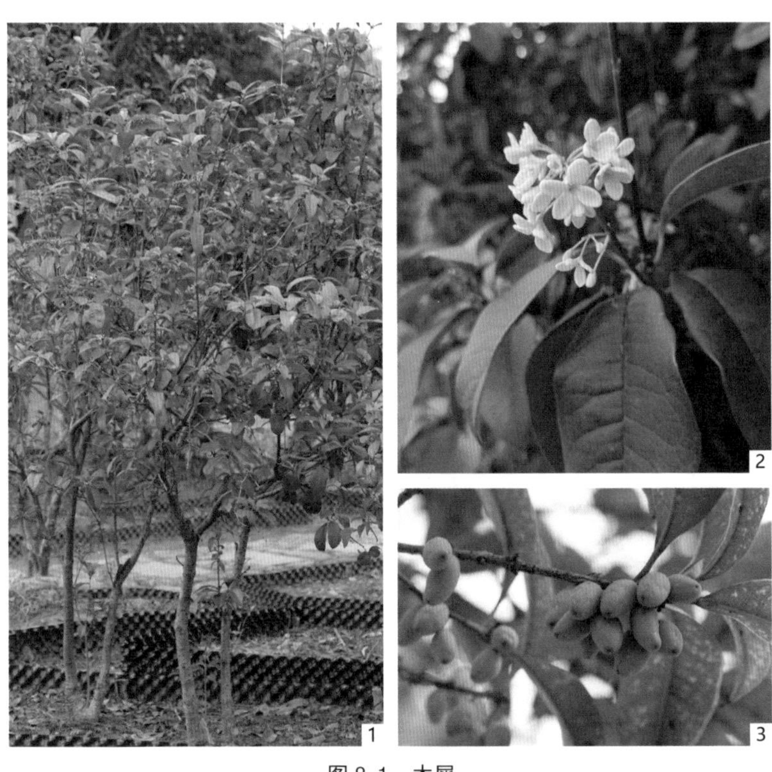

图 8-1　木犀

1. 植株；2. 聚伞花序；3. 核果。

·【识别特征】树皮灰褐色，小枝黄褐色，无毛。叶对生，革质，椭圆形、长椭圆形或椭圆状披针形，先端渐尖，基部渐狭，呈楔形或宽楔形，全缘或通常上半部具细锯齿，两面无毛。聚伞花序，或近于帚状；苞片宽卵形，无毛；花极芳香；花萼裂片稍不整齐；花冠 4 裂，黄白色、淡黄色、黄色或橘红色。核果椭圆形，绿色，成熟后紫黑色。花期 9~10 月上旬，果期翌年 3 月。

- 【校园分布】立体中药学园区、明德楼草坪、至善楼。
- 【入药部位】花（桂花）、果实（桂花子）、枝叶（桂花枝）、根或根皮（桂花根）。
- 【功效主治】**（1）桂花：**温肺化饮，散寒止痛。主治痰饮咳喘，脘腹冷痛，肠风血痢，经闭痛经，寒疝腹痛，牙痛，口臭。

  （2）桂花子：温中行气止痛。主治胃寒疼痛，肝胃气痛。

  （3）桂花枝：发表散寒，祛风止痒。主治风寒感冒，皮肤瘙痒，漆疮。

  （4）桂花根：祛风除湿，散寒止痛。主治风湿痹痛，肢体麻木，胃脘冷痛，肾虚牙痛。
- 【附　　方】**（1）治脾积气痛：**桂花散。（《仁斋直指》）

  （2）治心血不足，心悸面黄：三仙酒。（《仙拈集》）

  （3）治寒凝气滞，腹痛，胸膈闭闷：破气汤。（《饮膳正要》）
- 【本草文化】关于桂花的常用典故，便不得不提“蟾宫折桂”。《广群芳谱》引《晋书·郤诜传》曰：“诜迁雍州刺史，武帝于东堂会送，问诜曰：‘卿自以为何如？’诜对曰：‘臣举贤良对策，为天下第一。犹桂林之一枝，昆山之片玉。’帝笑。”后来便称科举及第为“蟾宫折桂”。
- 【其他用途】桂花为名贵香料，并常作食品香料，也是园林观赏花卉。

我的本草观察笔记

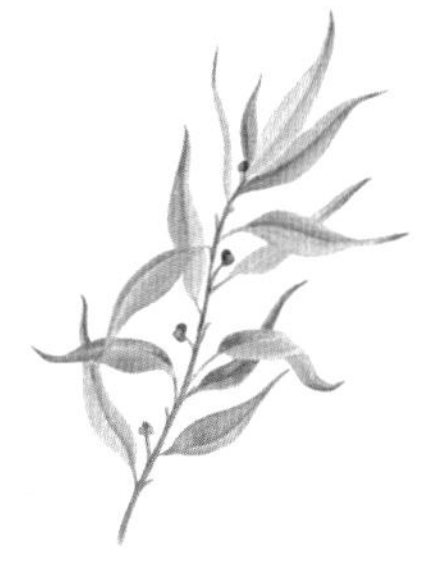

木　豆

豆科 Fabaceae

Cajanus cajan

《中药鉴定参考资料》

【别名】三叶豆、豆蓉、山豆根。

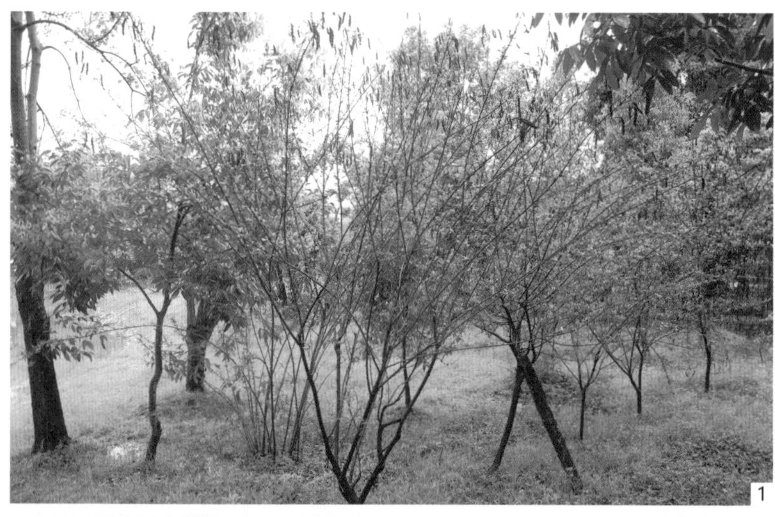

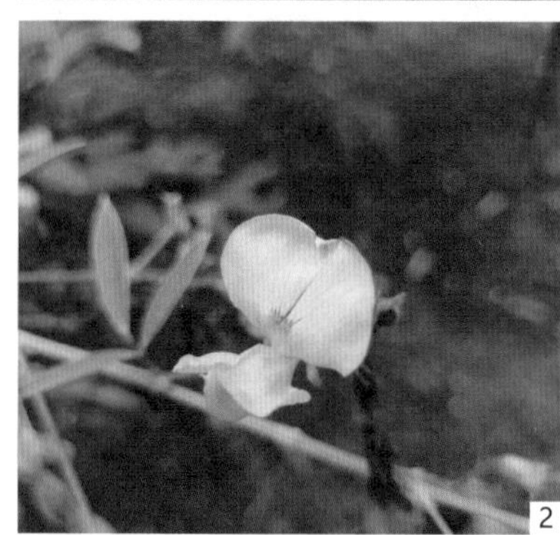

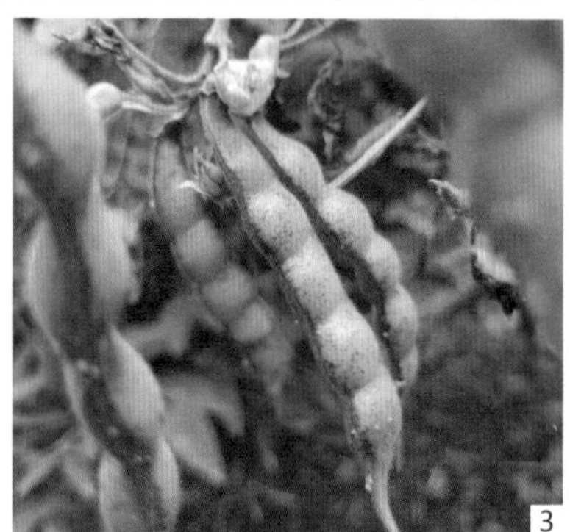

图 8-2　木豆

1. 植株；2. 花；3. 荚果。

·【识别特征】茎多分枝，小枝有明显纵棱，被灰色短柔毛。叶具羽状 3 小叶；托叶小，卵状披针形，叶面具浅沟，叶背具细纵棱，略被短柔毛；小叶纸质，披针形至椭圆形，先端渐尖或急尖，常有细凸尖，被灰白色柔毛。总状花序；花数朵生于花序顶部或近顶部；苞片卵状椭圆形；花萼钟状；花序、总花梗、苞片、花萼均被灰黄色短柔毛；花冠黄色。荚果线状长圆形，被灰褐色短柔毛。种子近圆形，稍扁，种皮暗红色。花、果期 2~11 月。

- 【校园分布】闽台道地药材展示区。
- 【入药部位】种子（木豆）、茎叶（木豆叶）、根（木豆根）。
- 【功效主治】**（1）木豆：**利湿，消肿，散瘀，止血。主治风湿痹痛，跌打肿痛，衄血，便血，疮疖肿毒，产后恶露不净，水肿，黄疸性肝炎。

  （2）木豆叶：解毒消肿。主治小儿水痘，痈肿疮毒。

  （3）木豆根：清热解毒，利湿，止血。主治咽喉肿痛，痈疽肿痛，痔疮出血，血淋，水肿，小便不利。
- 【附　　方】**（1）治血淋：**木豆、车前子各 9g，合煎汤服。（《泉州本草》）

  （2）治痔疮下血：木豆浸酒一宿，取出，焙干研末，泡酒服，每次 9g。（《泉州本草》）

  （3）治水肿：木豆根、薏苡仁各 15g，水煎服，忌食盐。（《浙江药用植物志》）
- 【本草文化】木豆是唯一可食的木本豆类，发源于印度次大陆，已有 6000 余年的栽培历史，大约在 1500 年前由印度传入中国，主要作为紫胶虫的寄生树以生产紫胶，是紫胶虫的优良寄主植物。
- 【其他用途】木豆为平民的主粮和菜肴之一，常作包点馅料，叫豆蓉；叶可作家畜饲料、绿肥。

山 茶

Camellia japonica

《本草纲目》

【别名】晚山茶、耐冬、山椿。

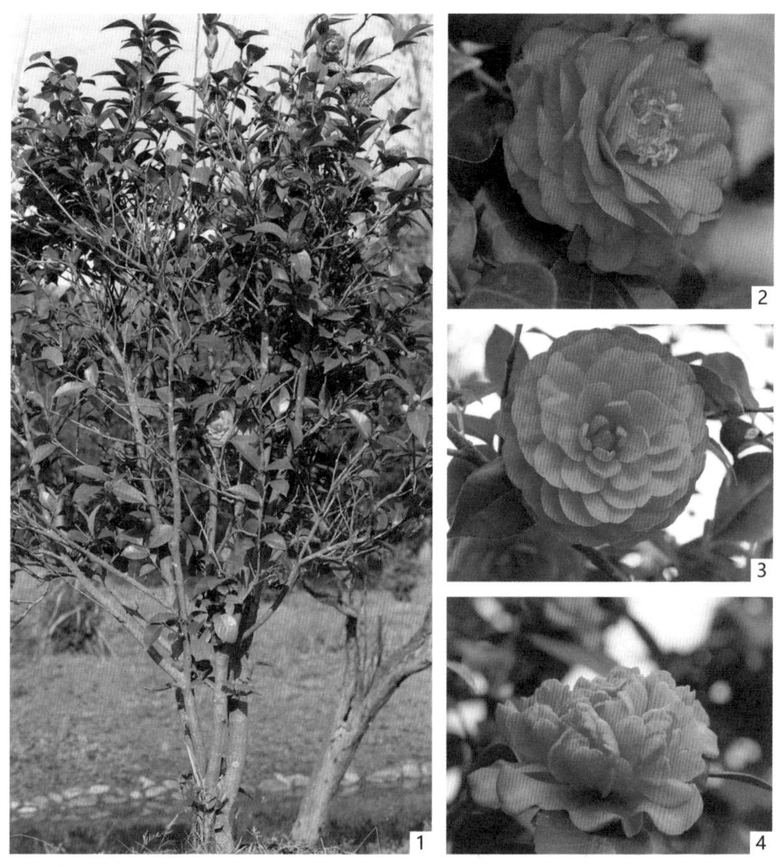

图 8-3　山茶

1. 植株；2、3、4. 花。

· 【识别特征】嫩枝无毛。叶互生，革质，椭圆形，先端略尖，或急短尖而有钝尖头，基部阔楔形；叶面深绿色，干后发亮，叶背浅绿色，两面无毛。花顶生，红色；苞片及萼片约10，苞被杯状，半圆形至圆形，外面有绢毛，脱落；花瓣6~7，外侧2片近圆形，几离生，外面有毛，内侧5片基部连生，倒卵圆形，无毛；雄蕊3轮。蒴果，圆球形，3爿裂开，果爿厚木质。花期1~4月。

· 【校园分布】草药园区。

· 【入药部位】根（山茶根）、叶（山茶叶）、花（山茶花）、种子（山茶子）。

· 【功效主治】**（1）山茶根：**散瘀消肿，消食。主治跌打损伤，食积腹胀。

（2）山茶叶：清热解毒，止血。主治痈疽肿毒，烫火伤，出血。

（3）山茶花：凉血止血，散瘀消肿。主治吐血，衄血，咯血，便血，痔血，赤白痢，血淋，血崩，带下病，烫伤，跌扑损伤。

（4）山茶子：去油垢。主治发多油腻。

· 【附　　方】**（1）治酒渣鼻，鼻准发红，甚则延及鼻翼，皮肤变厚等：**清肺散。（《疮科类编释意》）

（2）治雀斑：玉容散。（《甘肃民间单验方》）

· 【本草文化】福建少数庄寨的轩廊上、梁架结构补间铺作上，密集地出现十二月花神，即十二月令花与花神装饰纹样的呈现，这与庄主喜好道教、花神有着密切的关联。十二女花神：一月梅花花神江采苹，二月杏花花神杨玉环，三月桃花花神戈小娥，四月牡丹花花神丽娟，五月石榴花花神公孙氏，六月莲花花神西施，七月玉簪花花神李夫人，八月桂花花神绿珠，九月菊花花神梁红玉，十月芙蓉花花神貂蝉，十一月山茶花花神王昭君，十二月水仙花花神甄宓。其中十一月的山茶花花神王昭君是在汉元帝时以“良家子”入选掖庭，寄托了良家平民“出人头地”的美好愿望。

· 【其他用途】山茶于国内各地广泛栽培，品种繁多，花大多数为红色或淡红色，亦有白色，多为重瓣，观赏价值高。山茶的种子可以用来榨油，山茶油不但可以食用，还可以作为工业原料。

紫　荆

豆科 Fabaceae

Cercis chinensis

《本草拾遗》

【别名】紫珠、满条红、白花紫荆。

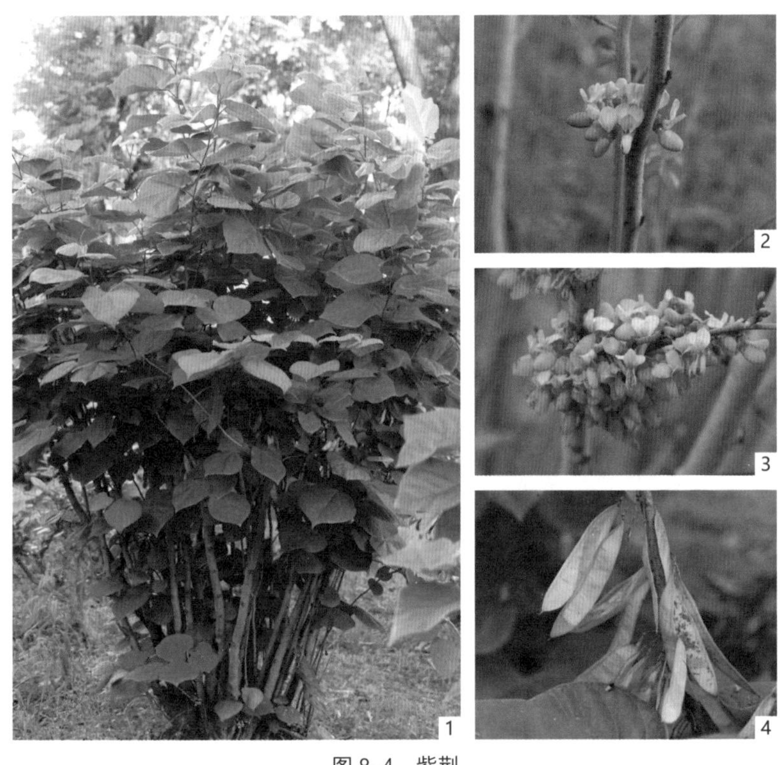

图 8-4　紫荆

1. 植株；2. 总状花序；3. 花；4. 荚果。

·【识别特征】树皮和小枝灰白色，无毛。叶互生，纸质，近圆形或三角状圆形，先端急尖，基部浅或深心形，全缘；两面通常无毛；嫩叶绿色，仅叶柄略带紫色，叶缘膜质透明。花紫红色或粉红色，簇生于老枝和主干上；小苞片 2，阔卵形；花萼钟状，5 齿裂；花冠蝶形；雄蕊 10。荚果扁，窄长圆形，绿色，具翅。

种子宽长圆形，黑褐色，光亮。花期 3~4 月，果期 8~10 月。

·【校园分布】闽台道地药材展示区。

·【入药部位】果实（紫荆果）、花（紫荆花）、木部（紫荆木）、树皮（紫荆皮）。

·【功效主治】**（1）紫荆果：** 止咳平喘，行气止痛。主咳嗽多痰，哮喘，心口痛。

（2）紫荆花： 清热凉血，通淋解毒。主治热淋，血淋，疮疡，风湿筋骨痛。

（3）紫荆木： 活血，通淋。主治月经不调，瘀滞腹痛，小便淋沥涩痛。

（4）紫荆皮： 活血通淋，解毒消肿。主治月经不调，瘀滞腹痛，小便淋痛，痈肿，疥癣，跌打损伤。

·【附　　方】**（1）治诸疮：** 敷疮如圣散。（《普济方》）

（2）治痈疽初起，湿痰流注，瘀血流注： 冲和散。（《中药部颁标准》）

（3）治阴阳风湿脚气，手臂举动不起，无问远近： 飞步丸。（《瑞竹堂方》）

·【本草文化】紫荆是家庭和美、骨肉情深的象征。古代文人墨客常睹物思人，如唐代杜甫《得舍弟消息》曰：“风吹紫荆树，色与春庭暮。花落辞故枝，风回返无处。骨肉恩书重，漂泊难相遇。犹有泪成河，经天复东注。”

·【其他用途】紫荆树开花时满树通紫，花朵小而多，花期较长，具有很高的观赏价值，是庭院、公园的常用绿植。

南天竹

小檗科 Berberidaceae

Nandina domestica

《本草图经》

【别名】蓝田竹、红天竺。

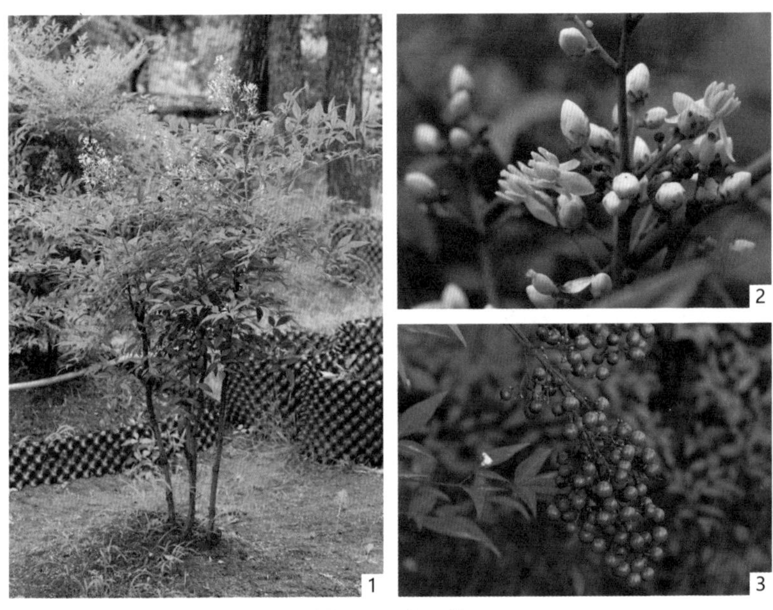

图 8-5　南天竹

1. 植株；2. 圆锥花序；3. 果序。

- 【识别特征】茎常丛生而少分枝，光滑无毛，幼枝红色，老后灰色。叶互生，集生于茎上部，三回羽状复叶；小叶薄革质，椭圆形或椭圆状披针形，顶端渐尖，基部楔形，全缘，两面无毛。圆锥花序；花小，白色；萼片多轮，外轮萼片卵状三角形，向内各轮渐大，最内轮萼片卵状长圆形；花瓣长圆形；离生雄蕊 6。浆果球形，熟时鲜红色。种子扁圆形。花期 3~6 月，果期 5~11 月。
- 【校园分布】苏敬亭周围。
- 【入药部位】根（南天竹根）、茎枝（南天竹梗）、叶（南天竹叶）、果实（南天竹子）。

·【功效主治】**（1）南天竹根：**化痰止咳，祛风除湿，清热解毒。主治肺热咳嗽，湿热黄疸，腹泻，风湿痹痛，疮疡，瘰疬。

（2）南天竹梗：清湿热，降逆气。主治湿热黄疸，泻痢，热淋，目赤肿痛，咳嗽，膈食。

（3）南天竹叶：清热利湿，泻火，解毒。主治肺热咳嗽，百日咳，热淋，尿血，目赤肿痛，疮痈，瘰疬。

（4）南天竹子：敛肺止咳，平喘。主治久咳，喘息，百日咳。

·【附　　方】**（1）治疠风：**百花膏。（**《解围元薮》**）

（2）治肺热咳嗽：鲜南天竹根30~60g，水煎服。（**《福建中草药》**）

（3）治风火牙痛：南天竹叶15g，蟋蟀草、铁马鞭各12g，水煎服。（**《万县中草药》**）

·【本草文化】南天竹野生于南方。《竹谱详录》曰："木身上生小枝，叶叶相对而颇类竹。"南天竹多植于庭园，但也多经鸟食其果实，帮助传播（认为天生），故有南天竹、南竹子等名。《广雅》："竺，竹也。"王念孙《广雅疏证》："竹、竺同声字。"故又名天竺子。竹字属知母屋韵，烛字属章母烛韵，声韵相近，故又写作"天烛"。《本草纲目拾遗》曰："冬结红子。"故得名红杷子。

·【其他用途】各地庭园常有栽培，为优良观赏植物。

我的本草观察笔记

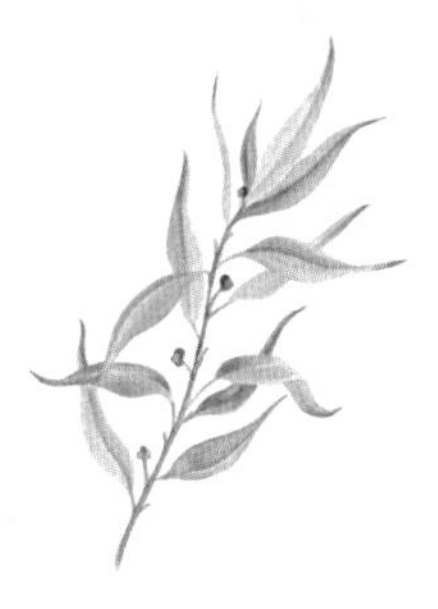

连 翘

木犀科 Oleaceae

Forsythia suspensa

《神农本草经》

【别名】黄花条、黄链条花、青翘。

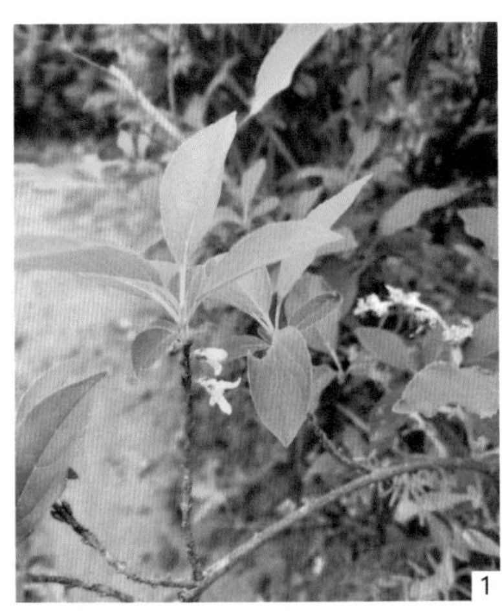
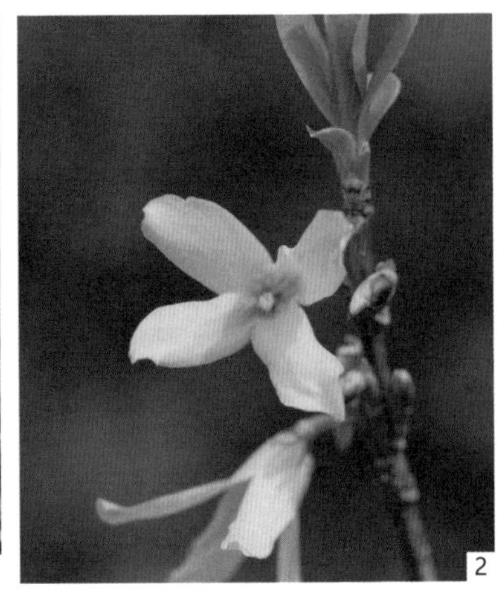

图 8-6 连翘

1. 植株；2. 花。

- 【识别特征】枝开展或下垂，小枝略呈四棱形，疏生皮孔，节间中空，节部具实心髓。单叶对生，叶片完整或 3 全裂，卵形或椭圆状卵形，先端锐尖，基部圆形、宽楔形至楔形，叶缘除基部外具锐锯齿或粗锯齿，两面无毛。花常单生或 2 至数朵着生于叶腋，先叶开放；萼 4 深裂；花冠黄色，深 4 裂。蒴果卵球形、卵状椭圆形或长椭圆形。种子多数，有翅。花期 3~4 月，果期 7~9 月。
- 【校园分布】立体中药学园区。
- 【入药部位】果实（连翘）、根（连翘根）、嫩茎叶（连翘茎叶）。
- 【功效主治】**（1）连翘：**清热解毒，消肿散结，疏散风热。主治痈疽，瘰疬，乳痈，丹毒，风热感冒，温病初起，温热入营，高热烦渴，神昏发斑，热淋尿闭。

（2）**连翘根：** 清热，解毒，退黄。主治黄疸，发热。

（3）**连翘茎叶：** 清热解毒。主治心肺积热。

·【附　　方】（1）**治温病初起：** 银翘散。（《温病条辨》）

（2）**治阳黄兼表证：** 麻黄连翘赤小豆汤。（《伤寒论》）

（3）**治麻疹透发不出，发热咳嗽，烦躁口渴，小便赤者：** 宣毒发表汤。（《医宗金鉴》）

·【本草文化】关于连翘名称的来源，《尔雅》云："连，异翘。"《本草纲目》云："本名连，又名异翘，人因合称为连翘矣。"对于"翘"的解释，《新修本草》谓其"作房翘出众草"。《本草衍义》对此持有异议，认为："其子，折之，其间片片相比如翘，应以此得名尔。"郝懿行《尔雅义疏》释兰华名云："连、兰声近，华、草通名耳。"依此，亦有兰华、连草诸名。旱连子者，《本草图经》云"秋结实似莲"，故名。

·【其他用途】连翘是观花型落叶灌木，特别适合配置于花坛，是水土保持、退耕还林的生态经济树种。

我的本草观察笔记

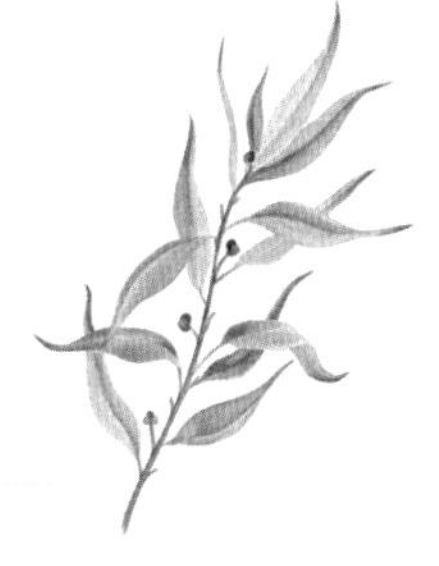

栀　子

茜草科 Rubiaceae

Gardenia jasminoides

《神农本草经》

【别名】黄栀子、小叶栀子、山栀子。

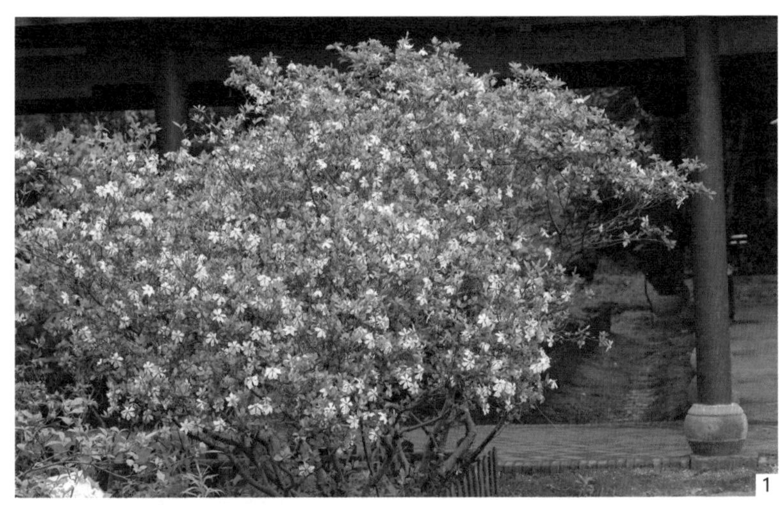

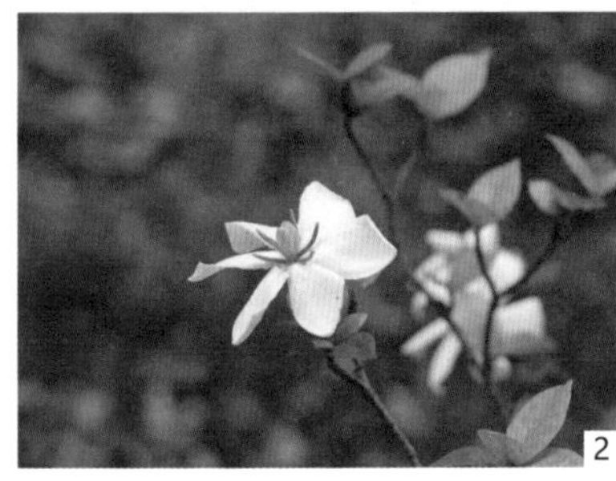

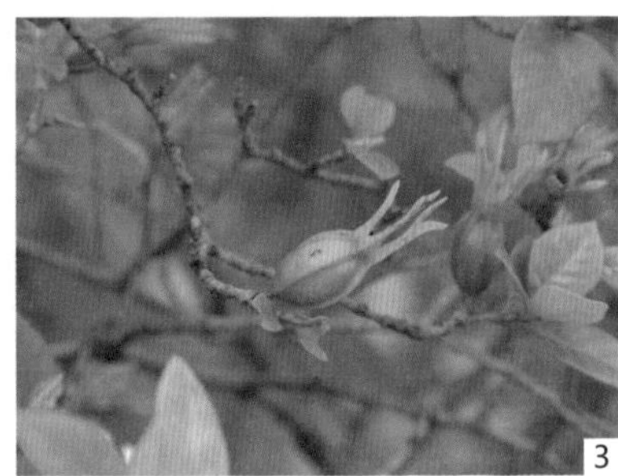

图 8-7　栀子

1. 植株；2. 花；3. 果实。

·【识别特征】嫩枝常被短毛，枝圆柱形，灰色。叶对生或3枚轮生，革质，长圆状披针形、倒卵状长圆形、倒卵形或椭圆形，先端渐尖或短尖，基部楔形；两面无毛，叶面亮绿，叶背色较暗；托叶膜质。花芳香，单朵生于枝顶；萼管倒圆锥形或卵形，有纵棱，萼檐管形，膨大，顶部通常 6 裂；萼筒宿存；花冠白色或乳黄色，高脚碟状。果实卵形或椭圆形，黄色或橙红色，有翅状纵棱 5~9。种子多数，近圆形。花期 3~7 月，果期 5 月至翌年 2 月。

- 【校园分布】苏敬亭周围。
- 【入药部位】果实（栀子）、叶（栀子叶）、花（栀子花）、根及根茎（栀子根）。
- 【功效主治】**（1）栀子：**泻火除烦，清热利湿，凉血解毒。主治热病心烦，肝火目赤，头痛，湿热黄疸，淋证，吐血，衄血等。

  （2）栀子叶：活血消肿，清热解毒。主治跌打损伤，疔毒，痔疮，下疳。

  （3）栀子花：清肺止咳，凉血止血。主治肺热咳嗽，鼻衄。

  （4）栀子根：清热，凉血，解毒。主治感冒高热，湿热黄疸，病毒性肝炎，吐血，鼻衄，细菌性痢疾等。
- 【附　　方】**（1）治伤寒虚烦不得眠，心中懊侬：**栀子豉汤。（《伤寒论》）

  （2）治阴阳痞结，咽膈噎塞，状若梅核，妨碍饮食，久而不愈等：二气散。（《杨氏家藏方》）

  （3）治耵耳：栀子清肝汤。（《杂病源流犀烛》）
- 【本草文化】栀子，亦作卮子、巵子。《本草纲目》云：“卮，酒器也。卮子象之，故名。俗作栀。”亦作支子、枝子，皆同音假借字；鸡子、黄子，并“卮子”之音转。生于南方，其形长圆，以桃喻之，故称越桃。诸“黄”之称，得之于成熟果实色黄也。
- 【其他用途】栀子作盆景植物，称“水横枝”；花大而美丽、芳香，广泛种植于庭园供观赏。从成熟果实亦可提取栀子黄色素，在民间用作染料，在化妆等工业中用作天然着色剂原料，还是一种品质优良的天然食品色素，没有人工合成色素的副作用，且具有一定的医疗效果；它着色力强，颜色鲜艳，具有耐光、耐热、耐酸碱性、无异味等特点，可广泛应用于糕点、糖果、饮料等食品的着色上。花可提制芳香浸膏，用于多种花香型化妆品和香皂香精的调合剂。

山　莓 *

Rubus corchorifolius

《本草拾遗》

【别名】树莓、山抛子、龙船泡。

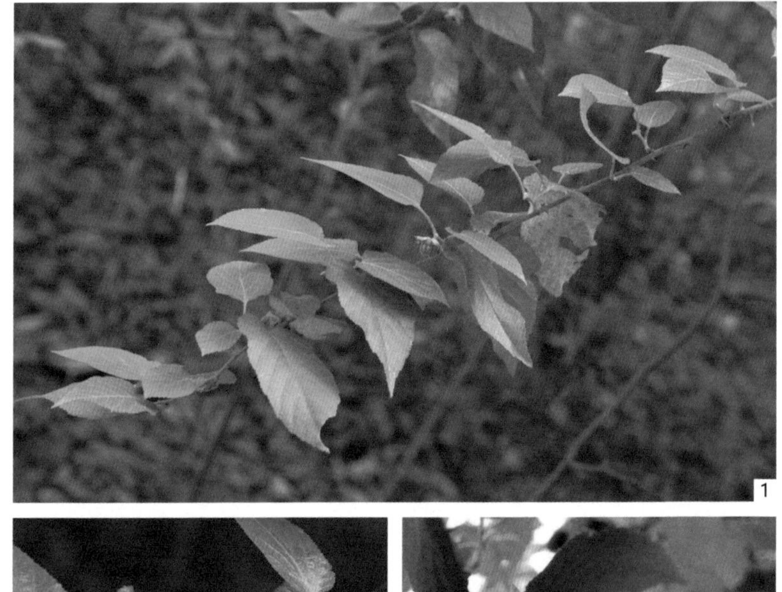

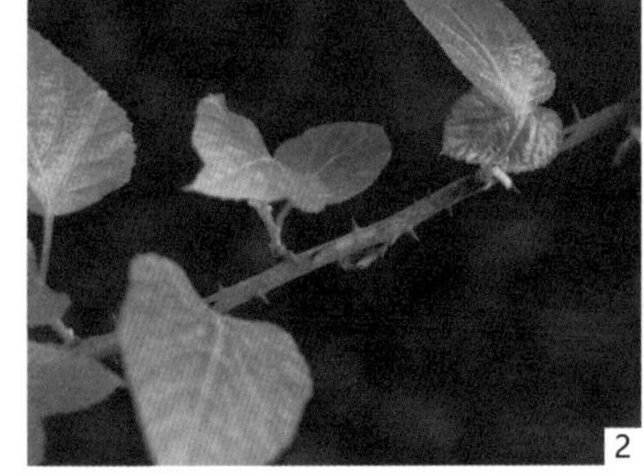

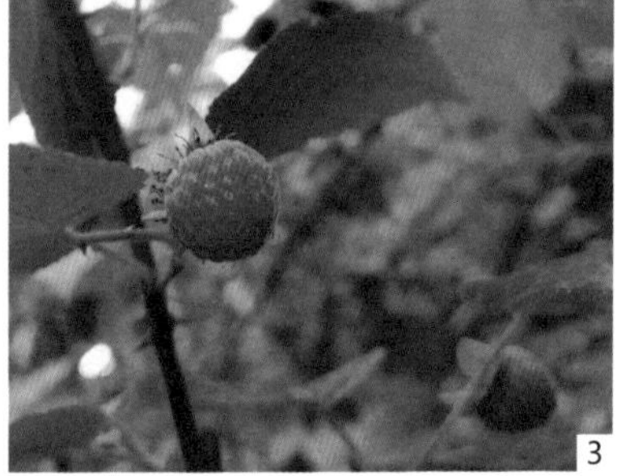

图 8-8　山莓

1. 枝条；2. 茎（示皮刺）；3. 聚合核果。

· 【识别特征】枝具皮刺，幼时被柔毛。单叶互生，卵形至卵状披针形，顶端渐尖，基部微心形，叶面沿叶脉有细柔毛，叶背幼时密被细柔毛，后渐脱落至近无毛，沿中脉疏生小皮刺，边缘不分裂或3裂，通常不育枝上的叶3裂，有不规则锐锯齿或重锯齿。花单生或少数生于短枝上；花萼外密被细柔毛，萼片5，卵形或三角状卵形；花瓣5，长圆形或椭圆形，白色；雄蕊多数。聚合核果，近球形或卵球形，红色。花期2~3月，果期4~6月。

- 【校园分布】草药园区。
- 【入药部位】果实（山莓）、根（山莓根）、茎叶（山莓叶）。
- 【功效主治】**（1）山莓：**醒酒止渴，化痰解毒，收涩。主治醉酒，痛风，丹毒，烫火伤，遗精，遗尿。

  （2）山莓根：活血调经，凉血止血，清热利湿，解毒敛疮。主治咯血，崩漏，痔疮出血，痢疾，泄泻，闭经，痛经，跌打损伤，毒蛇咬伤，疮疡肿毒，湿疹。

  （3）山莓叶：清热利咽，解毒敛疮。主治咽喉肿痛，疮痈疖肿，乳腺炎，湿疹，黄水疮。
- 【附　　方】**（1）治开水烫伤：**山莓果捣汁，敷患处。（**《湖南药物志》**）

  （2）治水泻：山莓根9g，酒药子3枚，水煎服。（**《湖南药物志》**）

  （3）治目赤：山莓叶30g，石膏9g，研末，开水送服。（**《湖南药物志》**）
- 【本草文化】山莓又名悬钩子，陈藏器曰："茎上有刺如悬钩，故名。"因属莓一类植物，而有诸"莓"之名。"藨"亦为"莓"之意。诸"泡"之称皆为"藨"之音近借字。
- 【其他用途】山莓果味甜美，营养丰富，可生食、制果酱及酿酒。

含笑花

木兰科 Magnoliaceae

Michelia figo

《艺花谱》

【别名】香蕉花、含笑。

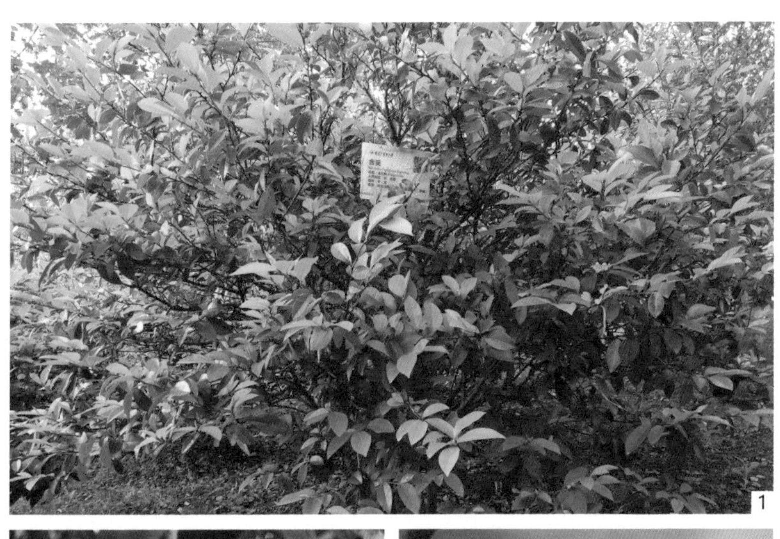

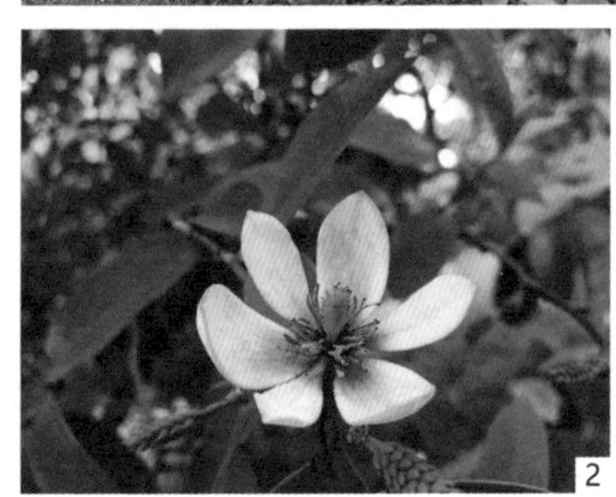

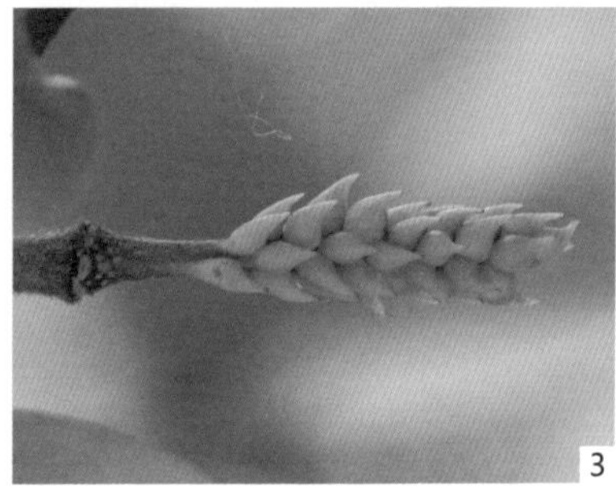

图 8-9 含笑花

1. 植株；2. 花；3. 聚合蓇葖果。

· 【识别特征】树皮灰褐色，分枝繁密；芽、嫩枝、叶柄、花梗均密被黄褐色绒毛。叶互生，革质，狭椭圆形或倒卵状椭圆形，先端钝短尖，基部楔形或阔楔形，叶面有光泽无毛，叶背仅中脉上被毛；托叶痕长达叶柄顶端。花单生于叶腋；花直立，淡黄色而边缘有时红色或紫色，芳香；花被片 6，肉质，较肥厚，长椭圆形。聚合果；蓇葖卵圆形或球形，顶端有短尖的喙。花期 3~5 月，果期 7~8 月。

· 【校园分布】立体中药学园区、自强楼草坪。

· 【入药部位】花（含笑花）。

· 【功效主治】**含笑花：**化湿，行气，止咳。主治胸闷腹胀，中暑，咳嗽，前列腺炎，带下病，月经不调等。

· 【附　　方】**（1）治月经不调：**含笑花蕾 12g，当归 9g，雌鸡肉 250g，隔水炖 40 分钟，饮汤食用，每日 10 剂，分 2 次服。（**《中药大辞典》**）

（2）治痛经：含笑花蕾 12g，香附、益母草各 9g，白芍 20g，甘草 6g，水煎服，每日 1 剂。（**《中药大辞典》**）

（3）治胸胁间作痛：含笑花蕾 12g，丹参 9g，水煎服，每日 1 剂。（**《中药大辞典》**）

· 【本草文化】含笑的花多数藏在叶后，半开半含，恍如窈窕淑女，未语含羞，嫣然一笑。《遯斋闲览》便说道："其花常若菡萏之未敷者，故有含笑之名。"《草花谱》云："含笑花开不满，若含笑然。"明代高濂有首小令《调笑令·含笑花》："含笑，含笑，半吐半开芳抱。有意无声倦容，唇吐莲花澹红。红澹，红澹，雨过花稀叶暗。"小令节奏鲜明，长短句如大珠小珠，可见诗人有意无意用"倦容""叶暗"来反衬含笑的半含羞态。

· 【其他用途】含笑花除供观赏外，花有水果甜香，花瓣可拌入茶叶制成花茶，亦可提取芳香油和供药用。

小　蜡

Ligustrum sinense

《植物名实图考》

【别名】山指甲、花叶女贞、水白蜡。

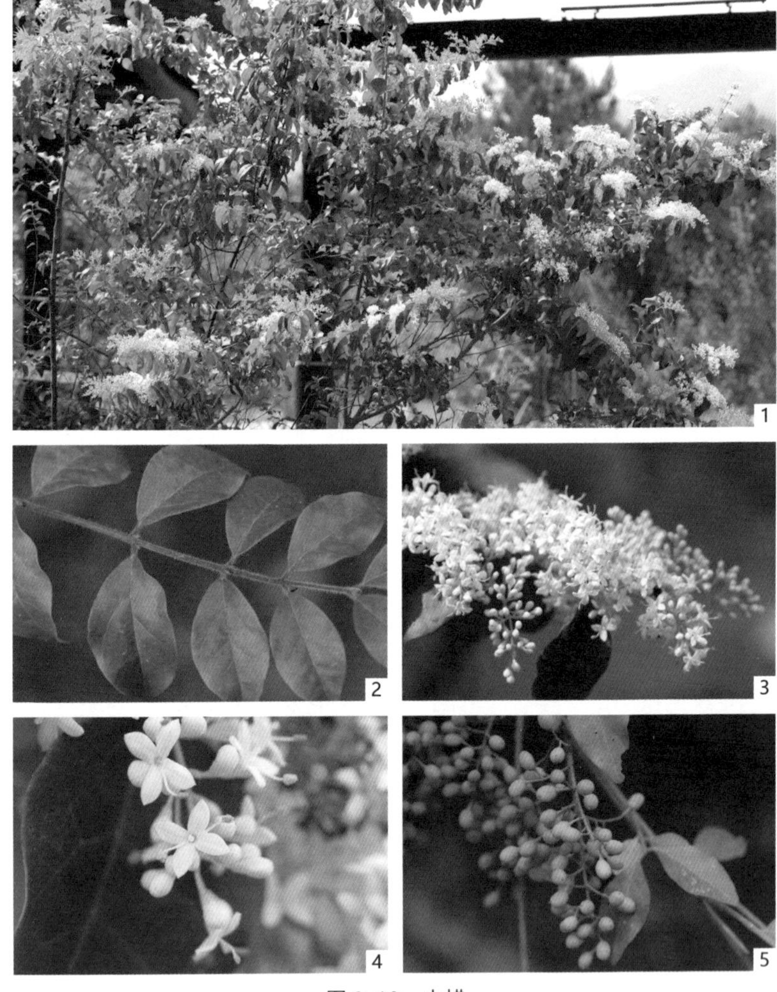

图 8-10　小蜡

1. 植株；2. 叶；3. 圆锥花序；4. 花；5. 果序。

·【识别特征】小枝圆柱形，幼时被淡黄色短柔毛或柔毛，老时近无毛。叶对生，二回羽状复叶，纸质或薄革质；叶片卵形或椭圆状卵形，先端锐尖、短渐尖至渐尖，基部宽楔形至近圆形；叶面深绿色，疏被短柔毛或无毛，或仅沿中脉被短柔毛，叶背淡绿色，被毛同叶面。圆锥花序顶生或腋生，塔形；花序轴被毛；花萼无毛；花冠白色，裂片长圆状椭圆形或卵状椭圆形。核果近球形。花期 3~6 月，果期 9~12 月。

·【校园分布】草药园区。

·【入药部位】树皮及枝叶（小蜡树）。

·【功效主治】**小蜡树：**清热利湿，解毒消肿。主治感冒发热，肺热咳嗽，咽喉肿痛，口舌生疮，湿热黄疸，痢疾，跌打肿痛，疮疡肿毒，湿疹，烫伤。

·【附　　方】**（1）治黄疸性肝炎：**小蜡树鲜枝叶 15~30g，水煎服。（《广西本草选编》）

（2）治口腔炎，咽喉痛：小蜡树 12g，水煎服；并用小蜡树适量，煎水含漱。（《万县中草药》）

（3）治黄水疮：小蜡树适量，研末，撒布患处，或用清油调敷。（《万县中草药》）

·【本草文化】李时珍曰："指甲花有黄白二色，夏月开，香过木犀，可染指甲，过于凤仙花。"江南一带，却也有一种名为山指甲的白花，与粤中的指甲花绝似，又名小蜡、水黄杨，属于木犀科女贞属，只是花形比散沫花略大。

·【其他用途】小蜡可作绿篱，果实可酿酒，种子可榨油供制肥皂。

火　棘 *

Pyracantha fortuneana

《滇南本草》

【别名】赤阳子、红子、救军粮。

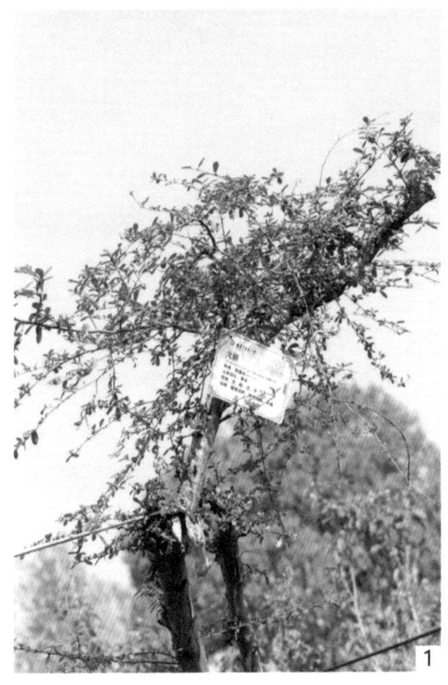

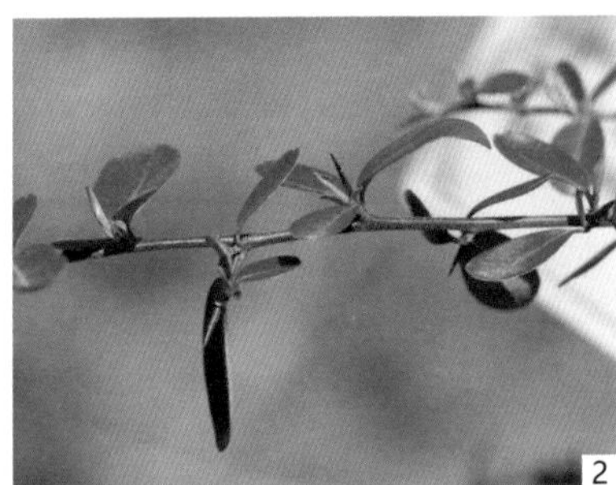

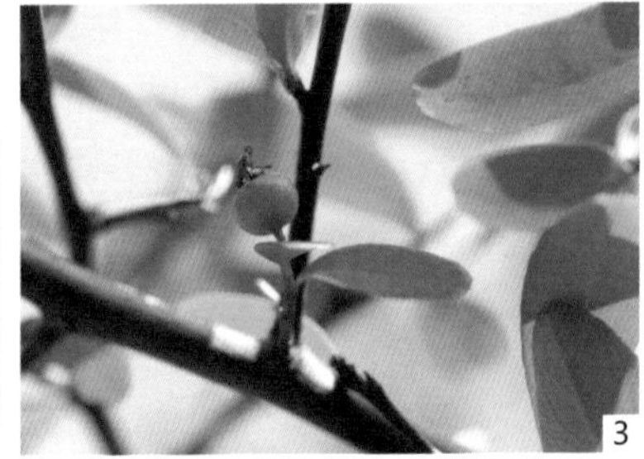

图 8-11　火棘

1. 植株；2. 茎（示叶及刺）；3. 果实。

· 【识别特征】侧枝短，先端呈刺状，嫩枝外被锈色短柔毛，老枝暗褐色，无毛。叶片倒卵形或倒卵状长圆形，先端圆钝或微凹，有时具短尖头，基部楔形，下延，边缘有钝锯齿，齿尖向内弯，近基部全缘，两面皆无毛；叶柄短，无毛或嫩时有柔毛。复伞房花序；萼筒钟状，无毛；萼片三角卵形；花瓣 5，白色，近圆形；雄蕊 20。核果近球形，橘红色或深红色。花期 3~5 月，果期 8~11 月。

· 【校园分布】苏敬亭周围。

·【入药部位】叶（救军粮叶）、根（红子根）、果实（赤阳子）。

·【功效主治】**（1）救军粮叶：** 清热解毒，止血。主治疮疡肿痛，目赤，痢疾，便血，外伤出血。

（2）红子根： 清热凉血，化瘀止痛。主治潮热盗汗，肠风下血，崩漏，目赤肿痛，风火牙痛，跌打损伤，劳伤腰痛，外伤出血。

（3）赤阳子： 消积止痢，活血止血。主治消化不良，肠炎，痢疾，小儿疳积，崩漏，白带异常，产后腹痛。

·【附　　方】**（1）治水泻：** 赤阳子 30g，水煎服。（《湖南药物志》）

（2）治盗汗： 红子根 90g，煨水服，每日 3 次。（《贵州草药》）

（3）治暴发火眼： 救军粮叶捣烂，敷眼皮上。（《滇南本草》）

·【本草文化】在我国古时候，火棘的果实又被人们称作救军粮、救命粮。相传在三国时期，诸葛亮在带兵伐魏的时候断了粮草，这个时候前方探路的士兵发现了满山的小红果，于是禀报给了诸葛亮。诸葛亮仔细观察，发现有鸟儿正啄食这果子，于是果断命令士兵们采食野果，以果代粮，因此才转危为安，取得胜利。

·【其他用途】火棘树形优美，夏有繁花，秋有红果，果实存留枝头甚久，在庭院中作绿篱以及园林造景材料，在路边可以用作绿篱，美化、绿化环境，具有良好的滤尘效果，对二氧化硫等有很强的吸收和抵抗能力。

乌 药

樟科 Lauraceae

Lindera aggregata

《开宝本草》

【别名】香叶子、细叶樟、天台乌药。

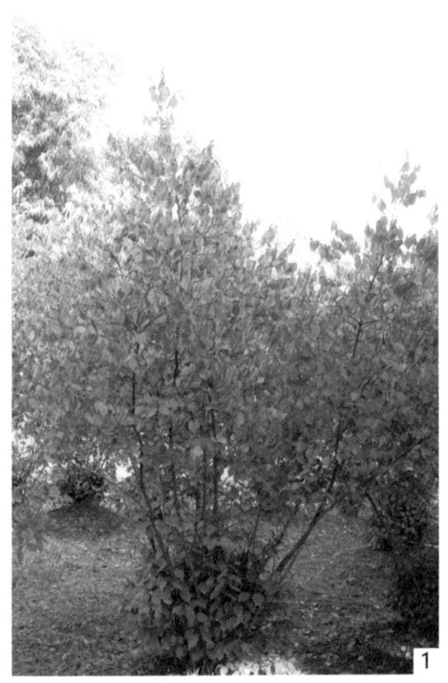
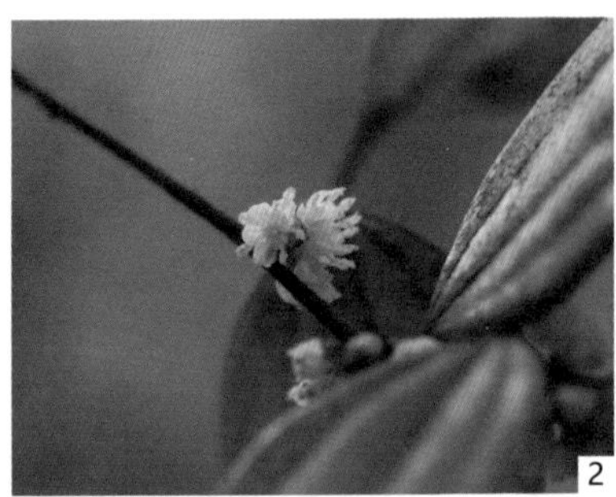
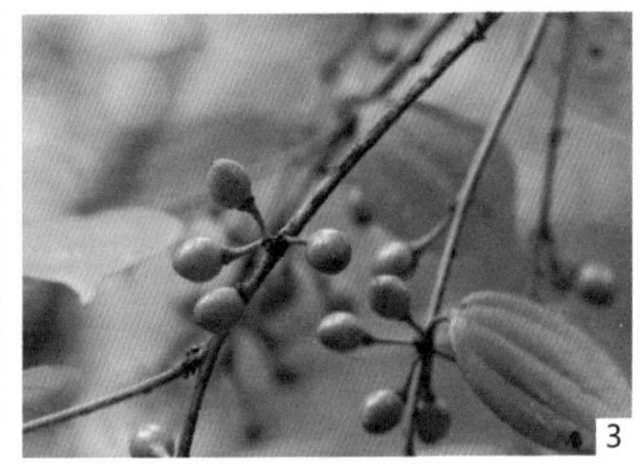

图 8-12 乌药

1. 植株；2. 伞形花序；3. 果序。

- 【识别特征】根纺锤状或结节状，棕黄色至棕黑色。树皮灰褐色；幼枝青绿色，具纵向细条纹，有香味，微苦，有刺激性清凉感。叶互生，革质，卵形、椭圆形至近圆形，先端长渐尖或尾尖，基部圆形，叶背幼时被毛，后渐脱落；三出脉。伞形花序腋生；花被片 6，外面被白色柔毛，内面无毛，黄色或黄绿色。核果椭圆形或圆形，半熟时红色，熟时黑色。花期 3~4 月，果期 5~11 月。
- 【校园分布】学敏亭周围。
- 【入药部位】根（乌药）、果实（乌药子）、叶（乌药叶）。

·【功效主治】**（1）乌药：**行气止痛，温肾散寒。主治寒凝气滞，胸腹胀痛，气逆喘急，膀胱虚冷，遗尿尿频，疝气疼痛，经寒腹痛。

（2）乌药子：散寒回阳，温中和胃。主治阴毒伤寒，寒性吐泻，疝气腹痛。

（3）乌药叶：温中理气，消肿止痛。主治脘腹冷痛，小便频数，风湿痹痛，跌打伤痛，烫伤。

·【附　　方】**（1）治七情伤感，上气喘息，妨闷不食：**四磨汤。（《严氏济生方》）

（2）治心腹刺痛：小乌沉汤。（《太平惠民和剂局方》）

（3）治肾经虚寒，小便滑数及白浊等：固真丹。（《魏氏家藏方》）

·【本草文化】《本草图经》记载："今台州、雷州、衡州亦有之，以天台者为胜。"故名天台乌药，简称台乌药。李时珍云："乌以色名。"根色黑褐，故名为乌药；李时珍又云："其叶状似鳑魮鲫鱼，故俗呼为鳑魮树。"乌药属樟类灌木或小乔木，故又称矮樟。

·【其他用途】乌药的果实、根、叶均可提取芳香油制香皂；根、种子磨粉可杀虫。

我的本草观察笔记

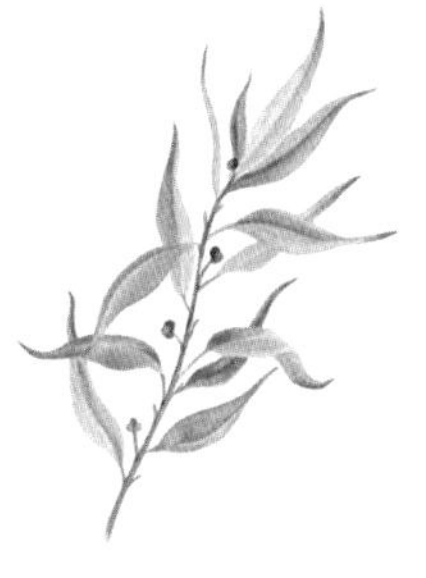

巴 豆

大戟科 Euphorbiaceae

Croton tiglium

《神农本草经》

【别名】双眼龙、大叶双眼龙、江子。

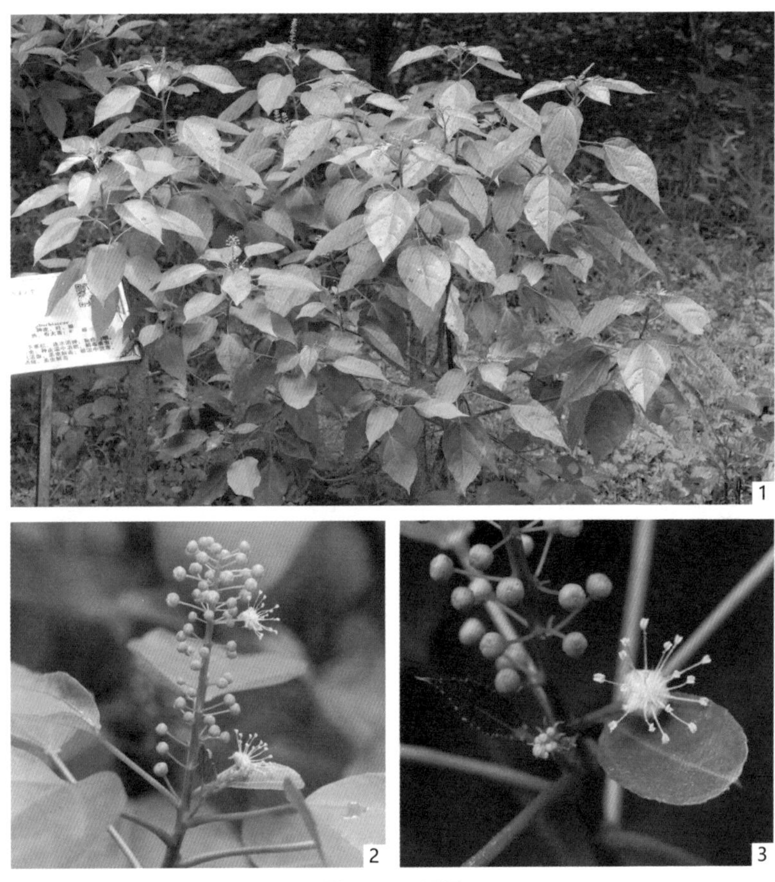

图 8-13 巴豆

1. 植株；2. 总状花序；3. 花。

·【识别特征】嫩枝被稀疏星状柔毛，枝条无毛。叶纸质，卵形，稀椭圆形，顶端短尖，稀渐尖，基部阔楔形至近圆形，稀微心形，边缘有细锯齿，成长叶无毛或近无毛，干后淡黄色至淡褐色；托叶线形，早落。总状花序，顶生；苞片钻状；雄花花蕾近球形，疏生星状毛或几无毛；雌花萼片长圆状披针形，几无毛。蒴果椭圆状，被疏生短星状毛或近无毛。种子椭圆状。花期 4~6 月。

· 【校园分布】慎微亭周围。

· 【入药部位】成熟果实（巴豆）、根（巴豆树根）、叶（巴豆叶）、种仁的脂肪油（巴豆油）。

· 【功效主治】**（1）巴豆：**外用蚀疮。主治恶疮疥癣，疣痣。

（2）巴豆树根：温中散寒，祛风镇痛，杀虫解毒。主治胃痛，寒湿痹痛，牙痛，外伤肿痛，痈疽疔疮，毒蛇咬伤。

（3）巴豆叶：祛风活血，杀虫解毒。主治疟疾，痹证，跌打损伤，缠腰火丹，疮癣，蛇伤。

（4）巴豆油：通关开窍，峻下寒积。主治厥证，喉痹，寒积腹痛。

· 【附　　方】**（1）治寒实冷积内停，心腹卒暴胀痛，痛如锥刺等：**三物备急丸。（《金匮要略》）

（2）治积滞诸证：消积丸。（《圣济总录》）

（3）治瘘疮：巴豆涂敷方。（《圣济总录》）

· 【本草文化】李时珍云："此物出巴蜀，而形如菽豆，故以名之。宋本草一名巴椒，乃菽字传讹也。"《雷公炮炙论》云："小而两头坚者为刚子。"李时珍谓："两头尖者是雄。"盖其小者种皮尤坚脆，故称刚子，音转为江子。

· 【其他用途】民间用枝、叶作杀虫药或毒鱼。

枸　骨 *

冬青科 Aquifoliaceae

Ilex cornuta

《本草拾遗》

【别名】枸骨冬青、鸟不宿、无刺枸骨。

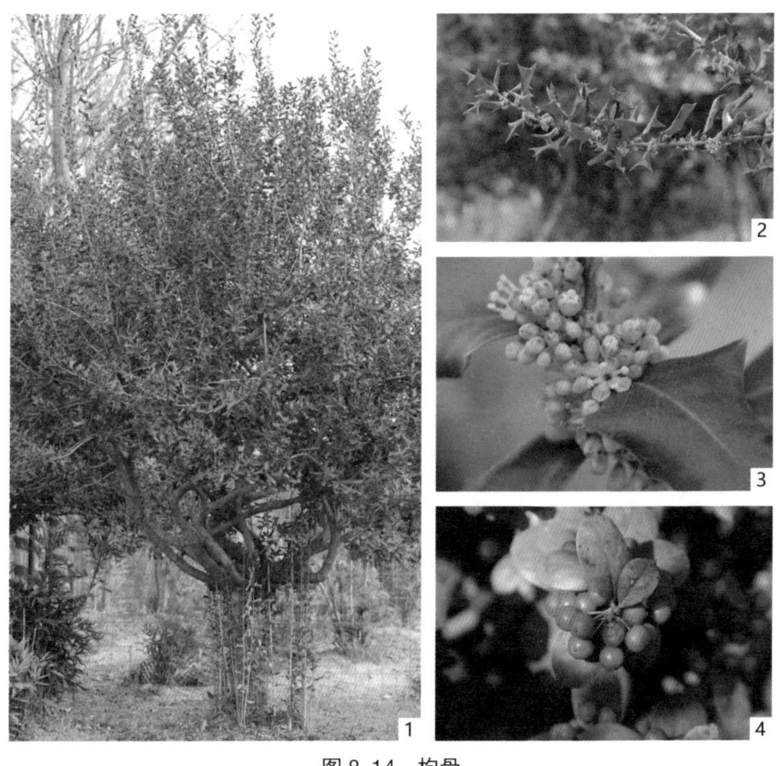

图 8-14　枸骨

1. 植株；2. 枝（示叶）；3. 聚伞花序；4. 果实。

·【识别特征】幼枝具纵脊及沟，沟内被微柔毛或变无毛。叶二型，互生，革质，四角状长圆形，先端具 3 枚尖硬刺齿，中央刺齿常反曲，基部圆形或近截形，两侧各具 1~2 刺齿，有时全缘，叶面深绿色，具光泽，叶背淡绿色，无光泽，两面无毛；托叶胼胝质，宽三角形。聚伞花序腋生；苞片卵形，先端钝或具短尖头，被短柔毛和缘毛；花淡黄绿色；花瓣长圆状卵形。果实球形，熟时红色。花期 4~5 月，果期 10~12 月。

· 【校园分布】弘景亭周围。

· 【入药部位】叶（枸骨叶）、树皮（枸骨树皮）、果实（枸骨子）。

· 【功效主治】**（1）枸骨叶：**清热养阴，益肾，平肝。主治肺痨咯血，骨蒸潮热，头晕目眩。

（2）枸骨树皮：补肝肾，强腰膝。主治肝肾不足，腰脚痿弱。

（3）枸骨子：补肝肾，强筋活络，固涩下焦。主治体虚低热，筋骨疼痛，崩漏，带下病，泄泻。

· 【附　　方】**治气虚阴虚：**扶肺煎。（**《中国医学报》**）

· 【本草文化】我国最早的文字典籍之一《诗经 · 小雅》部分的《南山有蔓》篇中有“南山有杞，北山有李。乐只君子，民之父母”的诗句。三国陆玑著《毛诗草木鸟兽虫鱼疏》，认为这里的“杞”就是枸骨。

· 【其他用途】枸骨常供庭园观赏，也是理想的插花素材。种子含油，可供制肥皂和其他工业用油。树皮可作染料和提取栲胶，木材软韧，可用作牛鼻栓。

我的本草观察笔记

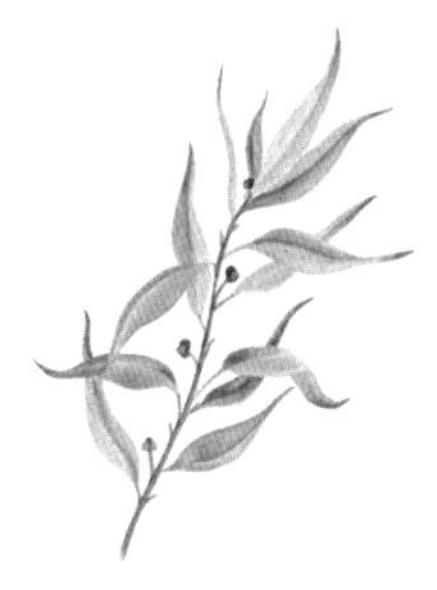

白马骨

茜草科 Rubiaceae

Serissa serissoides

《本草拾遗》

【别名】路边姜、路边荆。

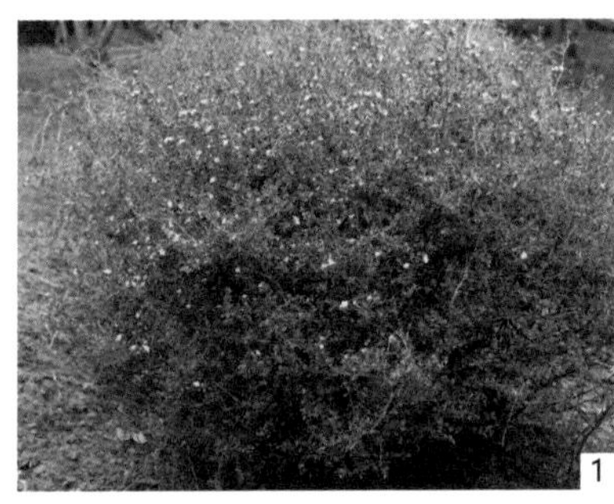
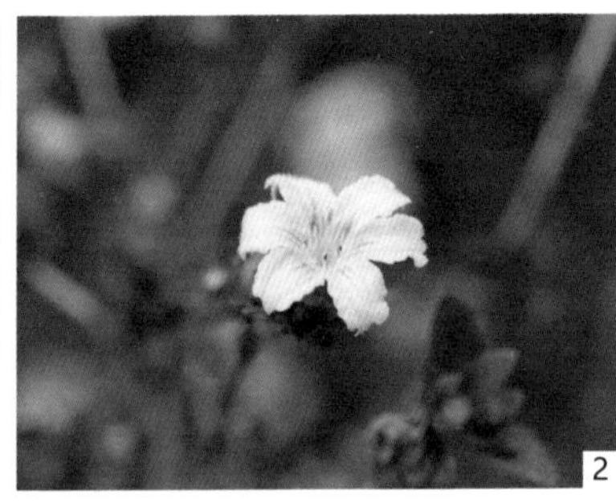

图 8-15　白马骨

1. 植株；2. 花。

- 【识别特征】枝粗壮，灰色，被短毛，后毛脱落变无毛，嫩枝被微柔毛。叶丛生，薄纸质，倒卵形或倒披针形，顶端短尖或近短尖，基部收狭成一短柄，除下面被疏毛外，其余无毛；托叶具锥形裂片，膜质，被疏毛。花无梗，生于小枝顶部；苞片膜质，斜方状椭圆形，具疏散小缘毛；萼檐裂片 5，坚挺延伸成披针状锥形，极尖锐，具缘毛；花冠管外面无毛，喉部被毛，裂片 5，长圆状披针形。花期 4~6 月。
- 【校园分布】草药园区、弘景亭周围。
- 【入药部位】全株（白马骨）。
- 【功效主治】**白马骨：** 祛风利湿，清热解毒。主治感冒头痛，咽喉肿痛，目赤，牙痛，湿热黄疸，水肿，泄泻痢疾，腰腿疼痛，咯血，跌打损伤。
- 【附　　方】**（1）治马面，痈疽肿疡，乳痈、胁痈等：** 九金六马散。（《证治准绳·疡医》）

（2）**治过脊马：** 蠲脊散。（《证治准绳·疡医》）

（3）**治久新痈疽，发背疖毒：** 灵草洗药方。（《外科百效》）

·【本草文化】本品为小灌木，茎皮灰白色，形似朽骨，故称白马骨，硬骨、鸡骨之名同义。花白而小，六月开放，故有六月雪、满天星、天星木诸名。因喜生路边，枝繁叶茂，从生如荆，故名路边荆，音转为路边鸡、路边金。植株矮小，因有千年勿大、千年矮之称。

·【其他用途】白马骨枝叶细密，叶片窄小，四季常青，花色洁白，是极好的盆景材料，也可作露地配置。此外，畲族民间常将白马骨与其他草药连同猪骨头、鸡、鸭等食材一起炖服。

我的本草观察笔记

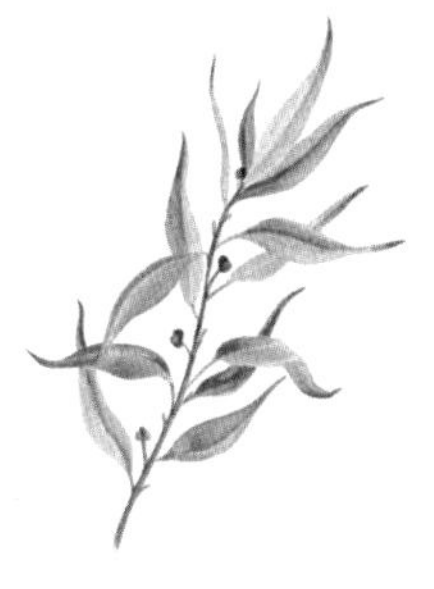

九里香

芸香科 Rutaceae

Murraya exotica

《生草药性备要》

【别名】石桂树、九秋香、九树香。

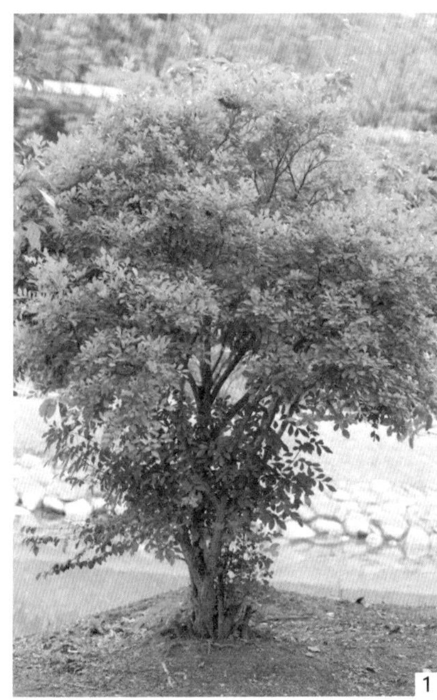

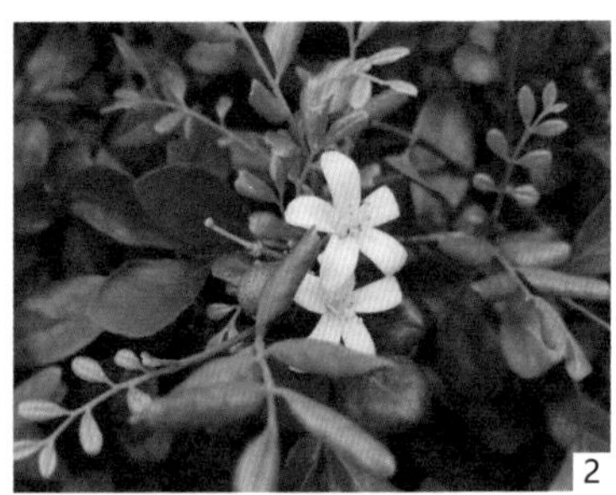

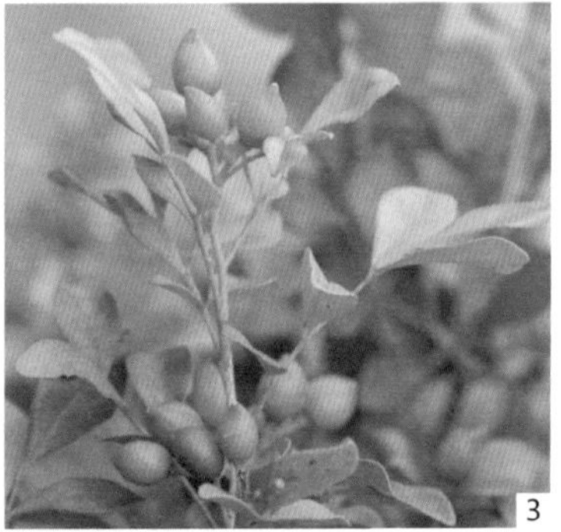

图 8-16　九里香

1. 植株；2. 花；3. 果实。

·【识别特征】枝白灰色或淡黄灰色，当年生枝绿色。单数羽状复叶，互生，具小叶 3~7 片，小叶倒卵状椭圆形，两侧常不对称，顶端圆或钝，有时微凹，基部短尖，一侧略偏斜，全缘；小叶柄甚短。圆锥状聚伞花序，通常顶生或顶生兼腋生；花白色，芳香；花瓣 5，长椭圆形，盛花时反折；雄蕊 10。核果橙黄色至朱红色，阔卵形或椭圆形。种子具短棉质毛。花期 4~8 月，也有秋后开花，果期 9~12 月。

·【校园分布】立体中药学园区、时珍园路旁绿化。

·【入药部位】叶和带叶嫩枝（九里香）、花（九里香花）、根（九里香根）。

·【功效主治】**（1）九里香：** 行气止痛，活血散瘀。主治胃痛，风湿痹痛，外治牙痛，跌扑肿痛，虫蛇咬伤。

（2）九里香花： 理气止痛。主治气滞胃痛。

（3）九里香根： 祛风除湿，行气止痛，散瘀通络。主治风湿痹痛，腰膝冷痛，痛风，跌打损伤，睾丸肿痛，湿疹，疥癣。

·【附　　方】**（1）治头面四肢眼目俱肿，而唯额上指尖两耳不肿，及不见赤色者：** 白虎丹。（《景岳全书》）

（2）治湿疹： 九里香鲜茎、枝叶水煎汤，擦洗患处。（《福建中草药》）

（3）治慢性腰腿痛： 九里香鲜根30g，续断9g，水煎服。（《福建药物志》）

·【本草文化】罗洪先，乃嘉靖年间状元。某日，罗状元与友人乘船到九江，船夫出了一段上联请他作对：一孤帆，二商客，三四五六水手，扯起七八叶风蓬，下九江还有十里。罗状元苦思冥想，竟未对上。数百年后，佛山市工人李戒翎寻找九里香木材，正巧托8765号轮船从十里远的地方运送，只用两天时间就运到了。而在1943年，有人寻找此木材却用了整整一年的时间才到货。有感于此，遂得下联：十里运，九里香，八七六五号轮，虽走四三年旧道，只二日胜似一年。

·【其他用途】南部地区多用九里香作围篱材料，或作花圃及宾馆的点缀品，亦作盆景材料。

杜鹃

杜鹃花科 Ericaceae

Rhododendron simsii

《本草纲目》

【别名】照山红、映山红、山石榴。

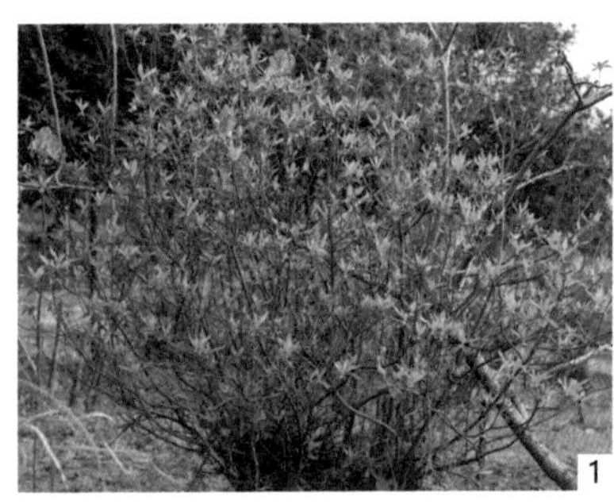
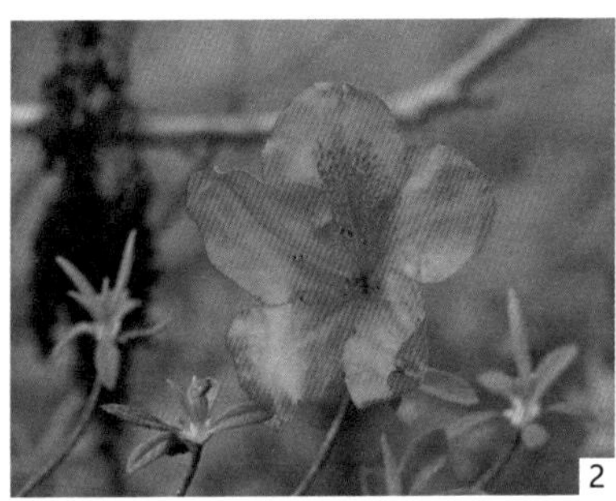

图 8-17　杜鹃

1. 植株；2. 花。

- 【识别特征】多分枝，密被亮棕褐色毛。叶常集生枝端，革质，卵形、椭圆状卵形或倒卵形至倒披针形，先端短渐尖，基部楔形或宽楔形，边缘微反卷，具细齿，叶面深绿色，疏被糙伏毛，叶背淡白色，密被褐色糙伏毛。伞形花序；花萼 5 深裂，裂片三角状长卵形，被糙伏毛，边缘具睫毛；花冠阔漏斗形，玫瑰色、鲜红色或暗红色，裂片 5，倒卵形，上部裂片具深红色斑点。蒴果卵球形，密被糙伏毛。花期 4~5 月，果期 6~8 月。
- 【校园分布】校训广场。
- 【入药部位】花（杜鹃花）、叶（杜鹃花叶）、根（杜鹃花根）、果实（杜鹃花果实）。
- 【功效主治】**（1）杜鹃花：**和血，调经，止咳，祛风湿，解疮毒。主治衄血，崩漏，月经不调，带下病，咳嗽，风湿痹痛。

  （2）杜鹃花叶：清热解毒，止血，化痰止咳。主治痈肿疮毒，荨麻疹，外伤出血，支气管炎。

（3）杜鹃花根：和血止血，消肿止痛。主治月经不调，衄血，崩漏，痢疾，脘腹疼痛，风湿痹痛，跌打损伤。

（4）杜鹃花果实：活血止痛。主治跌打疼痛。

·【附　　方】**（1）治流鼻血：**杜鹃花15~30g，煎水服。（《贵州草药》）

（2）治肠炎，痢疾，便血：杜鹃花根12~15g，水煎服，重症用30g。（《湖南药物志》）

（3）治荨麻疹：鲜杜鹃叶煎汤浴洗。（《福建中草药》）

·【本草文化】传说，周代末年，蜀帝杜宇在位时，天下发生洪水灾害，他见百姓受难，四方招贤治水，招到一名叫鳖令的人，鳖令制服了洪水，于是蜀帝让位给他，自己则隐居山中，死后化作杜鹃鸟，整日翻飞啼叫，同情民间疾苦，催人及时耕作，直至口滴鲜血，仍然鸣叫不止。蜀人都说，这是蜀王的归魂悲泣到呕血。杜鹃鸟嘴角上有一红斑，像凄叫时滴出的鲜血，此时正值杜鹃花盛开，世人就说杜鹃花是杜鹃鸟啼血染成的，因鸟嘴红斑与红花色彩巧合，故花与鸟同名。

·【其他用途】杜鹃花花冠鲜红色，为著名的花卉植物，具有较高的观赏价值，目前在国内外各公园中均有栽培。

我的本草观察笔记

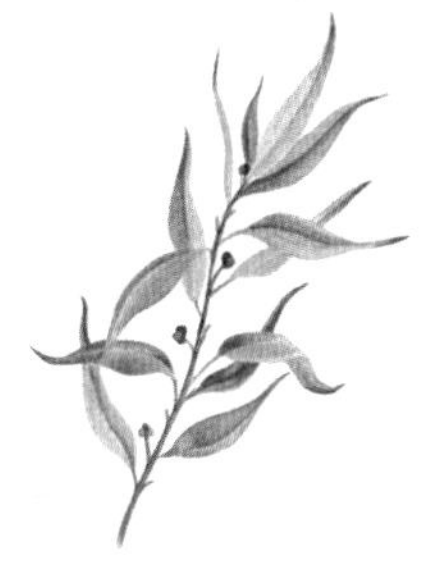

毛果杜鹃

杜鹃花科 Ericaceae

Rhododendron seniavinii

《中国树木分类学》

【别名】照山白、孙礼文杜鹃、福建杜鹃。

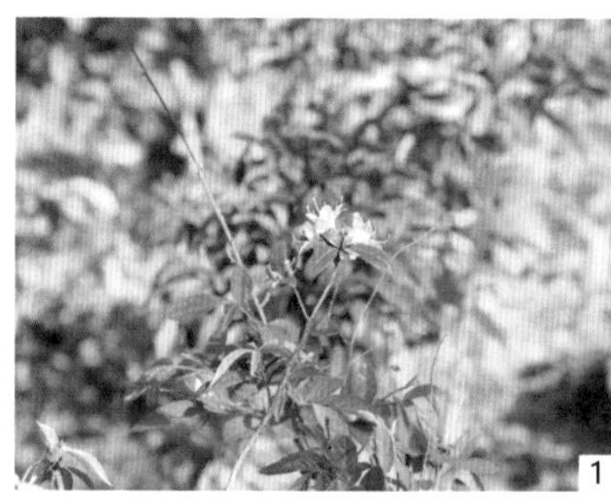

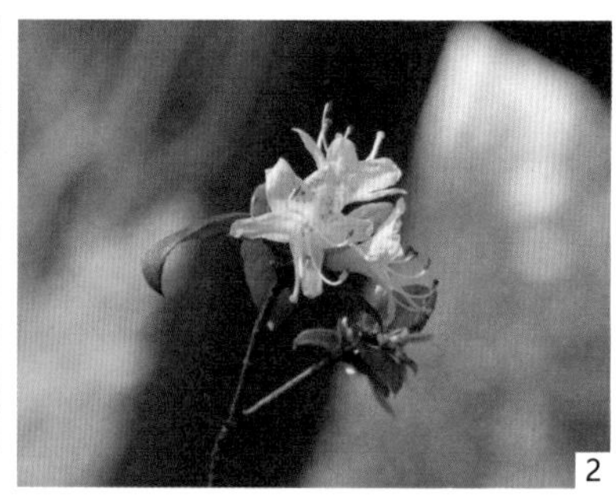

图 8-18　毛果杜鹃

1. 植株；2. 花。

- 【识别特征】幼枝密被灰棕色糙伏毛；老枝灰褐色，近于无毛。叶革质，集生枝端，卵形至卵状长圆形或长圆状披针形，先端渐尖，具短尖头，基部宽楔形，边缘微反卷，被黄褐色糙伏毛；叶面深绿色具光泽，无毛或疏被毛，叶背淡黄色，密被黄棕色毛。伞形花序顶生；花萼极小，三角状卵形，密被红棕色毛；花冠漏斗形或狭漏斗形，白色；花冠管圆筒形，裂片 5，长卵形；雄蕊 5，伸出花冠外。蒴果长卵球形。花期 4~5 月，果期 8~11 月。
- 【校园分布】校训广场。
- 【入药部位】根、茎叶及花（满山白）。
- 【功效主治】**满山白：**止咳，祛痰，平喘。主治慢性支气管炎。
- 【附　　方】**治慢性支气管炎：**满山白 3~4.5g。（《全国中草药汇编》）
- 【本草文化】明朝永乐年间，福建建瓯出了个大官杨荣。刚开始，他只是翰林院的学士，有一次皇太后久咳不愈，杨荣奏请成祖皇帝，命人用家乡带来的满山白枝叶煎汤给太后服用。太后服后果然病愈。从此杨荣备受皇帝、太后的赏识。后来杨荣官至宰相、少帝辅政等职，历时四朝。

·【其他用途】本品为满山白糖浆的主要原料，可祛痰。

我的本草观察笔记

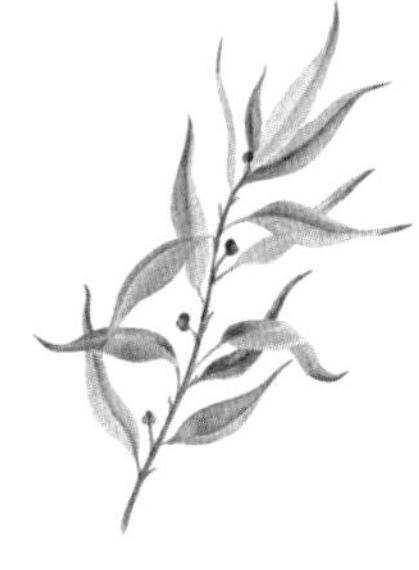

石斑木

蔷薇科 Rosaceae

Rhaphiolepis indica

《陆川本草》

【别名】春花、雷公树、白杏花。

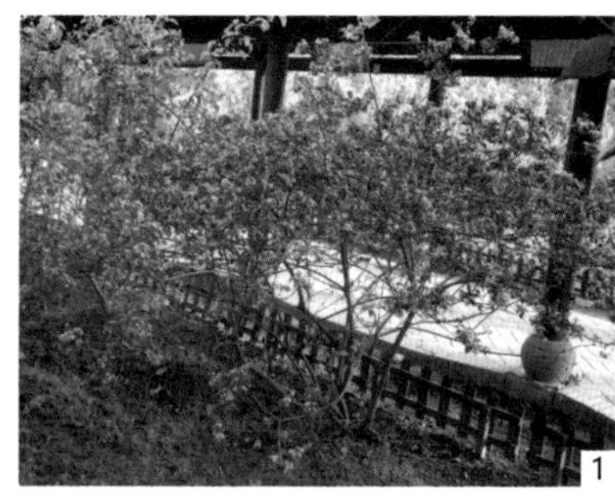
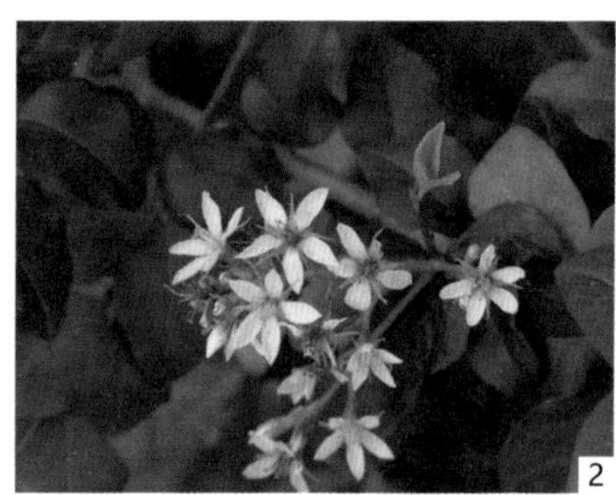

图 8-19 石斑木

1. 植株；2. 圆锥花序。

- 【识别特征】幼枝被褐色绒毛，后渐脱落近于无毛。叶集生于枝顶，卵形、长圆形，稀倒卵形或长圆披针形，先端圆钝，急尖、渐尖或长尾尖，基部渐狭连于叶柄，边缘具细钝锯齿，叶面光亮，平滑，无毛，叶背色淡，无毛或被稀疏绒毛。顶生圆锥花序或总状花序；苞片及小苞片狭披针形，近无毛；萼筒筒状，萼片 5，三角状披针形至线形；花瓣 5，白色或淡红色。核果球形，紫黑色。花期 4 月，果期 7~8 月。
- 【校园分布】苏敬亭周围。
- 【入药部位】根（石斑木根）、叶（石斑木叶）。
- 【功效主治】**（1）石斑木根：**活血消肿，凉血解毒。主治跌打损伤，骨髓炎，关节炎。

  （2）石斑木叶：活血消肿，凉血解毒。主治跌打瘀肿，创伤出血，无名肿毒，骨髓炎，烫伤，毒蛇咬伤。
- 【附　　方】**（1）治跌打损伤：**石斑木干根 9g，水煎服。（《天

目山药用植物志》）

（2）治骨髓炎：石斑木叶研细粉，外敷患处。（**《浙江药用植物志》**）

· 【其他用途】石斑木春天开花成簇，具观花效果，常用于园林绿化。在园林中最宜植于园路转角处，或用于空间分隔，用作阻挡视线的隐蔽材料。此外，石斑木的树皮含色素，心材也可以染色。

我的本草观察笔记

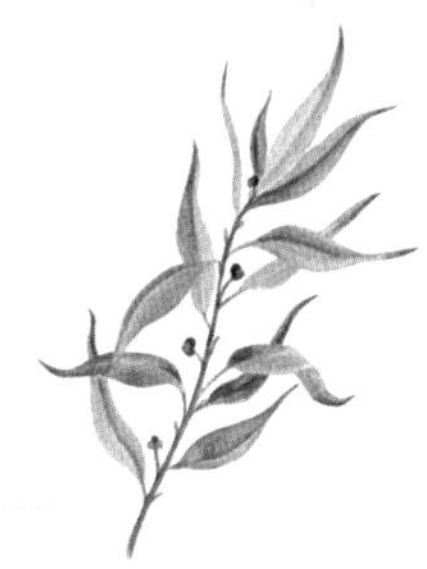

光叶海桐

Pittosporum glabratum

《中国树木分类学》

【别名】长果满天香、一朵云叶、广枝仁。

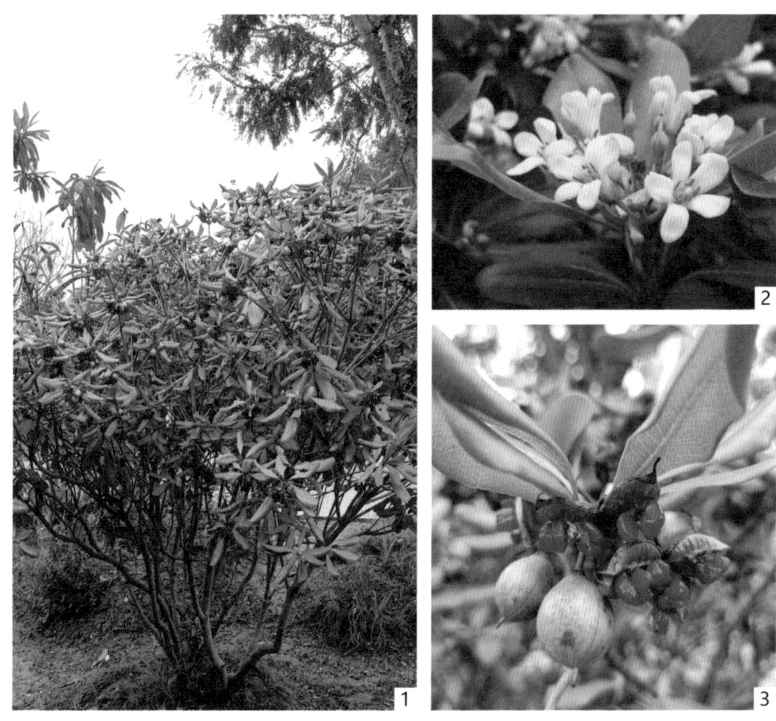

图 8-20 光叶海桐

1. 植株；2. 伞房花序；3. 蒴果（示种子）。

· 【识别特征】嫩枝无毛，老枝有皮孔。叶聚生于枝顶，薄革质，二年生，窄矩圆形或倒披针形，先端尖锐，基部楔形，边缘平展，有时稍皱折；叶面绿色发亮，叶背淡绿色，无毛。伞房花序叶腋；萼片卵形，通常有睫毛；花萼基部联合，5 裂，裂片广卵形；花瓣 5，分离，倒披针形，黄色；雄蕊 5 枚，与花瓣互生。蒴果卵形或椭圆形。种子近圆形，多数深红色。花期 4 月，果熟期 9 月。

· 【校园分布】时珍园大门附近。

· 【入药部位】种子（广枝仁）、叶（光叶海桐叶）、根或根皮（光叶海桐根）。

· 【功效主治】**（1）广枝仁：**清热利咽，止泻。主治虚热心烦，口渴，咽痛，泄泻，痢疾。

（2）光叶海桐叶：消肿解毒，止血。主治毒蛇咬伤，水火烫伤，外伤出血，痈肿疮疖。

（3）光叶海桐根：祛风除湿，活血通络，止咳涩精。主治风湿痹痛，腰腿疼痛，跌打骨折，头晕失眠，虚劳咳嗽，遗精。

· 【附　　方】**（1）治腹泻，咽喉痛：**广枝仁 3~6g，水煎服。（《广西本草选编》）

（2）治外伤出血：光叶海桐叶研粉外撒。（《常用中草药手册》）

（3）治风湿骨痛，产后风瘫，胃痛，牙痛：光叶海桐根 9~15g，水煎服。（《广西中草药》）

· 【本草文化】本品单叶互生，椭圆形，全缘，光滑，常集生于枝顶，似一朵云，故又称一朵云叶。

· 【其他用途】光叶海桐四季常青，花味芳香，种子红艳，为著名观叶、观果植物，园林中可植于林缘下、路边、山石旁观赏，也适合庭院栽培。

我的本草观察笔记

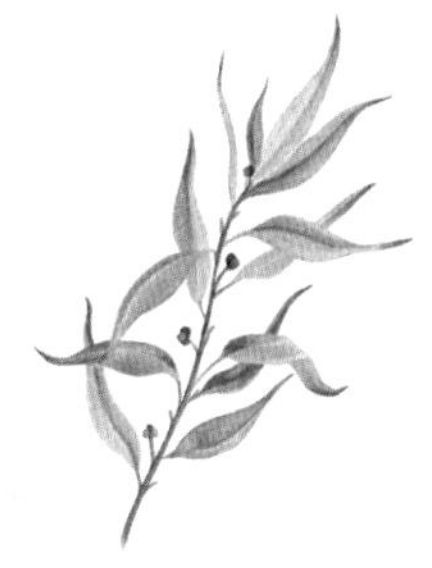

茉莉花

木犀科 Oleaceae

Jasminum sambac

《南方草木状》

【别名】狎客、柰花、萼绿君。

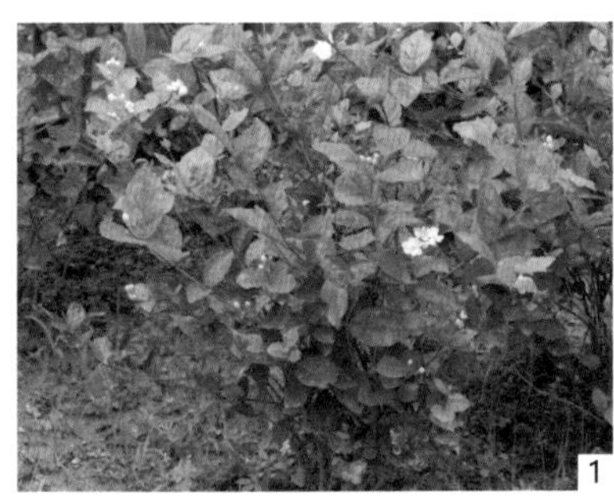

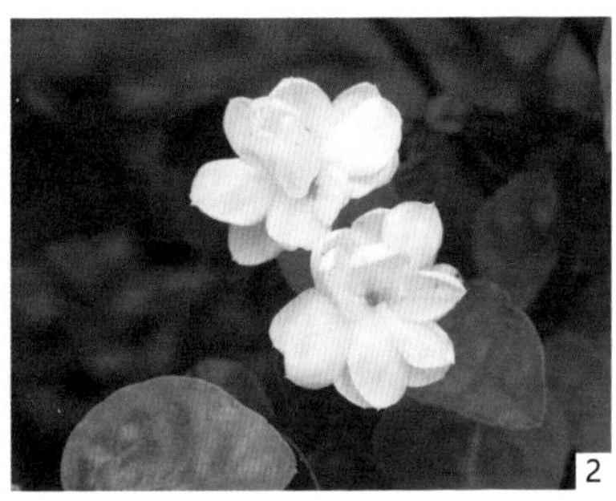

图 8-21　茉莉花

1. 植株；2. 花。

- 【识别特征】小枝圆柱形或稍压扁状，有时中空，疏被柔毛。单叶对生，纸质，圆形、椭圆形、卵状椭圆形或倒卵形，两端圆或钝，基部有时微心形，全缘；仅叶背脉腋间常具簇毛，其余无毛；叶柄被短柔毛，具关节。聚伞花序顶生；花序梗被短柔毛；苞片微小，锥形；花萼裂片线形，无毛或疏被短柔毛；花冠白色，裂片长圆形至近圆形；花极芳香。果实球形，成熟时紫黑色。花期5~8月，果期7~9月。
- 【校园分布】苏敬亭周围、立体中药学园区。
- 【入药部位】花（茉莉花）、花的蒸馏液（茉莉花露）。
- 【功效主治】**（1）茉莉花：** 理气，开郁，辟秽，和中。主治下痢腹痛，结膜炎，疮毒。

  （2）茉莉花露： 醒脾辟秽，理气，美容泽肌。主治胸膈陈腐之气，并可润泽肌肤。
- 【附　　方】**（1）治坐草三日，不生人事，昏愦：** 催生神验方。

（《郑氏家传女科万金方》）

（2）治阴虚所致的视物模糊、两眼昏花，面色憔悴等：银杞明目汤。（《民间方》）

·【本草文化】末利，为梵文 mallika 的音译之名，后从“艹”则为茉莉。《本草纲目》曰：“嵇含《草木状》作末利，《洛阳名园记》作抹厉，佛经作抹利，《王龟龄集》作没利，《洪迈集》作末丽。盖末利本胡语，无正字，随人会意而已。”柰花，《本草纲目》曰：“杨慎《丹铅录》云，《晋书》都人簪柰花，即今末利花也。”晋成帝时，“三吴女子相与簪白花，望之如素柰”（《晋书》），因与素柰相似而得名。鬘，《集韵·恒韵》曰：“鬘，发美儿。”过去常作为头饰插于发上，而有鬘花之称。

·【其他用途】茉莉花为常见庭园及盆栽观赏芳香花卉；花极香，为著名的花茶原料及重要的香精原料，还可加工成花环等装饰品。

我的本草观察笔记

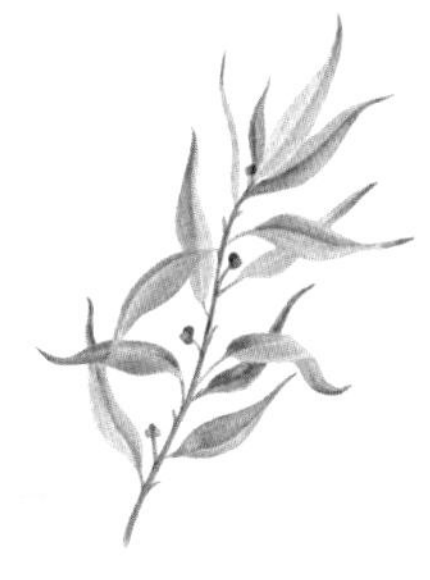

郁　李

蔷薇科 Rosaceae

Prunus japonica

《神农本草经》

【别名】郁子、雀李、穿心梅。

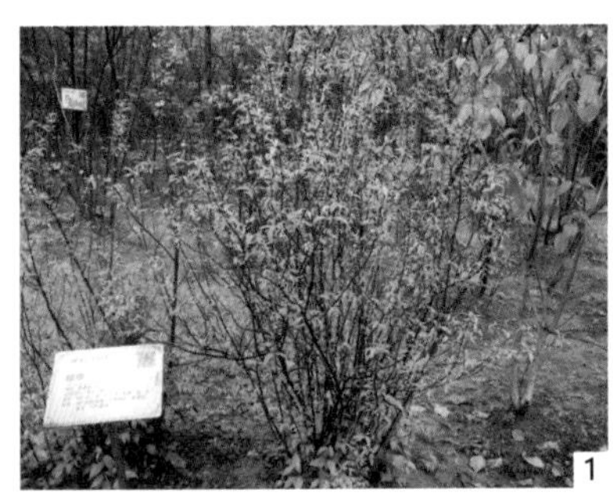
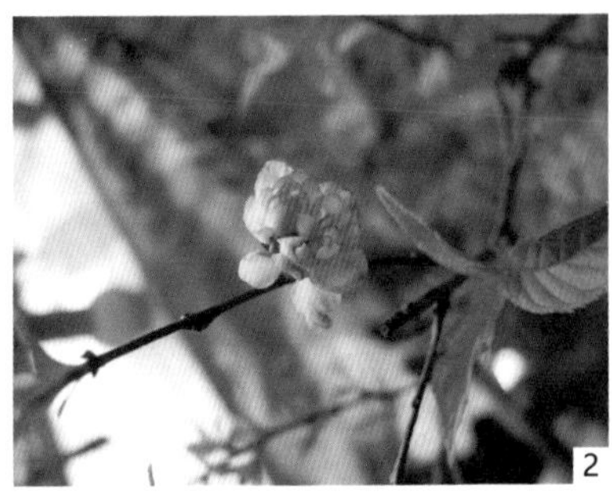

图 8-22　郁李

1. 植株；2. 花。

- 【识别特征】小枝灰褐色；嫩枝绿色或绿褐色，无毛。叶片卵形或卵状披针形，先端渐尖，基部圆形，边缘有缺刻状尖锐重锯齿，叶面无毛，叶背无毛或脉上有稀疏柔毛；托叶线形，边缘有腺齿。花 1~3 朵，簇生，花叶同开或先叶开放；萼筒陀螺形，萼片椭圆形；花瓣白色或粉红色，倒卵状椭圆形；雄蕊多数。核果近球形，深红色。花期 5 月，果期 7~8 月。
- 【校园分布】苏敬亭周围。
- 【入药部位】根（郁李根）、种仁（郁李仁）。
- 【功效主治】**（1）郁李根：**清热，杀虫，行气破积。主治龋齿疼痛，小儿发热，气滞积聚。

  （2）郁李仁：润肠通便，下气利水。主治津枯肠燥，食积气滞，腹胀便秘，水肿，脚气，小便不利。
- 【附　　方】**（1）治津枯肠燥证，大便艰难：**五仁丸。（**《世医得效方》**）

（2）治人有患半边头风者：散偏汤。（《辨证录》）

（3）治肿胀：变水汤。（《脉因证治》）

·【本草文化】《本草纲目》云："郁，《山海经》作栯，馥郁也。花实俱香，故以名之。"按："郁"通"鬱"，义同。《尔雅》云："常棣，棣。"《说文》云："棣，白棣也。"《本草经考注》云："其树矮小，实亦小，故有车下李、雀李之名耳。"梅、李均同类而相似，故亦呼为雀梅。爵梅者，"爵"与"雀"音近也。"奥"亦写作"薁"，并与"鬱""郁"音近而有诸名。穿心梅者，《植物名实图考》云："（花）千叶者花浓，而中心一缕连于蒂，俗呼为穿心梅。"

·【其他用途】郁李是花果俱美的观赏花木，适于群植，宜配植在阶前、屋旁、山岩坡上，或点缀于林缘、草坪周围，也可作花径、花篱栽培之用。

我的本草观察笔记

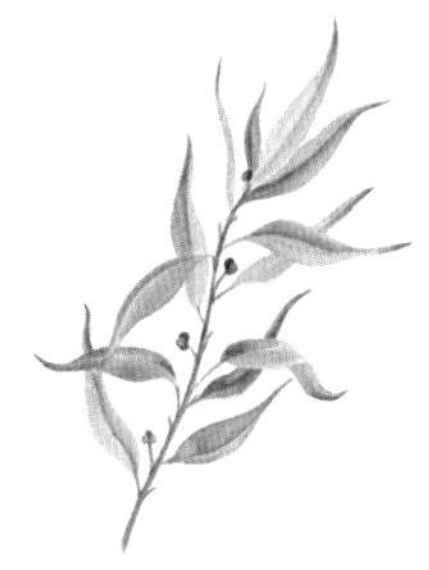

月季花 ✻

蔷薇科 Rosaceae

Rosa chinensis

《本草纲目》

【别名】月月红、四季花、绸春花。

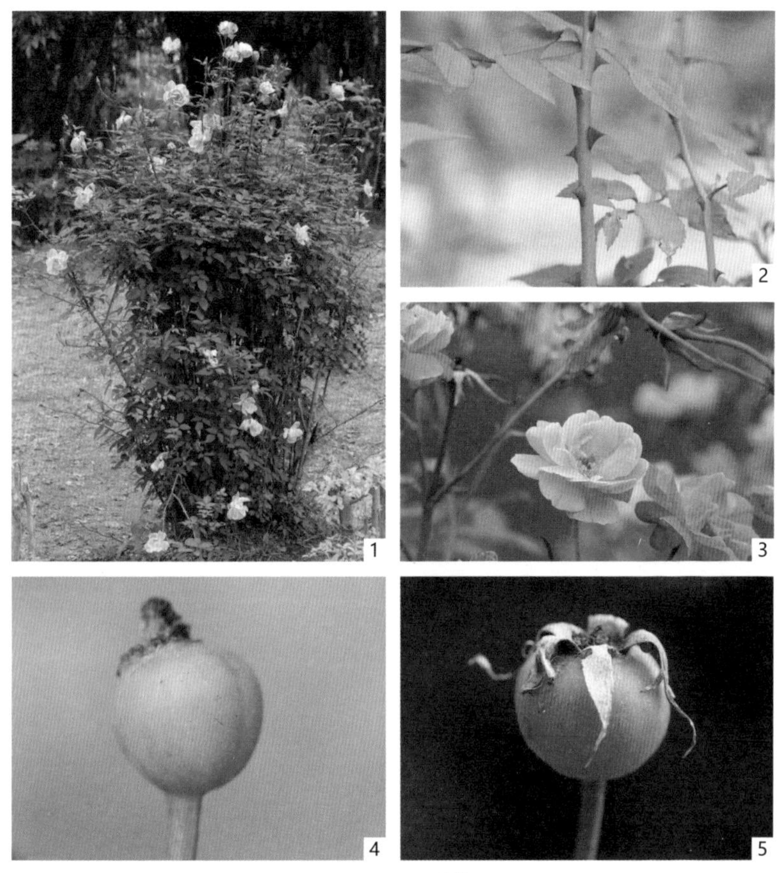

图 8-23　月季花

1. 植株；2. 茎（示皮刺）；3. 花；4. 蔷薇果（未成熟）；5. 蔷薇果（成熟）。

· 【识别特征】小枝粗壮，圆柱形，近无毛，有短粗的钩状皮刺或无刺。单数羽状复叶，互生，小叶 3~5，稀 7，小叶片宽卵形至卵状长圆形，先端长渐尖或渐尖，基部近圆形或宽楔形，边缘有锐锯齿；叶面暗绿色，常带光泽，叶背颜色较浅，两面近无毛。花几朵集生，稀单生；萼片卵形，有时呈叶状，外面无毛，内面密被长柔毛；花瓣重瓣至半重瓣，红色、粉红色至白色，倒卵形。果实卵球形或梨形，熟时红色。花期 4~9 月，果期 6~11 月。

- 【校园分布】立体中药学园区。
- 【入药部位】花（月季花）、根（月季花根）、叶（月季花叶）。
- 【功效主治】**（1）月季花：**活血调经，疏肝解郁。主治气滞血瘀，月经不调，痛经，闭经，胸胁胀痛。

  （2）月季花根：活血调经，涩精止带，消肿散结。主治月经不调，痛经，闭经，血崩，跌打损伤，瘰疬，遗精，带下病。

  （3）月季花叶：活血消肿，解毒，止血。主治疮疡肿毒，瘰疬，跌打损伤，腰膝肿痛，外伤出血。
- 【附　　方】**（1）治月经不调：**鲜月季花 15~21g，开水泡服。（《泉州本草》）

  （2）治赤白带下：月季花根 9~15g，水煎服。（《湖南药物志》）

  （3）治筋骨疼痛，腰膝肿痛，跌打损伤：月季花嫩叶，捣烂敷患处。（《湖南药物志》）
- 【本草文化】月季花是黄帝部族的图腾植物，为中国十大名花之一。早在汉代就有栽培，唐宋以后更是栽种不绝，历来文人也留下了不少赞美月季花的诗句。唐代著名诗人白居易曾有“晚开春去后，独秀院中央”的诗句，宋代诗人苏东坡《月季》云：“花落花开无间断，春来春去不相关；牡丹最贵惟春晚，芍药虽繁只夏初，惟有此花开不厌，一年长占四时春。”北宋韩琦对它更是赞誉有加：“牡丹殊绝委春风，露菊萧疏怨晚丛。何以此花荣艳足，四时长放浅深红。”
- 【其他用途】月季花色彩艳丽、颜色丰富、种类繁多，花期长，具有很高的观赏价值，常应用于园林设计中，可做成花屏、花墙，不仅能美化环境，还能降低噪音污染、缓解温室效应。

朱砂根

紫金牛科 Myrsinaceae

Ardisia crenata

《本草纲目》

【别名】天青地红、金玉满堂、红凉伞。

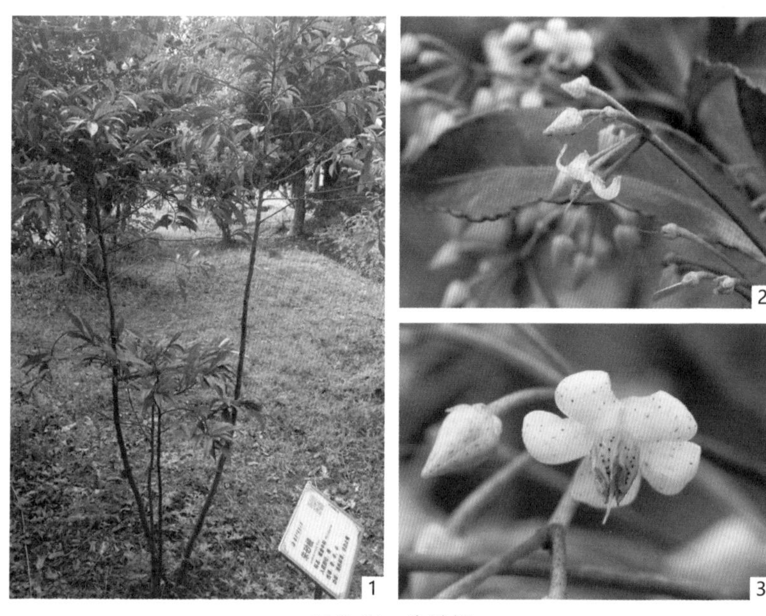

图 8-24　朱砂根

1. 植株；2. 伞形花序；3. 花。

- 【识别特征】茎粗壮，无毛，一般无分枝。叶互生，革质或坚纸质，椭圆形、椭圆状披针形至倒披针形，先端急尖或渐尖，基部楔形，边缘具皱波状或波状齿，具明显的腺点，两面无毛，有时背面具极小的鳞片。伞形花序或聚伞花序，着生于侧生特殊花枝顶端；花萼仅基部联合，萼片长圆状卵形，两面无毛，具腺点；花瓣白色，稀略带粉红色，盛开时反卷，卵形。果实球形，鲜红色，具腺点。花期 5~6 月，果期 10~12 月。
- 【校园分布】福九味展区。

·【入药部位】根（朱砂根）。

·【功效主治】**朱砂根：**解毒消肿，活血止痛。主治咽喉肿痛，风湿热痹，黄疸，痢疾，跌打损伤，流火，乳腺炎，睾丸炎。

·【附　　方】**（1）治咽喉肿痛：**朱砂根 9~15g，水煎服。（《湖南药物志》）

（2）治牙痛：朱砂根、长春七、银柴胡各 6g，细辛 3g，水煎服。（《陕西中草药》）

（3）治流火：朱砂根 30~60g，水煎，调酒服。（《福建中草药》）

·【本草文化】朱砂根，以颜色为名。其别名还有老鼠尾、凤凰肠、金鸡爪等，皆以形命名也。茎直立，叶聚上部，而有诸“伞”“盘”之名。叶聚梢端，果垂叶下，故称凉伞遮金珠。金锁匙、开喉箭，谓其治擅喉疾也。

·【其他用途】朱砂根果实艳丽，不但可作为观赏植物，还可食用，亦可榨油、制肥皂。

我的本草观察笔记

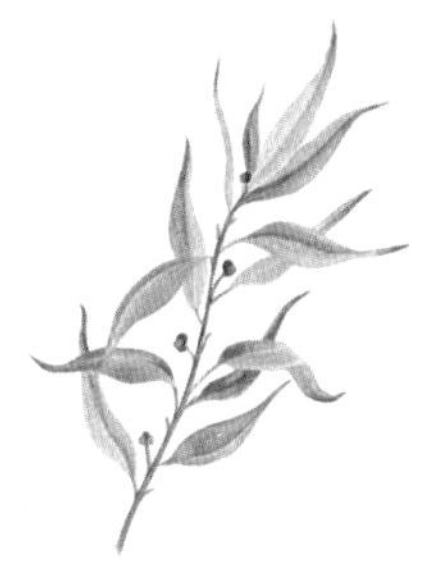

杜虹花

马鞭草科 Verbenaceae

Callicarpa formosana

《本草拾遗》

【别名】老蟹眼、粗糠仔。

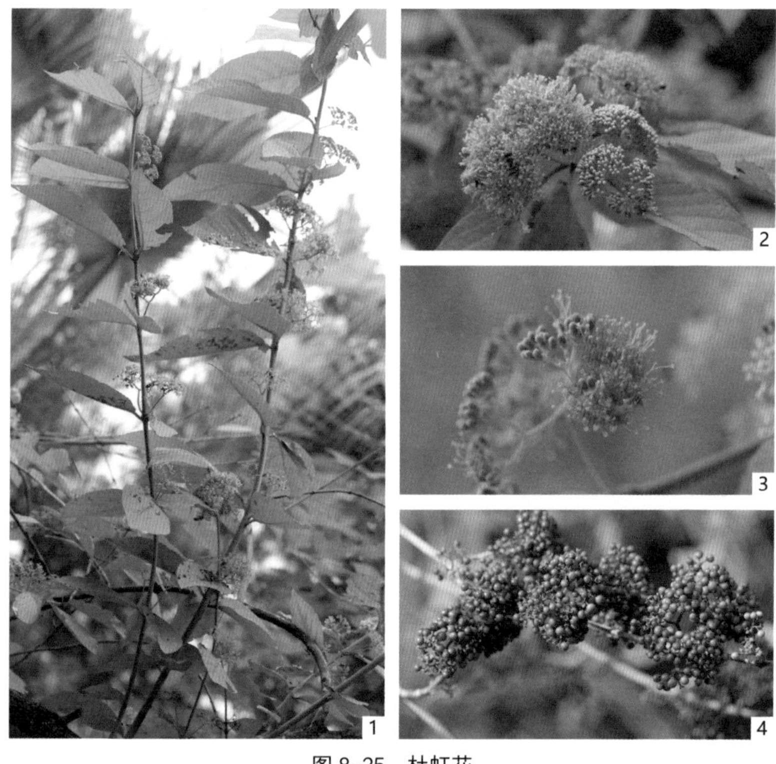

图 8-25 杜虹花

1. 植株；2. 聚伞花序；3. 花；4. 果序。

·【识别特征】小枝、叶柄和花序均密被灰黄色星状毛和分枝毛。叶对生，叶片卵状椭圆形或椭圆形，先端渐尖，基部钝或浑圆，边缘有细锯齿；叶面被短硬毛，稍粗糙，叶背被灰黄色星状毛和细小黄色腺点；叶柄粗壮。聚伞花序；苞片细小；花萼杯状，被灰黄色星状毛，萼齿钝三角形；花冠紫色或淡紫色，无毛，裂片钝圆。核果近球形，紫色。花期 5~7 月，果期 8~11 月。

- 【校园分布】立体中药学园区。
- 【入药部位】叶（紫珠）。
- 【功效主治】**紫珠：**收敛止血，清热解毒。主治咯血，呕血，衄血，牙龈出血，尿血，便血，崩漏，皮肤紫癜，外伤出血，痈疽肿毒，毒蛇咬伤，烧伤。
- 【附　　方】**（1）治胃溃疡出血：**紫珠叶 120g，水煎服。（《浙江药用植物志》）

  （2）治拔牙后出血不止：用消毒棉花蘸紫珠叶末塞之。（《福建民间草药》）
- 【本草文化】紫珠，乃由果实之形色得名，《本草拾遗》云："至秋子熟，正紫，圆如小珠。"又云"树似黄荆"，故一名紫荆。雅目草、螃蟹目等皆因果实如目珠而得名。"雅"为"鸦"之异体。《说文》曰："雅，楚乌也，……秦谓之雅。"枝叶被黄褐色星毛，如糠状，故称粗糠仔。功能止血，故名止血草。
- 【其他用途】紫珠株形优美，花果俱佳，可用于园林绿化或庭院栽培。

我的本草观察笔记

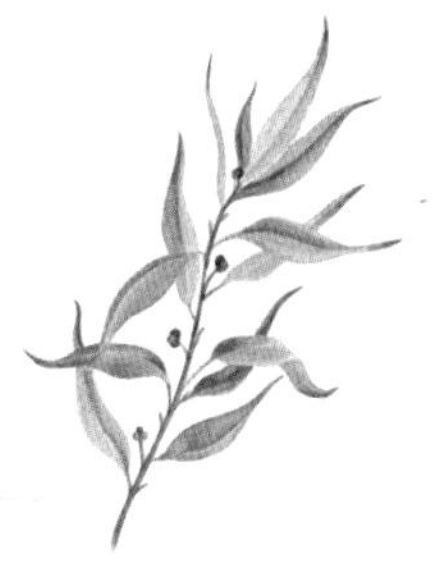

龙船花

茜草科 Rubiaceae

Ixora chinensis

《新修本草》

【别名】山丹、卖子木、蒋英木。

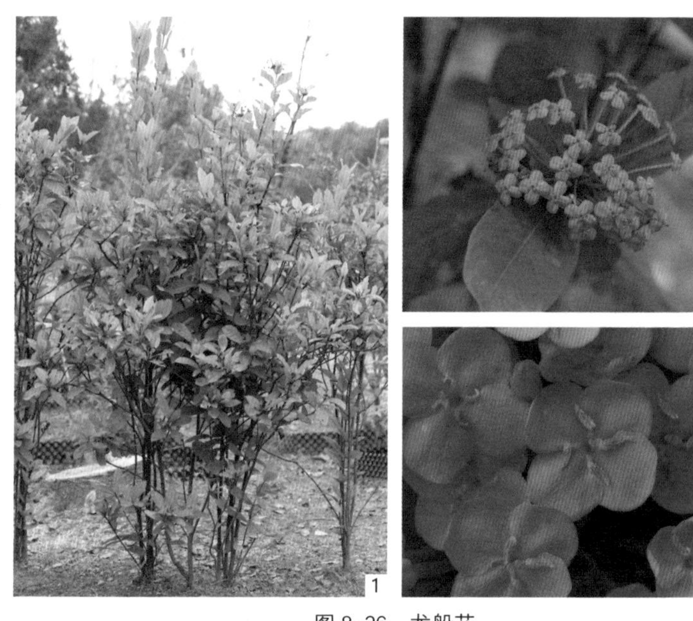

图 8-26　龙船花

1. 植株；2. 聚伞花序；3. 花。

- 【识别特征】小枝幼时深褐色，有光泽，老时灰色，具线条。叶对生，有时几成 4 枚轮生，披针形、长圆状披针形至长圆状倒披针形，顶端钝或圆形，基部短尖或圆形；托叶基部阔，合生成鞘形。聚伞花序顶生；总花梗与分枝均呈红色；苞片和小苞片微小，生于花托基部的成对；萼檐 4 裂，裂片极短；花冠高脚碟形，红色或红黄色，顶部 4 裂，裂片倒卵形或近圆形。果实近球形，成熟时红黑色。花期 5~7 月。
- 【校园分布】立体中药学园区、14 号宿舍楼草坪。

·【入药部位】花（龙船花）、根（龙船花根）、茎叶（龙船花茎叶）。

·【功效主治】**（1）龙船花：**清热凉血，散瘀止痛。主治高血压，月经不调，闭经，跌打损伤，疮疡疖肿。

（2）龙船花根：清热凉血，活血止痛。主治咳嗽，咯血，风湿性关节痛，胃痛，闭经，疮疡肿痛，跌打损伤。

（3）龙船花茎叶：散瘀止痛，解毒疗疮。主治跌打伤痛，风湿骨痛，疮疡肿毒。

·【附　　方】**（1）治高血压：**龙船花 10~15g，水煎服。（《常用中草药手册》）

（2）治跌打损伤，瘀血肿痛，疮疖痈肿：鲜龙船花茎、叶捣烂，或全株晒干，研粉，用水调敷患处。（《常用中草药手册》）

（3）治肺结核咯血：龙船花根 60g，甘草 10g，水煎 3h，顿服；或加瘦猪肉 60g，同煎服。（《广东中医》）

·【本草文化】龙船花是缅甸的国花。缅甸的依思特哈族人自古临水而居，有一种特别浪漫而有趣的婚姻习俗：凡是有女儿的人家，都会提早几年在临近房屋的水面上，用竹木筑成一个浮动的小花园，在里面种满龙船花，然后用绳索将它系住，等到女儿出嫁的那一天，让打扮漂亮的女儿坐进这个浮动的小花园，然后切断绳索，让女儿随漂流的小花园一同出嫁。这个种满龙船花的浮动小花园就像浙江古时为待嫁的女儿准备的“女儿红”酒。

·【其他用途】龙船花在我国南部普遍种植，现广泛种植于热带城市作庭园观赏，它的花色鲜红而美丽，花期长。

矮小天仙果

桑科 Moraceae

Ficus erecta

《本草纲目》

【别名】野枇杷、毛天仙果、山无花果。

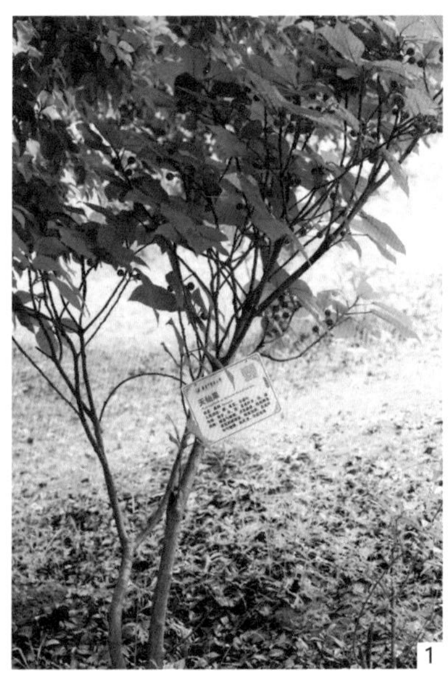
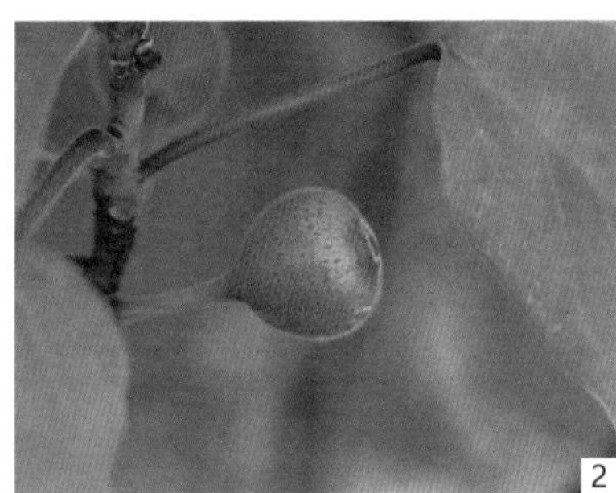
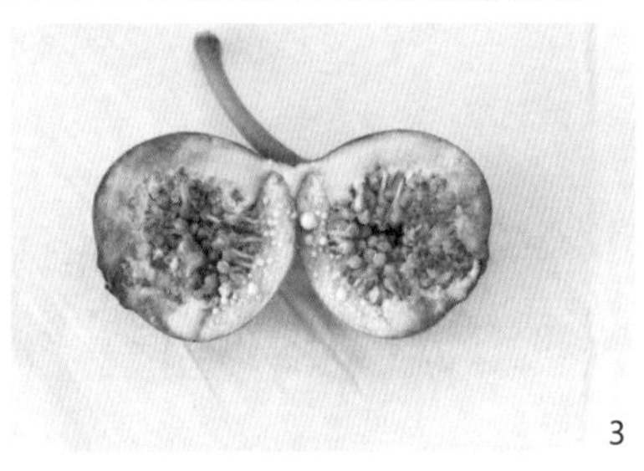

图 8-27　矮小天仙果

1. 植株；2. 榕果；3. 果实纵剖面（示种子）。

· 【识别特征】树皮白色或灰褐色，皮孔明显；枝条红棕色，幼时被微硬毛，有乳汁。单叶对生，厚纸质，倒卵状椭圆形、长圆形或披针形，中部以上宽大，先端渐尖成尾状，基部圆形或浅心形，全缘或边缘上半部具浅锯齿，叶面稍粗糙，有疏短粗毛，叶背叶脉上有短粗毛；托叶三角状披针形，浅褐色，早落。隐头花序，花序托（榕果）单生或成对生于叶腋或叶痕处，球形，成熟时红色。花、果期 5~6 月。

· 【校园分布】慎微亭周围。

·【入药部位】果实（天仙果），茎、叶（牛奶柴），根（牛奶浆根）。

·【功效主治】**（1）天仙果：**润肠通便，解毒消肿。主治便秘，痔疮肿痛。

（2）牛奶柴：补气健脾，祛风湿，活血通络。主治气虚乏力，四肢酸软，风湿痹痛，筋骨不利，乳汁不通等。

（3）牛奶浆根：益气健脾，活血通络，祛风除湿。主治劳倦乏力，食少，乳汁不下，脾虚白带，脱肛，月经不调，头风疼痛，跌打损伤，风湿性关节痛。

·【附　　方】**（1）治脱肛：**牛奶柴、清水藤各30g，狗脊21g，地菍根9g，水煎服。（《闽东本草》）

（2）治脾虚月经不调，白带异常：牛奶浆根60g，水煎服。（《福建中草药》）

（3）治头风疼痛：牛奶浆根、川芎各10g，合煎汤服。（《泉州本草》）

·【其他用途】天仙果可食用，茎皮纤维可供造纸。

我的本草观察笔记

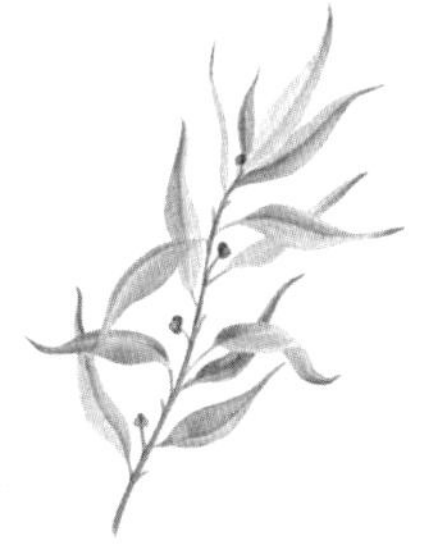

牡荆

马鞭草科 Verbenaceae

Vitex negundo var. *cannabifolia*

《神农本草经》

【别名】铺香、午时草、土柴胡。

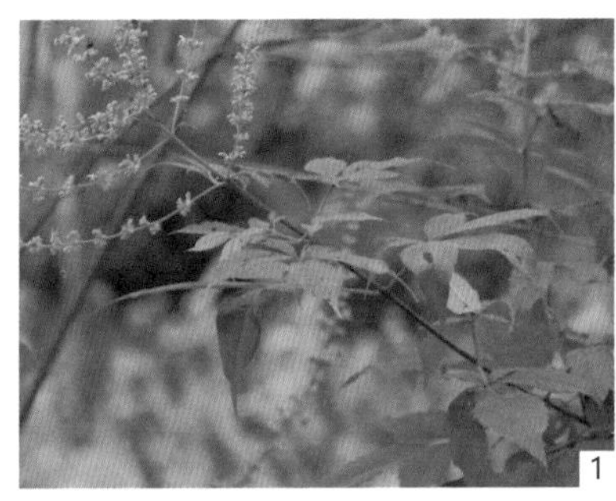
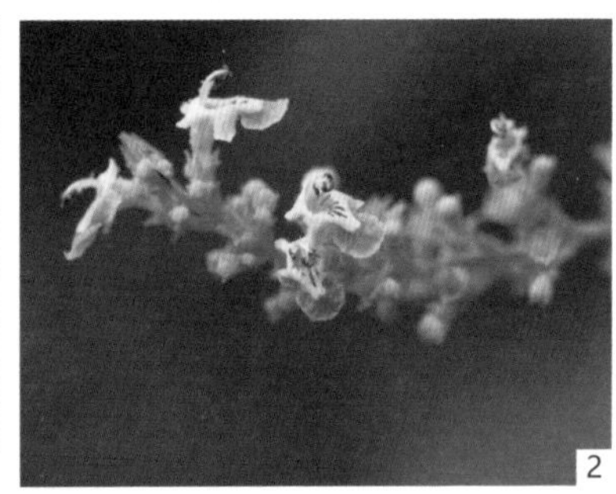

图 8-28 牡荆

1. 植株；2. 花。

- 【识别特征】多分枝，具香味。小枝四棱形，绿色，被粗毛，老枝褐色，圆形。掌状复叶，对生，小叶 5，少有 3，中间 1 枚最大；叶片披针形或椭圆状披针形，先端渐尖，基部楔形，边缘有粗锯齿，叶面绿色，叶背淡绿色，通常被柔毛。圆锥花序顶生；花萼钟状，先端 5 齿裂；花冠二唇形，先端 5 裂，淡紫色。坚果近球形，黑色。花期 6~7 月，果期 8~11 月。
- 【校园分布】立体中药学园区。
- 【入药部位】根（牡荆根）、茎（牡荆茎）、果实（牡荆子）。
- 【功效主治】**（1）牡荆根：**祛风解表，除湿止痛。主治感冒头痛，牙痛，疟疾，风湿痹痛。

（2）牡荆茎：祛风解表，消肿止痛。主治感冒，喉痹，牙痛，脚气，疮肿，烧伤。

（3）牡荆子：化湿祛痰，止咳平喘，理气止痛。主治咳嗽气喘，胃痛，泄泻，痢疾，疝气痛，脚气肿胀，白带异常，白浊。

·【附　　方】**（1）治五劳七伤，风入五脏，手脚、身体沉重，或如邪气时闷，汗出：**八风十二痹散。（《千金翼方》）

（2）治肝虚，视物漠漠，不能远见，睛轮昏暗涩痛，翳晕时聚时散：柏子仁丸。（《圣济总录》）

（3）治肾气虚弱，气奔两耳作声，甚则成聋：磁石散。（《圣济总录》）

·【本草文化】牡荆在古代大多称为“楚”和“荆楚”。荆条坚韧，在先秦时期经常用作刑杖，因此又有“苦楚”的延伸之意，指内心的痛苦哀伤。《诗经》的一些作品中，常以“楚”来起兴，表达悲伤的情感。此外，我国古代的婚嫁习俗之中有束薪、束楚的习俗。当时，婚礼通常在黄昏时分举行，需要点燃柴火照明。而且在仪式上要祭拜神灵和祖先，用柴火烤肉祭祀，束薪、束楚都是婚礼不可缺少的器物。因此，除了表达情感，荆条还经常代表着婚姻关系。

·【其他用途】牡荆茎皮可造纸及人造棉，根可以驱蛲虫，花和枝叶可提取芳香油。

我的本草观察笔记

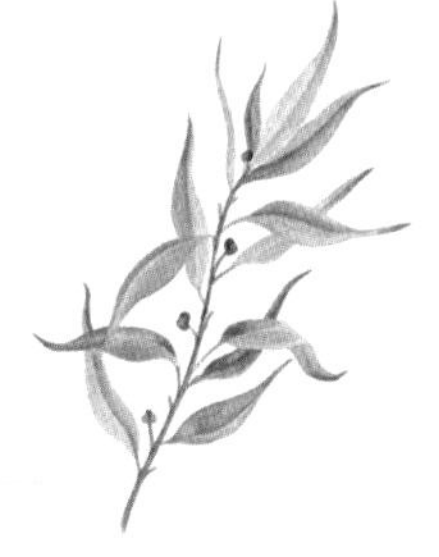

苦 参

豆科 Fabaceae

Sophora flavescens

《神农本草经》

【别名】苦骨、川参、地参。

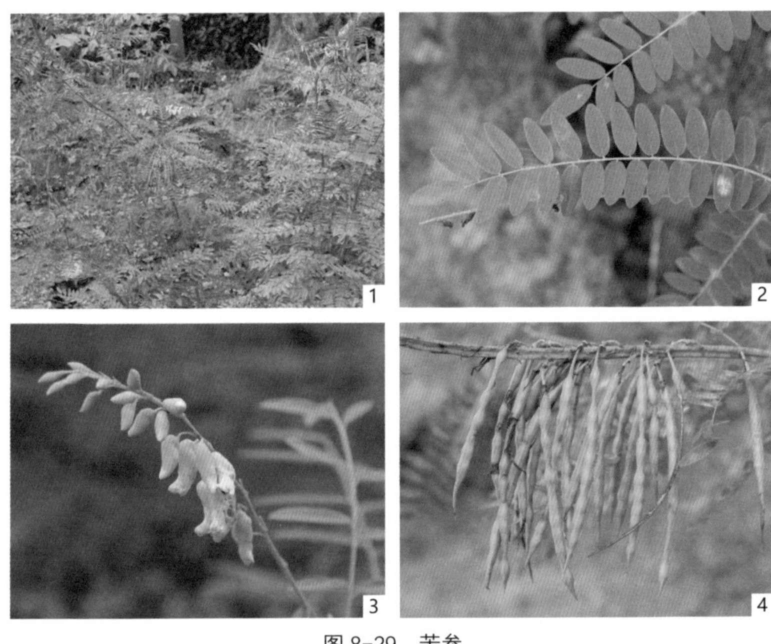

图 8-29 苦参

1. 植株；2. 奇数羽状复叶；3. 总状花序；4. 荚果。

· 【识别特征】根圆柱状，外皮黄白色。茎具纹棱，幼时疏被柔毛，后无毛。奇数羽状复叶，互生或近对生，纸质，椭圆形或披针形至线状披针形，先端钝或急尖，基部宽楔形或浅心形，全缘；叶背密生平贴柔毛；托叶披针状线形。总状花序顶生；苞片线形；花萼钟状，扁平，5 浅裂，疏被短柔毛；花冠蝶形，淡黄白色。荚果线形。种子长卵形，稍压扁，深红褐色或紫褐色。花期 6~8 月，果期 7~10 月。

· 【校园分布】立体中药学园区。

· 【入药部位】根（苦参）、种子（苦参实）。

· 【功效主治】**（1）苦参：**清热燥湿，杀虫，利尿。主治热痢，便血，黄疸尿闭，赤白带下，阴肿阴痒，湿疹，湿疮。

（2）苦参实：清热解毒，通便，杀虫。主治急性细菌性痢疾，大便秘结，蛔虫病。

· 【附　　方】**（1）治风湿侵淫血脉，致生疮疥，瘙痒不绝：**消风散。（《外科正宗》）

（2）治脂溢性皮炎：凉血消风散。（《朱仁康临床经验集》）

（3）治湿热为病，肩背沉重，肢节疼痛，胸膈不利：拈痛汤。（《兰室秘藏》）

· 【本草文化】苦参别名除苦骨、川参外，还有野槐根、山槐根等，李时珍释："苦以味名，参以功名，槐以叶形名也。"苦骨者，喻其根形如骨也。

· 【其他用途】苦参种子可作农药，茎皮纤维可织麻袋。

我的本草观察笔记

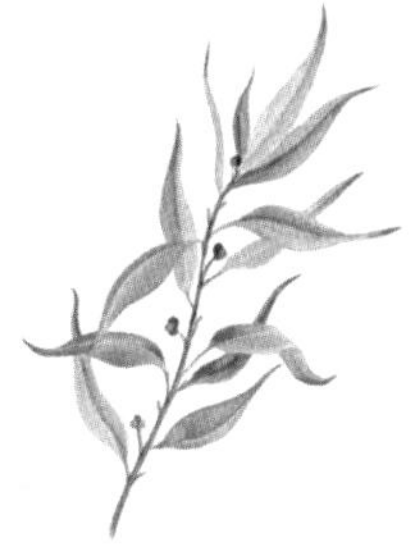

狗牙花

Tabernaemontana divaricata

《全国中草药汇编》

【别名】白狗牙、狮子花、豆腐花。

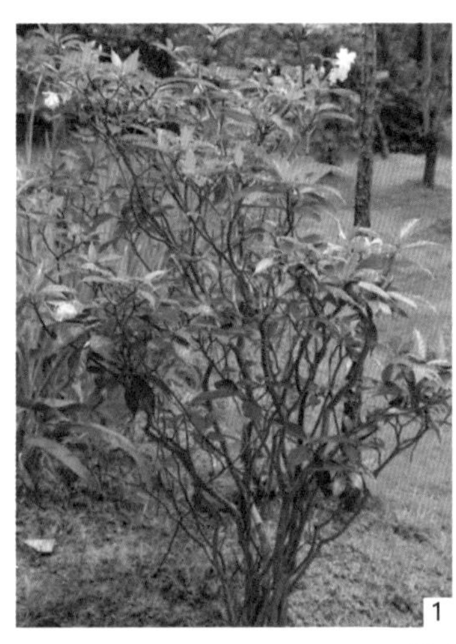
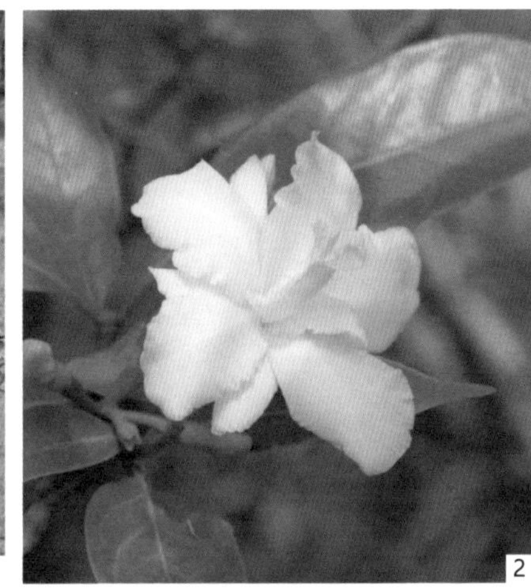

图 8-30 狗牙花

1. 植株；2. 花。

- 【识别特征】除花萼被毛外，其余均无毛。枝和小枝灰绿色，有皮孔，干时有纵裂条纹。叶对生，坚纸质，椭圆形或长椭圆形，基部楔形。聚伞花序腋生，通常双生，集在小枝端部呈假二歧状；花萼 5 裂，内面基部有腺体；苞片和小苞片卵状披针形；花冠白色，重瓣，边缘有皱褶。蓇葖果叉开或弯曲，内有种子 3~6 颗。种子长圆形，无种毛。花期 6~11 月，果期秋季。
- 【校园分布】弘景亭周围。
- 【入药部位】根及叶（狗牙花）。
- 【功效主治】**狗牙花：** 清热降压，解毒消肿。主治高血压，咽喉肿痛，痈疽疮毒，跌打损伤。

·【附　　方】**治深部脓肿：**狗牙花90g，炖酒服。（《福建药物志》）

·【本草文化】本种花朵外形像栀子花，但因开放后花冠裂片边缘常皱褶如狗牙状而得名“狗牙花”。此外，因其花洁白如雪又被称为“豆腐花”。

·【其他用途】狗牙花枝叶茂密，花净白素丽，典雅质朴，花期长，为重要的衬景和调配色彩花卉，适宜做花篱、花径或大型盆栽。

我的本草观察笔记

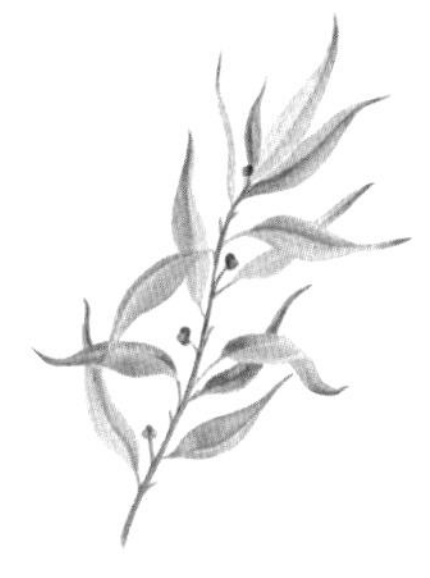

枸 杞 *

苏科 Solanaceae

Lycium chinense

《神农本草经》

【别名】枸杞菜、西枸杞、斗蛙播。

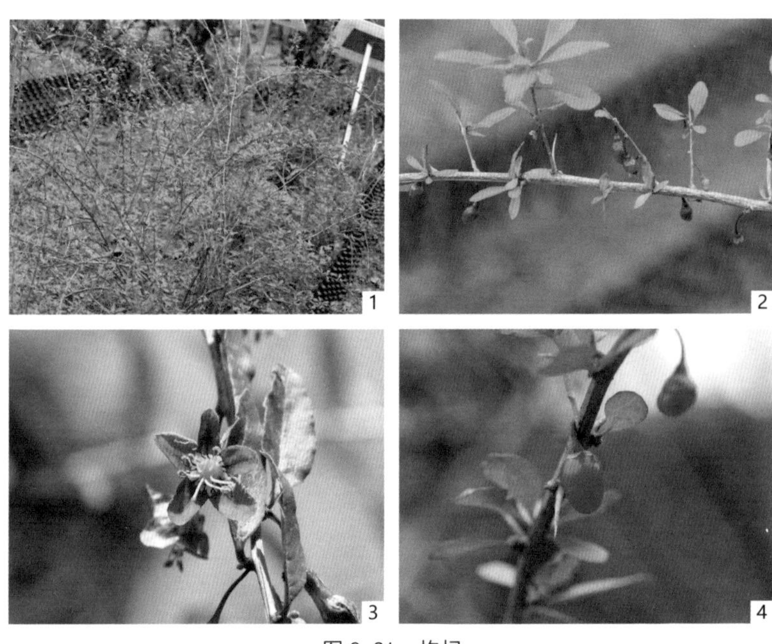

图 8-31 枸杞

1. 植株；2. 茎（示茎刺和叶）；3. 花；4. 浆果。

- 【识别特征】枝条细长，多分枝，浅灰色，有纵条纹，具棘刺，生于叶腋或枝顶。单叶互生或簇生，叶片纸质，卵形、卵状菱形、长椭圆形或卵状披针形，顶端急尖，基部楔形，全缘。花单生或双生于叶腋，在短枝上则与叶簇生；花萼 3 中裂或 4~5 齿裂；花冠漏斗状，淡紫色，5 深裂，裂片卵形。浆果红色，卵形或长椭圆状卵形。种子扁平，黄色。花期 6~9 月，果期 7~11 月。
- 【校园分布】立体中药学园区。

·【入药部位】根皮（地骨皮）、嫩茎及叶（枸杞叶）。

·【功效主治】**（1）地骨皮：**凉血除蒸，清肺降火。主治阴虚潮热，骨蒸盗汗，肺热咳嗽，咯血，衄血，内热消渴。

（2）枸杞叶：补虚益精，清热明目。主治虚劳发热，烦渴，目赤昏痛等。

·【附　　方】**（1）治肝肾阴寒，小腹疼痛，疝气等证：**暖肝煎。（《景岳全书》）

（2）治肝血衰少，脘痛，胁疼：一贯煎。（《医方絜度》）

（3）治诸内障，欲变五风，变化视物不明：补肾明目丸。（《银海精微》）

·【本草文化】在关于枸杞的诸多传说中，莫过于《太平广记》所载朱孺子成仙的故事。朱孺子为西晋时期安国人，从小侍奉道士王玄真。有一天，他忽然发现两只相依相伴的小花狗，颇感新奇，于是追赶它们。忽然，小花狗跑到一丛枸杞中，不见了踪影。第二天，朱孺子与王玄真两人再次看到小花狗，并追随它们来到这丛枸杞处。小花狗消失不见后，两人挖掘寻找，结果发现了两块枸杞根，其形颇似花狗，坚硬如石。他们把枸杞根拿回去煮汤喝，结果朱孺子在看火的过程中不断试尝汤汁的味道，不知不觉把汤喝完了，只剩下根留给王玄真。据传前者升空驾云而去，后者长生不老，不知所终。

·【其他用途】枸杞在我国除普遍野生外，各地也有作药用、蔬菜或绿化栽培。枸杞嫩叶可作蔬菜；种子油可制润滑油或食用油；由于它耐干旱，可生长在沙地，因此也可作为水土保持的灌木。

小槐花

豆科 Fabaceae

Desmodium caudatum

《开宝本草》

【别名】山扁豆、粘人麻、黏草子。

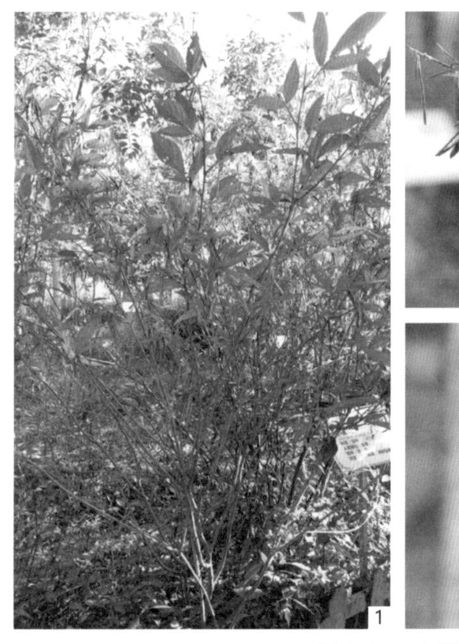

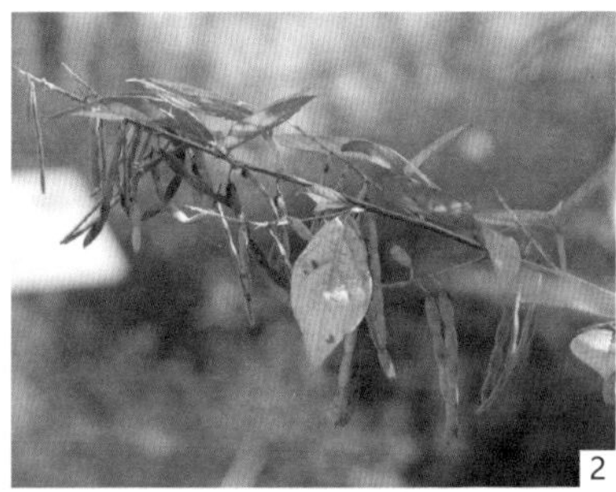

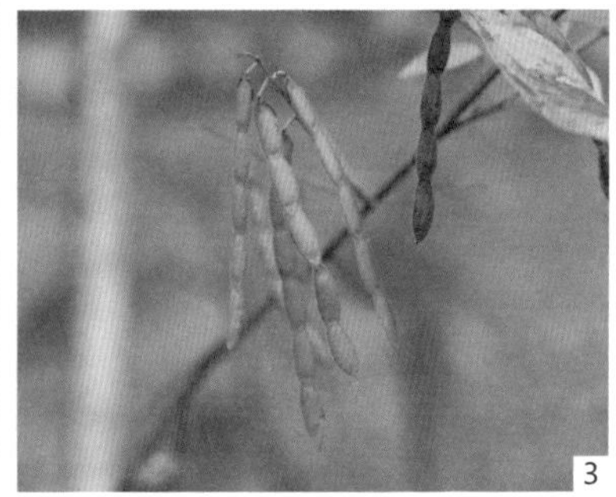

图 8-32　小槐花

1. 植株；2. 枝条；3. 荚果。

·【识别特征】树皮灰褐色，分枝多，上部分枝略被柔毛。三出羽状复叶，互生，小叶 3，顶生小叶披针形或长圆形，侧生小叶较小，先端渐尖、急尖或短渐尖，基部楔形，叶面疏被毛，老时渐无，叶背疏被毛；托叶披针状线形。总状花序顶生或腋生；花序轴密被柔毛并混生小钩状毛；苞片钻形，密被贴伏短柔毛；花萼窄钟形，裂片披针形；花冠蝶形，绿白色或黄白色。荚果线形，扁平。花期 7~9 月，果期 9~11 月。

·【校园分布】福九味展区周围。

·【入药部位】全株（清酒缸）、根（小槐花）。

·【功效主治】**（1）清酒缸：**清热利湿，消积散瘀。主治劳伤咳嗽，吐血，水肿，小儿疳积，痈疮溃疡，跌打损伤。

（2）小槐花：祛风利湿，活血，解毒，消积散瘀。主治湿热黄疸，消化不良，咽喉痛，胃肠炎，小儿疳积，风湿性关节痛；外用治毒蛇咬伤、痈疖疔疮。

·【附　　方】**（1）治脾胃气虚所致的小儿厌食症：**厌食康颗粒。（《中药成方制剂》）

（2）治脾虚食滞，食欲不振，便溏消瘦：复方消食茶。（《中药成方制剂》）

·【其他用途】民间常见的家种药草之一，多用作醉酒者及小儿的备用药草。

我的本草观察笔记

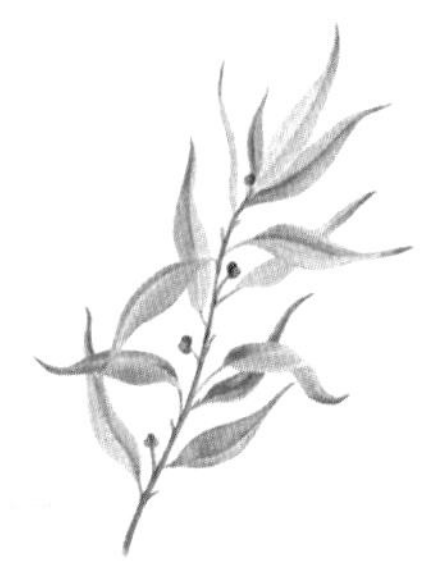

木　槿

锦葵科 Malvaceae

Hibiscus syriacus

《本草拾遗》

【别名】喇叭花、日及、荆条。

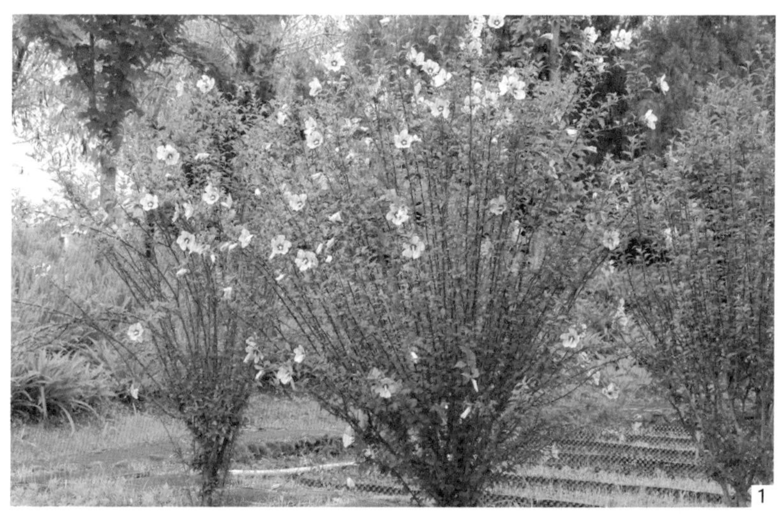

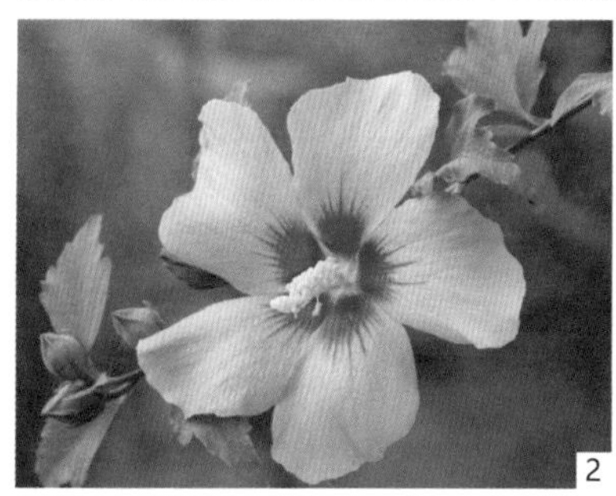

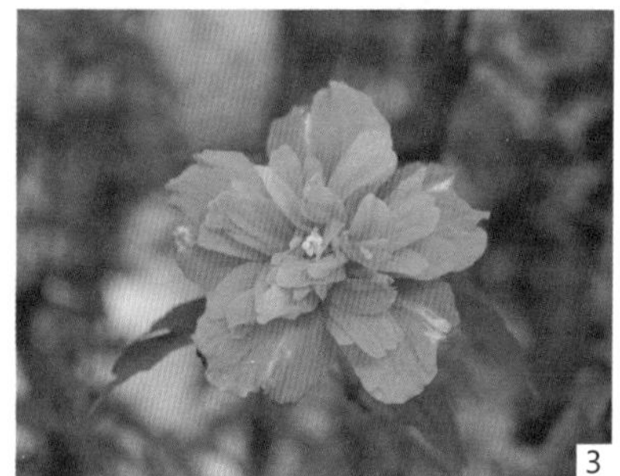

图 8-33　木槿

1. 植株；2. 花（单瓣）；3. 花（重瓣）。

·【识别特征】小枝密被黄色星状绒毛。叶菱形至三角状卵形，具深浅不同的 3 裂或不裂，先端钝，基部楔形，边缘具不整齐齿缺，下面沿叶脉微被毛或近无毛；叶柄被星状柔毛；托叶线形，疏被柔毛。花单生于枝端叶腋间，花梗被星状短绒毛；小苞片 6~8，线形，密被星状疏绒毛；花萼钟形，密被星状短绒毛，裂片 5，三角形；花钟形，淡紫色，花瓣倒卵形，外面疏被纤毛和星状长柔毛。蒴果卵圆形，密被黄色星状绒毛。种子肾形，背部被黄白色长柔毛。花期 7~11 月。

· 【校园分布】时珍园大门附近。

· 【入药部位】根（木槿根）、花（木槿花）、果实（木槿子）、茎皮或根皮（木槿皮）、叶（木槿叶）。

· 【功效主治】**（1）木槿根：**清热解毒，消痈肿。主治肠风，痢疾，肺痈，肠痈，痔疮肿痛，赤白带下，疥癣，肺结核。

（2）木槿花：清湿热，凉血。主治痢疾，腹泻，痔疮出血，白带异常；外用治疖肿。

（3）木槿子：清肺化痰，止头痛，解毒。主治痰喘咳嗽，支气管炎，偏正头痛，黄水疮，湿疹。

（4）木槿皮：清热利湿，杀虫止痒。主治湿热泻痢，肠风泻血，脱肛，痔疮，赤白带下，滴虫阴道炎，皮肤疥癣，阴囊湿疹。

（5）木槿叶：清热解毒。主治赤白痢疾，肠风，痈肿疮毒。

· 【附　　方】**（1）治火盛阳络，逼血上逆：**四白汤。（**《河北中医》**）

（2）治痔漏：佛桑散。（**《杨氏家藏方》**）

（3）治肠风痔漏：槿花散。（**《普济方》**）

· 【本草文化】木槿又名日及，《本草纲目》云：“此花朝开暮落，故名日及。曰槿曰蕣，犹仅荣一瞬之义也。”《本草衍义》云：“湖南北人家多种植为篱障。”故其植物名藩篱草、篱沿树，其花名篱障花、藩篱花。喇叭花、灯盏花，言花之形也；白玉花、猪油花、白饭花、白面花，言花之色也。

· 【其他用途】木槿主供园林观赏用，或作绿篱材料；茎皮富含纤维，供造纸原料。

地桃花

锦葵科 Malvaceae

Urena lobata

《生草药性备要》

【别名】毛桐子、半边月、肖梵天花。

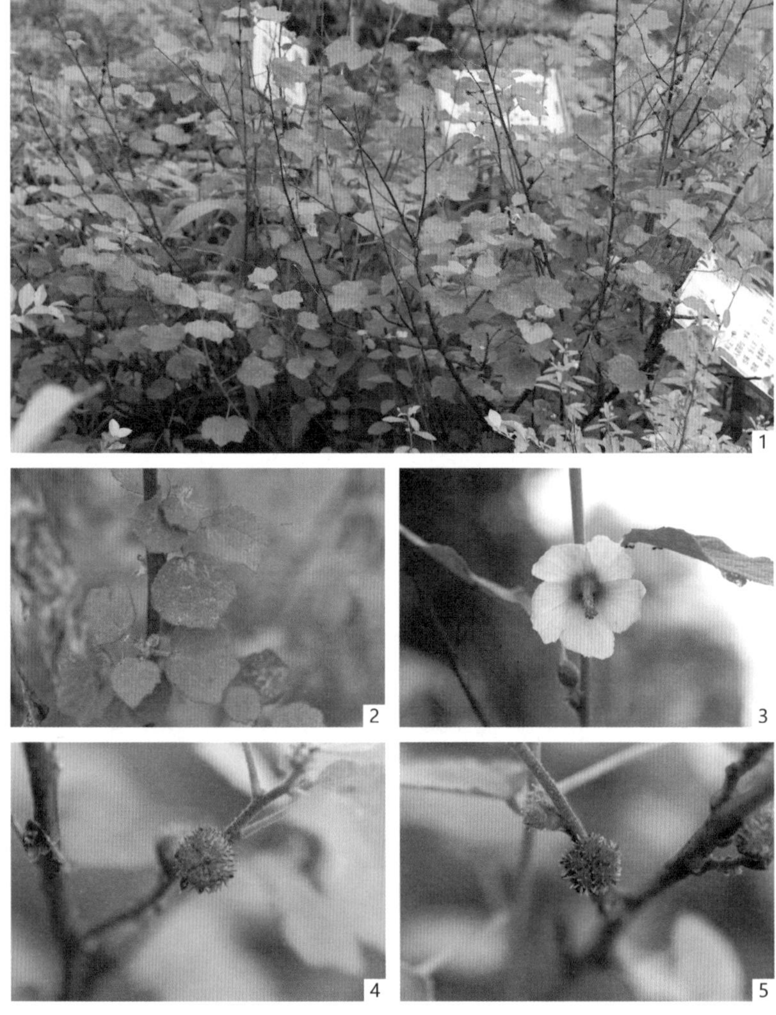

图 8-34　地桃花

1. 植株；2. 叶；3. 花；4. 蒴果（未成熟）；5. 蒴果（成熟）。

·【识别特征】小枝被星状绒毛。茎下部的叶近圆形，先端浅 3 裂，基部圆形或近心形，边缘具锯齿；中部的叶卵形，上部的叶长圆形至披针形，叶面被柔毛，叶背被灰白色星状绒毛；叶柄被灰白色星状毛；托叶线形，早落。花腋生，单生或稍丛生，淡红色；花梗被绵毛；小苞片 5，基部合生；花萼杯状，裂片 5，较小苞片略短，均被星状柔毛；花瓣 5，倒卵形，外面被星状柔毛。蒴果扁球形，分果爿被星状短柔毛和锚状刺。花期 7~10 月。

·【校园分布】立体中药学园区。

·【入药部位】根或全草（地桃花）。

·【功效主治】**地桃花：** 祛风利湿，活血消肿，清热解毒。主治感冒，风湿痹痛，痢疾，泄泻，水肿，淋证，带下病，月经不调，跌打肿痛，喉痹，乳痈，疮痈，毒蛇咬伤。

·【附　　方】**（1）治风湿痹痛：** 地桃花、三桠苦、两面针、昆明鸡血藤各 30g，水煎服。（《福建药物志》）

（2）治妇人乳痈： 地桃花鲜叶，用冷开水洗净，和酒糟捣患处，干即换。（《闽南民间草药》）

·【本草文化】地桃花的别名也叫“黐头婆”，意思是紧黏不放。它的球形果上布满了锚状钩刺，当人或者牲口走过的时候，会黏在人的衣服或者牲口的身体上，把它们携带到更远的地方去播种、繁殖，扩大生存范围。

·【其他用途】地桃花花期长，蜜粉丰富，可用于养蜂；茎皮富含坚韧的纤维，供纺织和搓绳索，常用为麻类的代用品。

朱 槿

锦葵科 Malvaceae

Hibiscus rosa-sinensis

《南方草木状》

【别名】扶桑、大红花、状元红。

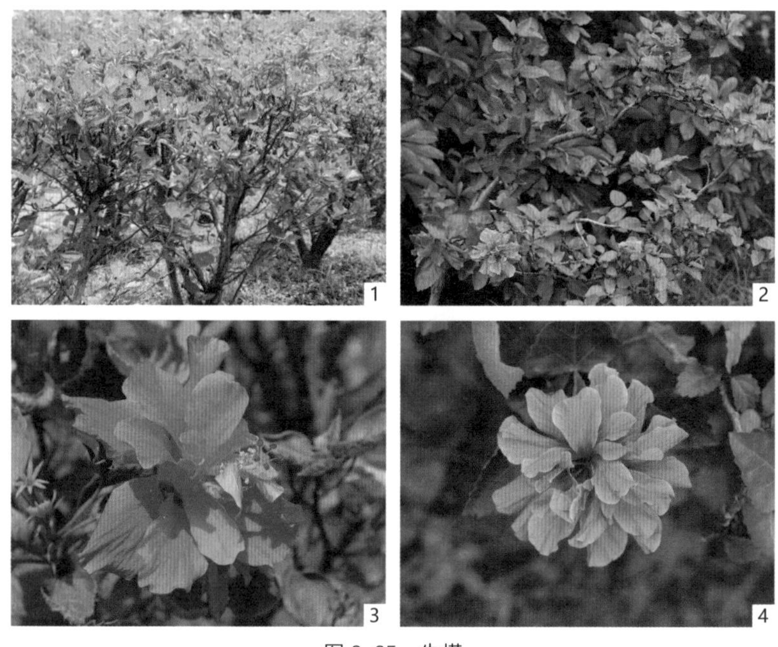

图 8-35　朱槿

1、2. 植株；3、4. 花。

·【识别特征】小枝圆柱形，疏被星状柔毛。叶互生，阔卵形或狭卵形，先端渐尖，基部圆形或楔形，边缘具粗齿或缺刻，两面仅背面沿脉上被疏毛；叶柄上面被长柔毛；托叶线形，被毛。花单生于上部叶腋间，常下垂，疏被星状柔毛或近平滑无毛，近端有节；小苞片线形，疏被星状柔毛，基部合生；萼钟形，裂片 5，卵形至披针形；花冠漏斗形，玫瑰红色或淡红色、淡黄色等色；单体雄蕊。蒴果卵形，平滑无毛。花期全年。

·【校园分布】弘景亭周围。

·【入药部位】根（扶桑根）、叶（扶桑叶）、花（扶桑花）。

·【功效主治】**（1）扶桑根：**调经，利湿，解毒。主治月经不调，崩漏，白带异常，白浊，疮痈肿毒，尿路感染，急性结膜炎。

（2）扶桑叶：消热利湿，解毒。主治白带异常，淋证，疔疮肿毒，腮腺炎，乳腺炎，淋巴结炎。

（3）扶桑花：清肺，凉血，化湿，解毒。主治肺热咳嗽，咯血，鼻衄，崩漏，白带异常，痢疾，赤白浊，痈肿疮毒。

·【附　　方】**（1）治疗疮肿毒：**扶桑鲜叶适量，捣烂外敷。（《常用中草药手册》）

（2）治乳腺炎：扶桑鲜叶或花适量，捣烂，加冬蜜少许，敷患处。（《福建药物志》）

（3）治急性结膜炎：扶桑根30g，水煎服。（《浙江药用植物志》）

·【本草文化】朱槿又名佛桑花，《南越笔记》曰："佛桑一名花上花，花上复花，重台也。"《本草纲目》云："其花有红、黄、白三色，红色尤贵。"故有大红花、上红花之名。或以牡丹比之，则称大红牡丹花、小牡丹。《本草纲目》又云："日开数百朵，朝开暮落。"故称舜英。舜者瞬也，英谓花也，舜英言其花开易谢也。

·【其他用途】朱槿为美丽的观赏花木，花大色艳，花期长，除红色外，还有粉红色、橙黄色、黄色、白色及粉边红心等不同品种；除单瓣外，还有重瓣品种。盆栽朱槿是布置节日公园、花坛、宾馆、会场及家庭养花的优良花木之一。

第九章

乔木类本草

乔木体形高大，具有直立、发达的主干，树干和树冠有明显区分。乔木与低矮的灌木相对，通常见到的高大树木都是乔木，如银杏、玉兰、羊蹄甲等。按生长习性的不同，一般分为常绿乔木和落叶乔木。常绿乔木是一种终年具有绿叶的乔木，这种乔木的叶寿命是两三年或更长，并且每年都有新叶长出，在新叶长出的时候也有部分旧叶脱落，由于是陆续更新，所以终年均能保持常绿，如马尾松、侧柏等。落叶乔木是每年秋冬季节或干旱季节叶全部脱落的乔木，一般指温带的落叶乔木，如银杏、杜仲等，落叶是植物减少蒸腾、度过寒冷或干旱季节的一种适应习性，这一习性是植物在长期进化过程中形成的。

木芙蓉

锦葵科 Malvaceae

Hibiscus mutabilis

《本草图经》

【别名】木莲、地芙蓉、桦木。

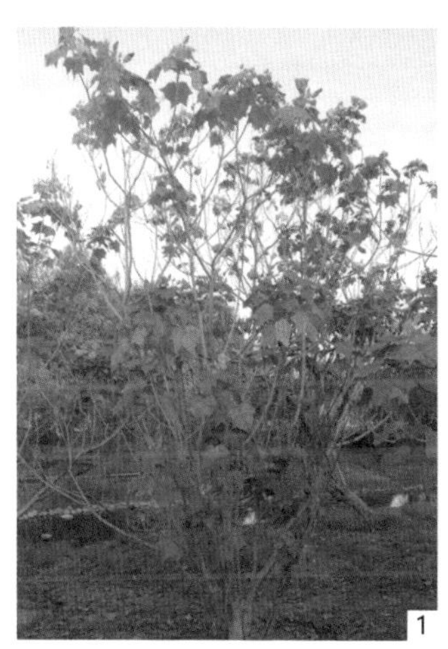

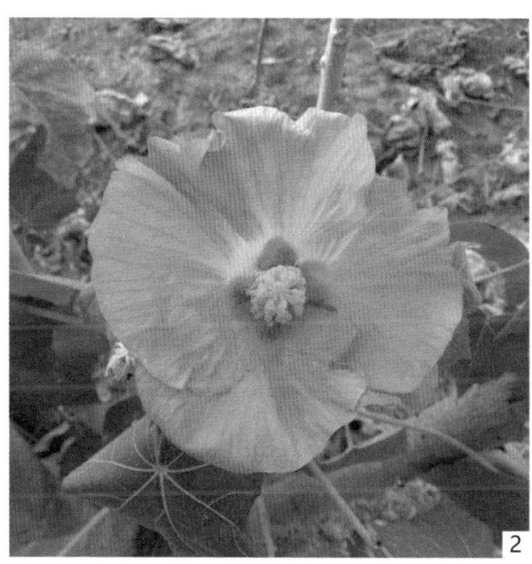

图 9-1　木芙蓉

1. 植株；2. 花。

- 【识别特征】小枝、叶柄、花梗和花萼均密被星状毛与直毛相混的细绵毛。叶宽卵形至圆卵形或心形，常 5~7 裂，裂片三角形，先端渐尖，具钝圆锯齿，叶面疏被星状细毛和点，叶背密被星状细绒毛；托叶披针形，常早落。花单生于枝端叶腋间；小苞片 8，线形；花萼钟形，裂片 5，卵形；花初开时白色或淡红色，后变深红色，花瓣近圆形，外面被毛，基部具髯毛。蒴果扁球形。种子肾形，背面被长柔毛。花期 8~10 月。
- 【校园分布】莲池周围。
- 【入药部位】花（芙蓉花）、叶（芙蓉叶）、根（芙蓉根）。
- 【功效主治】**（1）芙蓉花：**清热解毒，凉血止血，消肿排脓。主治肺热咳嗽，吐血，目赤肿痛，崩漏，白带异常，腹泻，腹痛，痈肿，疮疖，毒蛇咬伤，水火烫伤，跌打损伤。

（2）芙蓉叶：清热解毒，消肿排脓。主治痈疽肿毒，偏坠作痛，赤眼肿痛，疮肿。

（3）芙蓉根：清热解毒，凉血消肿。主治痈疽肿毒初起，目赤肿痛，肺痈等。

·【附　　方】**（1）治外科感染：**芙蓉膏。（《中医皮肤病学简编》）

（2）治跌打损伤及疮疡初期焮肿疼痛：定痛膏。（《证治准绳·疡医》）

（3）治阴毒、阳毒：麻凉膏。（《外科十三方考》）

·【本草文化】后蜀皇帝孟昶有一位夫人叫花蕊夫人，特别喜欢花，尤其爱芙蓉。孟昶就命人把成都的大街小巷都种上木芙蓉花。后来后蜀灭亡，花蕊夫人被俘，但是她还珍藏着孟昶的画像，赵匡胤发现后感觉十分不快，让她交出来，可是花蕊夫人执意不交，因此，花蕊夫人就被赵匡胤杀害了，花蕊夫人对爱情的忠贞让后人敬仰，因此，后代文人亦称她为“芙蓉花神”。

·【其他用途】木芙蓉在晚秋季节开放，就在万物枯萎、百花凋零的时候，正如“千林扫作一番黄，只有芙蓉独自芳”所描绘的。其花期也很长，具有很高的观赏价值。此外，木芙蓉的茎皮含有很高的纤维素，且柔韧耐水，能够为纺织等提供原料，还能造纸。

我的本草观察笔记

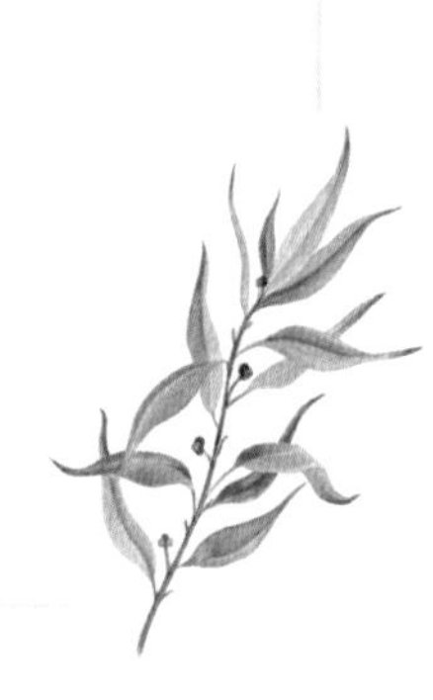

鹅掌柴

五加科 Araliaceae

Heptapleurum heptaphyllum

《岭南采药录》

【别名】鹅掌木、鸭掌木、鸭脚木。

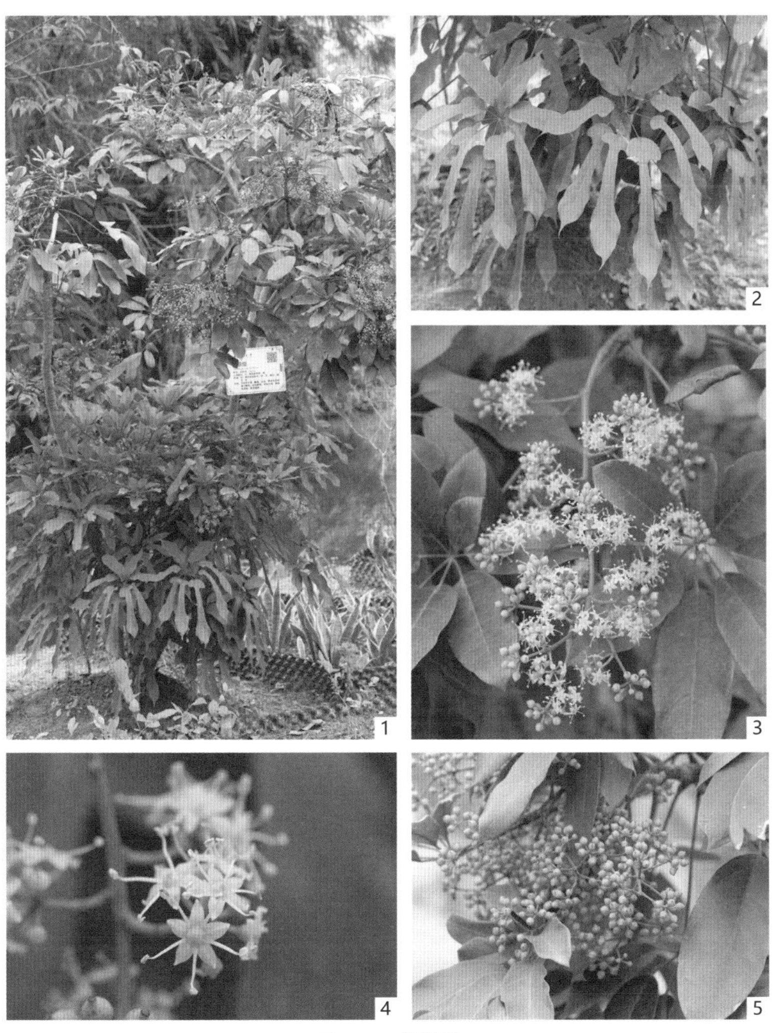

图 9-2　鹅掌柴

1. 植株；2. 叶；3. 花序；4. 花；5. 果序。

· 【识别特征】小枝粗壮，干时有皱纹，幼时密生星状短柔毛，不久毛渐脱稀。幼枝密被星状毛，后渐脱落。掌状复叶互生，小叶6~10，革质，椭圆形、长椭圆形或卵状椭圆形，先端尖或短渐尖，基部宽楔形或近圆形，全缘；幼叶常具锯齿或羽裂，密被星状毛，老叶下面沿中脉及脉腋被毛，或无毛。由伞形花序聚生成大型的圆锥花序，密被星状毛；花瓣5，白色；离生雄蕊5。果实球形，成熟时暗紫色。花期10~11月，果期12月至翌年1月。

· 【校园分布】立体中药学园区。

· 【入药部位】根（鸭脚木根）、根皮及茎皮（鸭脚木皮）、叶（鸭脚木叶）。

· 【功效主治】**（1）鸭脚木根：**疏风清热，除湿通络。主治感冒，发热，妇女热病夹经，风湿痹痛，跌打损伤。

（2）鸭脚木皮：清热解表，祛风除湿，舒筋活络。主治感冒发热，咽喉肿痛，烫伤，无名肿毒，风湿痹痛，跌打损打，骨折。

（3）鸭脚木叶：祛风化湿，解毒，活血。主治风热感冒，咽喉肿痛，斑疹发热，风疹瘙痒，风湿疼痛，湿疹，下肢溃疡，疮疡肿痛，烧伤，跌打肿痛，骨折，刀伤出血。

· 【附　　方】**（1）治跌打瘀肿：**鸭脚木皮研磨，水酒调敷。（*《广东中草药》*）

（2）治红白痢：鸭脚木皮，去外皮，洗净，一蒸一晒，每用120g，煎服。（*《岭南草药志》*）

（3）治风疹、漆疮：鸭脚木叶适量，水煎熏洗。（*《广西本草选编》*）

· 【本草文化】鹅掌柴又叫鸭脚木，之所以得名，是因为鹅掌柴的叶子反转后的形状像鹅掌。

· 【其他用途】鹅掌柴木材轻软、纹理细致，可供制作火柴棒、冰棒棍、蒸笼和木屐，又可作为纸浆原料，昔日曾是重要的经济树材。此外，鹅掌柴树姿优雅，耐阴且耐湿，可作庭院观赏树种，冬季开花，是许多昆虫重要的蜜源植物，果实还会吸引鸟类前来觅食。

杧　果

漆树科 Anacardiaceae

Mangifera indica

《食性本草》

【别名】马蒙、望果、蜜望子。

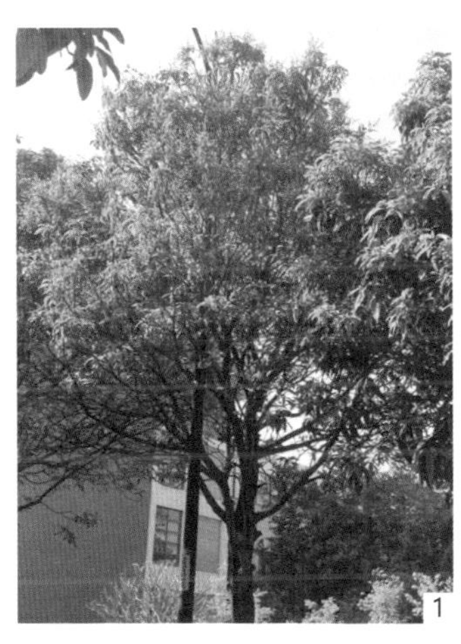

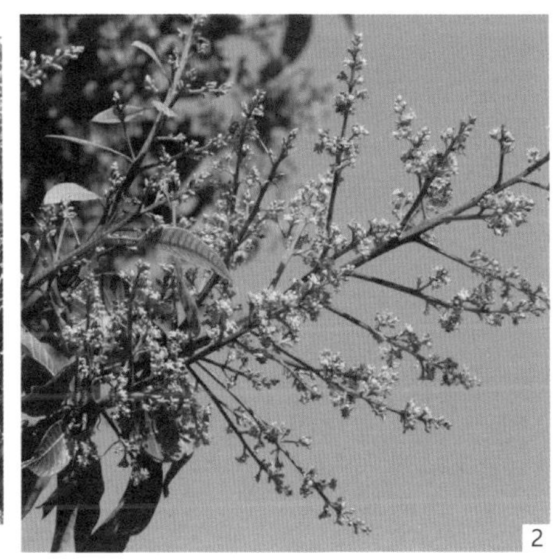

图 9-3　杧果

1. 植株；2. 圆锥花序。

- 【识别特征】树皮灰褐色，小枝褐色，无毛。叶常集生枝顶，薄革质，长圆形或长圆状披针形，先端渐尖、长渐尖或急尖，基部楔形或近圆形，边缘皱波状，无毛；叶面略具光泽。圆锥花序，多花密集，被灰黄色微柔毛；苞片披针形，被微柔毛；花小，杂性，黄色或淡黄色；萼片卵状披针形，渐尖，边缘具细睫毛，外面被微柔毛；花瓣长圆形或长圆状披针形，无毛。核果大，肾形，成熟时黄色。春、夏季开花结果。
- 【校园分布】望果路。
- 【入药部位】果实（杧果）、树皮（杧果树皮）、叶（杧果叶）、果核（杧果核）。
- 【功效主治】**（1）杧果：**益胃，生津，止呕，止咳。主治口渴，呕吐，食少，咳嗽。

（2）杧果树皮： 清暑热，止血，解疮毒。主治伤暑发热，疟疾，鼻衄，痈肿疔疮。

（3）杧果叶： 止渴，化滞，止痒。主治消渴，疳积，湿疹瘙痒，疣。

（4）杧果核： 健胃消食，化痰行气。主治饮食积滞，食欲不振，咳嗽，疝气，睾丸炎。

·【附　　方】**（1）治多发性疣：** 杧果1~2枚，分1~2次服，并取果皮擦患处。（《福建药物志》）

（2）治习惯性鼻衄： 杧果茎二重皮30g，猪肉适量，炖服。（《福建药物志》）

（3）治伤暑夹色，身热而恶热： 取杧果树皮和露兜竻、鬼箭羽、榕树须、狗肝菜，不拘多少，煎一大碗，尽量饮之。（《岭南采药录》）

·【本草文化】人们一致认为，第一个把杧果介绍到印度国以外的人是中国唐朝的高僧玄奘法师，在《大唐西域记》中有“庵波罗果，见珍于世”这样的记载。而后传入泰国、马来西亚、菲律宾和印度尼西亚等东南亚国家，再传到了地中海沿岸国家，直到18世纪后才陆续传到巴西、西印度群岛和美国佛罗里达州等地，这些地方都有大片的杧果林。

·【其他用途】杧果树大叶浓密，是合适的庭外种植乔木；果肉酸甜可口，深受人们的喜爱。

杜　仲

杜仲科 Eucommiaceae

Eucommia ulmoides

《神农本草经》

【别名】丝楝树皮、丝棉皮、棉树皮。

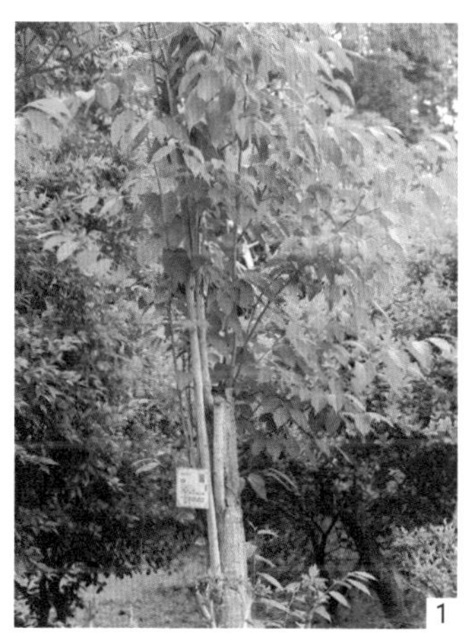

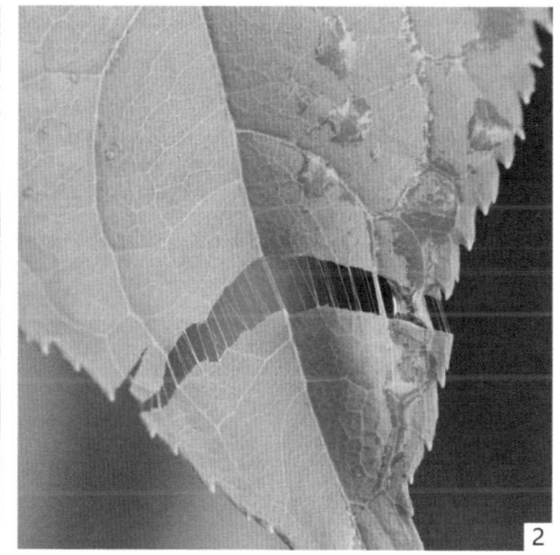

图 9-4　杜仲

1. 植株；2. 叶（示胶丝）。

- 【识别特征】树皮灰褐色，粗糙，折断拉开有多数细丝；幼枝有黄褐色毛，后变无毛，老枝有皮孔。单叶互生；叶片椭圆形、卵形或长圆形，先端渐尖，基部圆形或阔楔形，叶面暗绿色，叶背淡绿色，老叶略有皱纹，边缘有锯齿。花单性，雌雄异株，花生于当年枝基部。翅果扁平，长椭圆形，先端 2 裂，基部楔形，周围具薄翅。坚果位于中央，与果梗相接处有关节。花期 4 月，果期 10 月。
- 【校园分布】弘景亭周围。
- 【入药部位】树皮（杜仲）、叶（杜仲叶）。
- 【功效主治】**（1）杜仲：**补肝肾，强筋骨，安胎。主治肝肾不足，腰膝酸痛，筋骨无力，头晕目眩，妊娠漏血，胎动不安。

（2）杜仲叶： 补肝肾，强筋骨，降血压。主治腰背疼痛，足膝酸软乏力，高血压。

·【附　　方】**（1）治妇人冲任不足，胎元不安不固：** 胎元饮。（《景岳全书》）

（2）治上骱后气血两虚者： 生血补髓汤。（《伤科补要》）

（3）治肾虚胎动不安： 补肾安胎饮。（《中医妇科治疗学》）

·【本草文化】《本草纲目》云："昔有杜仲，服此得道，因以名之。思仲、思仙，皆由此义。其皮中有银丝如绵，故曰木绵。"其他如丝棉皮、扯丝皮等亦由此木皮折断后现白丝而名。

·【其他用途】树皮分泌的硬橡胶供工业原料及绝缘材料，抗酸、碱及化学试剂的腐蚀的性能高，可制造耐酸、碱容量及管道的衬里；种子含油率达 27%；木材可供建筑使用及制造家具。

我的本草观察笔记

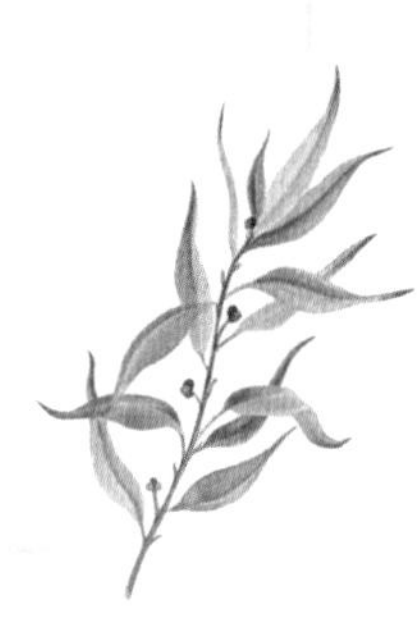

荔 枝

无患子科 Sapindaceae

Litchi chinensis

《食疗本草》

【别名】丹荔、丽枝、离枝。

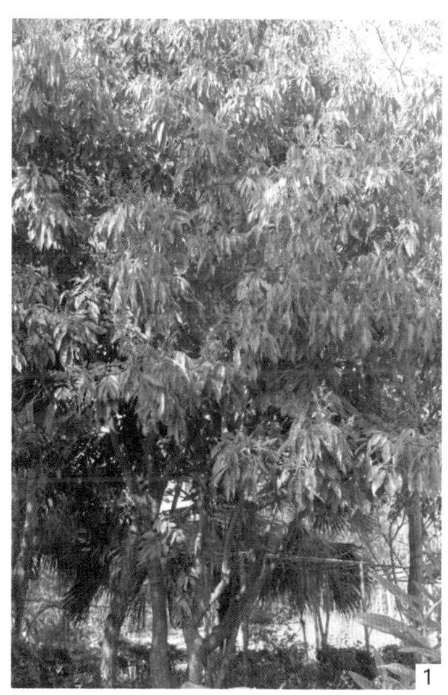
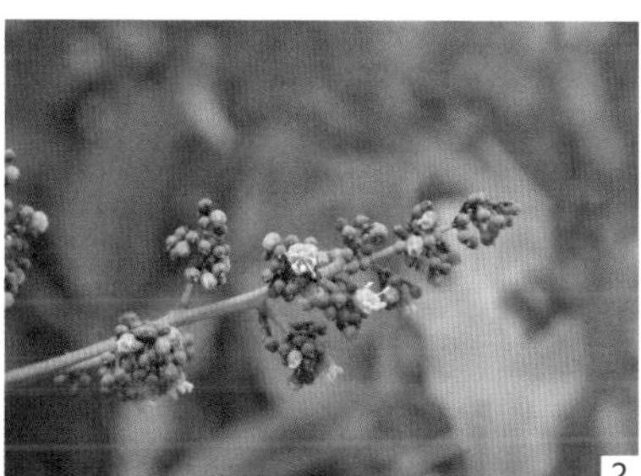
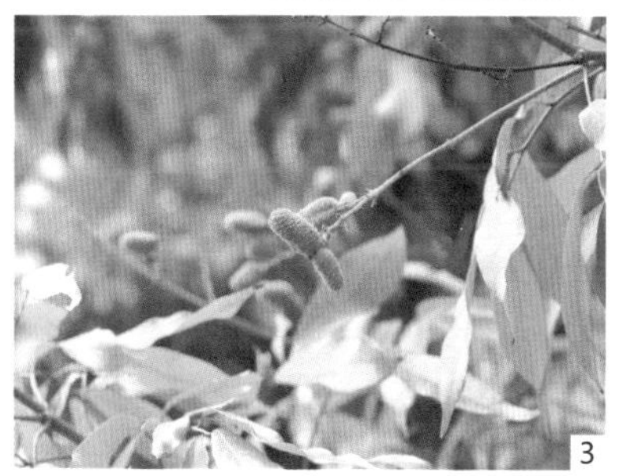

图 9-5 荔枝

1. 植株；2. 圆锥花序；3. 果（未成熟）。

- 【识别特征】树皮灰黑色；小枝圆柱状，褐红色，密生白色皮孔。二回羽状复叶，互生，小叶 2~3 对，薄革质或革质，披针形、卵状披针形或长椭圆状披针形，先端骤尖或短尾尖，全缘；叶面深绿色，有光泽，叶背粉绿色，两面无毛。圆锥花序顶生；花萼被金黄色短绒毛；离生雄蕊。核果卵圆形或近球形，熟时常暗红色至鲜红色。种子椭圆形，棕褐色。花期春季，果期夏季。
- 【校园分布】自强楼草坪。
- 【入药部位】假种皮或果实（荔枝）、根（荔枝根）、果皮（荔枝壳）、叶（荔枝叶）、成熟种子（荔枝核）。

·【功效主治】**（1）荔枝：**养血健脾，行气消肿。主治病后体虚，津伤口渴，脾虚泄泻，呃逆，食少，瘰疬，疔肿，外伤出血。

（2）荔枝根：理气止痛，解毒消肿。主治胃痛，疝气，咽喉肿痛。

（3）荔枝壳：除湿止痢，止血。主治痢疾，血崩，湿疹。

（4）荔枝叶：除湿解毒。主治烂疮，湿疹。

（5）荔枝核：行气散结，祛寒止痛。主治寒疝腹痛，睾丸肿痛。

·【附　　方】**（1）治癥瘕痃癖，小肠膀胱等气：**橘核丸。（《医学心悟》）

（2）治疔疮：拔疔膏。（《青囊秘传》）

（3）治痘溃烂：草灰散。（《梅氏验方新编》）

·【本草文化】荔枝，《本草图经》曰："《扶南记》云，此木以荔枝为名者，以其结实时枝弱而蒂牢，不可摘取，以刀斧劙取其枝，故以为名耳。""荔"为音近借字。离支、荔支、丽枝等皆为音近借字之名。因熟时果皮赤色，故亦称丹荔。

·【其他用途】荔枝木材坚实，深红褐色纹理雅致，耐腐，历来为上等名材。广东将野生或半野生（均种子繁殖）的荔枝木材列为特级材，栽培荔枝木材列为一级材，主要作造船、梁、柱、上等家具用。花多，富含蜜腺，是重要的蜜源植物，荔枝蜂蜜是品质优良的蜜糖之一，深受消费者欢迎。

我的本草观察笔记

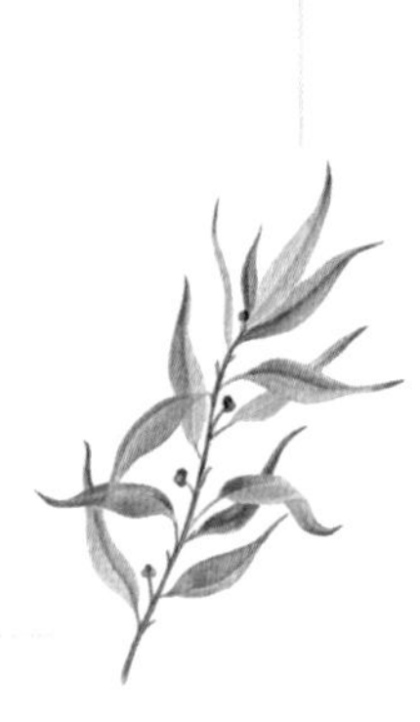

梅

Prunus mume

《神农本草经》

【别名】乌梅、春梅、白梅花。

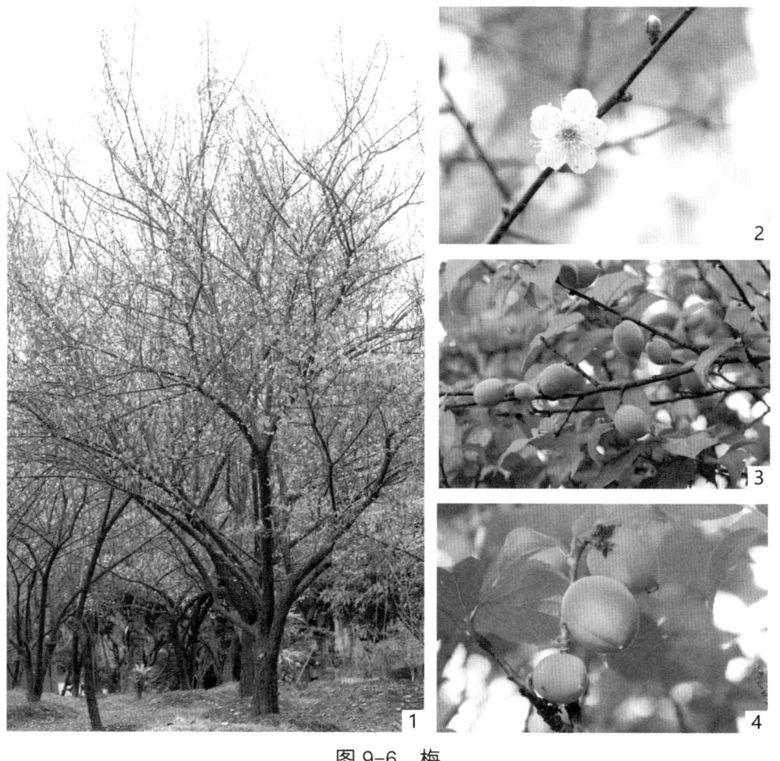

图 9-6　梅

1. 植株；2. 花；3. 幼果；4. 核果（近成熟）。

·【识别特征】小枝绿色，无毛。叶互生，卵形或椭圆形，先端尾尖，基部宽楔形或圆，具细小锐锯齿，幼时两面被柔毛，老时下面脉腋具柔毛。花单生或 2 朵生于 1 芽内，香味浓，先叶开放；花萼常红褐色，有些品种花萼为绿色或绿紫色，萼筒宽钟形，萼片卵形或近圆形；花瓣倒卵形，白色或粉红色。核果近球形，熟时黄色或绿白色。花期冬春，果期 5~6 月（华北 7~8 月）。

·【校园分布】弘景亭周围。

·【入药部位】近成熟果实（乌梅）、花蕾（梅花）、根（梅根）、带叶枝条（梅梗）、未成熟果实（青梅）、种仁（梅核仁）。

·【功效主治】**（1）乌梅：**敛肺，涩肠，生津，安蛔。主治肺虚久咳，久泻久痢，虚热消渴，蛔厥呕吐、腹痛。

（2）梅花：疏肝解郁，开胃生津，化痰。主治肝胃气痛，胸闷，梅核气，暑热烦渴，食欲不振。

（3）梅根：祛风，活血，解毒。主治风痹，喉痹，休息痢，胆囊炎，瘰疬。

（4）梅梗：理气安胎。主治妇人小产。

（5）青梅：利咽，生津，涩肠止泻，利筋脉。主治咽喉肿痛，喉痹，津伤口渴，泻痢，筋骨疼痛。

（6）梅核仁：清暑，除烦，明目。主治暑热霍乱，烦热，视物不清。

·【附　　方】**（1）治大便下血：**艾梅饮。（**《内经拾遗》**）

（2）治吐蛔：安蛔散。（**《张氏医通》**）

（3）治脏寒蛔厥证：乌梅丸。（**《伤寒论》**）

·【本草文化】“梅妻鹤子”这一成语，出自宋代诗人林逋的故事。清朝吴之振《宋诗钞·和靖诗钞序》曰：“逋不娶，无子，所居多植梅畜鹤。泛舟湖中，客至则放鹤致之，因谓梅妻鹤子云。”形容山林隐逸的生活。

·【其他用途】梅可露地栽培供观赏，还可以栽为盆花，制作梅桩；鲜花可提取香精；果实可食、盐渍或干制，或熏制成乌梅入药；梅还能抗根线虫危害，可作核果类果树的砧木。

玉　兰

木兰科 Magnoliaceae

Yulania denudata

《神农本草经》

【别名】白玉兰、玉堂春、应春花。

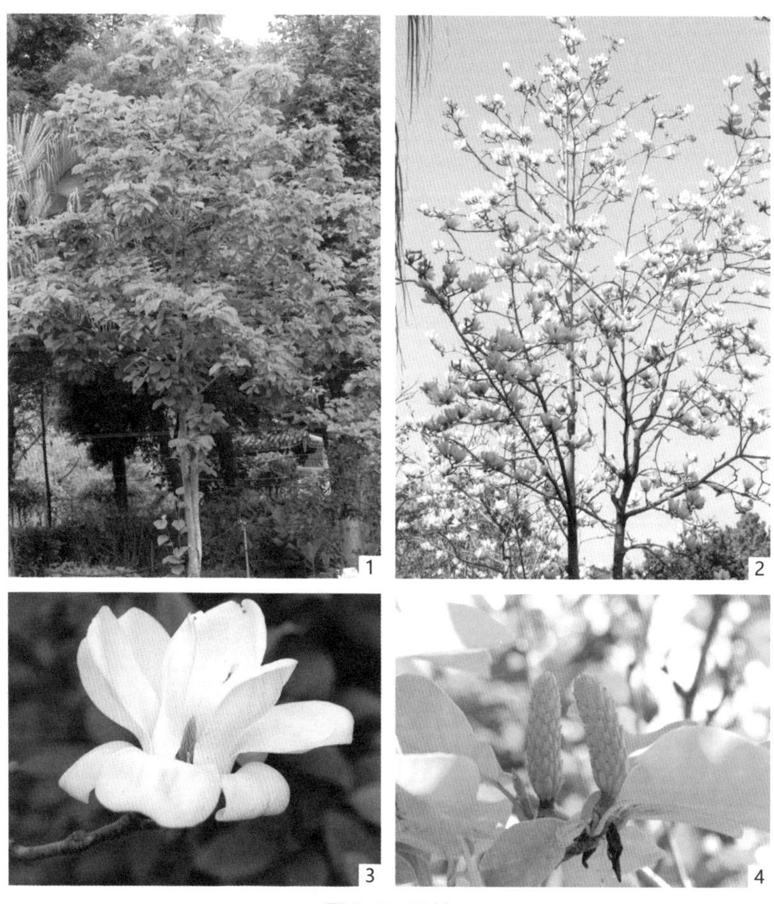

图 9-7　玉兰

1. 植株；2. 植株（花期）；3. 花；4. 聚合果。

·【识别特征】树皮深灰色，粗糙开裂；小枝稍粗壮，灰褐色。叶互生，纸质，倒卵形、宽倒卵形或倒卵状椭圆形，基部徒长枝叶椭圆形，先端宽圆、平截或稍凹，具短突尖，中部以下渐狭成楔形，叶背沿脉上被柔毛。花单生枝顶；花蕾卵圆形，花先叶开放，直立，芳香；花被片 9，白色，基部常粉红色，长圆状倒卵形。聚合果圆柱形；蓇葖厚木质，褐色。种子心形，侧扁。花期 2~3 月、7~9 月，果期 8~9 月。

· 【校园分布】立体中药学园区。

· 【入药部位】花蕾（辛夷）。

· 【功效主治】**辛夷：**散风寒，通鼻窍。主治风寒头痛，鼻塞流涕，鼻鼽，鼻渊。

· 【附　　方】**（1）治肺虚，风寒湿邪外袭，鼻内壅塞等：**辛夷散。（《重订严氏济生方》）

（2）治风邪上攻，致成鼻渊，鼻流浊涕不止，前额疼痛：苍耳子散。（《严氏济生方》）

（3）治风热郁滞肺经，致生鼻痔，鼻内息肉，初如榴子等：辛夷清肺饮。（《外科正宗》）

· 【本草文化】玉兰别名辛夷，《本草纲目》云：“夷者，荑也。其苞初生如荑而味辛也。杨雄《甘泉赋》云，‘列辛雉于林薄。’《服虔注》云，即辛夷。雉、夷声相近也。”《本草拾遗》云：“辛夷花未发时，苞如小桃子，有毛，故名侯桃。初发如笔状，北人呼为木笔。其花最早，南人呼为迎春。”

· 【其他用途】玉兰早春白花满树，艳丽芳香，为驰名中外的庭园观赏树种；材质优良，纹理直，结构细，供家具等用材；花含芳香油，可提取配制香精或制浸膏；花被片可食用或用以熏茶；种子榨油供工业用。

附：紫玉兰　*Yulania liliiflora*

紫玉兰为我国两千多年的传统花卉，我国各大城市均有栽培，并已引种至欧美各国都市，花色艳丽，享誉中外。分布于立体中药学园区、学生超市旁。

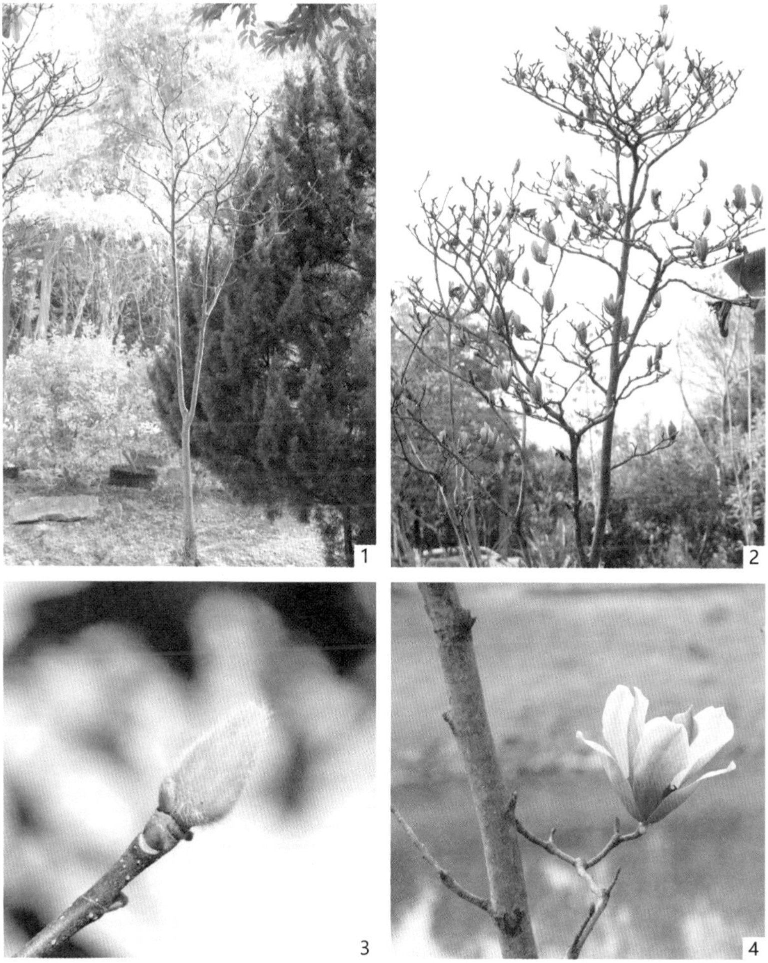

图 9-8　紫玉兰

1. 植株；2. 植株（花期）；3. 花蕾；4. 花。

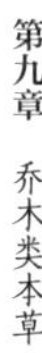

侧　柏

柏科 Cupressaceae

Platycladus orientalis

《名医别录》

【别名】扁柏、柏、竹板子。

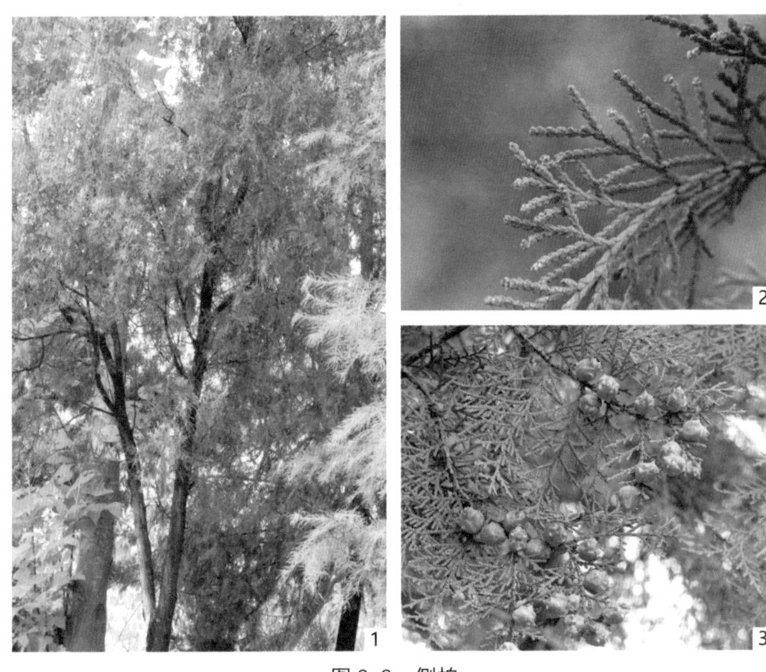

图 9-9　侧柏

1. 植株；2. 鳞叶；3. 球果。

·【识别特征】树皮薄，浅灰褐色，纵裂成条片；枝条向上伸展或斜展，幼树树冠卵状尖塔形，老则广圆形。叶鳞形，交互对生，先端微钝，小枝中央的叶的露出部分呈倒卵状菱形或斜方形，背面中间有条状腺槽，两侧的叶船形，先端微内曲，背部有钝脊，尖头的下方有腺点。雌雄同株，球花单生枝顶。球果蓝色，成熟前肉质，被白霜，成熟后木质，红褐色。种子椭圆形，无翅或有棱脊。花期 3~4 月，果期 10 月。

·【校园分布】时珍园大门周围。

·【入药部位】带叶枝梢（侧柏叶）、种仁（柏子仁）、已去掉栓皮的根皮（柏根白皮）、树干或树枝经燃烧后分泌的树脂（柏脂）、枝条（柏枝节）。

·【功效主治】**（1）侧柏叶：**凉血止血，清热利湿。主治各种出血，肾盂肾炎，慢性支气管炎，肺结核咳嗽，脑积水，百日咳，跌打损伤等。

（2）柏子仁：养心安神，敛汗，润燥通便。主治心悸，失眠，盗汗，遗精，便秘等。

（3）柏根白皮：凉血，解毒，敛疮，生发。主治烫伤，灸疮，疮疡溃烂，毛发脱落。

（4）柏脂：除湿清热，解毒杀虫。主治疥癣，癞疮，秃疮，黄水疮，丹毒，赘疣。

（5）柏枝节：祛风除湿，解毒疗疮。主治风寒湿痹，历节风，霍乱转筋，牙齿肿痛，恶疮，疥癞。

·【附　　方】**（1）治血热妄行：**四生丸。（**《妇人大全良方》**）

（2）治伤寒吐血不止：柏叶散。（**《太平圣惠方》**）

（3）治火炙伤久不瘥：柏皮膏。（**《太平圣惠方》**）

·【本草文化】宁阳县山村圭山一带流传着这么一个传说，二郎神担山撵太阳，西头担着皮山，东头担着葫芦山，走累了坐下休息，磕打磕打鞋子，磕打出小圭山，鞋里还有个小草棒，把草棒磕打出来，就长出棵侧柏。原来山的西北面有个泉眼常年不涸，泉水甘甜，侧柏根扎到甘泉里，长出来的一边的枝是甜的，而因侧柏本身应该是苦的，于是另一边不在泉里的则是苦的。圭山奇柏木质坚硬，迄今有一千多年的历史。村民介绍，千年柏的两侧刻着“圭山、文笔，圭山、武笔”八个大字，只要这八个字上长了青苔，那么村里就能出治国安邦的栋梁之才。直到现在，村民还在盼着字上长青苔呢。这就是“亦苦亦甜”千年柏的故事。

·【其他用途】侧柏常栽培作庭园树。可供建筑、家具、农具及文具等用材。此外，在日常饮食中侧柏还可用以制作药膳。

枫香树

金缕梅科 Hamamelidaceae

Liquidambar formosana

《尔雅》

【别名】路路通、山枫香树。

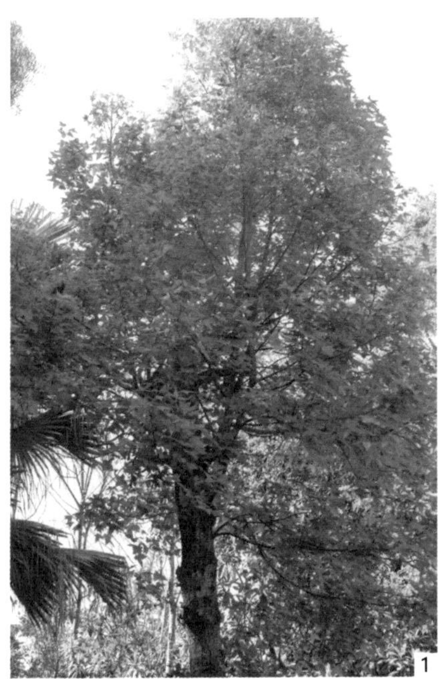
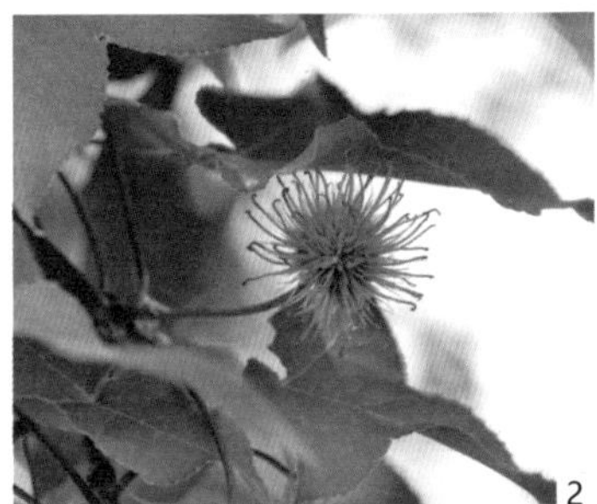
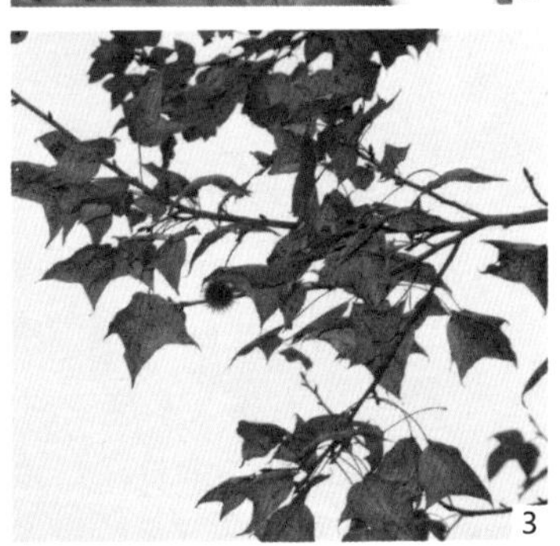

图 9-10 枫香树

1. 植株；2. 枫香（夏季）；3. 枫香（秋季）。

- 【识别特征】树皮灰褐色，方块状剥落。叶互生，薄革质，阔卵形，掌状 3 裂，中央裂片较长，先端尾状渐尖，基部心形，叶面无毛，叶背有短柔毛，边缘有锯齿；托叶线形，红褐色，早落。雄花短穗状花序常多个排成总状，雄蕊多数；雌花头状花序。蒴果，有宿存花柱及针刺状萼齿。种子褐色，多角形或有窄翅。花期 3~4 月，果期 10 月。
- 【校园分布】草药园区、杏林大道。

· 【入药部位】果序（路路通）、根（枫香树根）、树皮（枫香树皮）、树脂（枫香脂）。

· 【功效主治】**（1）路路通：** 祛风活络，利水，通经。主治关节痹痛，麻木痉挛，水肿胀满，乳少，闭经。

（2）枫香树根： 解毒消肿，祛风止痛。主治痈疽疔疮，风湿痹痛，牙痛，湿热泄泻，痢疾，小儿消化不良。

（3）枫香树皮： 除湿止泻，祛风止痒。主治泄泻，痢疾，大风癞疮，痒疹。

（4）枫香脂： 活血止痛，解毒生肌，止血。主治跌扑损伤，痈疽肿痛，吐血，衄血，外伤出血。

· 【附　　方】**（1）治诸风毒疮，发痒，白屑起：** 枫香散。（《御药院方》）

（2）治隐疹： 枫香汤。（《千金翼方》）

（3）治耳聋： 枫香脂丸。（《圣济总录》）

· 【本草文化】黔东南苗族古歌《枫木歌》记录了有关人类创生的神话，其中涉及枫木图腾崇拜出现的根源。传说人是从蝴蝶妈妈生的12个蛋中孵化出来的，蝴蝶妈妈又是从枫树心里钻出来的，所以枫树受到苗族人民的敬仰。由于枫木与人类有着血缘关系，所以苗族以枫木为图腾。这一图腾崇拜心理在苗族的生活中多有表现，苗族无论迁徙到哪里，都得先栽枫树，树成活了才能居住；否则，必须继续迁徙，直到寻找到适宜的新居为止。苗寨旁广植枫树，住宅之堂屋中柱必须用枫木，表示祖先常在。苗族认为没有枫香神树林的寨子，是没有根的寨子，早晚是要倒霉的。

· 【其他用途】枫香树木材稍坚硬，可制造家具及贵重商品的装箱，也是南方的行道树种。

垂柳

Salix babylonica

《神农本草经》

【别名】柳树、倒垂柳、青龙须。

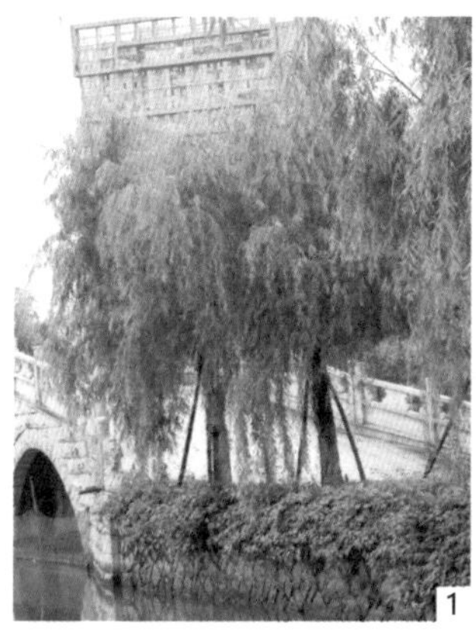

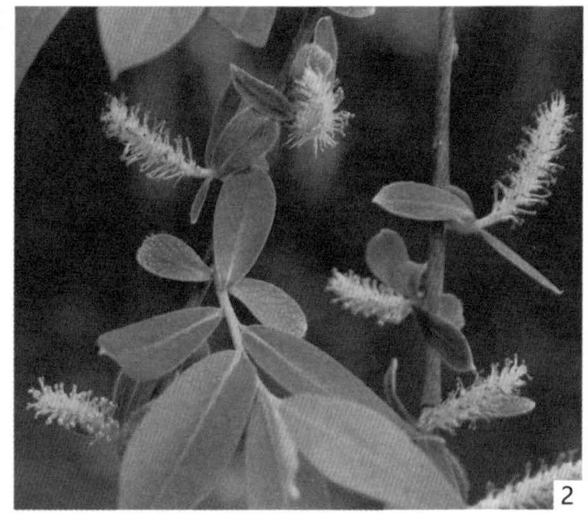

图 9-11　垂柳

1. 植株；2. 柔荑花序。

- 【识别特征】树冠开展而疏散。树皮灰黑色，不规则开裂；枝细，下垂，无毛。叶簇生，狭披针形或线状披针形，先端长渐尖，基部楔形，两面无毛或微有毛，边缘具锯齿，叶面绿色，叶背色较淡；托叶仅生在萌发枝上，斜披针形或卵圆形，边缘有齿牙。柔荑花序，先叶开放或与叶同时开放；雌雄花序苞片披针形，外面有毛。蒴果，黄褐色。花期 3~4 月，果期 4~5 月。
- 【校园分布】保生桥周围。
- 【入药部位】树皮或根皮（柳白皮）、带毛种子（柳絮）、叶（柳叶）、枝条（柳枝）。
- 【功效主治】**（1）柳白皮：**祛风利湿，消肿止痛。主治风湿骨痛，风肿瘙痒，黄疸，淋浊，乳痈，疔疮，牙痛，烫火伤。

  （2）柳絮：凉血止血，解毒消痈。主治吐血，创伤出血，痈疽，恶疮。

（3）柳叶：清热，解毒，利尿，平肝，止痛，透疹。主治慢性支气管炎，尿道炎，膀胱炎，膀胱结石，白浊，皮肤瘙痒等。

（4）柳枝：祛风利湿，解毒消肿。主治风湿痹痛，小便淋浊，黄疸，风疹瘙痒，疔疮等。

·【附　　方】**（1）治小儿惊风，搐弱涎潮及风热上壅等：**垂柳散。（《幼幼新书》）

（2）治皮肤风热所致荨麻疹：垂柳汤。（《太平惠民和剂局方》）

（3）治一切疮肿：保安膏。（《圣济总录》）

·【本草文化】据古代传奇小说《开河记》记述，隋炀帝登基后，下令开凿通济渠，虞世基建议在堤岸种柳，隋炀帝认为这个建议不错，就下令在新开的大运河两岸种柳，并亲自栽植，御书赐柳树姓杨，享受与帝王同姓之殊荣，从此柳树便有了“杨柳”之美称。

·【其他用途】垂柳为优美的绿化树种；枝条可编筐；树皮含鞣质，可提制栲胶；叶可作羊饲料；材质轻，易切削，干燥后不变形，无特殊气味，可供建筑、坑木、箱板和火柴梗等用材；木材纤维含量高，是造纸和人造棉的常用原料。

我的本草观察笔记

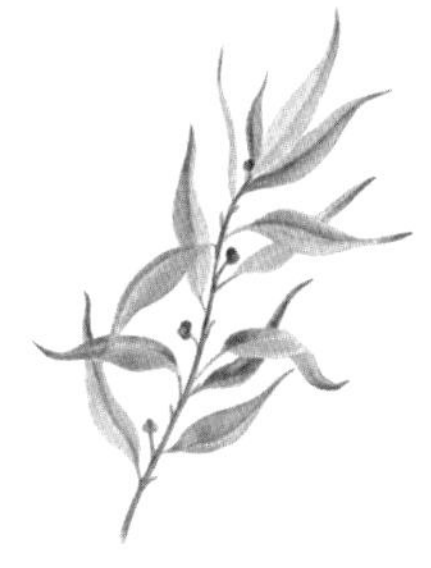

无患子

无患子科 Sapindaceae

Sapindus saponaria

《本草拾遗》

【别名】木患子、肥珠子、油珠子。

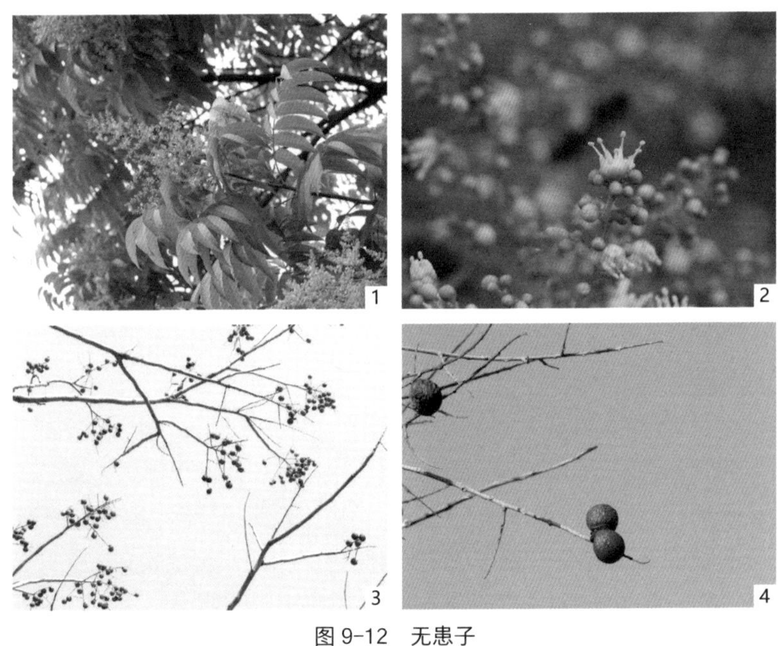

图 9-12　无患子

1. 花枝；2. 花；3. 果序；4. 核果。

- 【识别特征】树皮灰褐色或黑褐色；嫩枝绿色，无毛。二回羽状复叶，小叶 5~8 对，对生，叶片薄纸质，长椭圆状披针形或稍呈镰形，顶端短尖或短渐尖，基部楔形，稍不对称，腹面有光泽，两面无毛或背面被微柔毛。圆锥花序；花小，辐射对称；花瓣 5，披针形，黄白色；雄蕊 8，伸出。核果球形，橙黄色。种子球形，干后黑色。花期春季，果期夏秋。
- 【校园分布】立体中药学园区、闽台道地药材展示区。
- 【入药部位】种子（无患子）、果皮（无患子皮）、树皮（无患子树皮）、叶（无患子叶）。

· 【功效主治】**（1）无患子：**清热，祛痰，消积，杀虫。主治喉痹肿痛，肺热咳喘，喑哑，食滞，疳积，蛔虫腹痛，滴虫阴道炎，癣疾，肿毒。

（2）无患子皮：清热化痰，止痛，消积。主治喉痹肿痛，心胃气痛，疝气疼痛，风湿痛，虫积，食滞，肿毒。

（3）无患子树皮：解毒，利咽，祛风杀虫。主治白喉，疥癞，疳疮。

（4）无患子叶：解毒，镇咳。主治毒蛇咬伤，百日咳。

· 【附　　方】**（1）治小儿腹中气胀：**无患子 3~4 枚，煨熟食之，令放出矢气即消。（**《岭南草药志》**）

（2）治喉蛾：无患子、凤尾草各 9g，水煎服。（**《福建药物志》**）

（3）治虫积食滞：无患子皮 9g。水煎服。（**《广西民间常用草药》**）

· 【本草文化】传说无患子木做成的木棒可以驱魔打鬼，故曰“无患”。无患子的坚硬果核，可做成佛珠，被列入“十八菩提子”之一，佩戴身上，可以辟邪消灾，带来吉祥。后来就流传了一首儿歌：无患子，种门前，佛造光，家宅安，子孙后代无患难，菩萨保佑万万年。另外，在印度，无患子被称为“阿瑟迦柴”，有一部专门的《佛说木患子经》，是非常罕见的以植物为名的佛经。其中的木患子，就是指无患子。

· 【其他用途】无患子果皮含有皂素，可代肥皂，尤宜于丝质品之洗濯；木材质软，边材黄白色，心材黄褐色，可做箱板和木梳等。

波罗蜜

桑科 Moraceae

Artocarpus heterophyllus

《酉阳杂俎》

【别名】牛肚子果、树波罗、木波罗。

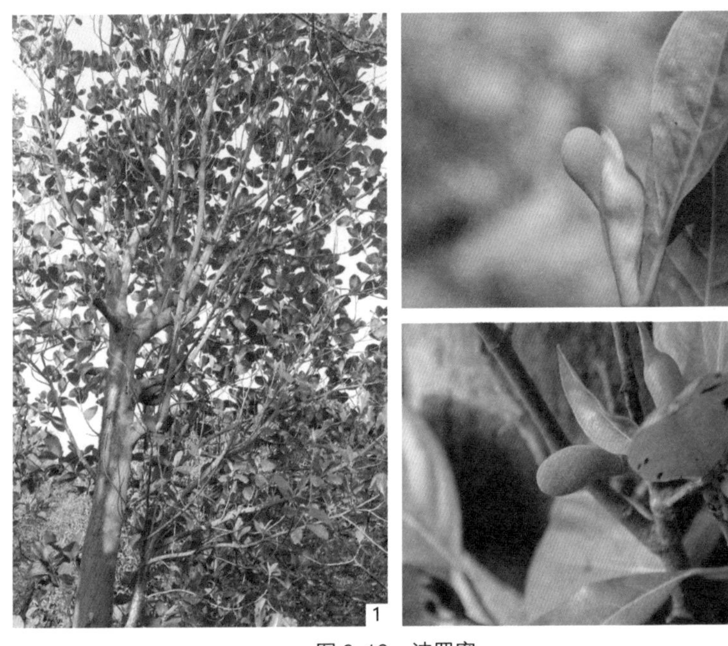

图 9-13 波罗蜜

1. 植株；2. 叶；3. 花序。

·【识别特征】老树具板根；树皮厚，黑褐色；小枝具纵皱纹至平滑，无毛。叶革质，螺旋状排列，椭圆形或倒卵形，先端钝或渐尖，基部楔形，大树之叶全缘，幼树萌发枝之叶常分裂，无毛；托叶抱茎，卵形。花雌雄同株，花序生老茎或短枝上，雄花序圆柱形或棒状圆柱形，花多数；雄、雌花花被皆管状。聚花果椭圆形或球形，熟时黄褐色，表面有坚硬六角形瘤状凸体和粗毛；核果长椭圆形。花期 2~3 月。

· 【校园分布】弘景亭周围。

· 【入药部位】果实（波罗蜜）、叶（波罗蜜叶）、树液（波罗蜜树液）、种仁（波罗蜜核中仁）。

· 【功效主治】**（1）波罗蜜：**生津除烦，解酒醒脾。

（2）波罗蜜叶：活血消肿，解毒敛疮。主治跌打损伤，疮疡疖肿，湿疹。

（3）波罗蜜树液：消肿散结，收涩止痒。主治疮疖红肿或疮疖红肿引起的淋巴结炎。

（4）波罗蜜核中仁：益气，通乳。主治产后脾虚气弱，乳少或乳汁不行。

· 【附　　方】**治产后乳少或乳汁不通：**波罗蜜核中仁 60~120g，炖肉服，或水煎服，并食果仁。（**《广西中草药》**）

· 【本草文化】《本草纲目》曰："波罗蜜，梵语也。因此果味甘，故借名之。"因其植物为乔木，故亦称树波萝、木波罗。其果实以形状之，称牛肚子果、蜜冬瓜。

· 【其他用途】波罗蜜为优美的庭园观赏树，也是著名的热带果树，果实硕大，香味四溢，果味极佳，素有"热带水果皇后"的美誉；核果可煮食，富含淀粉；木材黄，可提取桑色素。

我的本草观察笔记

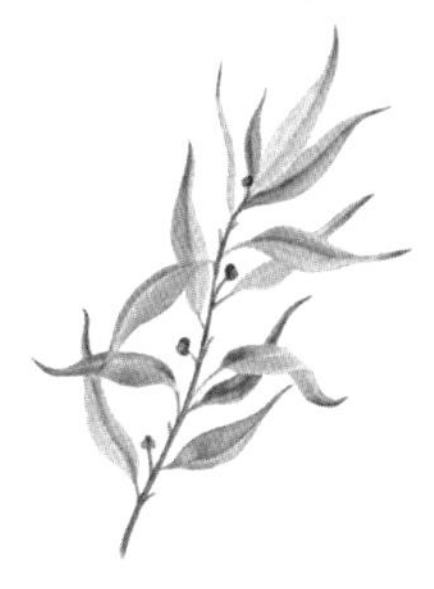

桃

Prunus persica

《神农本草经》

【别名】桃子、盘桃、粘核毛桃。

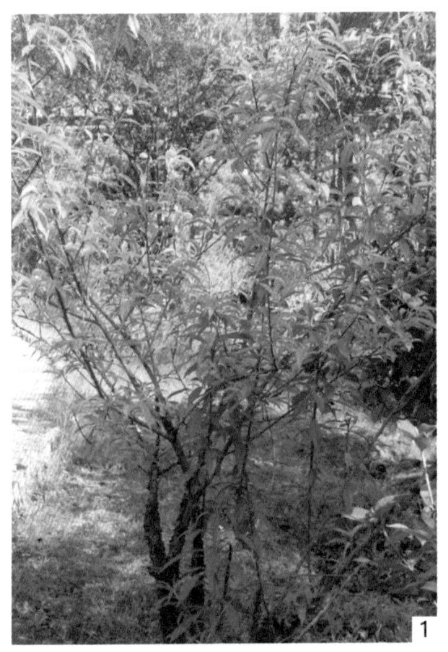

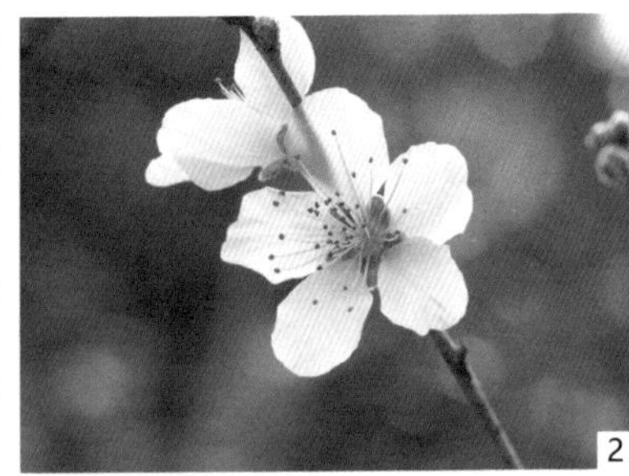

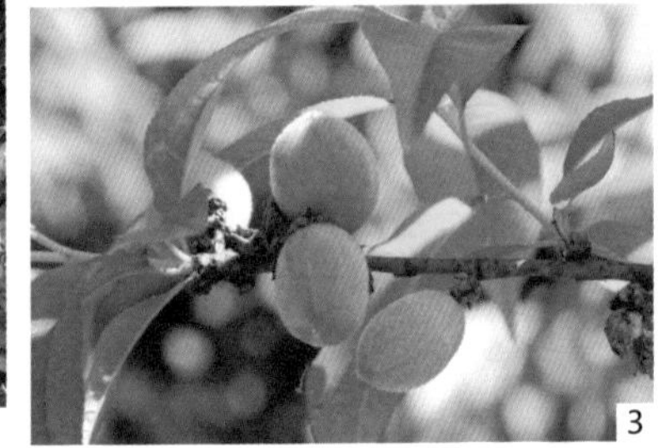

图 9-14　桃

1. 植株；2. 花；3. 核果。

- 【识别特征】树皮暗红褐色，老时粗糙鳞片状；小枝绿色，向阳处转变成红色，具大量小皮孔。叶互生，披针形，先端渐尖，基部宽楔形，叶面无毛，叶背在脉腋间具少数短柔毛或无毛，具细锯齿或粗锯齿。花单生，先于叶开放；萼筒钟形，绿色而具红色斑点，萼片卵形至长圆形；花瓣 5，长圆状椭圆形至宽倒卵形，粉红色，罕为白色；雄蕊多数。核果卵圆形。花期 3~4 月，果期 8~9 月。
- 【校园分布】立体中药学园区。
- 【入药部位】种子（桃仁）、叶（桃叶）、花（桃花）、树皮中分泌出来的树脂（桃胶）、幼果（碧桃干）。

·【功效主治】**（1）桃仁：**活血祛瘀，润肠通便。主治痛经，血滞经闭，产后瘀滞腹痛，跌打损伤，瘀血肿痛，肺痈，肠痈，肠燥便秘。

（2）桃叶：祛风清热，燥湿解毒，杀虫。主治外感风邪，头痛，风痹，痈肿疮疡，癣疮，疟疾。

（3）桃花：利水通便，活血化瘀。主治小便不利，水肿，脚气，砂石淋，便秘，癥瘕，癫狂，疮疹。

（4）桃胶：和血，通淋，止痢。主治血瘕，石淋，乳糜尿，痢疾腹痛，糖尿病。

（5）碧桃干：敛汗涩精，活血止血，止痛。主治盗汗，遗精，心腹痛，吐血，妊娠下血。

·【附　　方】**（1）治津枯肠燥证：**五仁丸。（**《世医得效方》**）

（2）治妇人、室女血闭不通，五心烦热：桃仁散。（**《杨氏家藏方》**）

（3）治妇人宿有癥积，妊娠二月，漏下不止，胎动：桂枝茯苓丸。（**《金匮要略》**）

·【本草文化】王充《论衡·订鬼》引《山海经》云：“沧海之中，有度朔之山。上有大桃木，其屈蟠三千里，其枝间东北曰鬼门，万鬼所出入也。上有二神人，一曰神荼，一曰郁垒，主阅领万鬼。恶害之鬼，执以苇索，而以食虎。于是黄帝乃作礼，以时驱之，立大桃人，门户画神荼、郁垒与虎，悬苇索以御凶魅。”这段引文，为今本《山海经》所无。蟠桃东北方向鬼门边的神荼、郁垒二神，随着时间发展演变为后世民间过新年时悬挂在家门的桃符或桃板。

·【其他用途】桃树干上分泌的胶质，俗称“桃胶”，可用作黏接剂等。桃的食用类群有离核和黏核之分，经长久的栽培，现如今以培育出北方桃、南方桃、黄肉桃、蟠桃及油桃 5 个优良品种群，其中黄肉桃品种群的果皮和果肉均金黄色，肉质较紧密强韧，适宜加工和制成罐头。

银 杏

银杏科 Ginkgoaceae

Ginkgo biloba

《证类本草》

【别名】鸭脚子、灵眼、佛指甲。

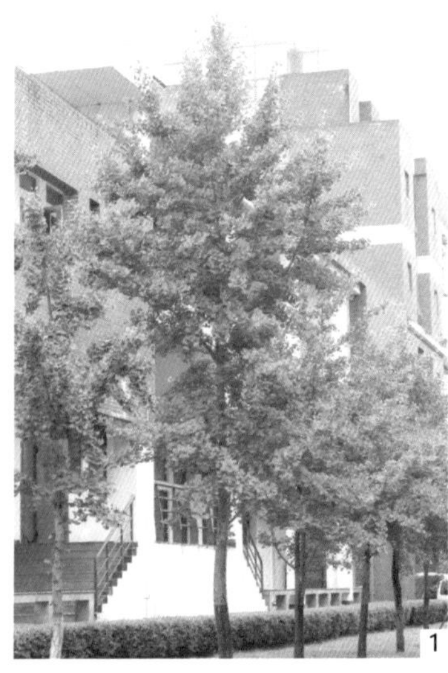
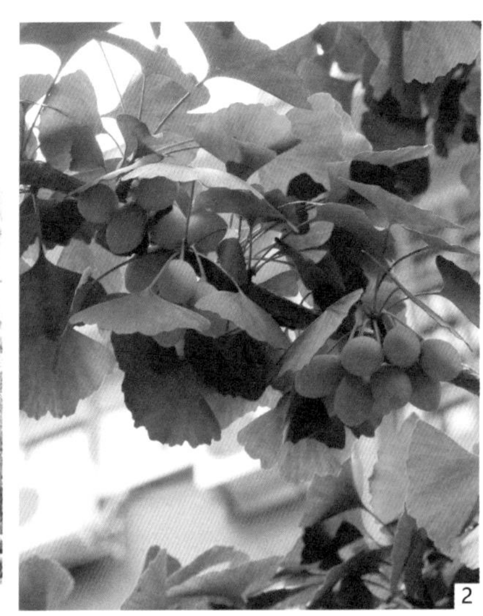

图 9-15 银杏

1. 植株；2. 核果状种子。

· 【识别特征】幼树树皮浅纵裂，大树之皮呈灰褐色，深纵裂，粗糙。叶在长枝上螺旋状散生，在短枝上簇生；叶扇形，二叉脉序，在短枝上常具波状缺刻，在长枝上常 2 裂，基部宽楔形。球花雌雄异株，单性，生于短枝顶端的鳞片状叶的腋内，呈簇生状；雄球花柔荑花序状，雄蕊多数；雌球花具长梗。种子核果状。花期 3~4 月，种子 9~10 月成熟。

· 【校园分布】银杏路。

· 【入药部位】根和根皮（白果根）、叶（银杏叶）、种子（白果）。

· 【功效主治】**（1）白果根：**益气补虚。主治遗精，遗尿，夜尿频多，带下病，石淋。

（2）银杏叶： 活血化瘀，通络止痛，敛肺平喘，化浊降脂。主治瘀血阻络，胸痹心痛，中风偏瘫，肺虚咳喘，高脂血症。

（3）白果： 敛肺定喘，止带缩尿。主治痰多喘咳，带下白浊，遗尿尿频。

·【附　　方】**（1）治妇人任脉不足，湿热侵注，致患黄带等：** 易黄汤。（《傅青主女科》）

（2）治湿盛带下，腰酸肢软： 白带散。（《全国中药成药处方集》）

（3）治痰喘： 白果定喘汤。（《重订通俗伤寒论》）

·【本草文化】《绍兴本草》云："银杏，以其色如银，形似小杏，故以名之。乃叶如鸭脚而又谓之鸭脚子。"白果者，亦当以其中种皮色白而得名。灵眼、佛指甲皆以果形美名之。佛指柑或为佛指甲之音讹。《花镜》云："又名公孙树，言公种而孙始得食也。"

·【其他用途】银杏树形优美，可作庭园树及行道树；树干可作木材；种子供食用，多食易中毒；叶可制杀虫剂及作肥料。

我的本草观察笔记

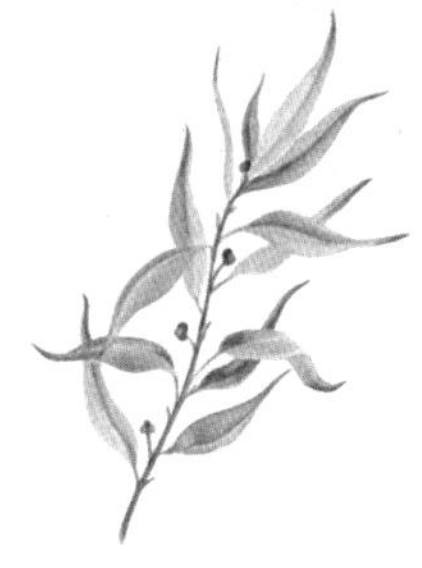

杉　木

Cunninghamia lanceolata

《名医别录》

【别名】杉、刺杉、木头树。

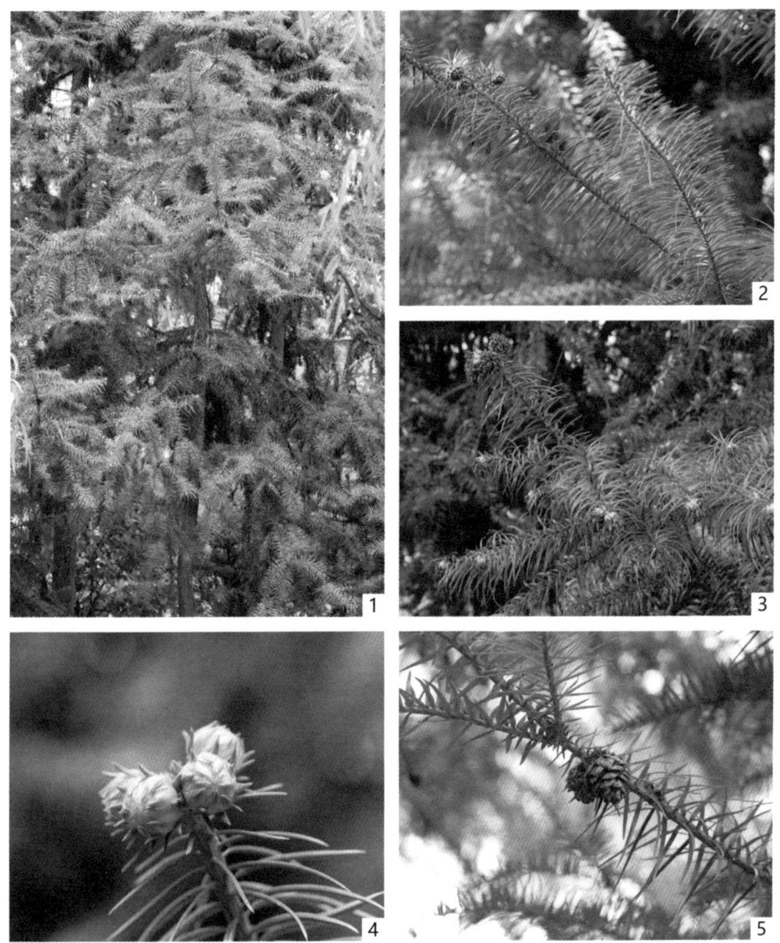

图 9-16　杉木

1. 植株；2. 叶；3. 雄球花；4. 雌球花；5. 球果。

·【识别特征】幼树尖塔形，大树圆锥形，树皮裂成长条片，内皮淡红色；小枝对生或轮生，常成 2 列状，幼枝绿色；树皮灰褐色，裂成长条片，内皮淡红色；大枝平展，小枝对生或轮生，常成 2 列状，幼枝绿色，光滑无毛。叶披针形或窄，常呈镰状，革质、坚硬。雄球花圆锥状；雌球花单生或数个集生，绿色。球果卵圆形，熟时苞鳞革质，棕黄色。种子扁平，长卵形或矩圆形，暗褐色。花期 4 月，球果 10 月下旬成熟。

·【校园分布】时珍园大门周围。

·【入药部位】心材及树枝（杉材）、叶（杉叶）、树皮（杉皮）、木材沥出的油脂（杉木油）、枝干上的结节（杉木节）。

·【功效主治】**（1）杉材：**辟恶除秽，除湿散毒，降逆气，活血止痛。主治脚气肿满，奔豚，霍乱，心腹胀痛，烧烫伤等。

（2）杉叶：祛风，化痰，活血，解毒。主治半身不遂初起，风疹，咳嗽，牙痛，脓疱疮，鹅掌风，跌打损伤，毒虫咬伤。

（3）杉皮：利湿，消肿解毒。主治水肿，脚气，漆疮，流火，烫伤，金疮出血，毒虫咬伤。

（4）杉木油：利尿排石，消肿杀虫。主治淋证，尿路结石，遗精，带下病，顽癣，疔疮。

（5）杉木节：祛风止痛，散湿毒。主治风湿骨节疼痛，胃痛，脚气肿痛，带下病，跌打损伤，臁疮。

·【附　　方】**（1）治肾囊风：**二神散。（**《外科真诠》**）

（2）治血伤兼带下不止：杉节散。（**《圣济总录》**）

（3）治从高坠损，心胸恶血不散：杉木节散。（**《太平圣惠方》**）

·【本草文化】杉从“彡”（shān）声。《说文》云：“彡，毛饰画文也。”杉叶纤细而平行，若羽状，以“彡”名之，取义于象形。檆，徐锴《说文解字系传》：“即今杉字。”省作“煔”。陆德明《尔雅音义》云：“煔字或作杉，所咸反，郭音芟，又音纤。”沙为杉之音转。繁者擎也，因其树冠高而得名。

·【其他用途】可以供建筑、桥梁、造船电杆及造纸等需用，是一种良好的用材树种。

栗 *

Castanea mollissima

《名医别录》

【别名】板栗、魁栗、毛栗。

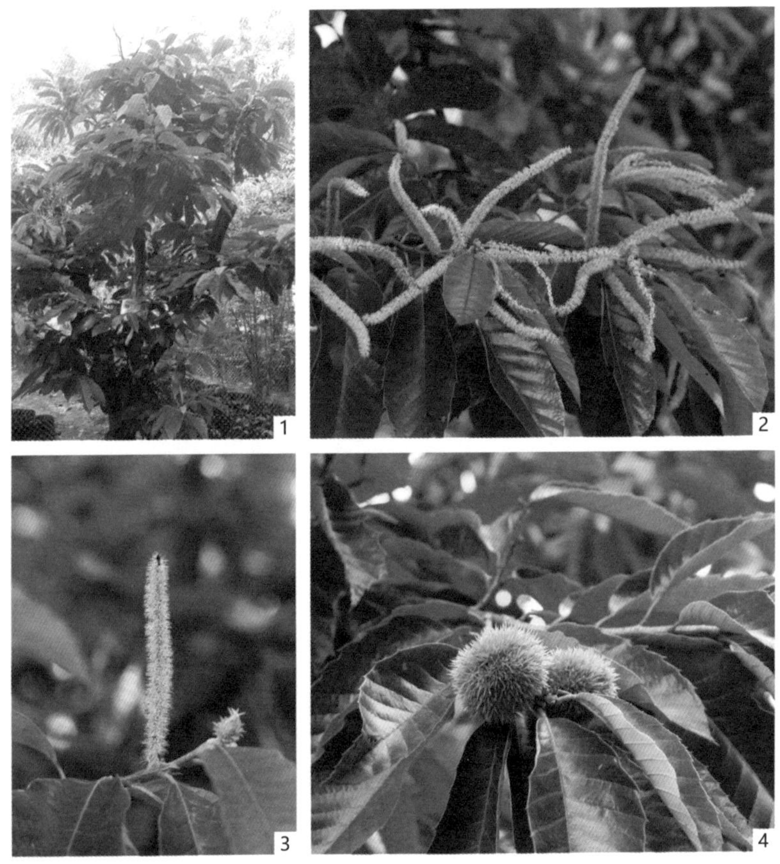

图 9-17　栗

1. 植株；2. 花枝；3. 花序；4. 果实。

·【识别特征】小枝灰褐色。叶椭圆形至长圆形，顶部短至渐尖，基部近截平或圆，或两侧稍向内弯而呈耳垂状，常一侧偏斜而不对称；新生叶的基部常狭楔尖且两侧对称，叶背被星芒状伏贴绒毛或因毛脱落变为几无毛；托叶长圆形，被疏长毛及鳞腺。雄花花序轴被毛；花 3~5 朵聚生成簇；雌花 1~3 朵发育结实。成熟壳斗的锐刺有长有短、有疏有密，密时全遮蔽壳斗外壁，疏时则外壁可见，坚果。花期 4~6 月，果期 8~10 月。

· 【校园分布】闽台道地与主产药材展示区。

· 【入药部位】外果皮（栗壳）、总苞（栗毛球）、树皮（栗树皮）、叶（栗叶）。

· 【功效主治】**（1）栗壳：**降逆生津，化痰止咳，清热散结，止血。主治反胃，呕哕，消渴，咳嗽痰多，百日咳，腮腺炎，瘰疬，衄血，便血。

（2）栗毛球：清热散结，化痰，止血。主治丹毒，瘰疬痰核，百日咳，中风不语，便血，鼻衄。

（3）栗树皮：解毒消肿，收敛止血。主治癞疮，丹毒，口疳，漆疮，便血，鼻衄，创伤出血，跌扑伤痛。

（4）栗叶：清肺止咳，解毒消肿。主治百日咳，肺结核，咽喉肿病，肿毒，漆疮。

· 【附　　方】**（1）治漆性皮炎：**栗树叶洗剂。（**《中医皮肤病学简编》**）

（2）治金疮：风化散。（**《圣济总录》**）

（3）治腰脚沉重，劳伤痛，脚气：独栗丸。（**《圣济总录》**）

· 【本草文化】栗之壳斗，有猬毛状针刺，甲骨文之“栗”字，即象木实有芒之形，以其形与（草木果实下垂貌）近，故小篆误从，作“桌”，后作栗。相传晋朝时晋王曾经率领部队追击敌人，粮缺而功篑。此时，晋王用周围山上栗子为粮，蒸而食之，士兵们腰腿酸痛、腹泻均愈，士气大振而获全胜。故栗子有“河东饭”之称。

· 【其他用途】栗木的心材黄褐色，边材色稍淡，心边材界限不甚分明。纹理直，结构粗，坚硬，耐水湿，属优质材。壳斗及树皮富含没食子类鞣质。叶可作蚕饲料。

构 树

桑科 Moraceae

Broussonetia papyrifera

《名医别录》

【别名】谷桑、毛桃、沙纸树。

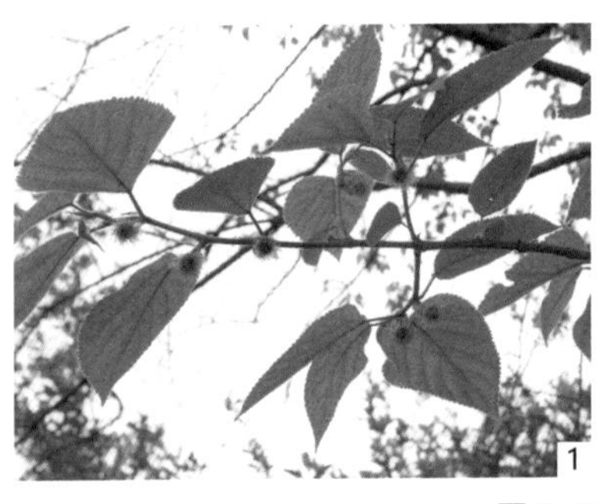

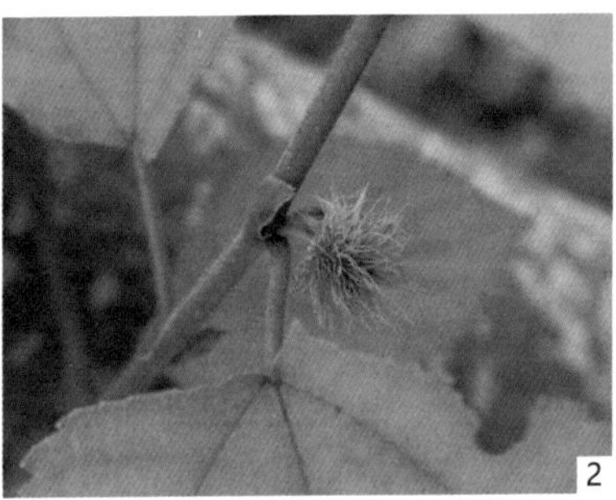

图 9-18　构树

1. 植株；2. 幼果。

· 【识别特征】树皮暗灰色；小枝密生柔毛。叶螺旋状排列，广卵形至长椭圆状卵形，先端渐尖，基部心形，两侧常不相等，边缘具粗锯齿，不分裂或 3~5 裂，小树之叶常有明显分裂，叶面粗糙，疏生糙毛，叶背密被绒毛；托叶大，卵形。花雌雄异株；雄花序为柔荑花序，苞片披针形，花被 4 裂，裂片三角状卵形；雌花序球形头状，苞片棍棒状，花被管状。聚花果，成熟时橙红色，肉质；瘦果表面有小瘤。花期 4~5 月，果期 6~7 月。

· 【校园分布】立体中药学园区。

· 【入药部位】嫩根或根皮（楮树根）、成熟果实（楮实）、茎皮部乳汁（楮皮间白汁）、叶（楮叶）。

· 【功效主治】**（1）楮树根：** 凉血散瘀，清热利湿。主治咳嗽吐血，崩漏，水肿，跌打损伤。

（2）楮实： 补肾清肝，明目，利尿。主治肝肾不足，腰膝酸软，虚劳骨蒸，头晕目昏，目生翳膜，水肿胀满。

（3）楮皮间白汁：利水，杀虫解毒。主治水肿，疮癣，虫咬。

（4）楮叶：凉血止血，利尿解毒。主治吐血，金疮出血，水肿，疝气，痢疾，毒疮等。

·【附　　方】**（1）治小儿痢渴不止，或时呕逆，不下食：**楮叶汤。（《太平圣惠方》）

（2）治风水毒气，遍身肿满：楮白皮散。（《普济方》）

（3）治下元虚冷惫极：楮实丸。（《太平圣惠方》）

·【本草文化】宋高宗赵构登基后，天下人为了避皇帝的讳，凡是与“构”字有关的词语，均要改字，所以“构树”，就成了“国树”。当然，各地的改名均有各地特色，因此，它有“楮桃树”“谷树”“葛树”等几十个名字。此外，构树与宗教文化也有十分久远的历史渊源，楮皮纸、白棉纸耐磨损、易保存，很早就开始被广泛用来抄写经书，对宗教文化的传播与发展起到了巨大的推动作用。

·【其他用途】构树果实酸甜，可直接食用；树皮纤维自古即为著名的制纸材料，古之楮纸（即宣纸）便是由构树皮制成；乳汁可为糊料，加工后可制成金漆；木制轻软，自古即为常用的薪材。此外，构树抗污染性强，可抗二氧化硫、氟化氢和氯气等有毒有害气体，可在空气污染严重的地区种植。

我的本草观察笔记

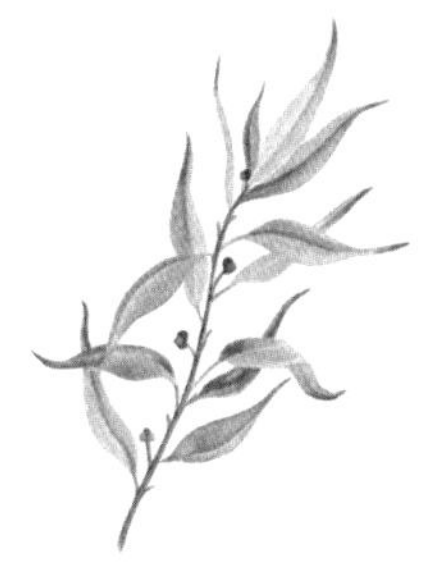

马尾松

松科 Pinaceae

Pinus massoniana

《新修本草》

【别名】枞松、山松、青松。

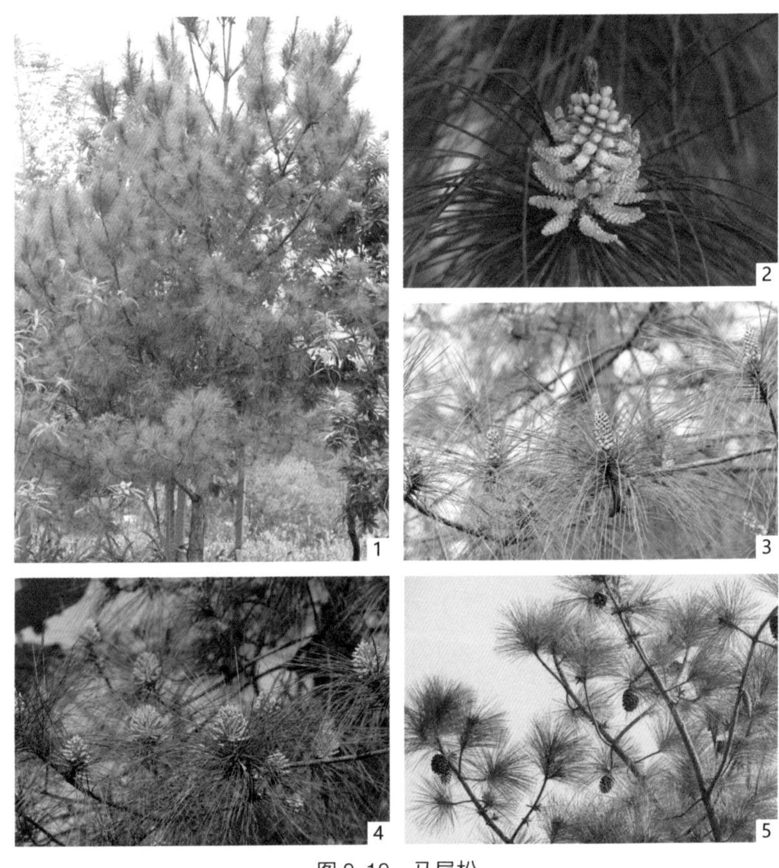

图 9-19　马尾松

1. 植株；2、3、4. 雄球花；5. 球果。

·【识别特征】树皮红褐色，下部灰褐色，裂成不规则的鳞状块片；枝平展或斜展，树冠宽塔形或伞形。针叶，2 针一束，细柔，微扭曲，边缘有细锯齿；叶鞘宿存。雄球花淡红褐色，圆柱形，弯垂，聚生于新枝下部苞腋，穗状；雌球花单生或聚生于新枝近顶端，淡紫红色。球果卵圆形或圆锥状卵圆形，成熟前绿色，熟时栗褐色。种子长卵圆形。花期 4~5 月，果期翌年 10~12 月。

·【校园分布】立体中药学园区。

·【入药部位】花粉（松花粉）、树皮（松木皮）、枝干的结节（松节）、油树脂经蒸馏除去挥发油后的遗留物（松香）、叶（松叶）。

·【功效主治】**（1）松花粉：**收敛止血，燥湿敛疮。主治外伤出血，湿疹，黄水疮，皮肤糜烂，脓水淋漓。

（2）松木皮：祛风除湿，活血止血，敛疮生肌。主治风湿骨痛，跌打损伤，金刃伤，肠风下血，湿疹，烧烫伤，痈疽久不收口。

（3）松节：祛风燥湿，舒筋活络，活血止痛。主治风寒湿痹，历节风痛，脚痹痿软，跌打伤痛。

（4）松香：燥湿祛风，生肌止痛，杀虫。主治风湿痹痛，痈疽，疥癣，湿疮，金疮出血。

（5）松叶：祛风活血，安神，解毒。主治风湿痹痛，风疹瘙痒，跌扑损伤，夜寐不安，夜盲症。

·【附　　方】**（1）治风旋头旋肿痹，皮肤顽疾：**松花酒。（《元和纪用经》）

（2）治一切疝气拘挛者：杜松散。（《续名家方选》）

（3）治慢性湿疹：苍松烘疗条。（《中医皮肤病学简编》）

·【本草文化】松、竹、梅并称为“岁寒三友”，加上兰为“四友”，加上芭蕉合称为“五清”，而松、柏、槐、榆、梓、梅则称为“六君子”。李白作诗云“愿君学长松，慎勿作桃李”，劝人要效法长松坚贞的品格，切勿成为凡桃俗李之流。

·【其他用途】马尾松边材区别不明显，淡黄褐色，纹理直，结构粗，有弹性，富树脂，耐腐力弱，供建筑、枕木、矿柱、家具及木纤维工业（人造丝浆及造纸）原料等用。树干可割取松脂，为医药、化工原料。根部树脂含量丰富；树干及根部可培养茯苓、蕈类，供中药及食用，树皮可提取栲胶。此外，马尾松还是长江以南地区重要的荒山造林树种。

南方红豆杉

红豆杉科 Taxaceae

Taxus wallichiana var. *mairei*

《名医别录》

【别名】血柏、红叶水杉、海罗松。

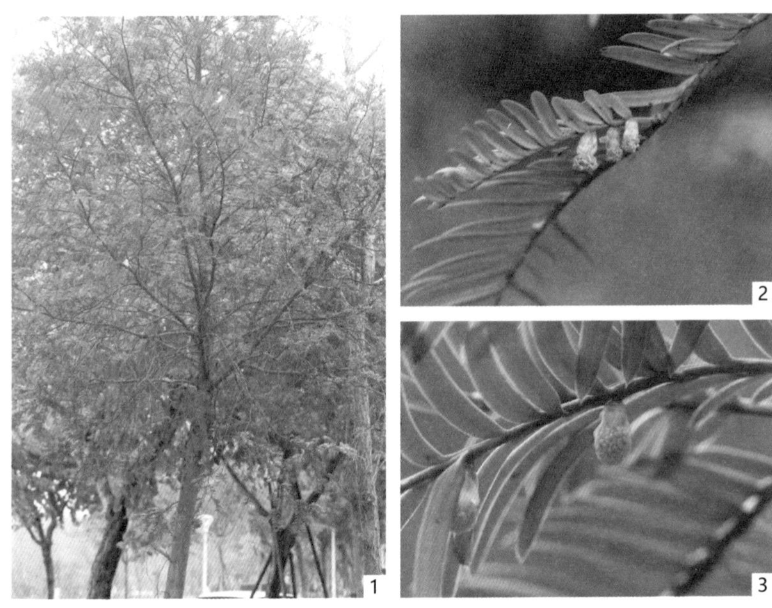

图 9-20　南方红豆杉

1. 植株；2、3. 雄球花。

· 【识别特征】树皮灰褐色、红褐色或暗褐色，裂成条片脱落。茎细圆柱形，多分枝，小枝不规则互生，表面黄绿色至黄褐色。叶排成 2 列，螺旋状着生，近革质；小叶条形，微弯或较直，上部微渐窄，先端常微急尖，稀急尖或渐尖，全缘；叶面深绿色，有光泽，叶背淡黄绿色；叶柄短，叶基扭转。雄球花淡黄色。种子卵圆形，上部渐窄，稀倒卵状，微扁或圆。花期 3~4 月，种子 11 月成熟。

· 【校园分布】闽台道地与主产药材展示区。

·【入药部位】带叶枝条（南方红豆杉）。

·【功效主治】**南方红豆杉：**消肿散结，通经利尿。主治癥瘕积聚，水肿，小便不利等。

·【附　　方】**（1）治肾炎水肿：**南方红豆杉 15g，过路黄 15g，鱼腥草 15g，薏米根 30g，水煎服，1 日 1 剂。（**《浙南本草新编》**）

（2）调经祛瘀：南方红豆杉 15g，丹参 12g，星宿菜 15g，草珊瑚 15g，朝天罐 15g，棉花肾 15g，水煎服。（**《浙南本草新编》**）

·【本草文化】相传，这世上原本没有红豆杉，是一只名叫“爱”的小鸟用它有魔力的泪水浇灌出来的。“爱”因痛失女儿而怀着悲伤之情种下一粒种子并细心呵护，这株植物后来为报恩而努力成长，以至于“爱”死去后，红豆杉依旧告知它的儿女们要世世代代报恩。红豆杉也一直在等待它的“恩人”。所以人们常说，在红豆杉树下静静聆听，会听到不一样的声音。

·【其他用途】南方红豆杉是国家一级重点保护野生植物。树形高大，古朴端庄，枝叶青翠，假种皮红艳秀丽，观赏价值高，可孤植、列植、群植于庭园、公园、自然风景区。材质致密坚硬，耐腐朽而不变形，是优良的家具和细木用材。根、茎、叶、皮及种子均含有紫杉醇，可提取药用。

我的本草观察笔记

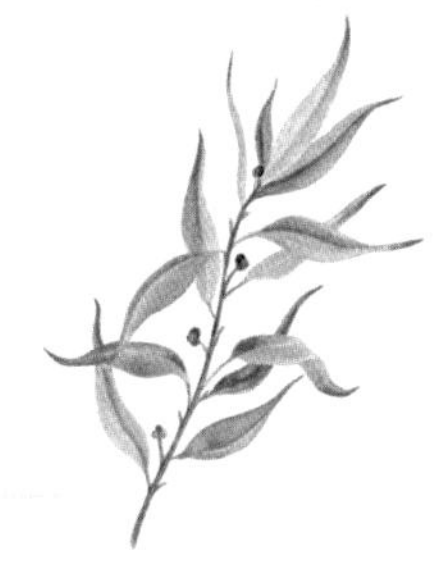

圆柏

柏科 Cupressaceae

Juniperus chinensis

《诗经》

【别名】刺柏、柏树、桧柏。

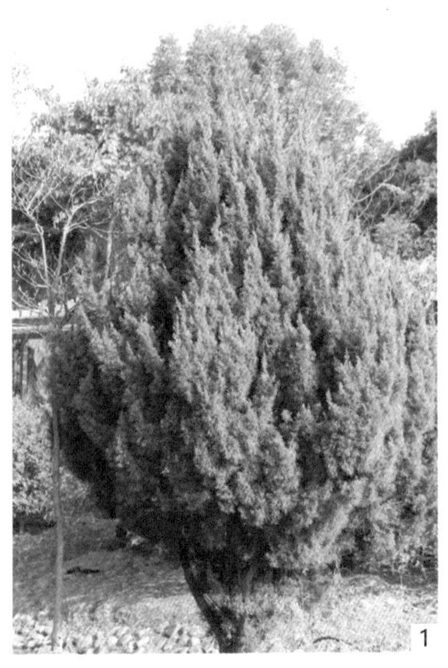

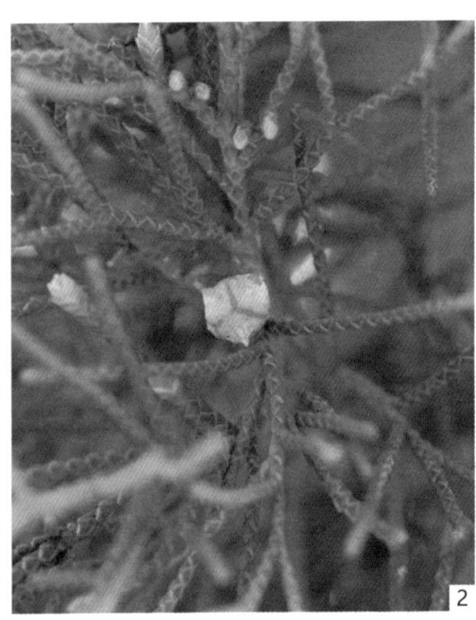

图 9-21　圆柏

1. 植株；2. 球果。

- 【识别特征】幼树树冠尖塔形，老则广圆形。树皮灰褐色，纵裂，裂成不规则的薄片脱落。小枝直或稍呈弧状弯曲。叶二型，刺叶生于幼树之上，老龄树全为鳞叶，壮龄树兼有；生于一年生小枝的一回分枝的鳞叶三叶轮生，直伸而紧密，近披针形，先端微渐尖；刺叶三叶交互轮生，斜展，疏松，披针形，先端渐尖，上面微凹，有 2 条白粉带。雌雄异株，稀同株，雄球花黄色，椭圆形。球果近圆球形。种子卵圆形。花期 4 月，翌年 11 月果熟。
- 【校园分布】时珍园大门周围。
- 【入药部位】叶（桧叶）。

·【功效主治】**桧叶：**祛风散寒，活血解毒。主治风寒感冒，风湿性关节痛，荨麻疹，阴疽肿毒初起，尿路感染。

·【附　　方】**（1）治风寒感冒：**鲜桧小枝或叶 25~35g，水煎服。（《福建中草药》）

（2）治风湿性关节痛：鲜桧小枝或叶，煎汤熏洗痛处。（《福建中草药》）

（3）治荨麻疹：桧叶卷在粗纸中，用火烧之，取其烟气遍熏身体。（《福建民间草药》）

·【本草文化】从前，大溪滩有一个叫祝哈的人。他在朝里作保驾官，专门负责皇帝的安全。他尽心尽力，得到皇帝的宠幸。有一年，他在老家造起了一座很宽很高的房屋，命名为富堂。皇帝听说祝哈家里造起了富堂，也很高兴，特意赐赠给他两棵圆明园里的圆柏苗，还专门召来手艺最好的篾匠，编织了两个封笼装御树苗，以表示祝贺。愿祝哈的武功世代相传，永不逊色；富堂永远保持府堂的气派，像松柏那样万古长青。可惜，祝哈带回栽植后，只活了一棵，并一直生长至今，人们尊称它为皇赐圆柏。

·【其他用途】圆柏幼龄时树冠呈圆形，整体优美，成年后大树干枝扭曲，姿态奇古，可以独树成风景，且圆柏修剪一次就可以维持很久并且成荫非常凉快，同时还四季常青。种子可以提取润滑油，作为经济制品。此外，圆柏的材质坚硬、抗腐蚀能力较强，并且自身还带有一股淡淡的香气，因此树身比较适合制造家具，或者用作盖房子的建筑材料，还能用来制作铅笔等。

粗糠柴

大戟科 Euphorbiaceae

Mallotus philippensis

《生药学》

【别名】香桂树、香檀、痢灵树。

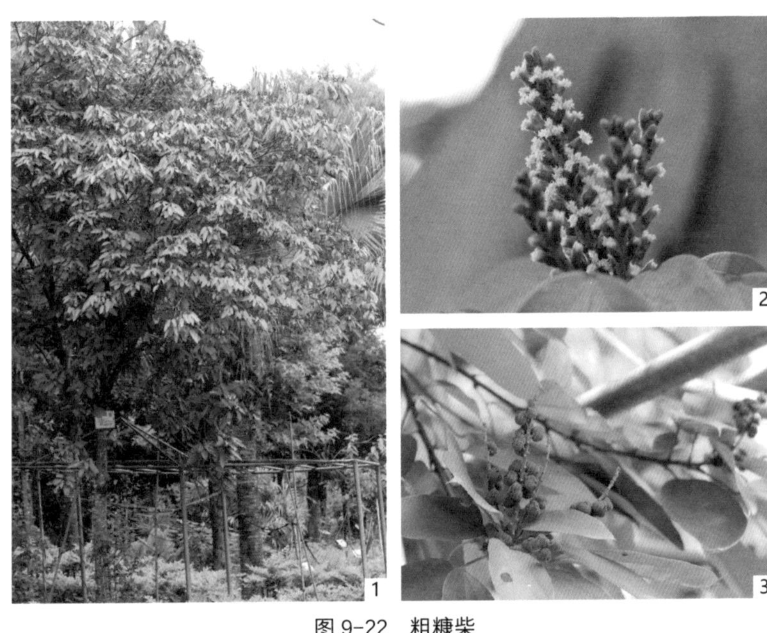

图 9-22 粗糠柴

1. 植株；2. 总状花序；3. 果序（示蒴果）。

- 【识别特征】小枝、嫩叶和花序均被毛。叶互生或有时小枝顶部的对生，近革质，卵形、长圆形或卵状披针形，顶端渐尖，基部圆形或楔形，近全缘；叶面无毛，叶背被灰黄色星状短绒毛。总状花序，顶生或腋生，单生或数个簇生；花雌雄异株；雄花苞片卵形，花萼裂片 3~4 枚，长圆形；雌花花萼裂片 3~5 枚，卵状披针形。蒴果扁球形，红色。种子卵形或球形，黑色，具光泽。花期 4~5 月，果期 5~8 月。
- 【校园分布】立体中药学园区。

·【入药部位】根（粗糠柴根），叶（粗糠柴叶），果实的腺毛、毛茸（吕宋楸毛）。

·【功效主治】**（1）粗糠柴根：**清热利湿，消肿解毒。主治湿热痢疾，咽喉肿痛。

（2）粗糠柴叶：清热利湿，止血，生肌。主治湿热吐泻，风湿痹痛，外伤出血，疮疡，水火烫伤。

（3）吕宋楸毛：驱虫缓泻。主治绦虫病，蛔虫病，蛲虫病。

·【附　　方】**（1）治绦虫病：**吕宋楸毛 3g，水煎，冲服雷丸 2 粒。（《万县中草药》）

（2）治胃肠炎：粗糠柴叶 6g，捣烂，加二次米泔水炖服。（《福建药物志》）

（3）治小儿头癣：取适量吕宋楸毛研成细粉，与适量玫瑰花油调配制成敷剂，外敷于患处。（《拜地依药书》）

·【其他用途】粗糠柴种子的油可制成工业用油。木材淡黄色，为家具等用材；树皮可提取栲胶。果实的红色颗粒状腺体有时可作染料，但有毒，不能食用。

我的本草观察笔记

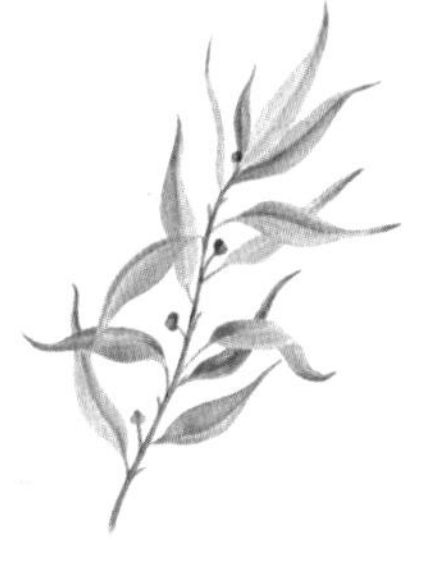

羊蹄甲

豆科 Fabaceae

Bauhinia purpurea

《植物名实图考》

【别名】紫花羊蹄甲、玲甲花。

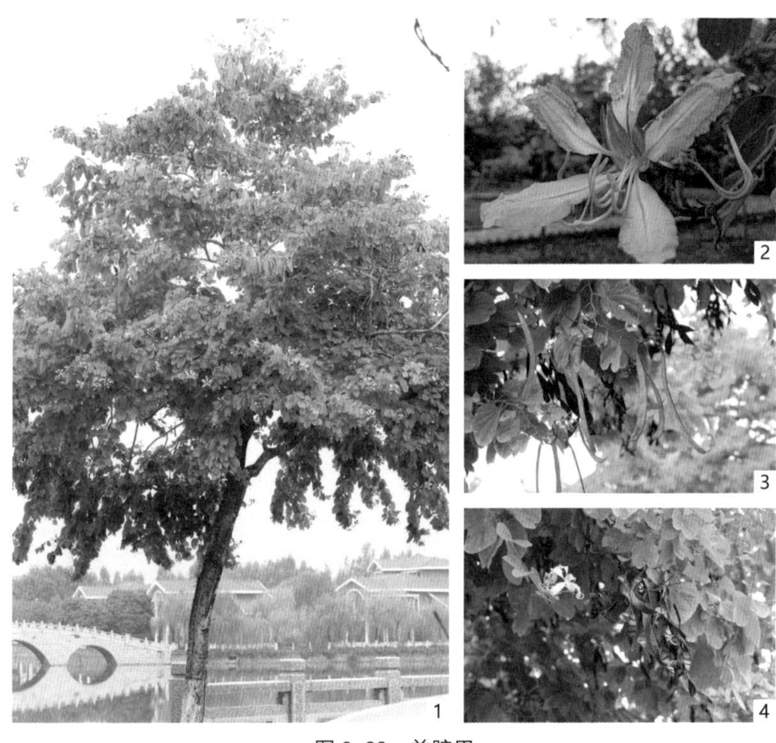

图 9-23　羊蹄甲

1. 植株；2. 花；3. 荚果；4. 开裂的荚果。

· 【识别特征】树皮厚，近光滑，灰色至暗褐色；枝幼时微被毛。叶互生，硬纸质，近圆形，先端分裂，裂片先端圆钝或近急尖，基部浅心形，两面无毛或叶背疏被毛。总状花序侧生或顶生，有时组成复总状花序；花蕾多少纺锤形，具 4~5 棱或狭翅；萼佛焰状；花瓣桃红色，倒披针形。荚果带状，扁平，稍呈镰状。

种子近圆形，扁平，深褐色。种子近圆形，扁平，种皮深褐色。花期 9~11 月，果期 2~3 月。

· 【校园分布】时珍园路旁绿化、草药园区。

· 【入药部位】根（羊蹄甲）、叶（羊蹄甲叶）、树皮（羊蹄甲树皮）、花（老白花）。

· 【功效主治】**（1）羊蹄甲：**健脾去湿、止血。主治消化不良，肝炎，咳嗽咯血，关节疼痛，跌打损伤等。

（2）羊蹄甲叶：止咳化痰，通便。主治咳嗽，支气管炎，便秘。

（3）羊蹄甲树皮：健脾祛湿。主治消化不良，呕吐，腹泻。

（4）老白花：清热解毒，止咳。主治肺炎，气管炎，肺结核，咯血，肝炎。

· 【附　　方】**（1）治湿阻脾胃：**羊蹄甲树皮 15g，水煎服。（《漳州常用中草药图典》）

（2）治咳嗽气喘：羊蹄甲叶、杏仁各 9g，水煎服。（《漳州常用中草药图典》）

· 【本草文化】在南朝时期，一位名为田真的官府人员，在兄弟三人分家产时发现庭院中有株羊蹄甲花不知该归谁，后决定将花树分为三截。隔日，准备分树时，却发现花朵枯萎、花叶凋零。田真见此，不由感叹："人不如木也！"两兄弟感同身受，便决定不再分家，以和睦为主。不久后，枯萎的羊蹄甲花恢复了生机，一直生长于庭院中。从此以后，羊蹄甲花便有象征家庭和睦、家庭兴旺之意。

· 【其他用途】羊蹄甲广泛栽培于庭院供观赏或作行道树。木材红褐色，坚重，有光泽，可作细工、农具用材；叶可作饲料；花芽可食；树皮含鞣质，可作染料。

附：红花羊蹄甲　*Bauhinia × blakeana*

本品始载于《广州常见经济植物》，以根皮及叶入药，具有健脾祛湿、和胃消食、止咳化痰的功效；主治消化不良，呕吐腹泻，咳嗽咳痰等。

红花羊蹄甲是羊蹄甲 *Bauhinia purpurea* 和宫粉羊蹄甲 *Bauhinia variegata* 的杂交种，其在香港又称洋紫荆，是华南地区许多城市的行道树，因树型优美，花期长，深受当地人民的喜爱，在香港更是家喻户晓，老幼皆知。洋紫荆从 1965 年就被选定为香港市花，1990 年 4 月 4 日，更被《香港特别行政区基本法》规定为区旗和区徽图案。

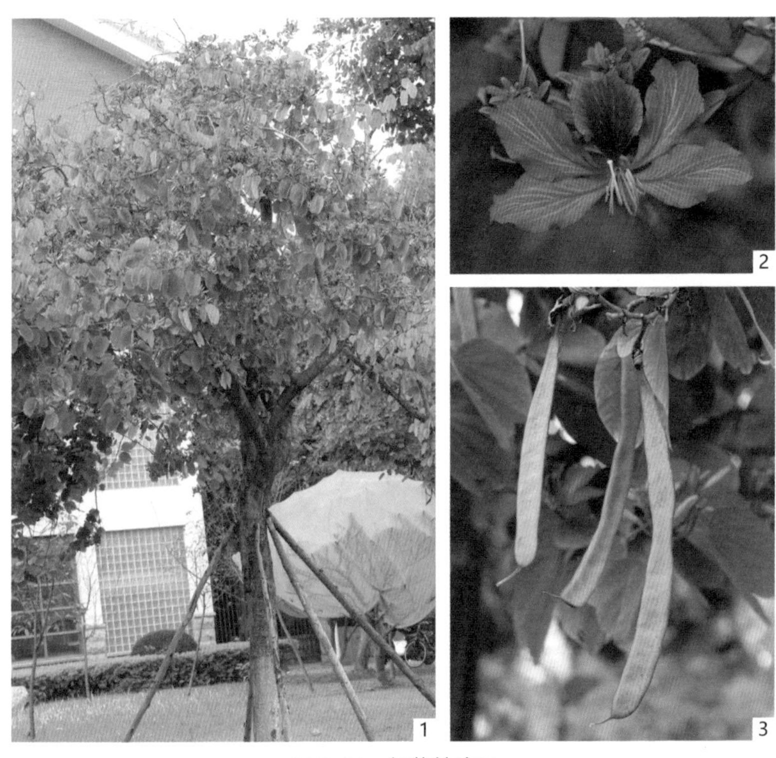

图 9-24　红花羊蹄甲

1. 植株；2. 花；3. 荚果。

白　兰

木兰科 Magnoliaceae

Michelia alba

《四川中药志》

【别名】白缅花、缅桂花、天女木兰。

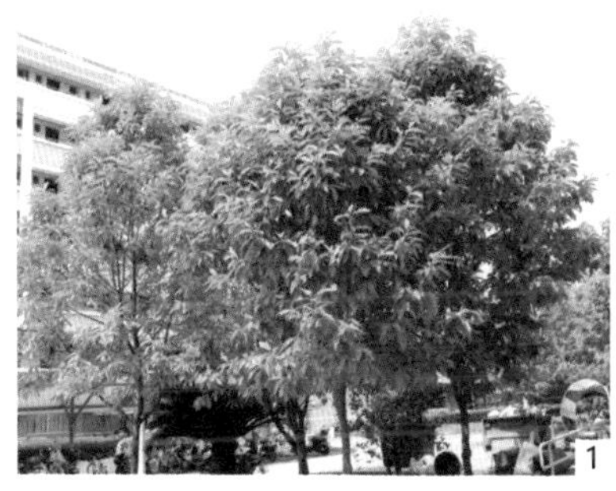
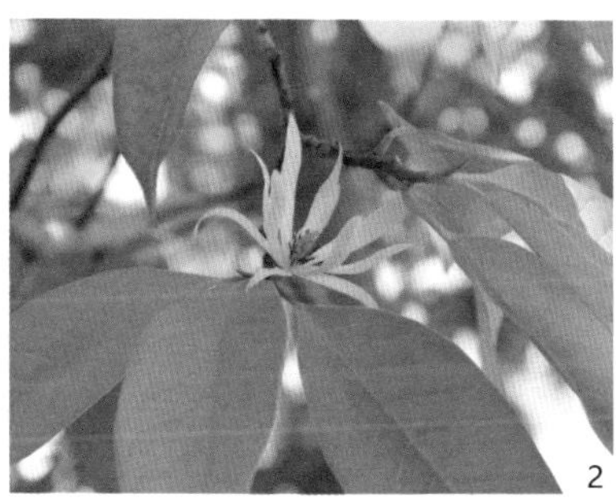

图 9-25　白兰

1. 植株；2. 花。

- 【识别特征】枝广展，呈阔伞形树冠；树皮灰色；嫩枝及芽密被淡黄白色微柔毛，老时毛渐脱落。叶互生，薄革质，长椭圆形或披针状椭圆形，先端长渐尖或尾状渐尖，基部楔形，边缘微波状；叶面无毛，叶背疏生微柔毛；具托叶痕。花单生于叶腋，白色，极香；花被片 10，披针形。聚合蓇葖果，熟时鲜红色。花期 4~9 月，夏季盛开，通常不结实。
- 【校园分布】18 号宿舍楼草坪。
- 【入药部位】花（白兰花）、叶（白兰花叶）。
- 【功效主治】**（1）白兰花：**化湿，行气，止咳。主治胸闷腹胀，中暑，咳嗽，前列腺炎，白带异常。

  （2）白兰花叶：清热利尿，止咳化痰。主治尿路感染，小便不利，支气管炎。
- 【附　　方】**（1）治中暑头晕胸闷：**白兰花 5~7 朵，茶叶少许，开水泡服。（《福建药物志》）

（2）治尿路感染： 白兰花叶 30g，水煎服，每日 1~2 剂。（《全国中草药汇编》）

（3）治咳嗽： 白兰花 5~7 朵，水煎调蜂蜜适量服，每日 1 剂。（《福建药物志》）

·【本草文化】宋代著名诗人杨万里曾作诗《白兰花》，曰："熏风破晓碧莲苔，花意犹低白玉颜。"这描绘出白兰花的纯洁高贵；又曰："一粲不曾容易发，清香何自遍人间。"这赞颂了白兰花洁身自好的气节，也抒发了诗人不慕名利、不与世俗同流合污的人生态度。

·【其他用途】白兰花洁白清香、夏秋间开放，花期长，叶色浓绿，为著名的庭园观赏树种，多栽为行道树。花可提取香精或熏茶，也可提制浸膏供药用，有行气化浊、治咳嗽等效，而鲜叶可提取香油，称"白兰叶油"，可供调配香精。

我的本草观察笔记

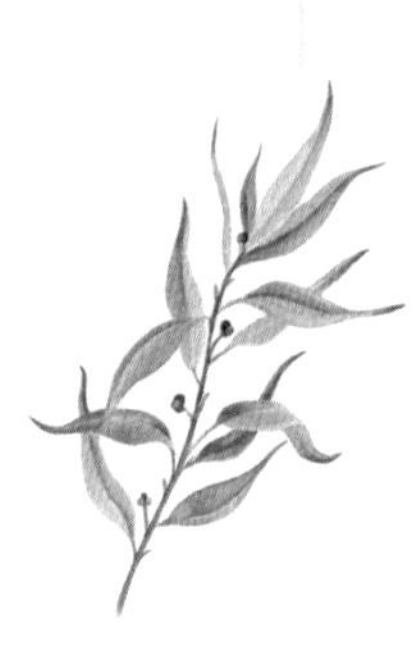

人心果

山榄科 Sapotaceae

Manilkara zapota

《主要经济树木》

【别名】吴凤柿、赤铁果、奇果。

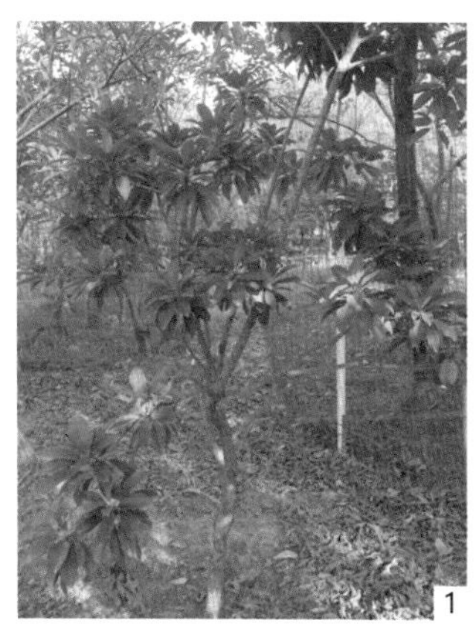
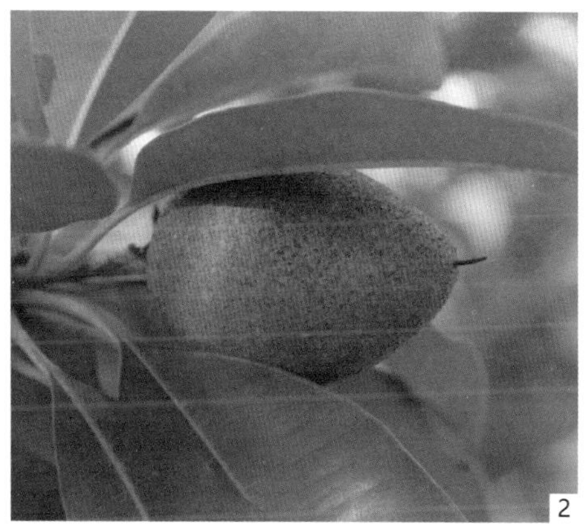

图 9-26 人心果

1. 植株；2. 浆果。

- 【识别特征】小枝茶褐色，具明显的叶痕。叶互生，密聚于枝顶，革质，长圆形或卵状椭圆形，先端急尖或钝，基部楔形，全缘或稀微波状，两面无毛，具光泽。花 1~2 朵生于枝顶叶腋；花梗密被黄褐色或锈色绒毛；花萼外轮 3 裂片长圆状卵形，内轮 3 裂片卵形，略短，外面密被黄褐色绒毛，内面仅沿边缘被绒毛；花冠白色；花冠裂片卵形。浆果纺锤形、卵形或球形，褐色。种子扁。花、果期 4~9 月。
- 【校园分布】弘景亭周围。
- 【入药部位】树皮或果实（人心果）。
- 【功效主治】**人心果：**清肺解毒。主治咽喉肿痛，胃脘痛，急性肠胃炎等。
- 【附　　方】**（1）治肺热咳嗽：**人心果果实 5~6 枚，食用，每日

1次。（《漳州常用中草药图典》）

（2）治脾虚泄泻，脘腹疼痛：人心果树皮15g，水煎服。（《漳州常用中草药图典》）

·【本草文化】相传，商末，殷纣王暴虐荒淫，横征暴敛，比干叹曰："主过不谏非忠也，畏死不言非勇也，过则谏不用则死，忠之至也。"遂至摘星楼强谏三日不去。纣问何以自持，比干曰："恃善行仁义所自恃。"纣怒曰："吾闻圣人心有七窍，信有诸乎？"遂杀比干剖视其心，比干终年63岁。比干死后，天降大风，飞沙走石，卷土将比干骨葬于河南新乡卫辉，故称其墓穴为天葬墓，在天葬墓四周生出许多没心菜和空心柏树。唯独原不结果的灵童树结出似人心形的实心果，人们认为此果就是比干的心所化。至此，灵童树就改名为人心果树。此后有一年春天，一阵狂风将人心果树连根拔起吹落在海南岛，从此人心果树便在海南岛生根、开花、结果。

·【其他用途】人心果果期长，往往成熟的果实还未采摘完全，新的小白花就已开放，同一株上，既有硕果又有花蕾，是优良的绿化树种。果实可食，味甜可口；树干的乳汁为制作口香糖的原料。

我的本草观察笔记

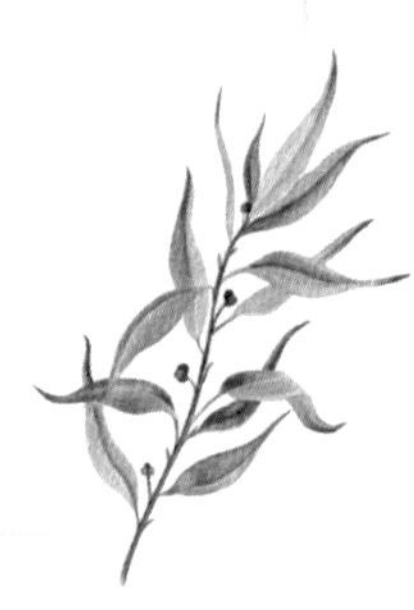

蒲　桃

桃金娘科 Myrtaceae

Syzygium jambos

《食物考》

【别名】水蒲桃、响鼓、铃铛果。

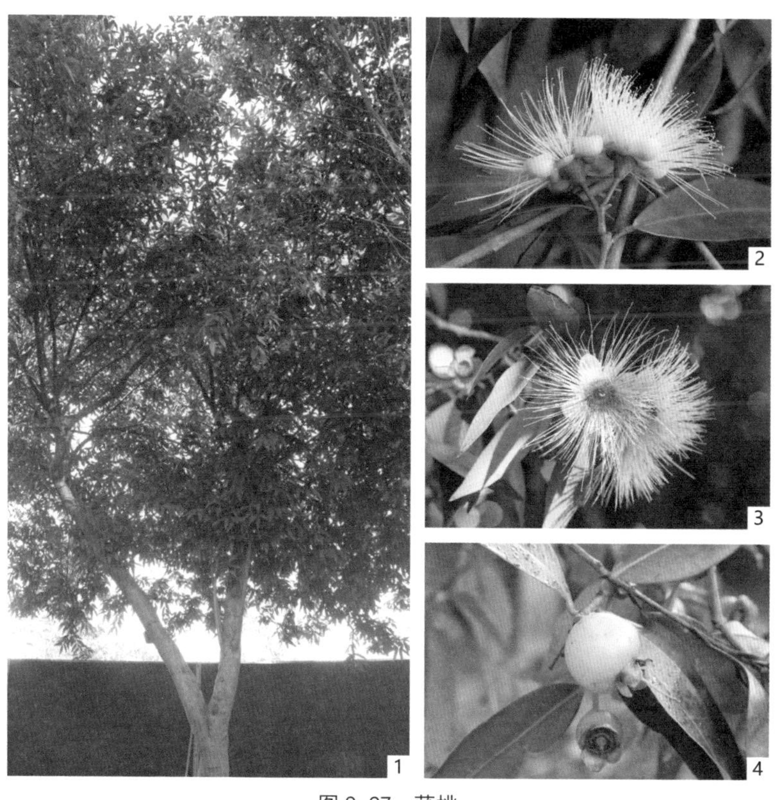

图 9-27　蒲桃

1. 植株；2. 聚伞花序；3. 花；4. 浆果。

· 【识别特征】主干短，广分枝；小枝圆形。单叶对生，叶片革质，披针形或长圆形，先端长渐尖，基部阔楔形，全缘；叶面多透明细小腺点。聚伞花序顶生，有花数朵；花白色；萼管倒圆锥形，萼齿 4，半圆形；花瓣 4，分离，阔卵形；雄蕊多数。果实球形，果实肉质，成熟时黄色，有油腺点。花期 3~4 月，果期 5~6 月。

·【校园分布】学敏亭周围。

·【入药部位】根皮（蒲桃根皮）、果皮（蒲桃壳）、叶（蒲桃叶）、种子（蒲桃种子）。

·【功效主治】**（1）蒲桃根皮：**凉血解毒。主治泄泻，痢疾，外伤出血。

（2）蒲桃壳：暖胃健脾，补肺止咳，破血消肿。主治胃寒呃逆，脾虚泄泻，久痢，肺虚寒嗽。

（3）蒲桃叶：清热解毒。主治口舌生疮，疮疡，痘疮。

（4）蒲桃种子：健脾，止泻。主治脾虚泄泻，久痢，糖尿病。

·【附　　方】**治一切冷气，症瘕积聚，冷癖痰饮，心腹胀满等：**大蒜煎。（《千金翼方》）

·【本草文化】蒲桃未剥开前是空心的，若将蒲桃拿在手里轻摇，里面的种子和果壁碰撞时会发出声响，因此蒲桃又称为铃铛果。

·【其他用途】蒲桃树冠丰满浓郁，花、叶、果实均可观赏，可作庭荫树和固堤、防风树用，很适合用作绿化。

我的本草观察笔记

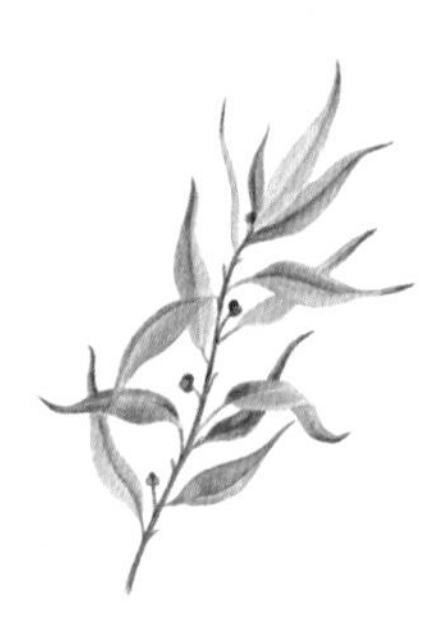

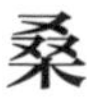桑

Morus alba

《神农本草经》

【别名】桑树、家桑、蚕桑。

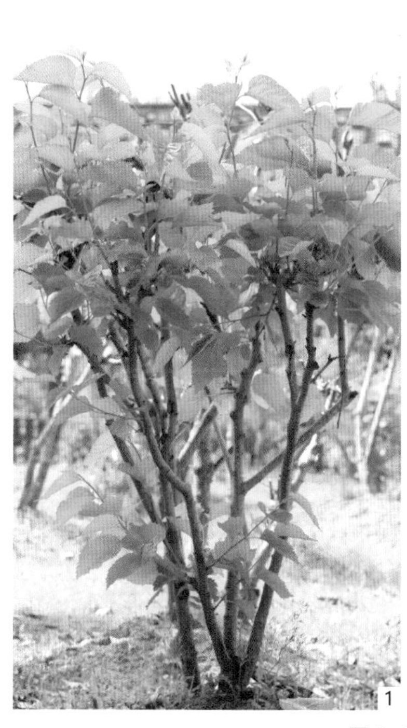

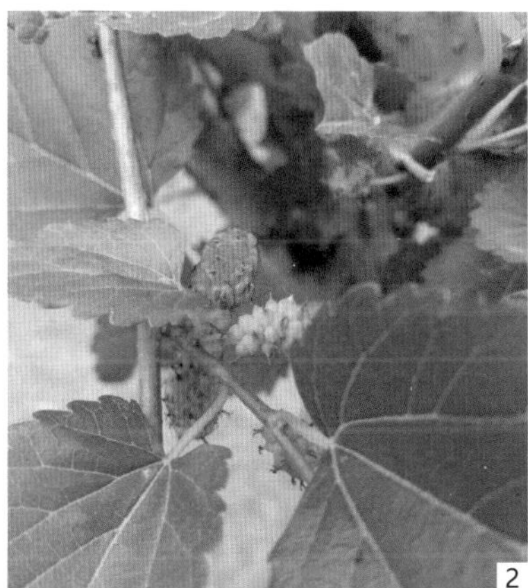

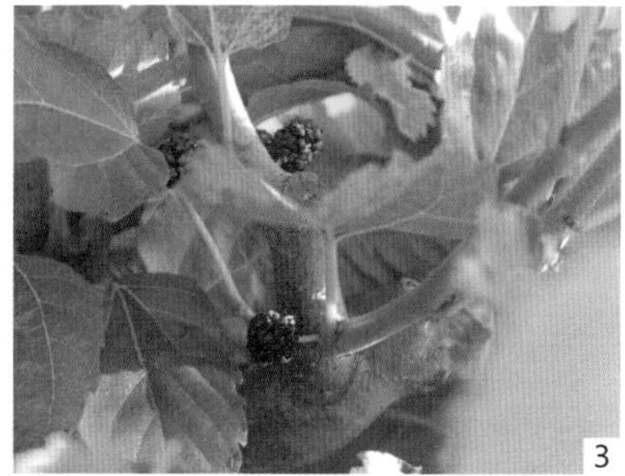

图 9-28 桑

1. 植株；2. 幼果；3. 聚花果。

· 【识别特征】树皮厚，灰色，具不规则浅纵裂。单叶互生，卵形或广卵形，先端急尖、渐尖或圆钝，基部圆形至浅心形，边缘锯齿粗钝，有时叶为各种分裂，叶面无毛，叶背沿脉有疏毛；托叶披针形，早落。花单性，雌雄异株；雌、雄花序均为柔荑花序，腋生；雄花具花被片 4，宽椭圆形，淡绿色；雌花序被毛，花被

片 4，倒卵形。聚花果卵状椭圆形，成熟时红色或暗紫色。花期 4~5 月，果期 5~8 月。

- 【校园分布】弘景亭周围。
- 【入药部位】根皮（桑白皮）、叶（桑叶）、嫩枝（桑枝）、枝条经烧灼后沥出的液汁（桑沥）、果穗（桑椹子）。
- 【功效主治】**（1）桑白皮：**泻肺平喘，利水消肿。主治肺热喘咳，水肿胀满尿少，面目肌肤浮肿。

  （2）桑叶：疏散风热，清肺润燥，清肝明目。主治风热感冒，肺热燥咳，头晕头痛，目赤昏花。

  （3）桑枝：祛风湿，利关节。主治风湿痹证，肩臂、关节酸痛麻木。

  （4）桑沥：祛风止痉，清热解毒。主治破伤风，皮肤疮疥。

  （5）桑椹子：滋阴补血，生津润肠。主治肝肾不足，须发早白，失眠多梦，消渴，肠燥便秘。
- 【附　　方】**（1）治风温初起。但咳，身热不甚，口微咳：**桑菊饮。（《伤寒论》）

  （2）治秋感温燥，灼伤肺津，身不甚热，干咳无痰等：桑杏汤。（《温病条辨》）

  （3）治痰热壅肺，顿咳痉咳期：桑白皮汤。（《景岳全书》）
- 【本草文化】桑，系会意字。《说文》云：“日初出东方汤谷，所登榑桑，叒木也，象形。”徐锴《说文解字系传》云：“叒，东方自然神木之名。臣锴曰，此蚕所食，异于东方自然之神木，加木以别之。”《舒艺宋随笔》曰：“叒，木象叶重沓之貌。桑以叶重，故从叒，象形。”
- 【其他用途】桑树皮纤维柔细，可作纺织原料、造纸原料；叶为养蚕的主要饲料，亦作药用，并可作土农药；木材坚硬，可制家具、乐器等；桑椹可以酿酒，称桑子酒。

杨　梅

Myrica rubra

《食疗本草》

【别名】树梅、珠红、白蒂梅。

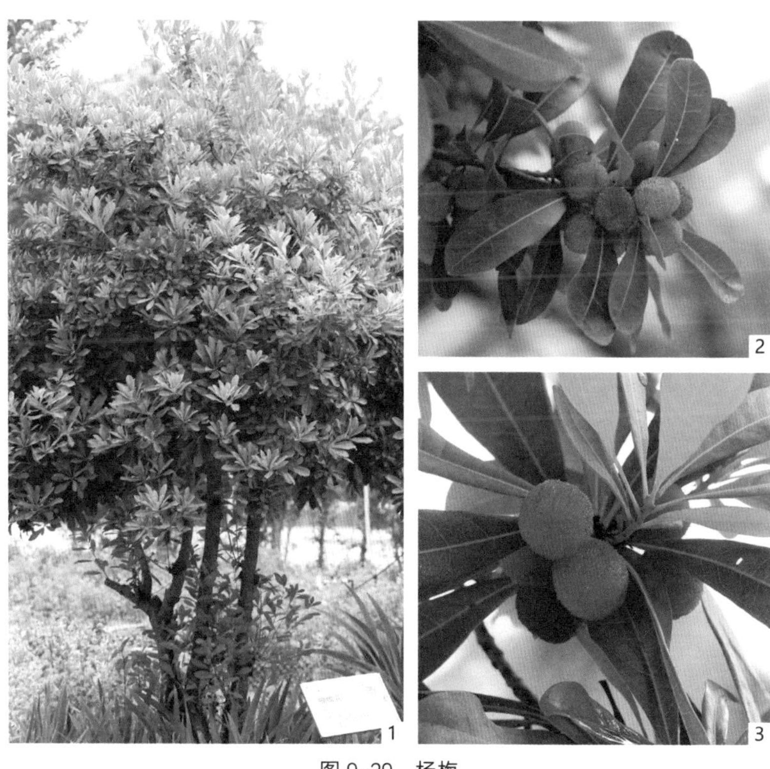

图 9-29　杨梅

1. 植株；2. 果序；3. 核果。

【识别特征】树皮灰色，老时纵向浅裂。叶集生，革质，多生于萌发条上者为长椭圆状或楔状披针形，顶端渐尖或急尖，基部楔形，边缘中部以上具稀疏的锐锯齿，中部以下全缘；生于孕性枝上者为楔状倒卵形或长椭圆状倒卵形，顶端圆钝或具短尖至急尖，基部楔形，全缘，叶面有光泽，叶背无毛。花雌雄异株；雄花序单穗状；雌花序较雄花序短而细瘦。核果球状，深红色或紫红色。种子阔椭圆形或圆卵形。花期 4 月，果期 6~7 月。

- 【校园分布】时珍园大门、苏敬亭周围。
- 【入药部位】果实（杨梅）、种仁（杨梅核仁）、树皮、根皮或根（杨梅树皮）、叶（杨梅叶）。
- 【功效主治】**（1）杨梅：**生津解烦，和中消食，解酒，涩肠，止血。主治烦渴，呕吐，呃逆，胃痛，食欲不振，饮酒过度，痢疾，头痛，跌打损伤，烫火伤。

  （2）杨梅核仁：利水消肿，敛疮。主治脚气，牙疳。

  （3）杨梅树皮：行气活血，止痛，止血，解毒消肿。主治脘腹疼痛，胁痛，牙痛，疝气，跌打损伤，骨折，吐血等。

  （4）杨梅叶：燥湿祛风，止痒。主治皮肤湿疹。
- 【附　　方】**（1）治杨梅疮，元气壮者：**杨梅一剂散。（《外科大成》）

  （2）治大人、小儿虫积腹痛：安虫丸。（《续名家方选》）

  （3）治五痔：乘山丸。（《续名家方选》）
- 【本草文化】《本草纲目》曰："其形如水杨子而味似梅，故名。扬州人呼白杨梅为圣僧。"又曰："杨梅树叶如龙眼及紫瑞香，冬月不凋。二月开花结实，形如楮实子，五月熟，有红、白、紫三种，红胜于白，紫胜于红，颗大而核细，盐藏、蜜渍、糖收皆佳。"
- 【其他用途】杨梅枝繁叶茂，树冠圆整，初夏又有红果累累，十分可爱，是园林绿化结合生产的优良树种。果实酸甜适中，既可直接食用，又可加工成杨梅干、酱、蜜饯等，还可酿酒，有止渴、生津、助消化等功能。

余甘子

大戟科 Euphorbiaceae

Phyllanthus emblica

《南方草木状》

【别名】油甘、余甘、土橄榄。

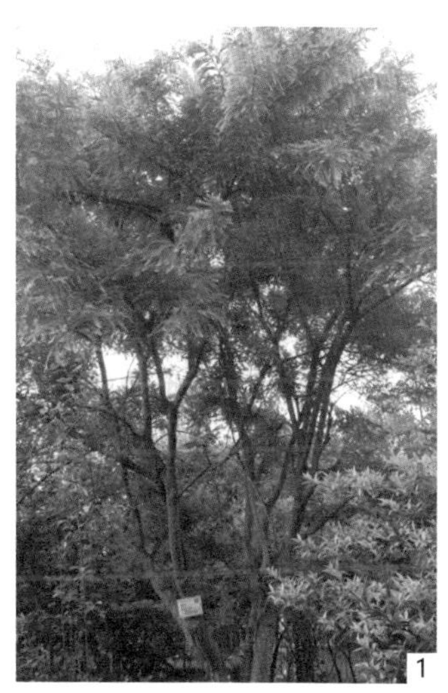
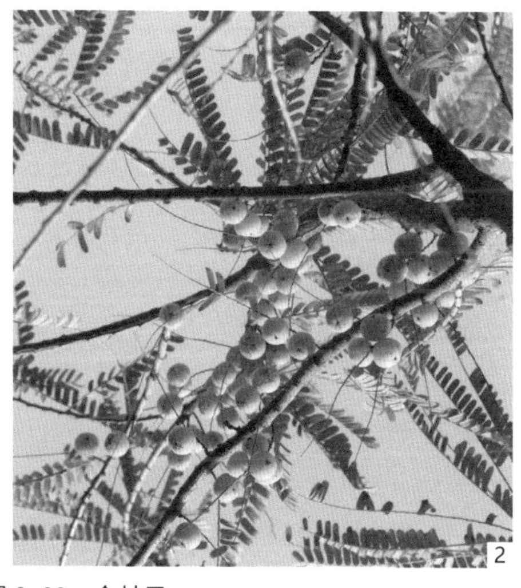

图 9-30　余甘子

1. 植株；2. 果序。

- 【识别特征】树皮浅褐色；枝条具纵细条纹，被黄褐色短柔毛。二回偶数羽状复叶，互生，叶片纸质至革质，2 列，线状长圆形，顶端截平或钝圆，有锐尖头或微凹，基部浅心形而稍偏斜，边缘略背卷；托叶三角形，褐红色，边缘有睫毛。聚伞花序；花小，黄色；萼片 6。蒴果呈核果状，圆球形。种子略带红色。花期 4~6 月，果期 7~9 月。
- 【校园分布】弘景亭周围。
- 【入药部位】果实（余甘子）、叶（油柑叶）、根（油柑根）。
- 【功效主治】**（1）余甘子：**清热凉血，消食健胃，生津止咳。主治血热血瘀，消化不良，腹胀，咳嗽，喉痛，口干。

（2）油柑叶：清热解毒，利湿消肿。主治口疮，疔疮，湿疹，皮炎，水肿，高血压，毒蛇咬伤，跌打损伤。

（3）油柑根：清热利湿，解毒散结。主治泄泻，痢疾，黄疸，瘰疬，皮肤湿疹，蜈蚣咬伤。

·【附　　方】**（1）治渴甚：**解渴百杯丸。（《杨氏家藏方》）

（2）治乳石发热，上攻头面，烦热，咽喉不利，舌粗语涩等：余甘子散。（《太平圣惠方》）

·【本草文化】陈藏器云："梵书名庵摩勒，又名庵摩落迦果。"盖二者均取梵文"amalaka"音译，后者缀加汉名"果"也。又云："人食其子，先苦后甘，故曰余甘。"

·【其他用途】余甘子根系发达，可保持水土，可作产区荒山荒地酸性土造林的先锋树种；其树姿优美，可作庭园风景树，亦可栽培为果树。果实供食用，可生津止渴、解食河豚鱼中毒等。叶晒干供枕芯用料。种子含油量16%，供制肥皂。树皮、叶、幼果可提制栲胶。木材棕红褐色，坚硬，结构细致，有弹性，耐水湿，供农具和家具用材，又为优良的薪炭柴。

我的本草观察笔记

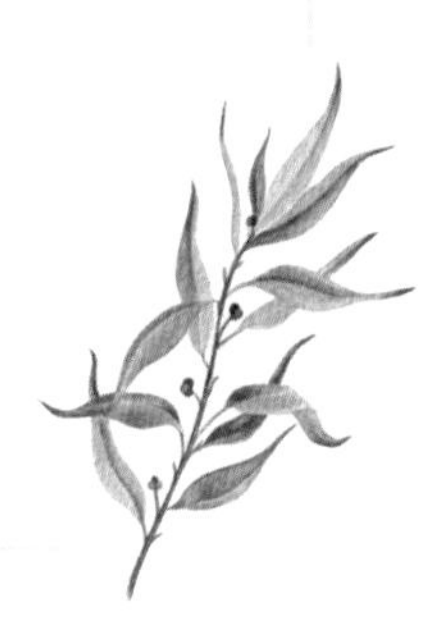

柠　檬

芸香科 Rutaceae

Citrus × *limon*

《粤语》

【别名】西柠檬、洋柠檬。

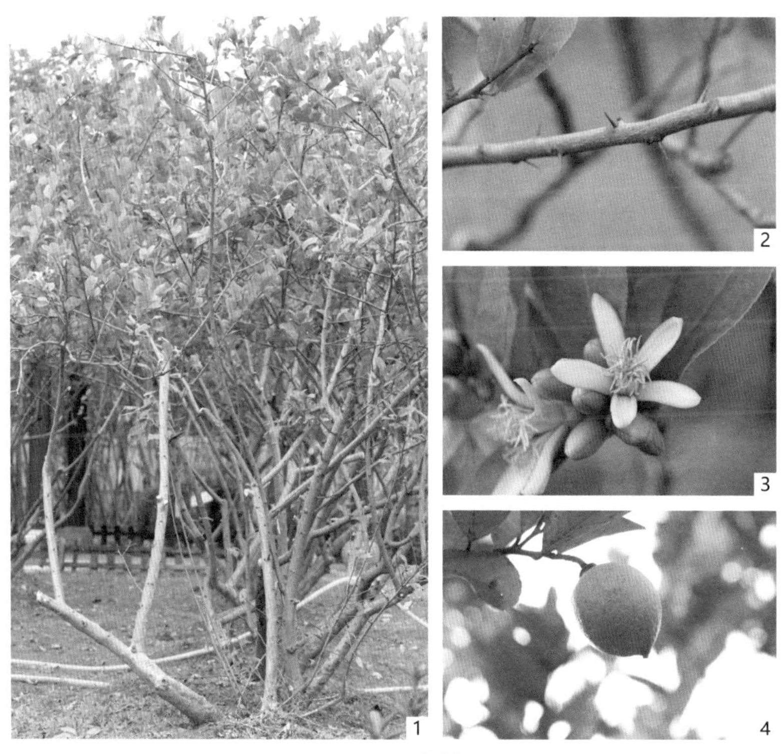

图 9-31　柠檬

1. 植株；2. 枝（示皮刺）；3. 聚伞花序；4. 柑果。

· 【识别特征】枝少刺或近于无刺。嫩叶及花芽暗紫红色，翼叶宽或狭，或仅具痕迹。叶互生，叶片厚纸质，卵形或椭圆形，先端圆形或微凹，基部楔形，边缘有明显钝裂齿。总状花序；单花腋生或少花簇生；花萼杯状，4~5 浅齿裂；花瓣外面淡紫红色，内面白色；雄蕊多数。柑果椭圆形，果皮厚，通常粗糙，柠檬黄色。

种子小，卵形，端尖。花期 4~5 月，果期 9~11 月。

·【校园分布】闽台道地药材展示区。

·【入药部位】果实（柠檬）、叶（柠檬叶）、外果皮（柠檬皮）、根（柠檬根）。

·【功效主治】**（1）柠檬：**生津止渴，和胃安胎。主治胃热伤津，中暑烦渴，食欲不振，脘腹痞胀，肺咳嗽，妊娠呕吐。

（2）柠檬叶：化痰止咳，理气和胃，止泻。主治咳喘痰多，气滞腹胀，泄泻。

（3）柠檬皮：行气，和胃，止痛。主治脾胃气滞，脘腹胀痛，食欲不振。

（4）柠檬根：行气活血，止痛，止咳。主治胃痛，疝气痛，跌打损伤，咳嗽。

·【附　　方】**（1）美容，活血，舒筋：**柠檬 4 个去皮切片，苹果 1 个去心切片，用米酒 1 瓶，浸 3 个月以上即可饮用。（**《台湾青草药》**）

（2）治乳腺炎：取柠檬汁湿敷于患处。（**《西双版纳傣药志》**）

（3）治脘腹气滞痞胀，嗳气少食：柠檬 10g，香附 10g，厚朴 10g，水煎服。（**《四川中药志》**）

·【本草文化】柠橼、黎檬等，均为英语“lemon”的音译之名。因孕妇多嗜食之，而得名宜母果。

·【其他用途】柠檬是著名的果实和药用植物，也常栽培观赏，多见盆栽，还可用于调味、做果饮。

柑　橘

芸香科 Rutaceae

Citrus reticulata

《神农本草经》

【别名】番橘、桔子、橘子。

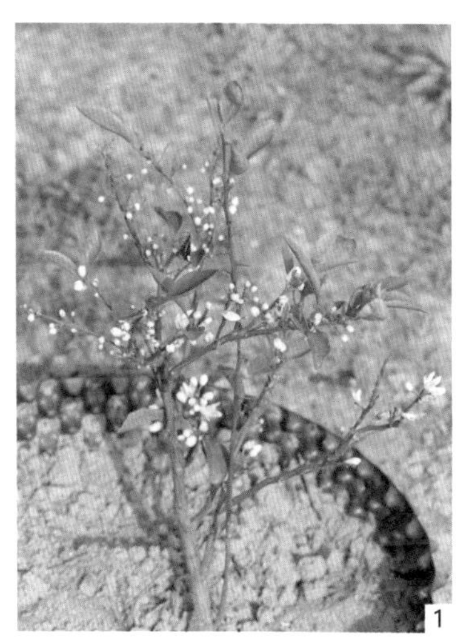

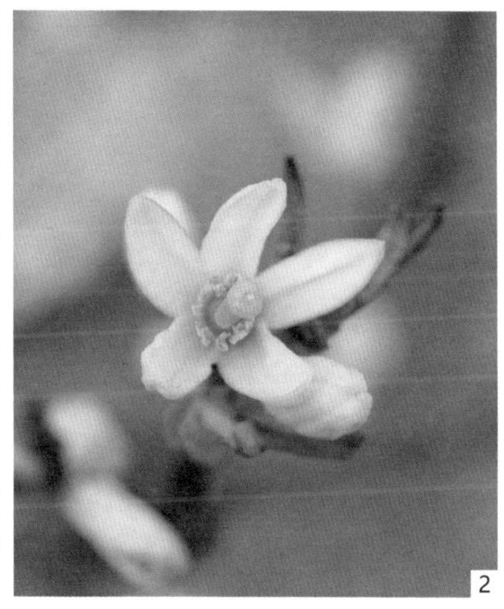

图 9-32　柑橘

1. 植株；2. 花。

- 【识别特征】多分枝，枝扩展或略下垂，刺较少。叶互生，单身复叶，翼叶通常狭窄，或仅有痕迹，叶片披针形，椭圆形或阔卵形，顶端微凹，叶缘至少上半段通常有钝或圆裂齿，很少全缘。花单生或 2~3 朵簇生；花萼不规则 3~5 浅裂；花白色；雄蕊多数。柑果，果形种种，通常扁圆形至近圆球形，淡黄色、朱红色或深红色。种子卵形，白色。花期 4~5 月，果期 10~12 月。
- 【校园分布】闽台道地药材展示区。
- 【入药部位】种子（橘核）、幼果或未成熟果实的果皮（青皮）、成熟果皮（陈皮）、外层果皮（橘红）、中果皮与内果皮之间的维管束群（橘络）。

·【功效主治】**（1）橘核：**理气，散结，止痛。主治疝气，睾丸肿痛，乳痈，腰痛。

（2）青皮：疏肝破气，消积化滞。主治胸胁胀痛，疝气疼痛，乳癖，乳痈，食积气滞，脘腹胀痛。

（3）陈皮：理气健脾，燥湿化痰。主治脾胃气滞，食少吐泻，呕吐，呃逆，湿痰寒痰，胸痹。

（4）橘红：理气宽中，燥湿化痰。主治咳嗽痰多，食积伤酒，呕恶痞闷。

（5）橘络：行气通络，化痰止咳。主治痰滞经络之胸痛、咳嗽、痰多。

·【附　　方】**（1）治痰嗽：**古橘甘散。（《医学入门》）

（2）治痰饮为患，或呕吐恶心，或头眩心悸，或中脘不快等：二陈汤。（《太平惠民和剂局方》）

（3）治寒痰气喘：巴橘散。（《绛囊撮要》）

·【本草文化】我国的柑橘栽培，有籍册可稽的，不少于四千年的历史。《广东新语》中有“汉武帝时，交趾有橘长官一人，秩一百石，其民谓之橘籍，岁以甘柑进御……唐有御甘园在罗浮”的记载，可知广东的柑橘种植至少也将有二千一百年的历史了。所谓橘官，是执行封建王朝向橘农强征橘税和负责选贡事务的官员。汉、唐至宋初，沿袭此制。王栐《燕翼贻谋录》有记述宋初以前的有关史实“承平时，温州、鼎州、广州皆贡柑子”。今产四会县的一品种称“贡柑”，据传即是旧时的贡果之一，其时还规定贡果未达京都前禁止橘农出售果品。长江以南各柑橘产区，当以广州距当时的京城路途最远，而沿途所经各地，又有地方官僚的层层盘剥，这种贡制，真是如王栐评述的“重为人害”，曾多次激起群众的反抗，广东的橘农直至宋仁宗六年（1028 年）时始获免进贡柑橘。

·【其他用途】橘为著名水果，除食用外，也可供观赏，可用于农庄、农家乐等栽培观赏，也可用于果村专类园；可加工制成果汁、橘精、糖水罐头、果酱、果糕、蜜饯、橘酒、橘醋等食品；花、果实可提取香精；果渣、果皮可提取果胶、柠檬酸等。

棕　榈

棕榈科 Arecaceae

Trachycarpus fortunei

《本草拾遗》

【别名】棕树、扇子树、垂叶棕榈。

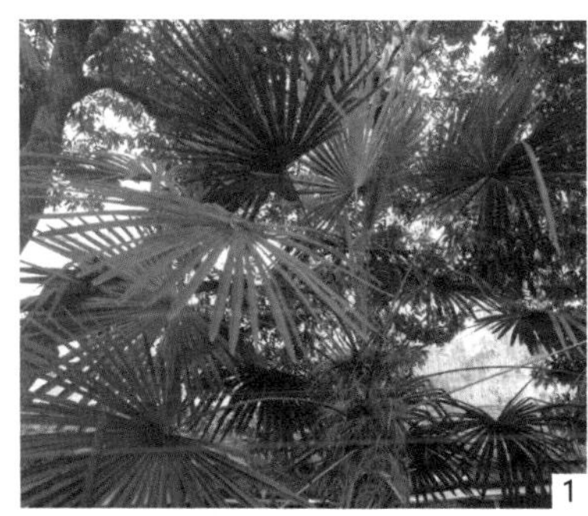

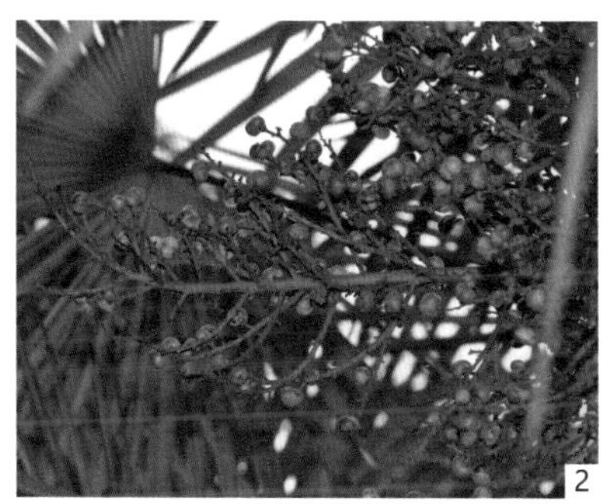

图 9-33　棕榈

1. 植株；2. 果序。

· 【识别特征】高 3~10m 或更高。树干圆柱形，被不易脱落的老叶柄基部和密集的网状纤维。叶片近圆形，深裂成 30~50 枚具皱折的线状剑形裂片，裂片先端具短 2 裂或 2 齿，硬挺，甚至顶端下垂；叶柄两侧具细圆齿，顶端有明显的戟突。圆锥花序粗壮，多分枝，腋生，雌雄异株；雌花序具佛焰苞，淡绿色；雄花黄绿色。核果阔肾形，成熟时由黄色变为淡蓝色，被白粉。种子角质。花期 4 月，果期 12 月。

· 【校园分布】草药园区。

· 【入药部位】根（棕榈根）、花蕾及花（棕榈花）、叶柄及叶鞘纤维（棕榈皮）、叶（棕榈叶）、心材（棕树心）。

· 【功效主治】**（1）棕榈根：**收敛止血，涩肠止痢，除湿，消肿，解毒。主治吐血，崩漏，痢疾，淋浊，关节疼痛，瘰疬，跌打肿痛。**（2）棕榈花：**止血，止泻，活血，散结。主治血崩，带下病，肠风，泻痢，瘰疬。

（3）棕榈皮：收敛止血。主治吐血，衄血，便血，血淋，尿血，血崩，外伤出血。

（4）棕榈叶：收敛止血，降血压。主治吐血，劳伤，高血压。

（5）棕树心：养心安神，收敛止血。主治心悸，头昏，崩漏，脱肛，子宫脱垂。

·【附　　方】**（1）治妊娠胎动，下血不止，脐腹疼痛：**棕灰散。（《圣济总录》）

（2）治下血：二灰散。（《魏氏家藏方》）

（3）治妇人败血及经血过多：敛经散。（《魏氏家藏方》）

·【本草文化】棕本作椶。《本草纲目》曰："皮中毛缕如马之鬃鬣，故名。椶，俗作棕，鬣音闾，鬛也。"此从形态释棕榈的含义。而《广雅疏证》云："椶之言总也。皮如丝缕，总总然聚生也。《说文》云，'总，聚束也。'又云，'布之八十缕为稯'……《西京杂记》云，'五丝为䌰，倍䌰为升，倍升为緎，倍緎为纪，倍纪为緵。声义并相近也。'"

·【其他用途】剥取棕榈皮纤维（叶鞘纤维），作绳索，编蓑衣、棕绷、地毡，制刷子和作沙发的填充料等；嫩叶经漂白可制扇和草帽；未开放的花苞又称"棕鱼"，可供食用。

我的本草观察笔记

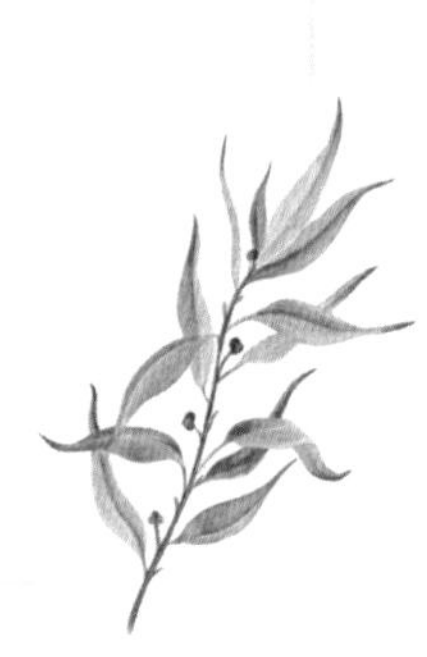

女　贞

木犀科 Oleaceae

Ligustrum lucidum

《神农本草经》

【别名】冬青、蜡树、女桢。

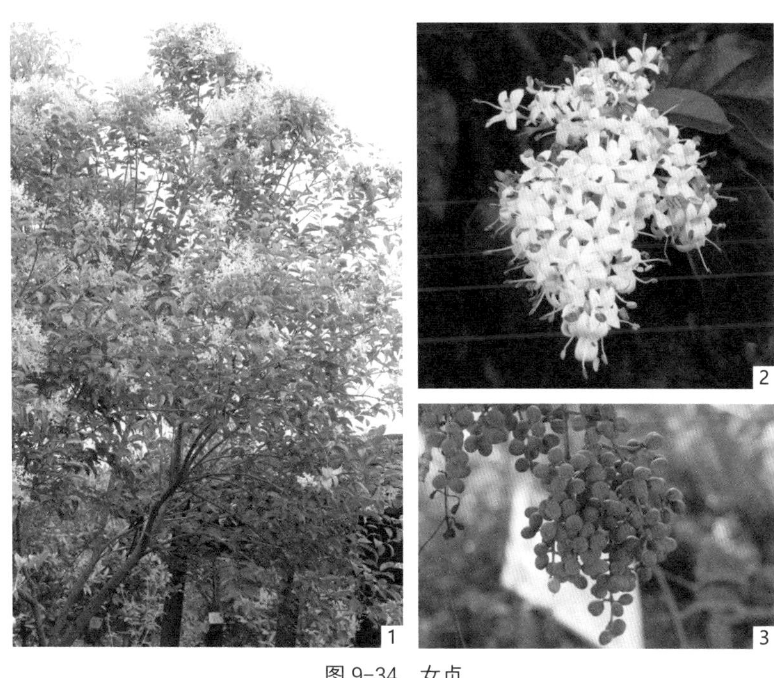

图 9-34　女贞

1. 植株；2. 圆锥花序；3. 果序。

· 【识别特征】树皮灰褐色；枝黄褐色、灰色或紫红色，圆柱形，疏生圆形或长圆形皮孔。叶对生，革质，卵形或椭圆形，叶端锐尖至渐尖或钝，叶基近圆形或宽楔形，全缘；叶面光亮，两面无毛。圆锥花序顶生；小苞片披针形或线形；花萼无毛，齿不明显或近截形；花冠裂片 4，黄白色。核果肾形或近肾形，深蓝黑色，成熟时呈红黑色，被白粉。花期 5~7 月，果期 7 月至翌年 5 月。

· 【校园分布】福九味展区周围。

· 【入药部位】成熟果实（女贞子）、根（女贞根）、树皮（女贞皮）、叶（女贞叶）。

· 【功效主治】**（1）女贞子：**滋补肝肾，明目乌发。主治肝肾阴虚，腰膝酸软，须发早白，目暗不明，骨蒸潮热。

（2）女贞根：行气活血，止咳喘，祛湿浊。主治哮喘，咳嗽，闭经，带下病。

（3）女贞皮：强筋健骨。主治腰膝酸痛，两脚无力，水火烫伤。

（4）女贞叶：清热明目，解毒散瘀，消肿止咳。主治头目昏痛，风热赤眼，口舌生疮，疮肿溃烂，水火烫伤，肺热咳嗽。

· 【附　　方】**（1）治肾受燥热，淋浊溺痛，腰腿无力，久为下消：**女贞汤。（《医醇剩义》）

（2）治腰膝软弱，疼痛拘挛：女贞皮酒。（《中国医学大辞典》）

（3）治肝肾阴虚，头昏眼花，腰膝酸软，失眠，多梦等：二至丸。（《医方集解》）

· 【本草文化】《本草纲目》云："此木凌冬青翠，有贞守之操，故以贞女状之……今方书所用冬青，皆此女贞也。近时以放蜡虫，故俗呼为蜡树。"《山海经》加木旁作"桢木"；"冻青"乃"冬青"之音转。

· 【其他用途】女贞是园林中常用的观赏树种，四季婆娑、枝叶茂密，可于庭院中种植，也是行道树中常见的树种。因为女贞适应性强，生长快且耐修剪，也用于绿篱；还可以作砧木，用来嫁接繁殖桂花、丁香等。

川黄檗

芸香科 Rutaceae

Phellodendron chinensis

《神农本草经》

【别名】黄柏皮、黄皮树、小黄连树。

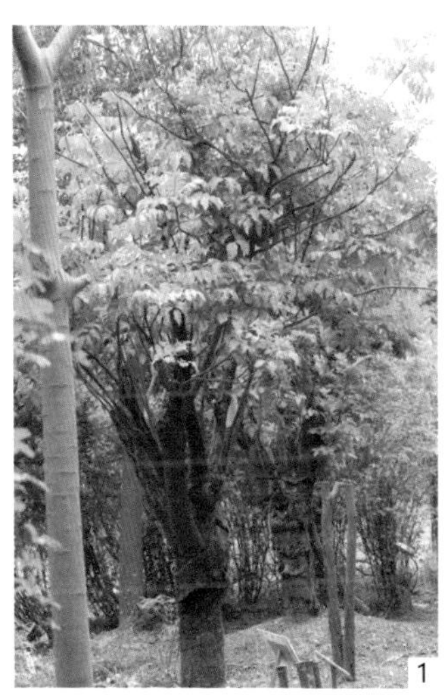

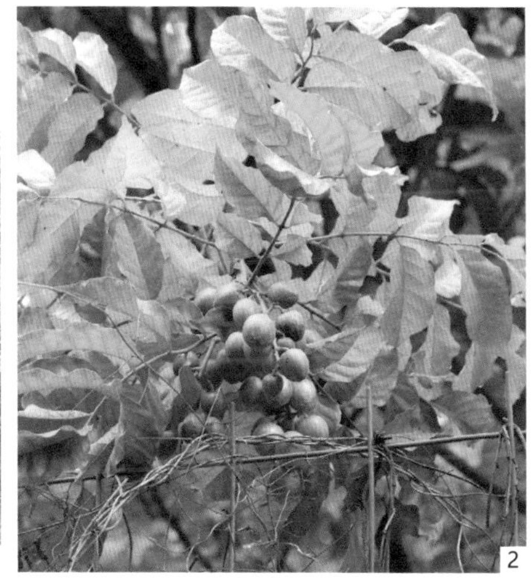

图 9-35　川黄檗

1. 植株；2. 果序。

- 【识别特征】成年树具厚而纵裂的木栓层，内皮黄色。小枝粗壮，暗紫红色，无毛。单数羽状复叶，有小叶 7~15 片，近对生，小叶纸质，长圆状披针形或卵状椭圆形，顶端短尖至渐尖，基部阔楔形至圆形，两侧略不对称，全缘或浅波浪状；叶面中脉有短毛或嫩叶被疏短毛，叶背被毛。圆锥状聚伞花序；花小，黄绿色或紫红色，通常密集。浆果状核果球形，密集成团，紫黑色。花期 5~6 月，果期 9~11 月。
- 【校园分布】慎微亭周围。
- 【入药部位】树皮（黄柏）。
- 【功效主治】**黄柏：** 清热燥湿，泻火除蒸，解毒疗疮。主治湿热泻痢，黄疸尿赤，带下阴痒，热淋涩痛，脚气痿躄，骨蒸劳热，盗汗，遗精，疮疡肿毒，湿疹湿疮。

·【附　　方】**（1）治湿热泻痢：**白头翁汤。（《伤寒论》）

（2）治伤寒身黄发热：栀子柏皮汤。（《伤寒论》）

（3）治湿热下血：白柏丸。（《医学入门》）

·【本草文化】檗之言，襞也，襞者，衣褶也。其树栓皮厚，有纵向较深沟裂，故从木称檗。其内皮色黄，可以之染色，故合称黄檗，俗写取简而作黄柏。

·【其他用途】川黄檗木栓层是制造软木塞的材料；木材坚硬，边材淡黄色，心材黄褐色，是家具、装饰的优良用材，亦为胶合板材；果实可作驱虫剂及染料；种子含油 7.76%，可制肥皂和润滑油。

我的本草观察笔记

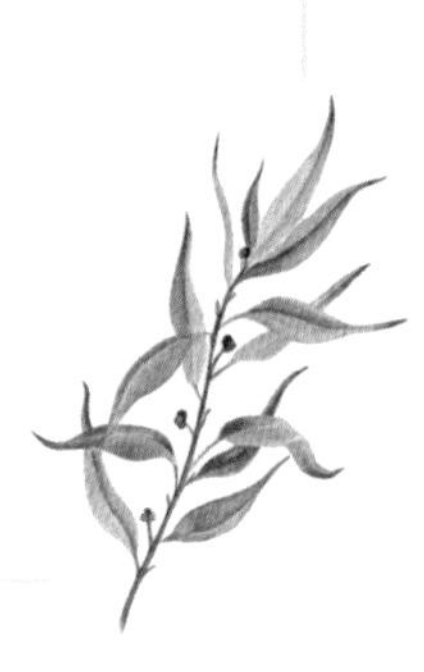

阳　桃

酢浆草科 Oxalidaceae

Averrhoa carambola

《临海异物志》

【别名】洋桃、五棱果、杨桃。

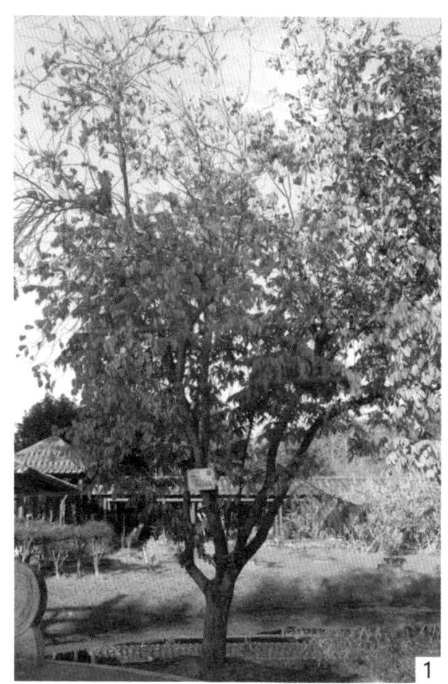

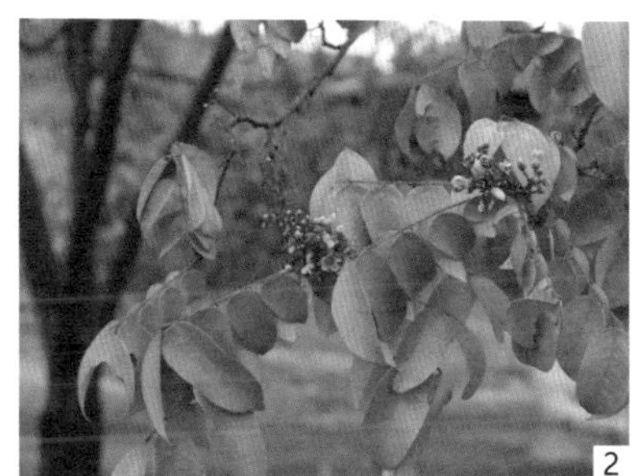

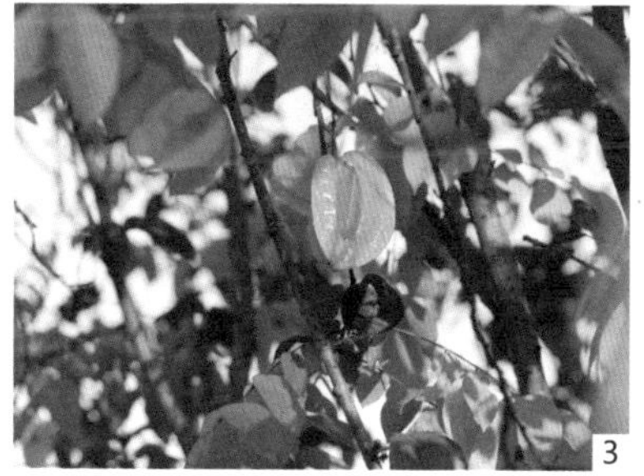

图 9-36　阳桃

1. 植株；2. 聚伞或圆锥花序；3. 浆果。

- 【识别特征】树皮暗灰色，内皮淡黄色，干后茶褐色，味微甜而涩；多分枝。奇数羽状复叶，互生，小叶 5~13，卵形或椭圆形，顶端渐尖，基部圆，一侧歪斜，全缘；叶背疏被柔毛或无毛，小叶柄甚短。聚伞花序或圆锥花序；花枝和花蕾深红色；萼片 5，覆瓦状排列；花瓣略向背面弯卷，背面淡紫红色，边缘色较淡。浆果肉质，下垂，有 5 棱，淡绿色或蜡黄色。种子黑褐色。花期 4~12 月，果期 7~12 月。
- 【校园分布】立体中药学园区。

·【入药部位】果实（阳桃）、根或根皮（阳桃根）、花（阳桃花）、叶（阳桃叶）。

·【功效主治】**（1）阳桃：**清热，生津，利尿，解毒。主治风热咳嗽，咽痛，烦渴，石淋，口糜，牙痛，疟母，酒毒。

（2）阳桃根：祛风除湿，行气止痛，涩精止带。主治风湿痹痛，骨节风，瘫缓不遂，慢性头风，心胃气痛，遗精，白带异常。

（3）阳桃花：截疟，止痛，解毒，杀虫。主治疟疾，胃痛，漆疮，疥癣。

（4）阳桃叶：祛风利湿，清热解毒。主治风热感冒，小便不利，产后浮肿，痈疽肿毒，漆疮，跌打肿痛。

·【附　　方】**（1）治疥癣及中漆毒：**以阳桃花汁涂之。（**《台湾药用植物志》**）

（2）治石淋：阳桃 3~5 枚，和蜜煎汤服。（**《泉州草药》**）

（3）治跌打伤肿痛：鲜阳桃叶捣烂，敷于患处。（**《全国中草药汇编》**）

·【本草文化】阳桃为浆果形态，具 3~5 棱，因此俗称三棱子、五棱子。方音“棱”呼为“敛”或作“廉”，故而有三敛子、五敛子、三廉等名。《本草纲目》曰：“五敛子生岭南及闽中，闽人呼为阳桃。”因此又有阳桃之名。

·【其他用途】阳桃除可供鲜食外，还可制成罐头、果膏、果干、果脯、蜜饯、果酱等食品；也可经盐渍后当菜食用；其皮色鲜黄，极具光泽，呈蜡质样，极具观赏性。

石　榴 *

石榴科 Punicaceae

Punica granatum

《雷公炮炙论》

【别名】安石榴、丹若、金罂。

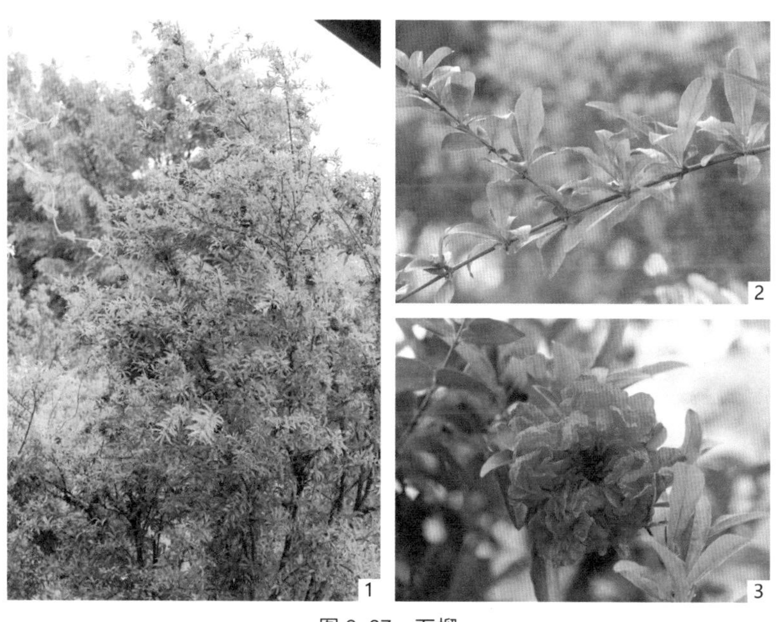

图 9-37　石榴

1. 植株；2. 叶；3. 花。

· 【识别特征】枝顶常成尖锐长刺，幼枝具棱角，无毛，老枝近圆柱形。叶对生，纸质，矩圆状披针形，顶端短尖、钝尖或微凹，基部短尖至稍钝形；叶面光亮，侧脉稍细密；叶柄短。花大，1~5 朵生枝顶，红色或淡黄色，裂片略外展，卵状三角形，外面近顶端有 1 个黄绿色腺体，边缘有小乳突；花瓣通常大，红色、黄色或白色，顶端圆形。浆果近球形。种子钝角形，红色至乳白色。花期 5~6 月，果期 9~10 月。

· 【校园分布】苏敬亭周围。

·【入药部位】果皮（石榴皮）、花（石榴花）、叶（石榴叶）、根或根皮（石榴根）。

·【功效主治】**（1）石榴皮：**涩肠止泻，止血，驱虫。主治久泻，久痢，便血，脱肛，崩漏，带下病，虫积腹痛。

（2）石榴花：凉血，止血。主治衄血，吐血，外伤出血，月经不调，红崩白带，中耳炎。

（3）石榴叶：收敛止泻，解毒杀虫。主治泄泻，痘风疮，癞疮，跌打损伤。

（4）石榴根：驱虫，涩肠，止带。主治蛔虫病，绦虫病，久泻，久痢，赤白带下。

·【附　　方】**（1）治一切泻痢久不愈，并妇人产后痢：**白术圣散子。（《宣明论》）

（2）治中风，手脚不遂，口面偏斜，语涩垂涎：醋石榴煎。（《太平圣惠方》）

（3）治耳痈脓水不止：吹耳散。（《外科傅薪集》）

·【本草文化】石榴又名安石榴，《本草纲目》引《博物志》云："汉张骞出使西域，得涂林安石国榴种以归，故名安石榴。""安石"，乃西亚古国名，波斯语"arsaces"的音译，亦作"安息"。《本草纲目》云："榴者瘤也，丹实垂垂如赘瘤也。"由此得名，简称"石榴"。丹若，为波斯语"danak""dana"的音译，一说来自梵语"dhanika""dhaniyaka"音译。"罂"为瓶一类的容器，石榴外形与之相似，成熟时，果皮厚且黄色，因而称之"金罂"。本品入药多取味酸者，因而处方用名亦与作酸石榴皮、酸榴皮。

·【其他用途】石榴是一种常见果树，我国南北都有栽培，江苏、河南等地种植面积较大，并培育出一些较优质的品种，其中江苏的水晶石榴和小果石榴品质较好。叶翠绿，花大而鲜艳，故各地公园和风景区也常有种植以美化环境。

柿

柿科 Ebenaceae

Diospyros kaki

《本草拾遗》

【别名】柿子、朱果。

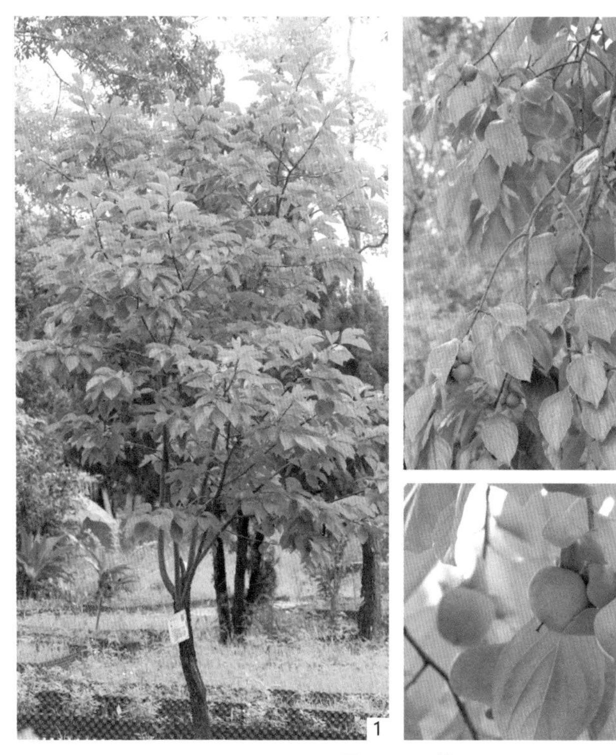

图 9-38 柿

1. 植株；2. 果枝；3. 果实。

·【识别特征】树皮深灰色至灰黑色或者黄灰褐色至褐色。枝开展，带绿色至褐色，无毛，散生纵裂的长圆形或狭长圆形皮孔；嫩枝初时有棱，有棕色柔毛或绒毛或无毛。叶互生，纸质，卵状椭圆形至倒卵形或近圆形，先端渐尖或钝，基部楔形、圆形或近截形。聚伞花序腋生，花雌雄异株。果实球形或扁球形，熟时橙红色。

种子褐色，椭圆状，侧扁。花期 5~6 月，果期 9~10 月。

- 【校园分布】时珍园大门、立体中药学园区。
- 【入药部位】果实经加工而成的柿饼（柿饼）、根或根皮（柿根）、花（柿花）、宿萼（柿蒂）、叶（柿叶）。
- 【功效主治】**（1）柿饼：** 润肺，止血，健脾，涩肠。主治咯血，吐血，便血，尿血，脾虚消化不良，痢疾，喉干喑哑，颜面黑斑。

  （2）柿根： 清热解毒，凉血止血。主治血崩，血痢，痔疮，蜘蛛背。

  （3）柿花： 降逆和胃，解毒收敛。主治呕吐，吞酸，痘疮。

  （4）柿蒂： 降逆下气。主治呃逆，噫气，反胃。

  （5）柿叶： 止咳定喘，生津止渴，活血止血。主治咳喘，消渴及各种内出血，臁疮。
- 【附　　方】**（1）治胃寒呃逆证：** 丁香散。（**《古今医统》**）

  （2）治小儿百日咳： 罗汉果茶。（**《福建民间方》**）

  （3）治肾炎顽固蛋白尿症： 柿叶速溶饮。（**《经验方》**）
- 【本草文化】明太祖朱元璋在起事前，曾落魄沦为乞丐，一日讨饭到了关中频阳县的金瓮山，饥饿难忍，幸好发现一棵柿子树，饱餐一顿得以活命。后来，当了皇帝的朱元璋念念不忘柿子树的救命之恩，下令将那棵大柿树封为“凌霜侯”，并为之建庙，又派人到频阳寻求柿子树苗在京都栽植纪念。明朝宫内的太监、宫女们，见到柿庙前栽种的柿子树，都要恭敬地称呼一声:“侯爷！”这就是“柿树封侯”的典故。此外，历朝历代的文人骚客亦对柿树多有赞誉，南朝梁简文帝曾撰《谢东宫赐柿启》写道：“悬霜照采，凌冬挺润，甘清玉露，味重金液。虽复安邑秋献，灵关晚实；无以匹此嘉名，方兹擅美。”
- 【其他用途】果实常经脱涩后作水果，经过适当处理，可贮存数月，亦可加工制成柿饼。柿子可提取柿漆（又名柿油或柿涩），用于涂鱼网、雨具，填补船缝和作建筑材料的防腐剂等。

蓝花楹

紫葳科 Bignoniaceae

Jacaranda mimosifolia

《广州植物志》

【别名】蓝楹、含羞草叶楹、含羞草叶蓝花楹。

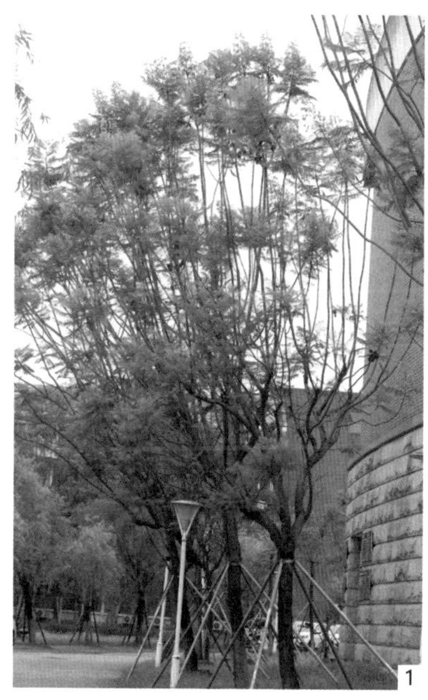

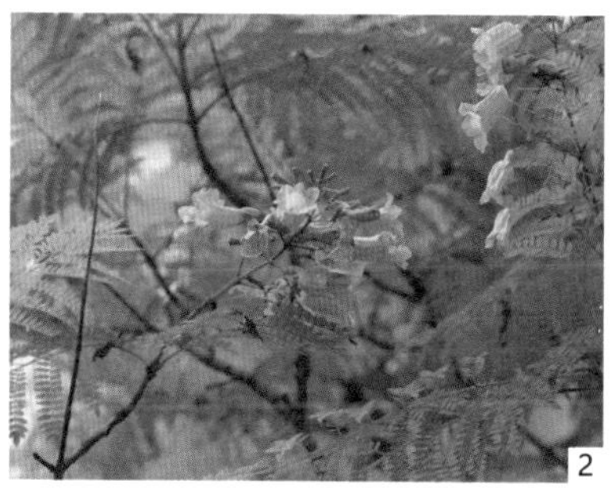

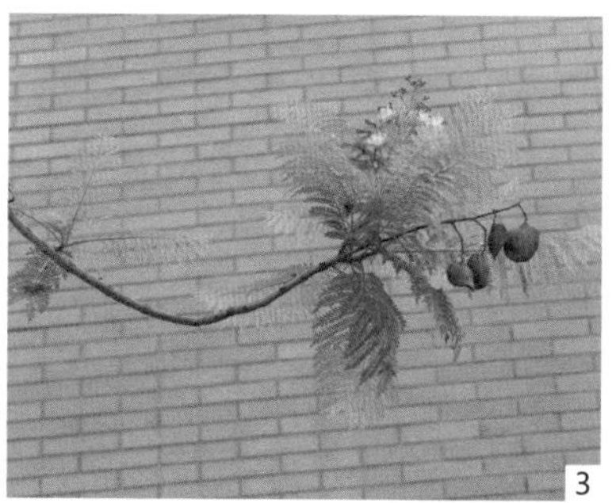

图 9-39　蓝花楹

1. 植株；2. 圆锥花序；3. 蒴果。

- 【识别特征】二回羽状复叶对生或互生，羽片通常在 16 对以上，每 1 羽片有小叶 16~24 对；小叶椭圆状披针形至椭圆状菱形，顶端急尖，基部楔形，全缘。聚伞圆锥花序；花萼筒状，萼齿 5；花冠钟状，蓝紫色，花冠裂片圆形；花冠筒细长，下部微弯，上部膨大；二强雄蕊。蒴果木质，扁卵圆形，中部较厚，四周逐渐变薄，不平展。花期 5~6 月。
- 【校园分布】董奉广场、至善楼草坪。

·【入药部位】叶、根、茎皮（蓝花楹）。

·【功效主治】**蓝花楹：**发汗止呕，清热解毒，通便，催产。主治呕吐，便秘，梅毒等。

·【本草文化】传说民国时期一位名叫晓兰的姑娘与贫穷的才子相爱，用蓝花楹来表达相爱的决心和思念，结果后来才子寄信来说已另娶他人。姑娘立马大病，在家人安排出嫁之前，得知情郎是身患疾病而死谎称成家，于是便跳井自尽。从此蓝花楹也代表绝望的爱情。

·【其他用途】蓝花楹常作为行道树、遮阴树以及风景树，极具观赏价值；还可以用来造纸；木材黄白色至灰色，质软而轻，纹理通直，加工容易，可作家具用材。

我的本草观察笔记

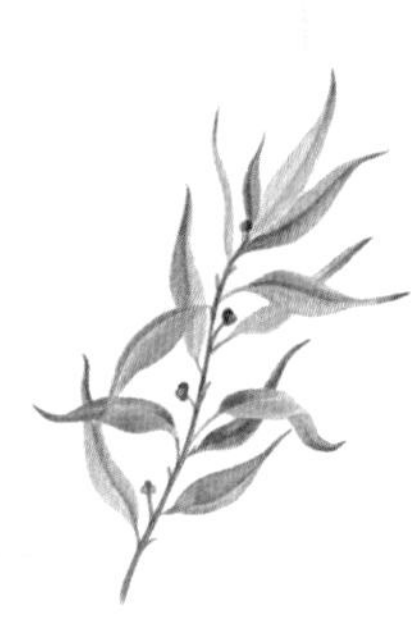

枳 *

Citrus trifoliata

《神农本草经》

【别名】铁篱寨、雀不站、枸橘。

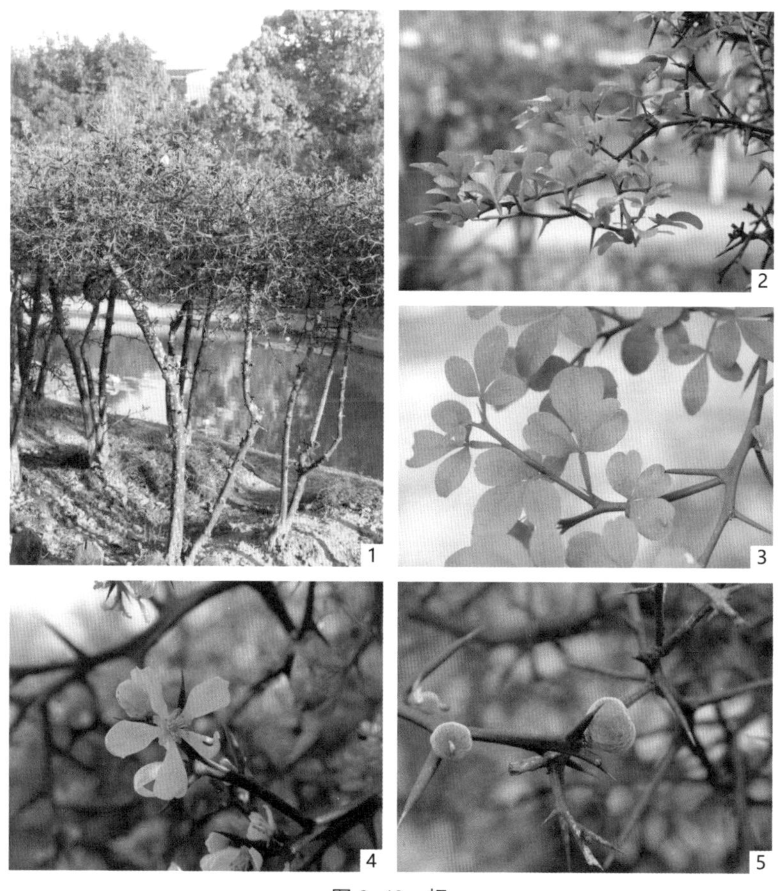

图 9-40　枳

1. 植株；2. 枝（示刺）；3. 单身复叶；4. 花；5. 柑果。

·【识别特征】树冠伞形或圆头形。枝绿色，嫩枝扁，有纵棱及刺；刺尖干枯状，红褐色，基部扁平。单身复叶，叶柄有狭长的翼叶，通常指状 3 出叶，小叶等长或中间的一片较大，椭圆形或卵形，先端圆钝或微凹，基部楔形，叶缘有细钝裂齿或全缘。花单朵或成对腋生；萼片 5；花瓣 5，白色，匙形；雄蕊多数。柑果，近圆球形或梨形，暗黄色。种子阔卵形，乳白色或乳黄色。花期 5~6 月，果期 10~11 月。

- 【校园分布】苏敬亭周围。
- 【入药部位】幼果或未成熟果实（枸橘）、棘刺（枸橘刺）、种子（枸橘核）、叶（枸橘叶）、干燥未成熟果实（枸橘梨）。
- 【功效主治】**（1）枸橘：** 疏肝和胃，理气止痛，消积化滞。主治胸胁胀满，脘腹胀痛，乳房结块，疝气疼痛，睾丸肿痛，跌打损伤，食积，便秘，子宫脱垂。

  （2）枸橘刺： 止痛。主治龋齿疼痛。

  （3）枸橘核： 止血。主治肠风下血。

  （4）枸橘叶： 理气止呕，消肿散结。主治噎嗝反胃，呕吐，梅核气，疝气。

  （5）枸橘梨： 理气，消积。主治胃脘胀满，消化不良，乳房结块，疝气。
- 【附　　方】**子痈：** 枸橘汤。（**《外科全生集》**）
- 【本草文化】枳实，《说文》曰：“枳，木似橘。从木，只声。”《本草纲目》曰：“枳乃木名，从只，谐声也，实乃其子，故曰枳实。”此外还有臭橘、枸橘之称，《本草纲目拾遗》曰：“山野甚多，实小壳薄，枝多刺而实臭，人多弃之。”故名臭橘。枸者，钩也，亦因树之勾刺而名。树、叶与果均似橘、橙，枝多刺，故名枸橘、枸棘子、野橙子。
- 【其他用途】枳树长相独特，带有较长的尖刺，似灌木，枳花白而美丽，带有独特香味。

合 欢

豆科 Fabaceae

Albizia julibrissin

《神农本草经》

【别名】马缨花、绒花树、夜合。

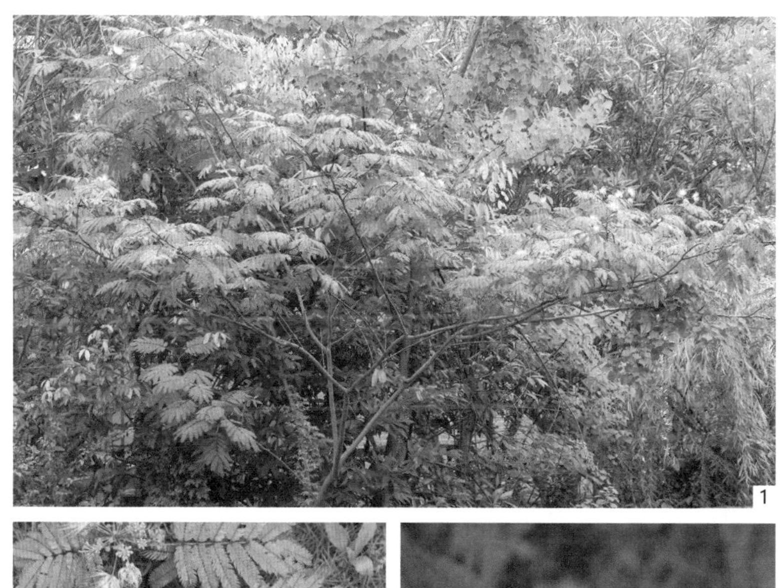

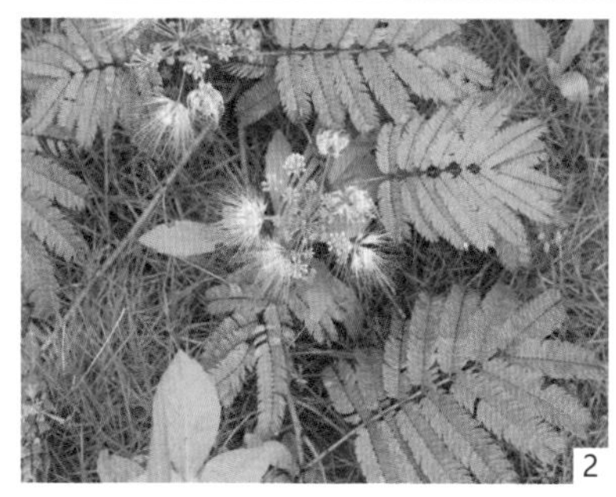

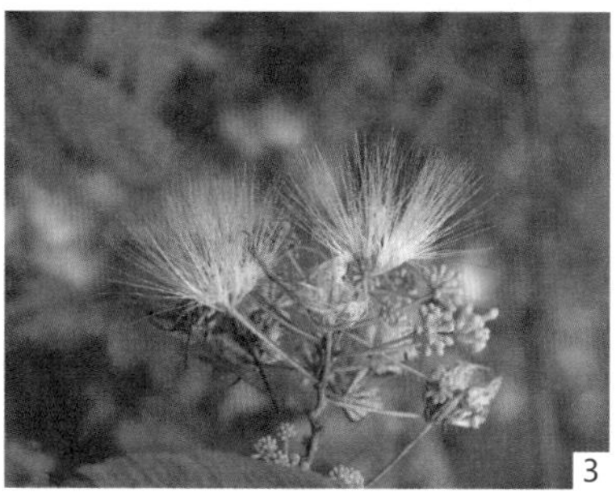

图 9-41　合欢

1. 植株；2. 叶；3. 头状花序于枝顶排成圆锥花序。

·【识别特征】小枝有棱角，嫩枝、花序和叶轴被绒毛或短柔毛。托叶线状披针形，较小叶小，早落；二回羽状复叶，总叶柄近基部及最顶1对羽片着生处各有1枚腺体；羽片4~12对，栽培的有时达 20 对；小叶 10~30 对，线形至长圆形，向上偏斜，先端有小尖头，有缘毛。头状花序于枝顶排成圆锥花序；花粉红色；花萼管状；花冠裂片三角形；花萼、花冠外均被短柔毛。荚果带状，嫩荚有柔毛，老荚无毛。花期 6~7 月，果期 8~10 月。

·【校园分布】学敏亭周围。

·【入药部位】花序或花蕾（合欢花）、树皮（合欢皮）。

·【功效主治】**（1）合欢花：**解郁安神。主治心神不安，忧郁失眠。

（2）合欢皮：解郁安神，活血消肿。主治心神不安，忧郁失眠，肺痈，疮肿，跌扑伤痛。

·【附　　方】**（1）治失眠，梦多，头昏，头胀，舌质红，脉细数：**安眠汤。（《临证医案医方》）

（2）治所欲不遂，郁极火生，心烦意乱，身热而躁：解郁合欢汤。（《医醇剩义》）

（3）治肺痈，咳有微热，烦满，胸心甲错：夜合汤。（《圣济总录》）

·【本草文化】相传虞舜南巡仓梧而死，其妃娥皇、女英遍寻湘江，终未寻见。二妃终日恸哭，泪尽滴血，血尽而死，遂成为神。后来，人们发现她们的精灵与虞舜的精灵合二为一，变成了合欢树。合欢树叶，昼开夜合，相亲相爱。从此，合欢树成为爱情的见证，礼赞着“之死矢靡它”的爱之坚贞。

·【其他用途】合欢生长迅速，能耐砂质土及干燥气候，开花如绒簇，十分可爱，常植为城市行道树、观赏树。心材黄灰褐色，边材黄白色，耐久，多用于制家具；嫩叶可食，老叶可以洗衣服。

黄花夹竹桃

夹竹桃科 Apocynaceae

Thevetia peruviana

《广西药用植物图志》

【别名】黄花状元竹、酒杯花、柳木子。

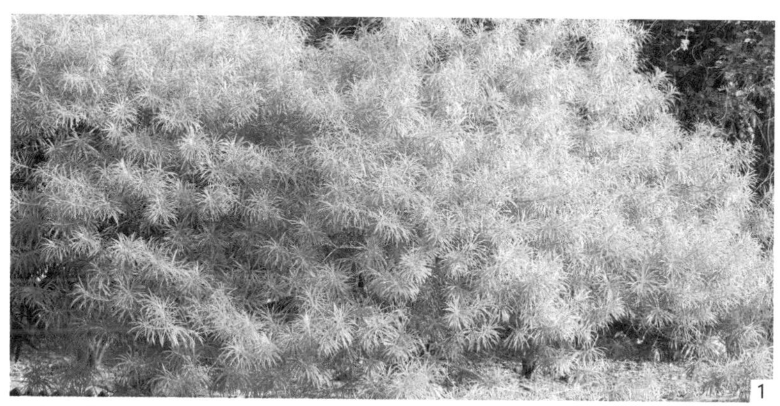

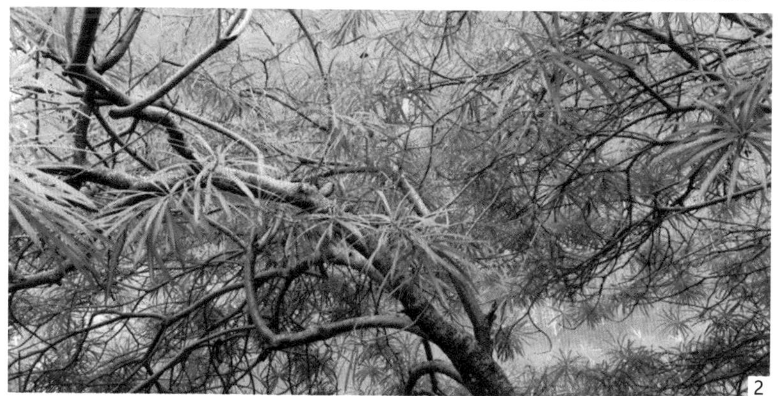

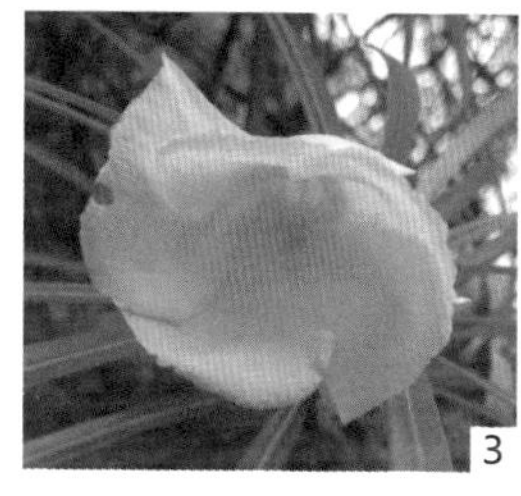

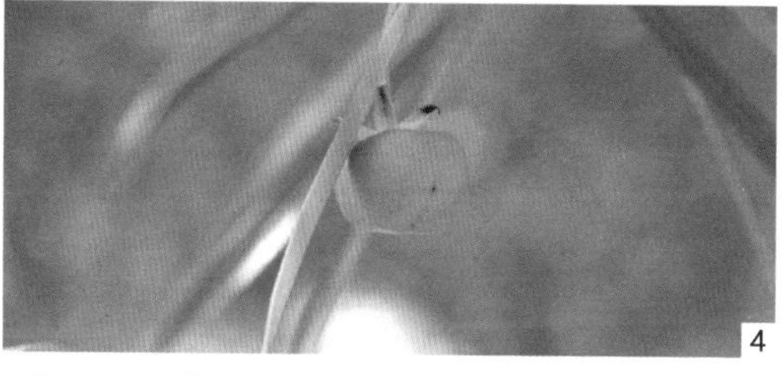

图 9-42　黄花夹竹桃

1. 植株；2. 茎；3. 花；4. 核果。

·【识别特征】全株具丰富乳汁，无毛。树皮棕褐色，皮孔明显；枝多柔软，小枝下垂。叶互生，近革质，无柄，线形或线状披针形，两端长尖，光亮，全缘，边稍背卷。聚伞花序顶生；花大，黄色，具香味；花萼绿色，5 裂，裂片三角形；花冠漏斗状，花被片旋转状排列；雄蕊着生于花冠筒的喉部。核果扁三角状球形，生时绿色而亮，干时黑色。花期 5~12 月，果期 8 月至翌年春季。

·【校园分布】立体中药学园区。

·【入药部位】果仁（黄花夹竹桃）、叶（黄花夹竹桃叶）。

·【功效主治】**（1）黄花夹竹桃：** 强心，利尿消肿。主治各种心脏病引起的心力衰竭，阵发性室上性心动过速，阵发性心房纤颤。**（2）黄花夹竹桃叶：** 解毒消肿。主治蛇头疔。

·【附　　方】**治蛇头疔：** 黄花夹竹桃鲜叶捣烂，和蜜调匀，包敷患处，日换 2~3 次。（《福建中草药》）

·【本草文化】黄花岗起义，各地同盟会员纷纷赶来参加，黄兴率敢死队攻入总督衙门，因事前走漏消息，起义失败，伤亡甚大，被迫撤出战斗。战后广州人民收殓志士忠骨七十二具，葬于黄花岗，史称“黄花岗七十二烈士”。现在修有烈士陵墓，供后人凭吊。黄花岗陵园内，种植了许多黄素馨、黄花夹竹桃、黄槐等开放黄花的花木，名副其实。

·【其他用途】植株全绿、多枝，柔软下垂，花期几乎全年，为一美丽的绿化植物；种子可榨油，供制肥皂、点灯、杀虫和鞣料用油，油粕可作肥料；种子坚硬，长圆形，可作镶嵌物。

红千层

桃金娘科 Myrtaceae

Callistemon rigidus

《中国本草图录》

【别名】瓶刷木、金宝树、红瓶刷。

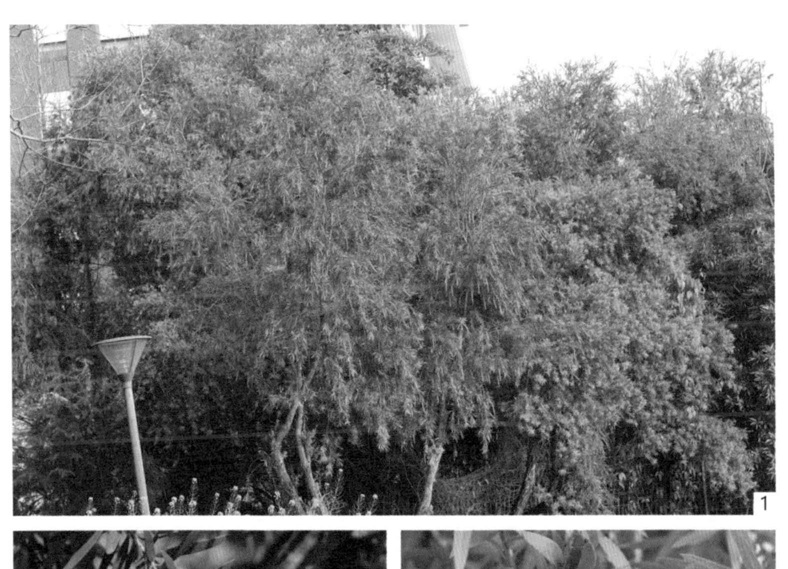

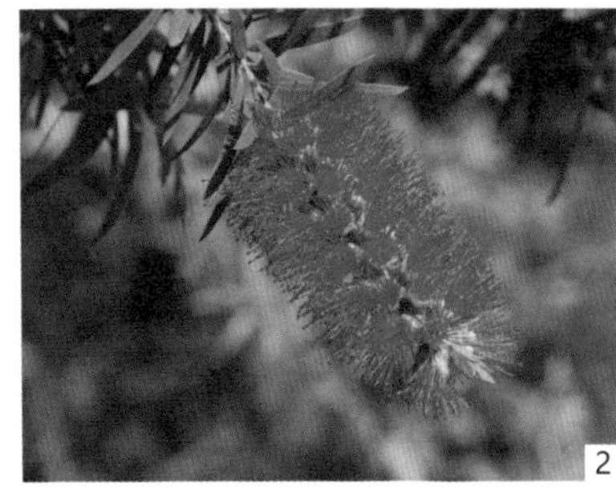

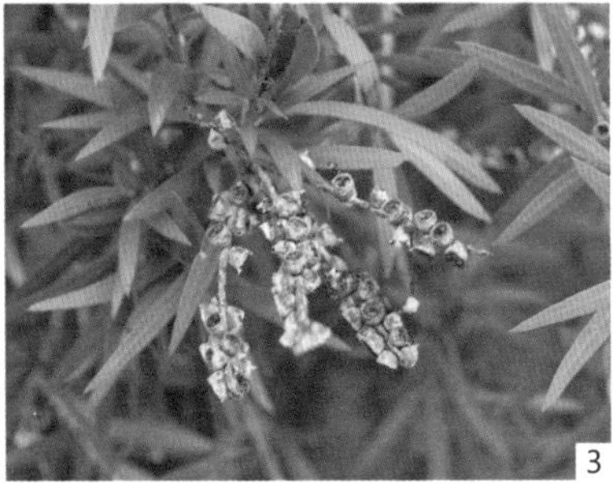

图 9-43　红千层

1. 植株；2. 穗状花序；3. 果序（示蒴果）。

·【识别特征】树皮坚硬，灰褐色。嫩枝有棱，初时有长丝毛，不久变无毛。叶螺旋状着生，叶片坚革质，线形，先端尖锐，初时有丝毛，不久脱落，油腺点明显，干后突起；叶柄极短。穗状花序生于枝顶；萼管略被毛，萼齿半圆形，近膜质；花瓣绿色，卵形，有油腺点；雄蕊鲜红色。蒴果半球形，先端平截，萼管口圆，果瓣稍下陷，3 爿裂开，果爿脱落。种子条状。花期 6~8 月。

- 【校园分布】宋慈湖畔、神农坛。
- 【入药部位】枝叶（红千层）。
- 【功效主治】**红千层：**祛风，化痰，消肿。主治感冒，咳喘，风湿痹痛，湿疹，跌打肿痛。
- 【本草文化】红千层英姿飒爽、风韵独特，属于热带植物。其花色特别的艳丽，是由一朵朵红色的小花组合而成的，如果仔细观察会发现它像瓶刷子，因此有人就叫它瓶刷子树或红瓶刷，也有人叫它金宝树。
- 【其他用途】红千层是庭院美化、景观树、行道树的良好树种。

我的本草观察笔记

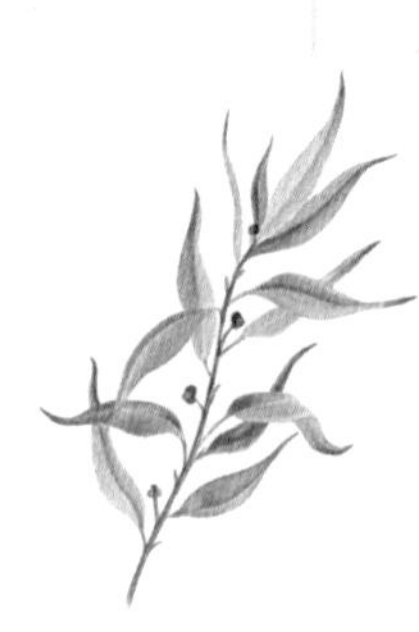

腊肠树

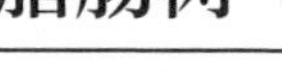

豆科 Fabaceae

Cassia fistula

《本草拾遗》

【别名】猪肠豆、波斯皂荚、牛角树。

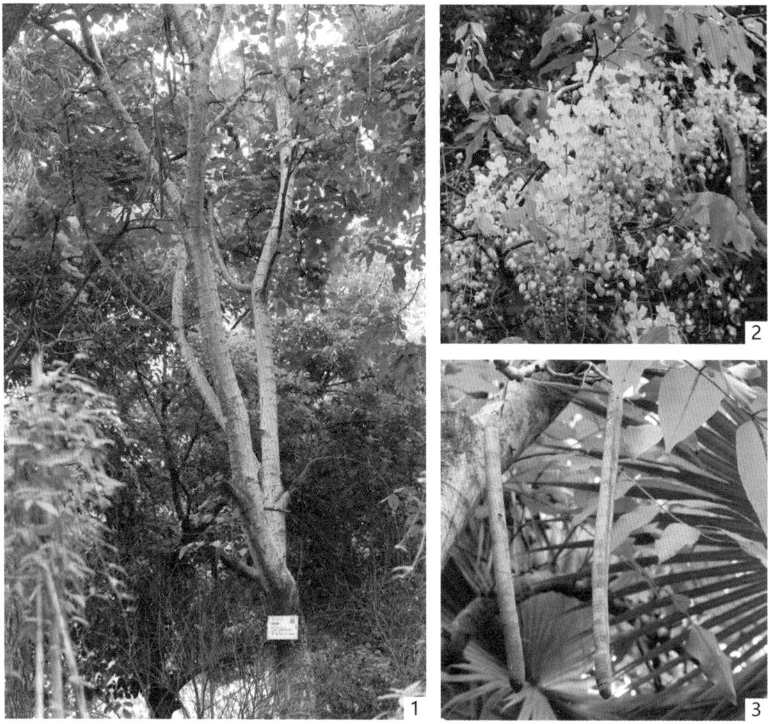

图 9-44 腊肠树

1. 植株；2. 总状花序；3. 荚果。

·【识别特征】枝细长；树皮幼时光滑，灰色，老时粗糙，暗褐色。羽状复叶，对生，小叶 3~4 对，宽卵形、卵形或长圆形，先端短渐尖而钝，基部楔形，全缘，幼嫩时两面被微柔毛，老时无毛；叶柄短。总状花序疏散，下垂；花梗柔弱，下无苞片；花瓣黄色，倒卵形；萼片长卵形，开花时向后反折；雄蕊 10。荚果圆柱形，黑褐色。种子为横隔膜所分开。花期 6~8 月，果期 10 月。

·【校园分布】立体中药学园区。

·【入药部位】果实（婆罗门皂荚）、叶（婆罗门皂荚叶）。

·【功效主治】**（1）婆罗门皂荚：**清热通便，化滞止痛。主治便秘，胃脘痛，疳积。

（2）婆罗门皂荚叶：祛风通络，解毒杀虫。主治中风面瘫，冻疮，脓疱疮，轮癣。

·【附　　方】**（1）治新旧肝病：**三味腊肠果丸。（《蒙医药选编》）

（2）治陈旧性疫疠、痞瘤、体腔内疮、痘疹等：腹硬泻药方。（《藏传医药经典丛书·蓝琉璃》）

·【本草文化】腊肠树原产南亚，早在唐朝已传入中国，《酉阳杂俎》记载其为“波斯皂荚”。

·【其他用途】腊肠树初夏开花，满树金黄，秋日果荚长垂如腊肠，为珍奇观赏树，被广泛地应用在园林绿化。树皮含单宁，可做染料。

我的本草观察笔记

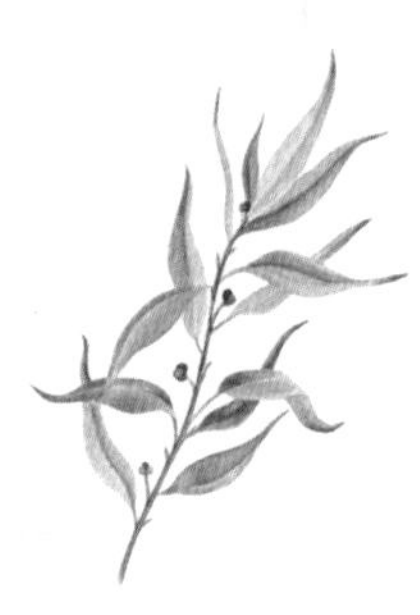

肉 桂

樟科 Lauraceae

Cinnamomum cassia

《神农本草经》

【别名】筒桂、桂皮、桂枝。

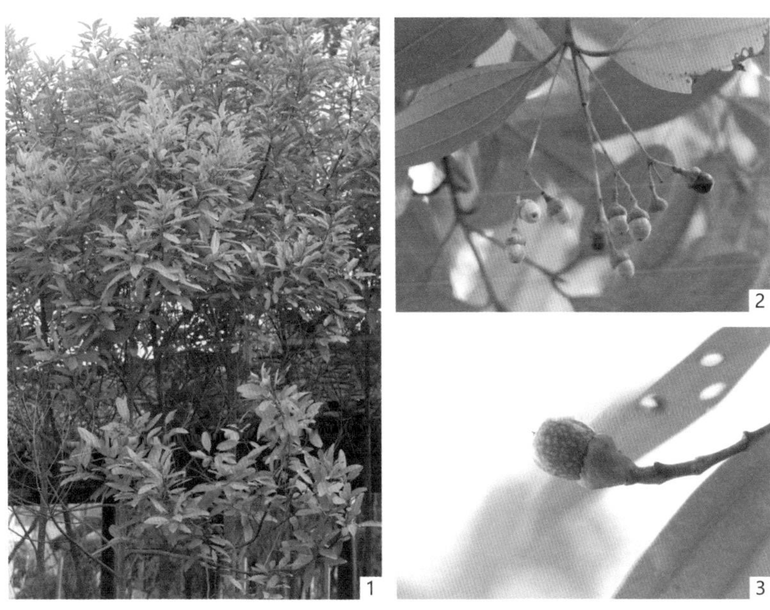

图 9-45 肉桂

1. 植株；2. 果序；3. 核果。

- 【识别特征】树皮灰褐色。一年生枝条圆柱形，黑褐色，有纵纹，略被短柔毛，当年生枝条多少四棱形，黄褐色，具纵纹，密被灰黄色短绒毛。叶互生或近对生，长椭圆形至近披针形，革质，先端稍急尖，基部急尖，边缘软骨质，内卷；叶面无毛，叶背被毛；具三出脉。圆锥花序腋生或近顶生，三级分枝，分枝末端为聚伞花序；花小，黄绿色；花被筒倒锥形；花被 6。核果椭圆形，黑紫色。花期 6~8 月，果期 10~12 月。
- 【校园分布】学敏亭周围。

·【入药部位】叶（肉桂叶）、树皮（肉桂）、嫩枝（桂枝）。

·【功效主治】**（1）肉桂叶：**温中散寒，解表发汗。主治外感风寒，头痛恶寒，咳嗽，胃寒胸闷，脘痛呕吐，腹痛泄泻，冻疮。

（2）肉桂：补火助阳，引火归元，散寒止痛，温通经脉。主治阳痿宫冷，腰膝冷痛，虚阳上浮，心腹冷痛，虚寒吐泻，痛经经闭。

（3）桂枝：发汗解肌，温通经脉，助阳化气，平冲降气。主治风寒感冒，血寒经闭，关节痹痛，水肿，心悸，奔豚。

·【附　　方】**（1）治太阳中风等：**桂枝汤。（《伤寒论》）

（2）治伤寒八九日，风湿相搏，身体疼烦，不能自转侧，不呕不渴，脉浮虚而涩：桂枝附子汤。（《伤寒论》）

（3）治妇人宿有癥病，经断未及三月，而得漏下不止，胎动在脐上，月经困难：桂枝茯苓丸。（《金匮要略》）

·【本草文化】相传古代四大美女之一的西施，抚琴吟唱自编的《梧叶落》时，忽感咽喉疼痛，遂用大量清热泻火之药，症状得以缓和，但药停即发。后另请一名医，见其四肢不温，小便清长，六脉沉细，乃开肉桂一斤。药店老板对西施之病略有所知，看罢处方，不禁冷笑："喉间肿痛溃烂，乃大热之症，岂能食辛温之肉桂？"便不给取药，侍人只得空手而归。西施道："此人医术高明，当无戏言。眼下别无他法，先用少量试之。"西施先嚼了一小块肉桂，感觉香甜可口，嚼完半斤，疼痛消失，进食无碍，大喜。药店老板闻讯，专程求教名医。名医答曰："西施之患，乃虚寒阴火之喉疾，非用引火归元之法不能治也。肉桂用于治喉间痛疮，属特殊情况。"

·【其他用途】肉桂的树皮、叶及"桂花"（初结的果）均有强烈的肉桂味，其中以桂花最浓，依次为花梗、树皮及叶。枝、叶、果实、花梗可提制桂油，桂油为合成桂酸等重要香料的原料，用作化妆品原料，亦供巧克力及香烟配料，药用作矫臭剂、驱风剂、刺激性芳香剂等，并有防腐作用。

花榈木 

豆科 Fabaceae

Ormosia henryi

《本草拾遗》

【别名】红豆树、臭桶柴、花梨木。

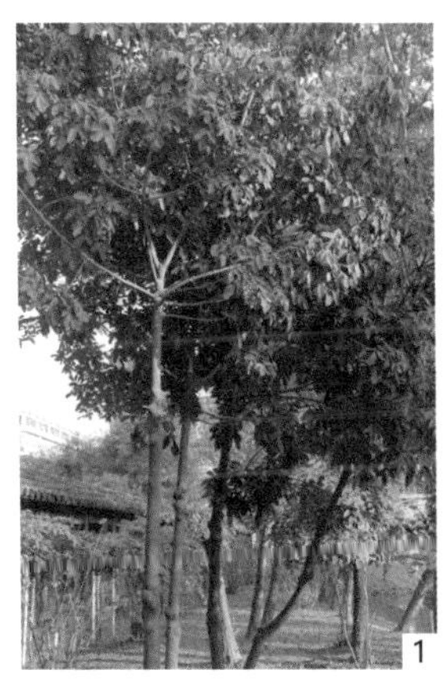

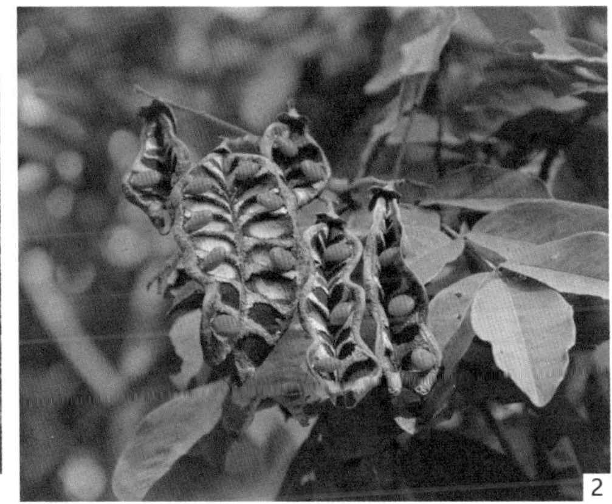

图 9-46 花榈木

1. 植株；2. 荚果。

- 【识别特征】树皮灰绿色，平滑，有浅裂纹；小枝、叶轴、花序密被绒毛。奇数羽状复叶，革质，椭圆形或长圆状椭圆形，先端钝或短尖，基部圆或宽楔形，叶缘微反卷，叶面深绿色，光滑无毛，叶背及叶柄均密被黄褐色绒毛。圆锥花序顶生或总状花序腋生；花萼钟形，5 齿裂，内外均密被褐色绒毛；花冠中央淡绿色，边缘绿色微带淡紫色。荚果扁平，长椭圆形，紫褐色。种子椭圆形或卵形，种皮鲜红色，有光泽。花期 7~8 月，果期 10~11 月。
- 【校园分布】闽台道地与主产药材展示区。
- 【入药部位】木材、根皮或根、叶（榈木）。
- 【功效主治】**榈木：**祛风除湿，活血破瘀，解毒消肿。主治风湿性关节炎，腰肌劳损，产后瘀血腹痛，赤白带下，跌打损伤，骨折，感冒，毒蛇咬伤，无名肿毒。

·【附　　方】**（1）治感冒：**花榈木茎3g，水煎服，白糖为引。（《草药手册》）

（2）治青竹蛇咬伤：鲜花榈木根皮适量，捣烂外敷。（《江西草药》）

（3）治烫伤：花榈木叶研末，调茶油涂患处。（《福建药物志》）

·【本草文化】从唐代开始，我国人民便开始用花梨木制作器物。唐代陈藏器《本草拾遗》中就有"榈木出安南及南海，用作床几，似紫檀而色赤，性坚好"的记载。根据明朝谷应泰所写《博物要览》记载："花梨产交广溪涧，一名花榈树，叶如梨而无实，木色红紫而肌理细腻，可作器具、桌、椅、文房诸器。"交即交趾，广即广东、广西。《广州志》记载："花榈色紫红，微香，其纹有若鬼面，亦类狸斑，又名'花狸'。老者纹拳曲，嫩者纹直，其节花圆晕如钱，大小相错者佳。"

·【其他用途】花榈木木材致密质重，纹理美丽，可作轴承及细木家具用材；又为绿化或防火树种。枝条折断时有臭气，浙南俗称臭桶柴。

我的本草观察笔记

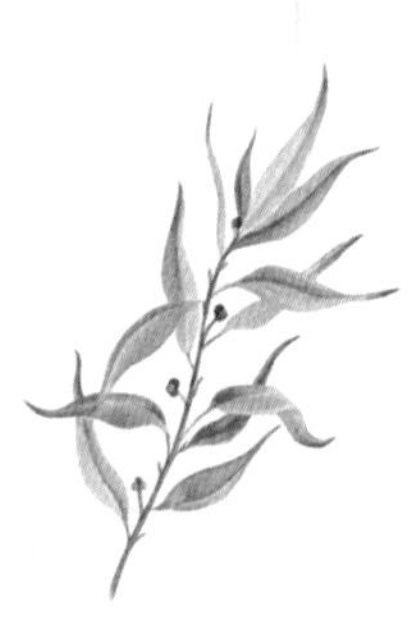

番石榴

桃金娘科 Myrtaceae

Psidium guajava

《南越笔记》

【别名】秋果、番桃、缅桃。

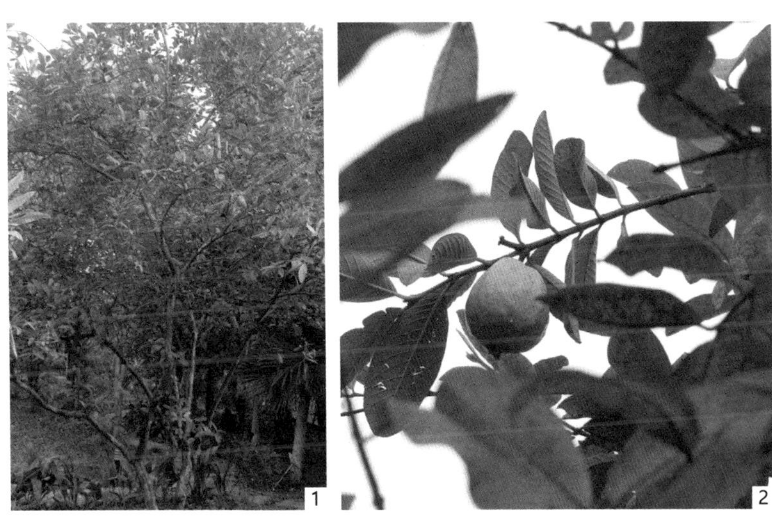

图 9-47 番石榴

1. 植株；2. 浆果。

- 【识别特征】树皮平滑，灰色，片状剥落；幼枝四棱形，被柔毛。叶交互对生，革质，长圆形或椭圆形，先端急尖，基部近圆，叶面稍粗糙，叶背被毛，全缘。花单生或数朵成聚伞花序；萼筒钟形，绿色，被灰色柔毛，萼帽近圆形，不规则裂开；花瓣白色；雄蕊多数。浆果球形、卵圆形或梨形，顶端有宿存萼片，果肉白色及黄色，胎座肥大，肉质，淡红色。种子多数。花期 5~8 月，果期 8~11 月。
- 【校园分布】草药园区。
- 【入药部位】幼果（番石榴干）、种子（番石榴子）、叶（番石榴叶）、树皮（番石榴树皮）。

·【功效主治】**（1）番石榴干：**收敛止泻，止血。主治泻痢无度，崩漏。

（2）番石榴子：止痛，止泻。主治腹痛，泻痢。

（3）番石榴叶：燥湿健脾，清热解毒。主治泻痢腹痛，食积腹胀，齿龈肿痛，风湿痹痛，湿疹臁疮，疔疮肿毒，跌打肿痛，外伤出血，毒蛇咬伤。

（4）番石榴树皮：收涩，止泻，敛疮。主治泻痢腹痛，湿毒，疥疮，创伤，中耳炎。

·【附　　方】**（1）治妇人崩漏：**番石榴烧灰，每服 9g，以开水送服。（《岭南草药志》）

（2）治消化不良：番石榴叶 30~60g，水煎服；或用米少许，共炒至米黄后加水煎服。（《广西本草选编》）

（3）治中耳炎：番石榴树皮煅炭研粉，吹耳内。（《广西本草选编》）

·【本草文化】古希腊人在进餐饮酒后常互相传递番石榴枝条，谁接住，谁就唱一节相关的诗。

·【其他用途】番石榴果供食用；叶经煮沸去掉鞣质，晒干作茶叶用，味甘，有清热作用。

我的本草观察笔记

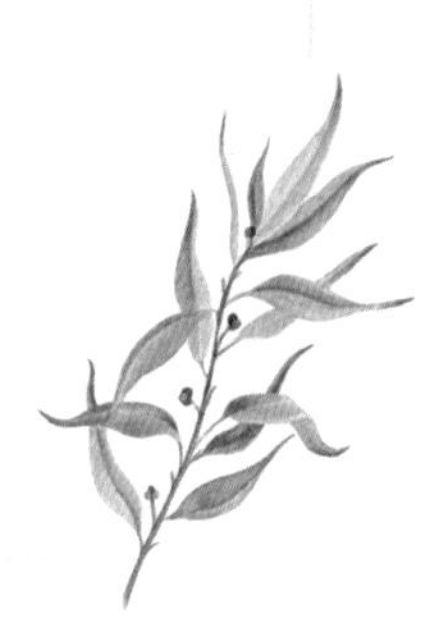

车桑子

无患子科 Sapindaceae

Dodonaea viscosa

《福建中草药》

【别名】坡柳、明油子、山杨柳。

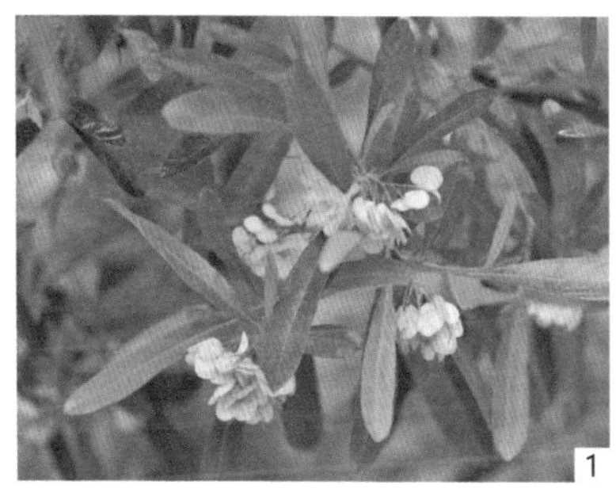
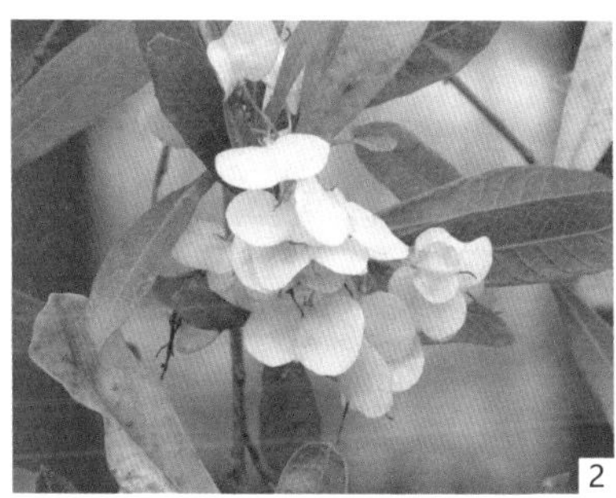

图 9-48 车桑子

1. 果枝；2. 蒴果。

- 【识别特征】小枝扁，有狭翅或棱角，覆有胶状黏液。叶螺旋状着生，纸质，线形、线状匙形、线状披针形、倒披针形或长圆形，顶端短尖、钝或圆，基部楔形，全缘或不明显的浅波状，两面有黏液，无毛，干时光亮。圆锥花序；萼片 4，披针形或长椭圆形；雄蕊 7 或 8 枚。蒴果倒心形或扁球形。种子透镜状，黑色。花期秋末，果期冬末春初。
- 【校园分布】弘景亭周围。
- 【入药部位】根（车桑子根）、叶（车桑子叶）。
- 【功效主治】**（1）车桑子根：**泻火解毒。主治牙痛，风毒流注。**（2）车桑子叶：**清热利湿，解毒消肿。主治淋证，癃闭，皮肤瘙痒，痈肿疮疖，汤火伤。
- 【附　　方】**（1）治小便淋沥，癃闭：**车桑子鲜叶 30~60g，水煎调冬蜜服。（《福建中草药》）

（2）治肩部漫肿：车桑子鲜叶 60~90g，蝼蛄 4~5 个，酱豆豉

30g，冷饭适量，同捣烂外敷。（《福建中草药》）

（3）治汤火伤：车桑子叶研细末，调蜜或茶油，涂抹伤处。（《福建中草药》）

·【其他用途】车桑子耐干旱，萌生力强，根系发达，又有丛生习性，是一种良好的固沙保土树种；种子油供照明和制肥皂。

我的本草观察笔记

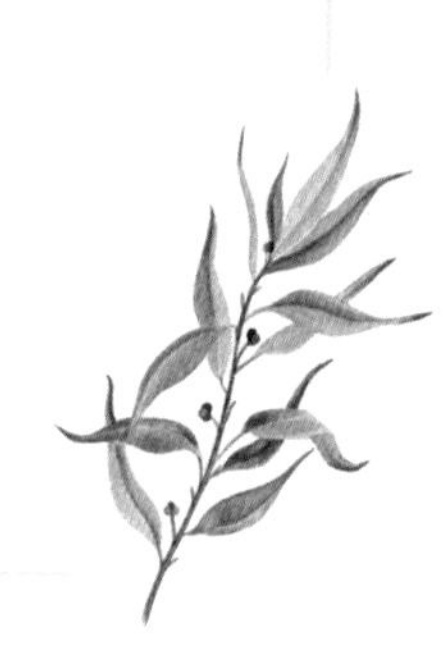

滇刺枣 *

鼠李科 Rhamnaceae

Ziziphus mauritiana

《云南中草药选》

【别名】毛叶枣、缅枣、酸枣。

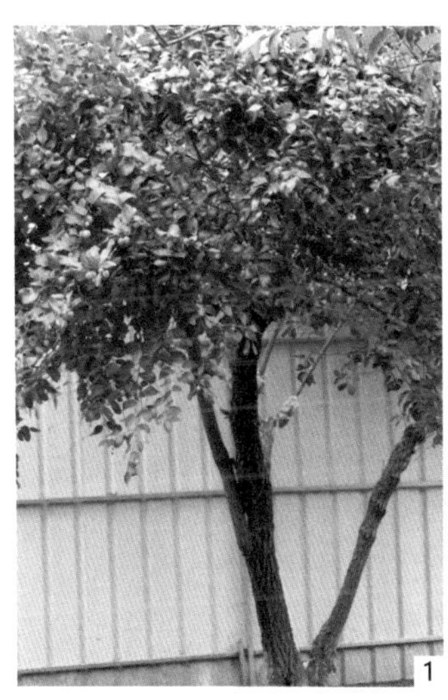
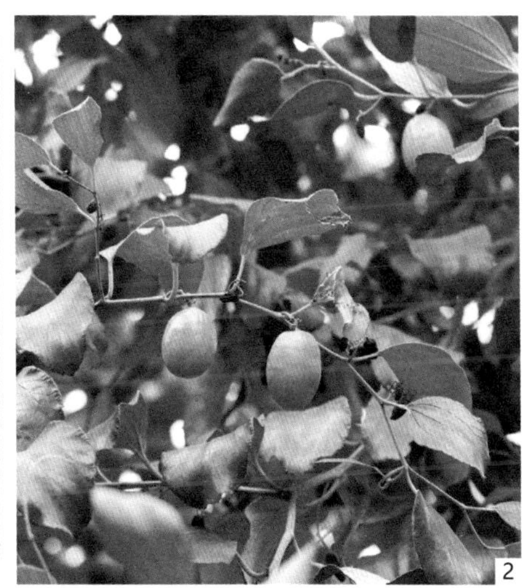

图 9-49　滇刺枣

1. 植株；2. 核果。

- 【识别特征】幼枝被黄灰色密绒毛，小枝被短柔毛，老枝紫红色，有 2 个托叶刺。叶互生，纸质至厚纸质，卵形、长圆状椭圆形，先端圆，基部近圆，稍偏斜，不等侧，边缘具细锯齿，叶面深绿色，无毛，有光泽；叶背被黄或灰白色绒毛。二歧聚伞花序腋生；萼片卵状三角形，被毛；花瓣长圆状匙形，具爪，淡黄色。核果长圆形或球形，橙色或红色，熟时黑色。种子宽而扁，红褐色，有光泽。花期 8~11 月，果期 9~12 月。
- 【校园分布】学敏亭周围。
- 【入药部位】树皮及果实（缅枣）。
- 【功效主治】**缅枣：**消热止痛，收敛止泻。主治烧烫伤，咽喉痛，腹泻，痢疾。

·【附　　方】**（1）治烫火伤：**缅枣皮 9g，60% 乙醇 100ml，浸泡 3 日后取滤液，用时加温蒸发数分钟，冷却涂患处。（**《云南中草药》**）

（2）治肠炎，痢疾：缅枣皮 9g。煎服。（**《云南中草药》**）

·【本草文化】董养性（1616—1672），乐陵东董家村人，家贫、聪颖，遍读天下书，有“江北第一才子”之称，做官清廉。后辞官，百姓送他一副对联：“董县令挂冠回家种枣树，奇才子养性晒书晾肚脐。”一日，董养性在树下晾肚睡着，忽从天上落下一群红胖子（小枣），将其砸醒，他拿起枣，掰开，满腹金丝相连，一吃，肉甘甜，有清肺、提神、养性之感，随即兴赋诗：“小枣老来红又甜，满腹金丝谱琴弦。弹就阳春白雪曲，云红天外任舒展。”将此树命名“养性树”，又名“老来红”。

·【其他用途】滇刺枣木材坚硬，纹理密致，适于制造家具和工业用材；果实可食；叶含单宁，可提取栲胶。此外，又为紫胶虫的重要寄生树种。

我的本草观察笔记

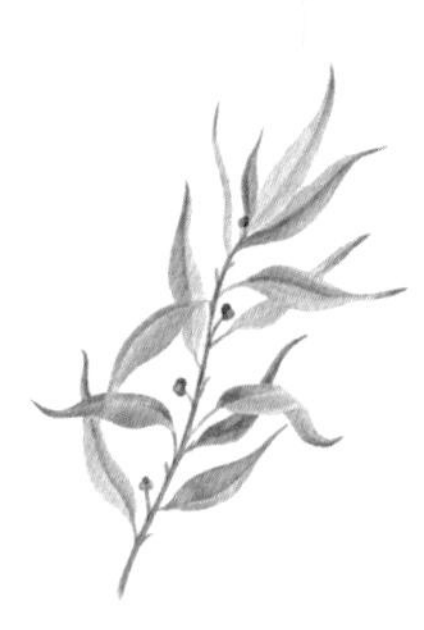

枇　杷

蔷薇科 Rosaceae

Eriobotrya japonica

《名医别录》

【别名】卢桔、卢橘、金丸。

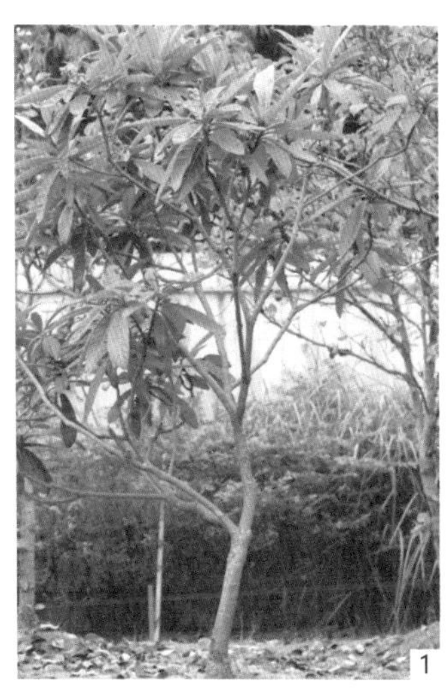
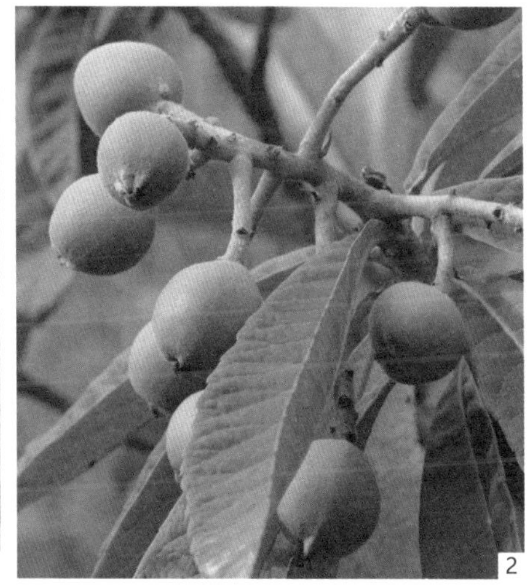

图 9-50　枇杷

1. 植株；2. 核果。

· 【识别特征】小枝粗，密被锈色或灰棕色绒毛。叶互生，革质，披针形、倒披针形、倒卵形或椭圆状长圆形，先端急尖或渐尖，基部楔形或渐窄成叶柄，上部边缘有疏锯齿，基部全缘，叶面多皱，叶背密被灰棕色绒毛。圆锥花序；萼片三角状卵形；花瓣白色，长圆形或卵形，基部有爪；雄蕊 20。核果球形或长圆形，黄色或橘黄色。花期 10~12 月，果期 5~6 月。

· 【校园分布】立体中药学园区。

· 【入药部位】根（枇杷根）、种子（枇杷核）、花（枇杷花）、叶（枇杷叶）。

· 【功效主治】**（1）枇杷根：**清肺止咳，下乳，祛内湿。主治虚劳咳嗽，乳汁不通，风湿痹痛。

（2）枇杷核： 化痰止咳，疏肝行气，利水消肿。主治咳嗽痰多，疝气，水肿，瘰疬。

（3）枇杷花： 疏风止咳，通鼻窍。主治感冒咳嗽，鼻塞流涕，虚劳久嗽，痰中带血。

（4）枇杷叶： 清肺止咳，降逆止呕。主治肺热咳嗽，气逆喘急，胃热呕逆，烦热口渴。

·【附　　方】**（1）治诸气膹郁，诸痿喘呕：** 清燥救肺汤。（《医门法律》）

（2）治老幼暴吐，服药不止者： 至圣散。（《活幼心书》）

（3）治温病有热，饮水暴冷： 枇杷叶饮子。（《古今录验方》）

·【本草文化】《本草衍义》曰："枇杷叶……以其形如枇杷，故名之。"乐器琵琶，古亦写作"枇杷"，由于字形分化，属琴瑟类者固定作"琵琶"，而"枇杷"则专用于指果类。枇杷果初生时青卢色，形似橘，故方言亦称为"卢橘"。"芦桔"者，"芦"与"卢"因音通假，"桔"为"橘"字俗写。

·【其他用途】枇杷为美丽的观赏树木和果树。果味甘酸，供生食、蜜饯和酿酒用。木材红棕色，可作木梳、手杖、农具柄等用。

我的本草观察笔记

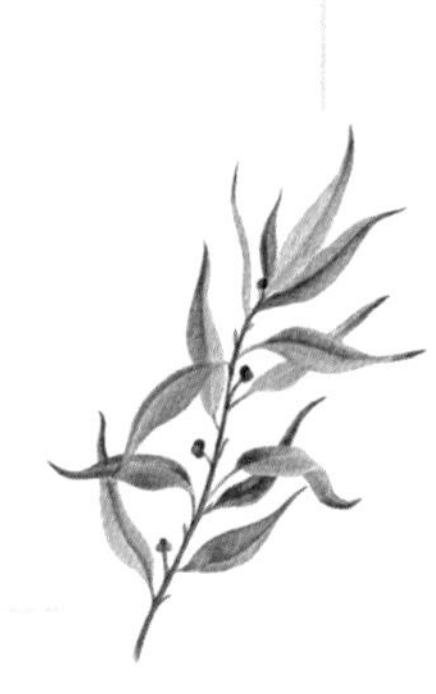

主要参考文献

[1] 苏颂.本草图经[M]. 尚志钧，辑校. 北京：学苑出版社，2017.

[2]国家中医药管理局《中华本草》编委会.中华本草[M].上海：上海科学技术出版社，1999.

[3]中国科学院中国植物志编辑委员会.中国植物志[M].北京：科学出版社，1959-2004.

[4]杨成梓，林羽. 福建省中药资源名录[M].福州：福建科学技术出版社，2021.

[5]南京中医药大学. 中药大辞典[M].2版.上海：上海科学技术出版社，2006.

[6]王国强.全国中草药汇编[M].3版.北京：人民卫生出版社，2014.

附录：福建中医药大学平面图

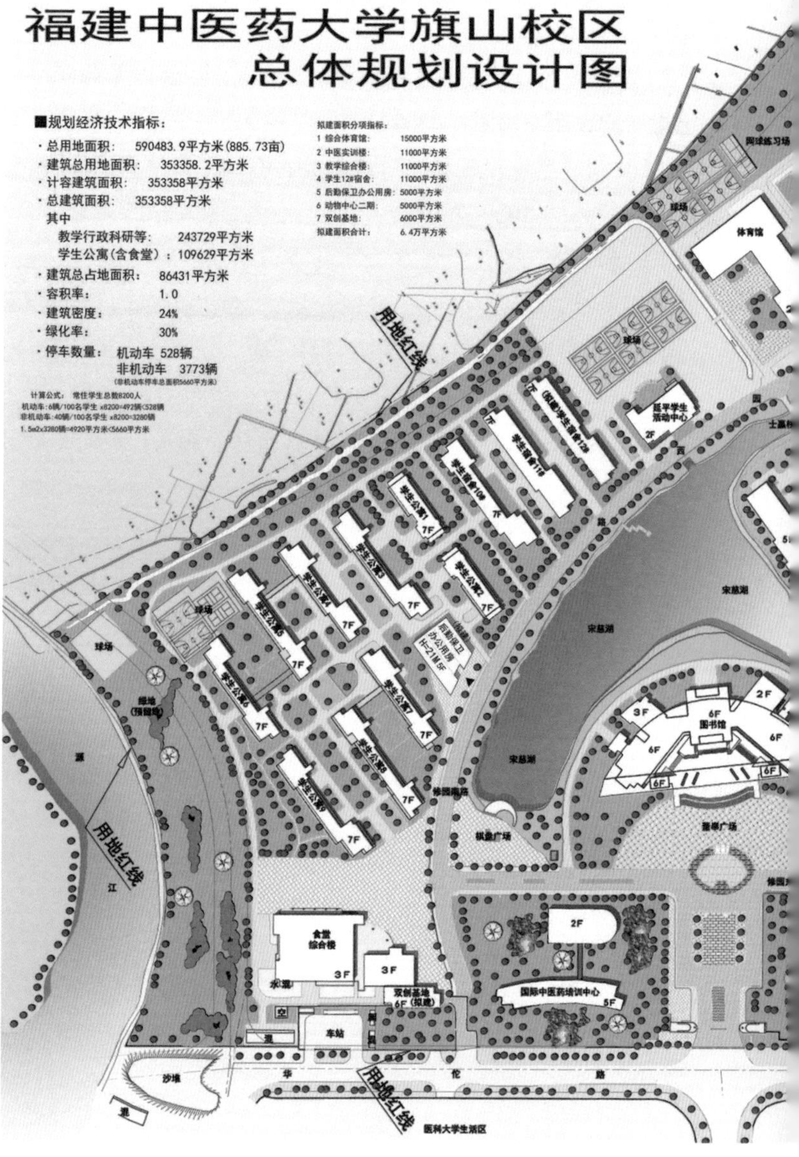

福建中医药大学旗山校区总体规划设计图

■规划经济技术指标：

- 总用地面积：590483.9平方米(885.73亩)
- 建筑总用地面积：353358.2平方米
- 计容建筑面积：353358平方米
- 总建筑面积：353358平方米

  其中

  教学行政科研等：243729平方米

  学生公寓(含食堂)：109629平方米
- 建筑总占地面积：86431平方米
- 容积率：1.0
- 建筑密度：24%
- 绿化率：30%
- 停车数量：机动车 528辆

  非机动车 3773辆

  (非机动车停车总面积5660平方米)

计算公式：常住学生总数8200人

机动车：6辆/100名学生 x8200=492辆<528辆

非机动车：40辆/100名学生 x8200=3280辆

1.5m2x3280辆=4920平方米<5660平方米

拟建面积分项指标：

1 综合体育馆：15000平方米

2 中医实训楼：11000平方米

3 教学综合楼：11000平方米

4 学生12#宿舍：11000平方米

5 后勤保卫办公用房：5000平方米

6 动物中心二期：5000平方米

7 双创基地：6000平方米

拟建面积合计：6.4万平方米

用地红线

网球练习场

球场

体育馆

延平学生活动中心

学生公寓1

学生公寓2

学生公寓3

学生公寓4

学生公寓5

学生公寓6

学生公寓7

学生公寓8

学生公寓9

宋慈湖

图书馆

枫叶广场

食堂综合楼

双创基地 6F(拟建)

国际中医药培训中心

车站

绿地(预留地)

沙堆

华 佗 路

医科大学生活区

扫码获取校园平面图

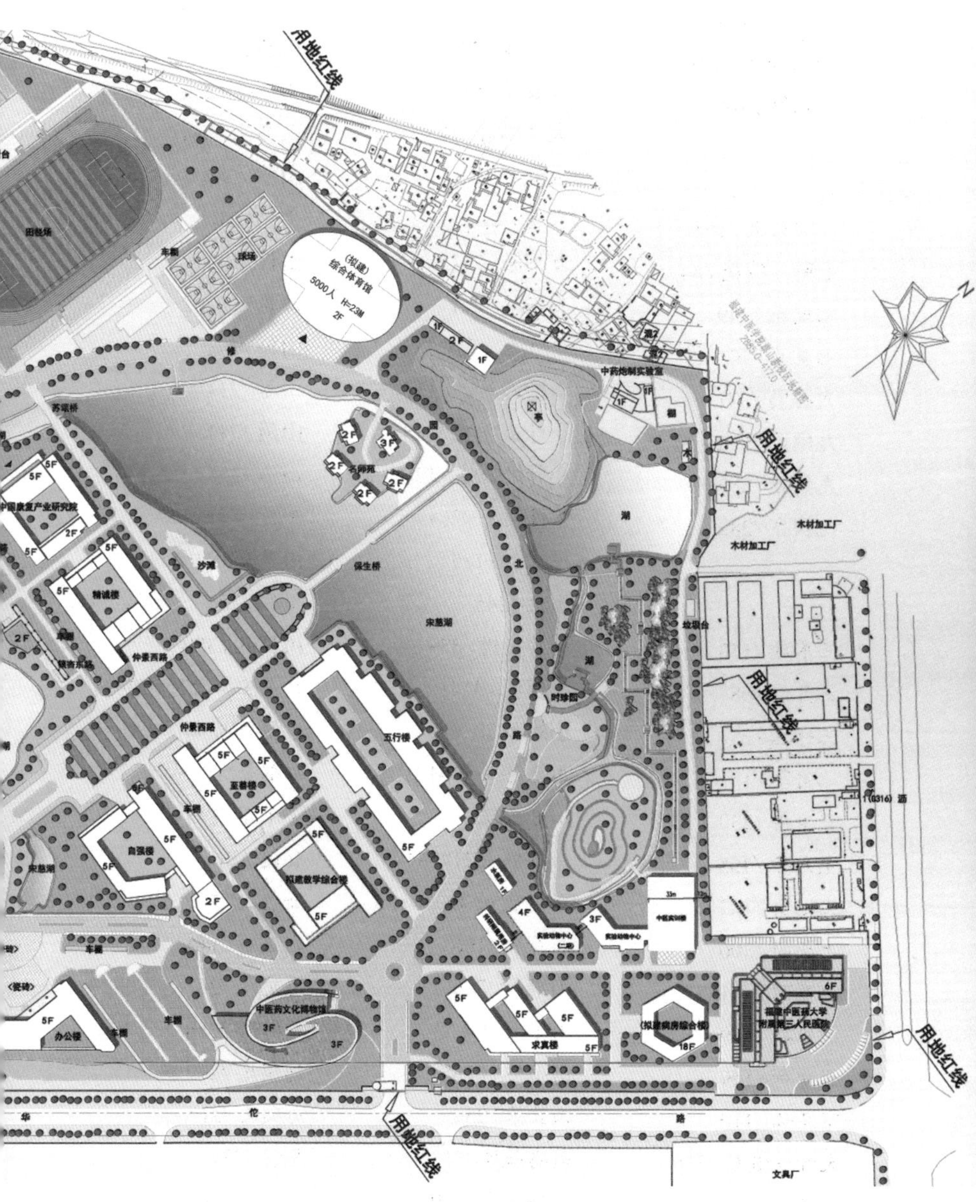

用地红线
田径场
车棚
球场
(拟建)
综合体育馆
5000人 H=23M
2F
苏堤桥
名师苑
中国康复产业研究院
沙滩
保生桥
精诚楼
宋慈湖
仲景西路
五行楼
至善楼
自强楼
拟建教学综合楼
中药炮制实验室
亭
湖
木材加工厂
垃圾台
时珍园
实验动物中心
中医药文化博物馆
办公楼
求真楼
(拟建病房综合楼)
18F
福建中医药大学
附属第三人民医院
华
佗
路
文具厂

四画

五画

六画

九画

十画

十一画

十二画

十三画

十四画

十五画及以上

A

B

C

D

N

O

P

R

S

后记

Epilogue

中医药学是打开中华文明宝库的钥匙，有机会学习中医药是我们的荣幸。除了学习书本的知识之外，我们所处的校园中、道路旁随处可见药草的身姿，为我们的学习也提供了鲜活的素材。编撰此书意在科普，以此书作为公共选修课的校本教材，有望让更多人领略校园本草的妙趣。古人云："知之者不如好之者，好之者不如乐之者。"我们期待能激发兴趣，培养更多的本草爱好者。福建中医药大学校园中的药草远不止这些，此书算是序曲，旨在抛砖引玉。期待广大读者在翻阅此书时，有所启发，有所触动，养成随时观察身边的本草，并做好手账记录，主动申请成为下一册的编撰者，为传承中医药文化贡献一份自己的力量。